J. Richards, D. Levine, M.W. Whittle (Hrsg.)

Whittle's Ganganalyse

Jim Richards, David Levine, Michael W. Whittle
(Hrsg.)

Whittle's Ganganalyse

Befund und Behandlung in Physiotherapie, Rehabilitation und Sport

1. Auflage

Mit Beiträgen von: Richard Baker, Salford, UK; Cleveland Barnett, Nottingham, UK; Gabor Barton, Liverpool, UK; Nancy Fell, Chattanooga, Tennessee, USA; June Hanks, Chattanooga, Tennessee, USA; Kim Hébert-Losier, Waikato, New Zealand; Max Jordon, Chattanooga, Tennessee, USA; David Levine, Chattanooga, Tennessee, USA; Derek Liuzzo, Chattanooga, Tennessee, USA; Jim Richards, Preston, UK; Ashley Schilling, Chattanooga, Tennessee, USA; Hannah Shepherd, Liverpool, UK; Komsak Sinsurin, Mahidol, Thailand; Cathie Smith, Chattanooga, Tennessee, USA; Frank Tudini, Chattanooga, Tennessee, USA; Natalie Vanicek, Hull, UK

Übersetzt von: Michaela Mallwitz, Mühlhausen-Tairnbach

ELSEVIER

Elsevier GmbH, Bernhard-Wicki-Str. 5, 80636 München, Deutschland
Wir freuen uns über Ihr Feedback und Ihre Anregungen an kundendienst@elsevier.com

Titel der Originalausgabe
Whittle's Gait Analysis

First edition 1990, Second edition 1996, Third edition 2002, Fourth edition 2007, Fifth edition 2012
ISBN: 978-0-7020-8497-3

This translation of Whittle's Gait Analysis, 6th edition by Jim Richards, David Levine, Michael W. Whittle was undertaken by Elsevier GmbH and is published by arrangement with Elsevier Limited.

Diese Übersetzung von Whittle's Gait Analysis, 6. Auflage, von Jim Richards, David Levine, Michael W. Whittle wird durch die Elsevier GmbH ausgeführt und in Absprache mit Elsevier Limited veröffentlicht.

Ganganalyse, 1. Auflage, von Jim Richards, David Levine, Michael W. Whittle

ISBN 978-3-437-45067-9 eISBN 978-3-437-06423-4

1. Auflage 2025

Bibliografische Information der Deutschen Nationalbibliothek
Die Deutsche Nationalbibliothek verzeichnet diese Publikation in der Deutschen Nationalbibliografie; detaillierte bibliografische Daten sind im Internet über https://www.dnb.de abrufbar.

25 26 27 28 29 5 4 3 2 1

Planung: Elisa Imbery; Projektmanagement: Sabine Hennhöfer
Redaktion: Michaela Mallwitz, Mühlhausen-Tairnbach
Rechteklärung: David Seelinger, Wien
Satz: Thomson Digital, Noida/Indien
Druck und Bindung: Drukarnia Dimograf Sp. z o. o., Bielsko-Biała/Polen
Umschlaggestaltung: SpieszDesign, Neu-Ulm
Titelbilder: Mann © iStock.com/Ljupco/Frau © Jacob Lund - stock.adobe.com/Hintergrund © Gehrke/Shutterstock.com

Aktuelle Informationen finden Sie im Internet unter **www.elsevier.de**

Vorwort

Die Ganganalyse ist die systematische Untersuchung des menschlichen Gehens mithilfe der Auffassungsgabe und der Expertise erfahrener Beobachter, ergänzt durch Instrumente zur Messung von Körperbewegungen, Biomechanik und Muskelaktivität. Bei Personen mit Erkrankungen, die deren Gehfähigkeit beeinträchtigen, kann die Ganganalyse zur detaillierten Beurteilung und Planung einer optimalen Behandlung eingesetzt werden.

Die ersten 5 Auflagen dieses Buches haben einen bedeutenden Beitrag zur Anwendung der Ganganalyse weltweit geleistet, was durch die Tatsache untermauert wird, dass die aktuellen Herausgeber und Mitwirkenden alle von den früheren Ausgaben von Professor Michael Whittle beeinflusst wurden. Wir hoffen, dass diese neueste Auflage, wie auch die vorherigen Ausgaben, kein hohes Maß an akademischem Wissen erfordert, um verstanden zu werden, aber dennoch eine gute Grundlage für die wissenschaftliche und praktische Anwendung der Ganganalyse bietet. In dieser Ausgabe haben wir die Beiträge von weiteren Fachleuten und klinischen Experten in ihren jeweiligen Bereichen der Ganganalyse hinzugefügt.

In den letzten 10 Jahren ist die Ganganalyse „erwachsen" geworden, und viele Ärzte setzen sie nun routinemäßig ein, um die bestmögliche Versorgung für viele Patientengruppen zu gewährleisten. Dies ist vor allem bei der Behandlung der Zerebralparese zu beobachten, aber auch bei anderen neurologischen und muskuloskelettalen Erkrankungen kommt die Ganganalyse inzwischen immer häufiger zum Einsatz. Dieses Lehrbuch wurde entsprechend aktualisiert, insbesondere in Kapitel 4 „Methoden der Ganganalyse"; Kapitel 5 „Ganganalyse in der praktischen Anwendung"; Kapitel 6 „Beurteilung des Gangbilds bei neurologischen Störungen" und Kapitel 7 „Ganganalyse bei Erkrankungen des Bewegungsapparates, Prothetik und Orthotik". Es enthält jetzt auch ein Kapitel, das sich auf zwei wachsende Bereiche konzentriert: Kapitel 8 „Ganganalyse beim Laufen und Management häufiger Verletzungen"). Da die Vorteile dieses Ansatzes gut belegt sind, ist zu hoffen, dass sich seine Anwendung weiter verbreitet, damit noch mehr Menschen von den Behandlungsentscheidungen profitieren, die mithilfe der Ganganalyse getroffen werden können.

Kontinuierliche Verbesserungen in Bezug auf die Einfachheit und Geschwindigkeit, mit der Gangdaten erfasst und interpretiert werden können, verbunden mit sinkenden Kosten für die Ausrüstung und der Erleichterung bei den zur Analyse erforderlichen Fähigkeiten, haben seit der 5. Auflage dieses Buches zu bedeutenden Fortschritten in der Ganganalyse geführt. Diese Ausgabe soll die aktuellen Einsatzmöglichkeiten der Ganganalyse aufzeigen und Hinweise geben, wie sie bei größeren Patientengruppen und im Verletzungsmanagement eingesetzt werden kann. Wir haben auch Beispiele für neue und sich entwickelnde Analysemethoden aufgenommen, die in Zukunft unser Verständnis der Komplexität menschlicher Bewegung weiter verbessern könnten. Dieses Buch richtet sich an Ärzte, Physiotherapeuten, Orthopädietechniker, Podologen, Sportrehabilitationsspezialisten und alle, die sich für die Analyse des menschlichen Gangs interessieren.

Wir haben auch Beispiele von realen Gangdaten aus einer Vielzahl von klinischen Fallstudien aufgenommen, von denen wir hoffen, dass sie den Leserinnen und Lesern die Möglichkeit geben, ein Gefühl für dieses faszinierende Thema und seine klinischen Auswirkungen zu bekommen. Wir fühlen uns geehrt, dass wir erneut zu Herausgebern dieses Lehrbuchs berufen wurden.

2022
Jim Richards
David Levine

Biografie von Dr. Michael W. Whittle

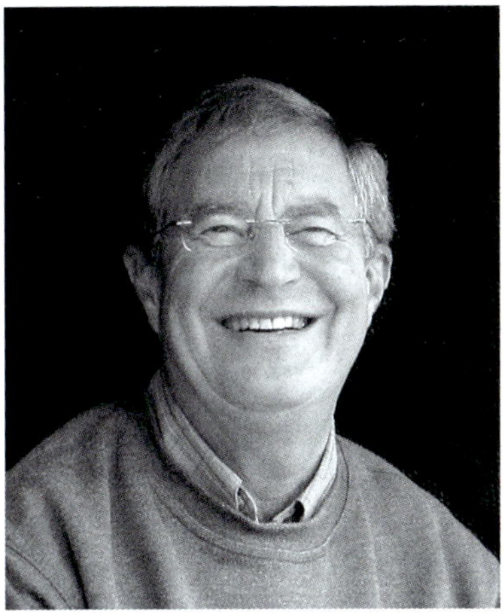

Michael Whittle war der alleinige Autor und Herausgeber der ersten 4 Ausgaben dieses Lehrbuchs. Obwohl er Arzt ist, war es Mike bestimmt, Forscher zu werden. Er hat einen Abschluss in Biomechanik und einen Doktortitel in Human Biology and Health von der University of Surrey. Als medizinischer Austauschoffizier der Royal Air Force wurde er in den 1970er-Jahren an die NASA abgeordnet, um 6 der medizinischen Experimente des Skylab-Raumfahrtprogramms zu supervidieren. Später wurde er Mitglied der Fakultät der Universität Oxford und leistete Pionierarbeit bei der wissenschaftlichen Beurteilung der Ganganalyse. Im Jahr 1989 wechselte Mike an die University of Tennessee in Chattanooga und war Professor in der Abteilung für Physiotherapie sowie in der Abteilung für orthopädische Chirurgie des University of Tennessee College of Medicine. Er setzte seine Forschungen auf dem Gebiet der Ganganalyse fort und gründete das H. Carey Hanlin Motion Analysis Laboratory (heute UTC Motion Analysis Laboratory), das eines der ersten Bewegungsanalyselabors seiner Art war. Da ich das Privileg hatte, 15 Jahre lang täglich mit Mike zu arbeiten, kenne ich ihn als außergewöhnlichen Forscher, Lehrer und Wissenschaftler, dessen größtes Kapital sein wissbegieriger Geist und seine liebenswerte Persönlichkeit sind. Heute lebt er im Ruhestand in Südengland und genießt es, zu reisen, zu segeln, zu wandern und Zeit mit seiner Frau Wendy, ihren Kindern und Enkeln zu verbringen. Ihm zu Ehren trägt dieses Buch weiterhin den Titel „Whittle's Gait Analysis".

Herausgeber

Jim Richards, BEng, MSc, PhD
Faculty Director of Research and Innovation
Research Lead for the Allied Health Research Unit
Faculty of Allied Health and Well-being
University of Central Lancashire
Preston, UK

David Levine, PT, PhD, DPT, CCRP, FAPTA
Board-Certified Clinical Specialist in Orthopaedic Physical Therapy Emeritus
Professor and Walter M. Cline Chair of Excellence in Physical Therapy
Department of Physical Therapy
The University of Tennessee at Chattanooga
Chattanooga, Tennessee, USA

Michael W. Whittle, BSc, MSc, MB, BS, PhD
Formerly Walter M. Cline Jr Chair of Rehabilitation Technology
The University of Tennessee at Chattanooga
Chattanooga, Tennessee, USA
Director, H. Carey
Hanlin Motion Analysis Laboratory
The University of Tennessee at Chattanooga
Chattanooga, Tennessee, USA
Formerly Acting Director
Oxford Orthopaedic Engineering Centre
University of Oxford
Oxford, UK

Autoren

Richard Baker, PhD, CEng, CSci
Professor of Clinical Gait Analysis
University of Salford
Salford, UK

Cleveland Barnett, PhD, BSc (Hons)
Associate Professor of Biomechanics
School of Science and Technology
Nottingham Trent University
Nottingham, UK

Gabor Barton, MD, PhD, FHEA
Professor of Clinical Biomechanics
Research Institute for Sport and Exercise Sciences
Liverpool John Moores University
Liverpool, UK

Nancy Fell, PT, PhD
Board Certified Clinical Specialist in Neurologic Physical Therapy Emeritus
UC Foundation and Guerry Professor
Department Head, Physical Therapy
University of Tennessee at Chattanooga
Chattanooga, Tennessee, USA

June Hanks, PT, PhD, DPT, CLT
Associate Professor and Director of Anatomy Lab
Department of Physical Therapy
University of Tennessee at Chattanooga
Chattanooga, Tennessee, USA

Kim Hébert-Losier, PT, PhD
Senior Lecturer
Lead Biomechanics Researcher Adams Centre for High Performance
Division of Health, Engineering, Computing and Science
Te Huataki Waiora School of Health
University of Waikato
New Zealand

Max Jordon, PT, DPT, PhD
Assistant Professor
Department of Physical Therapy
University of Tennessee at Chattanooga
Chattanooga, Tennessee, USA

David Levine, PT, PhD, DPT, CCRP, FAPTA
Board-Certified Clinical Specialist in Orthopaedic Physical Therapy Emeritus
Professor and Walter M. Cline Chair of Excellence in Physical Therapy
Department of Physical Therapy
The University of Tennessee at Chattanooga
Chattanooga, Tennessee, USA

Derek Liuzzo, PT, DPT, PhD
Assistant Professor of Physical Therapy
Department of Physical Therapy
University of Tennessee at Chattanooga
Chattanooga, Tennessee, USA

Jim Richards, BEng, MSc, PhD
Faculty Director of Research and Innovation
Research Lead for the Allied Health Research Unit
Faculty of Allied Health and Well-being
University of Central Lancashire
Preston, UK

Ashley Schilling, PT, DPT
Board Certified Clinical Specialist in Pediatric Physical Therapy
Sharon Vanderbilt Professor of Physical Therapy
Department of Physical Therapy
University of Tennessee Chattanooga
Chattanooga, Tennessee, USA

Hannah Shepherd, PhD, MSc, BSc
Associate Lecturer in Clinical Biomechanics
School of Sport and Exercise Sciences
Liverpool John Moores University
Liverpool, UK

Komsak Sinsurin, PT, PhD, DPT
Assistant Professor
Biomechanics and Sports Research Unit
Faculty of Physical Therapy
Mahidol University
Thailand

Cathie Smith, PhD, DPT, PCS
ABPTS Board Certified in Pediatric Physical Therapy
Professor Emeritus and Adjunct Faculty
Department of Physical Therapy
University of Tennessee at Chattanooga
Chattanooga, Tennessee, USA

Frank Tudini, PT, DSc, OCS, FAAOMPT
Associate Professor
Board Certified Specialist in Orthopedic Physical Therapy
Department of Physical Therapy
University of Tennessee at Chattanooga
Chattanooga, Tennessee, USA

Natalie Vanicek, PhD, SFHEA
Professor of Clinical Biomechanics
Department of Sport, Health and Exercise Science
University of Hull
Hull, UK

Online-Inhalte zum Buch[1]

Die zusätzlichen Online-Inhalte finden Sie auf unserem Evolve learning system, Beschreibung zum Zugang auf der vorderen Umschlaginnenseite.
Die Online-Zusätze[2] beinhalten:

- Videos
- Bildersammlung des Buches
- Multiple-Choice-Fragebögen
- Anhang 1 – Umrechnungen zu Maßeinheiten
- Anhang 2 – Liste der Beiträge zu Whittle's Gait Analysis, Sixth Edition
- Glossar

1 Angebot freibleibend
2 Die Online-Inhalte sind ausschließlich in englischer Sprache

Inhaltsverzeichnis

KAPITEL

1 Wissenschaftliche Grundlagen

Michael Whittle, David Levine, Jim Richards

Einleitung

Alle absichtlich ausgeführten Bewegungen, einschließlich des Gehens, sind das Ergebnis eines komplizierten Prozesses, an dem Gehirn, Rückenmark, periphere Nerven, Muskeln, Knochen und Gelenke beteiligt sind. Bevor man sich eingehend mit dem Prozess des Gehens befasst, mit dem, was dabei misslingen kann, und mit der Frage, wie man den Gang untersuchen kann, ist ein grundlegendes Verständnis der damit verbundenen wissenschaftlichen Disziplinen wie Anatomie und Biomechanik notwendig. In diesem Kapitel werden die Grundlagen dieser Themen für diejenigen vermittelt, die noch nicht damit vertraut sind, resp. wiederholt für diejenigen, die bereits entsprechende Kenntnisse haben. Zusätzliche Informationen, die in der vorhergehenden Ausgabe dieses Buches enthalten waren, sind online verfügbar unter http://evolve.elsevier.com/Whittle/gait (auf Englisch).

1.1 Anatomie

Es ist nicht das Ziel des Kapitels, die Anatomie des Bewegungsapparates im Detail zu behandeln. Vielmehr soll hier ein Überblick über das Thema gegeben werden, der zum Verständnis der nachfolgenden Kapitel in diesem Buch befähigt. In diesem Abschnitt werden zunächst einige grundlegende anatomische Begriffe erläutert, darunter Details zu Knochen, Gelenken, Muskeln und Sehnen.

1.1.1 Anatomische Grundlagen

Die anatomischen Begriffe, die die Beziehungen zwischen den verschiedenen Körperteilen beschreiben, basieren auf der *anatomischen Position,* in der eine

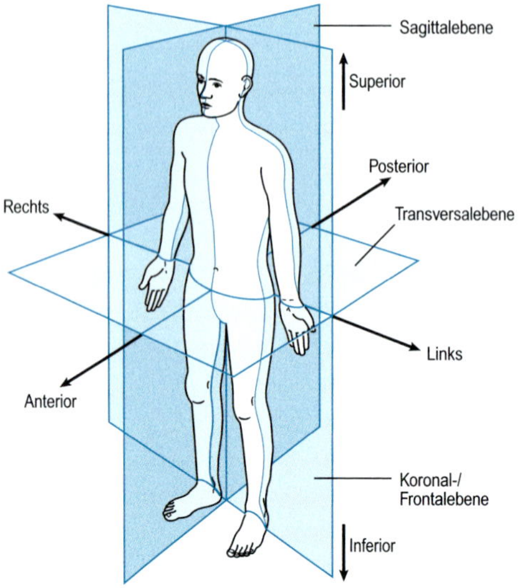

Abb. 1.1 Die anatomische Lage mit den 3 Bezugsebenen und 6 Grundrichtungen.

Person aufrecht, in paralleler Fußstellung und mit seitlich an den Körper angelegten Armen steht, wobei die Handflächen nach vorn zeigen. Diese Position wird zusammen mit den Bezugsebenen und den Begriffen, die die Beziehungen zwischen den verschiedenen Körperteilen beschreiben, in ➤ Abb. 1.1 dargestellt.

Sechs Begriffe werden verwendet, um Richtungen in Bezug auf den Mittelpunkt des Körpers zu beschreiben. Diese lassen sich am besten anhand von Beispielen definieren:

- Der Nabel ist anterior.
- Die Gesäßbacken sind *posterior.*
- Der Kopf ist *superior.*
- Die Füße sind *inferior.*
- *Links* ist selbsterklärend.
- *Rechts* ist ebenfalls selbsterklärend.

Die vordere Körperoberfläche wird mit dem Begriff *ventral* und die hintere Körperoberfläche mit *dorsal* bezeichnet, wobei das Wort *dorsal* auch für den Handrücken und die Oberseite des Fußes verwendet wird. Die Termini *zephal* (zum Kopf hin) und *kaudal* (zum „Schwanz" hin) werden manchmal anstelle von superior und inferior verwendet.

Innerhalb eines einzelnen Körperteils werden 6 weitere Begriffe zur Beschreibung von Beziehungen verwendet:

- *Medial* bedeutet in Richtung der Mittellinie des Körpers: Die Großzehe befindet sich auf der medialen Seite des Fußes.
- *Lateral* bedeutet weg von der Mittellinie des Körpers: Die kleine Zehe befindet sich auf der lateralen Seite des Fußes.
- *Proximal* bedeutet zum Mittelpunkt des Körpers hin: Die Schulter ist der proximale Teil des Arms.
- *Distal* bedeutet vom Mittelpunkt des Körpers entfernt: Die Finger sind der distale Teil der oberen Gliedmaße.
- *Superfiziale* Strukturen liegen nahe an der Oberfläche: Die Haut liegt superfizial im Vergleich zum knöchernen Skelett.
- *Profund gelegene* Strukturen sind weit von der Oberfläche entfernt: Das Herz liegt profund im Körperinneren am Brustbein.
- Die Bewegung der Gliedmaßen wird durch 3 Bezugsebenen beschrieben:
- Die *Sagittalebene* unterteilt den Körper in einen rechten und einen linken Teil. Die *Medianebene* ist die Mittellinie der Sagittalebene, die den gesamten Körper in eine rechte und eine linke Hälfte unterteilt.
- Die *Koronalebene* (oder Frontalebene) unterteilt einen Körper(teil) in einen vorderen und einen hinteren Teil.
- Die *Transversalebene* (oder Horizontalebene) unterteilt einen Körperteil in einen oberen und einen unteren Teil.

Der Begriff *Koronalebene* ist gleichbedeutend mit Frontalebene, und die Transversalebene kann auch als *Horizontalebene* bezeichnet werden. Den größten Bewegungsumfang zeigen die meisten Gelenke in der Sagittalebene, obwohl auch die Bewegungen in der Koronal- und Transversalebene klinisch sehr wichtig sein können. Die Richtungen dieser Bewegungen für das Hüft- und das Kniegelenk sind in ➤ Abb. 1.2 und für das Sprunggelenk und den Fuß in ➤ Abb. 1.3 dargestellt.

Die möglichen Bewegungen sind:

- *Flexion* und *Extension,* die in der Sagittalebene stattfinden. Im Sprunggelenk werden diese Bewegungen als *Dorsalflexion* und *Plantarflexion bezeichnet,* bei denen sich der Fuß (distales Segment) relativ zum Schienbein (proximales Segment) nach oben bzw. unten bewegt.

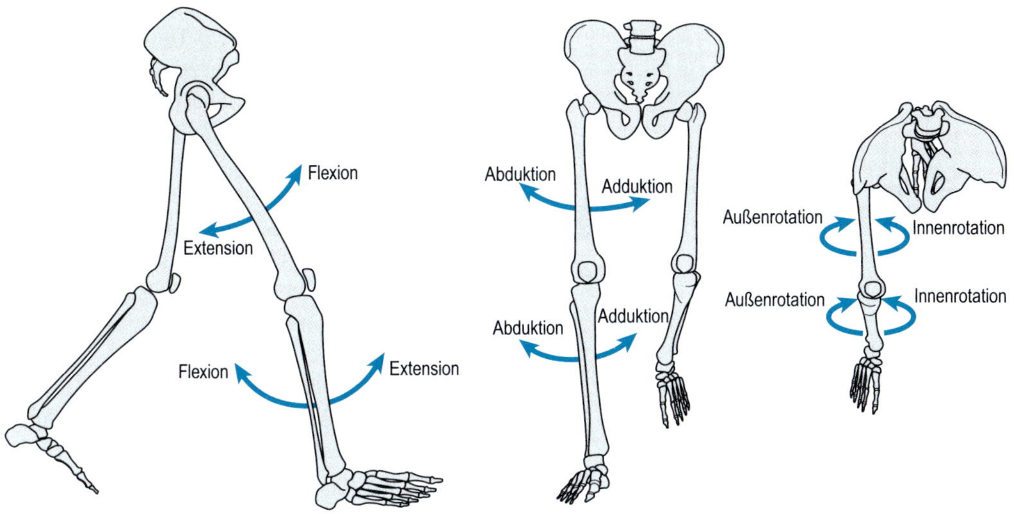

Abb. 1.2 Bewegungen im Hüftgelenk (oben) und im Kniegelenk (unten).

- *Abduktion* und *Adduktion,* die in der frontalen/koronalen Ebene stattfinden, wobei sich das distale Segment relativ zum proximalen Segment von der Körpermittellinie weg bzw. zu ihr hin bewegt.
- Innen- und *Außenrotation,* die in der Transversalebene stattfinden. Diese Bewegungen, die auch als *mediale* bzw. *laterale* Rotation *bezeichnet werden, beziehen sich auf die Bewegung der vorderen Oberfläche des distalen Segments relativ zum proximalen Segment.*
- Andere Begriffe, die zur Beschreibung der Bewegungen der Gelenke oder Körpersegmente verwendet werden, sind:
- *Varus* (adduziert) und *valgus* (abduziert), die eine Abwinkelung eines Gelenks in Richtung der Mittellinie bzw. von der Mittellinie weg beschreiben, wenn sie in der Koronalebene betrachtet werden. Daher befinden sich die X-Beine in Valgus- und O-Beine in Varusstellung.
- *Pronation* und *Supination,* d. h. Innen- und Außenrotation der Hand um die Längsachse des Unterarms. Bei der Pronation beider Hände werden die Daumen zusammengeführt; bei der Supination werden die Kleinfinger zusammengeführt. Die Innen- und Außenrotation des Fußes um die Längsachse des Schienbeins wurde auch zur Beschreibung der Supination und Pronation des Fuß- und Sprunggelenkkomplexes verwendet.
- *Bei* der *Inversion (Adduktion) der Füße werden die Fußsohlen zusammengeführt; bei der Eversion* (Abduktion) zeigen die Fußsohlen in der Koronalebene von der Mittellinie weg.
- Die Terminologie im Fußbereich ist oft verwirrend und nicht einheitlich. In diesem Buch wurde die wahrscheinlich gebräuchlichste Konvention übernommen (➤ Abb. 1.3), in der der Begriff *Pronation* für eine kombinierte Bewegung verwendet wird, die in erster Linie aus Eversion besteht, aber auch etwas Dorsalflexion und Vorfußabduktion beinhaltet. In ähnlicher Weise ist die *Supination* in erster Linie eine Inversion, umfasst aber auch eine gewisse Plantarflexion und Adduktion des Vorfußes. Diese Bewegungen stellen eine „Verdrehung" des Vorfußes (distales Segment) gegenüber dem Rückfuß (proximales Segment) dar. Einige Experten betrachten jedoch Pronation und Supination als die Grundbewegungen und Eversion und Inversion als die kombinierten Bewegungen. Zunehmend wird der Fuß als in mehreren Segmenten modelliert verstanden, meist in 3 oder 4 Segmenten, obwohl auch mehr in Gebrauch sind. Dies erfordert eine weitere Bezugnahme auf die relative Bewegung der verschiedenen Segmente, die später in diesem Buch behandelt wird.

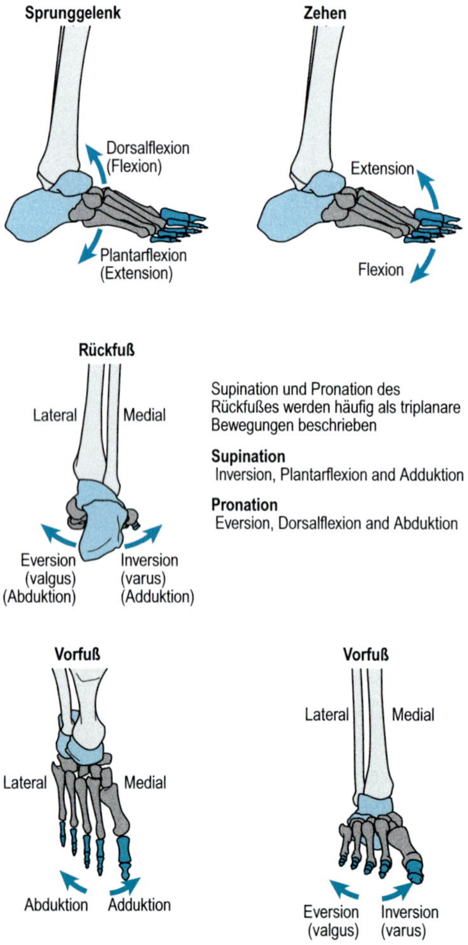

Abb. 1.3 Bewegungen des Sprunggelenks, der Zehen, des Rück- und Vorfußes.

1.1.2 Knochen

Man könnte sagen, dass fast alle Knochen des Körpers beim Gehen beteiligt sind. Aus praktischer Sicht ist es jedoch in der Regel nur notwendig, die Knochen von Becken und Beinen zu berücksichtigen. Diese sind in ➤ Abb. 1.4 dargestellt.

Das *Becken* setzt sich aus dem Kreuzbein (Sacrum), dem Steißbein (Coccyx) und den beiden Hüftbeinen zusammen. Das *Kreuzbein* besteht aus den 5 Sakralwirbeln, die miteinander verschmolzen sind. Das *Steißbein* ist der rudimentäre „Schwanz", der aus 3–5 rudimentären Wirbeln besteht. Das Hüftbein auf jeder Seite des Beckens wird durch die Verschmelzung von 3 Knochen gebildet: *Darmbein, Sitzbein* und *Schambein.* Die einzige wirkliche Bewegung zwischen den Beckenknochen findet im Iliosakralgelenk statt, sie ist bei Erwachsenen im Allgemeinen sehr gering. Für die Zwecke der Ganganalyse ist es daher sinnvoll, das Becken als ein einziges Segment zu betrachten. Die obere Fläche des Kreuzbeins artikuliert mit dem 5. Lendenwirbel. Auf jeder Seite des unteren Teils des Beckens befindet sich das Acetabulum, der proximale Teil des Hüftgelenks und die Pfanne, in die der Kopf des Oberschenkelknochens passt.

Das *Femur (Oberschenkelknochen)* ist der längste Knochen des Körpers. Der kugelförmige Hüftkopf artikuliert mit der Hüftpfanne und bildet so das Hüftgelenk. Der Oberschenkelhals verläuft vom Femurkopf schräg nach unten und trifft auf den Schaft, der sich senkrecht nach unten zum Kniegelenk fortsetzt. Am Übergang zwischen Oberschenkelhals und Femurschaft befinden sich zwei knöcherne Vorsprünge: der Trochanter major auf der lateralen Seite, an dem eine Reihe von Muskeln ansetzen, die unter der Haut zu spüren sind, und der Trochanter minor auf der medialen Seite des Femurs. Der Knochen verbreitert sich an seinem unteren Ende zu den medialen und lateralen Kondylen. Sie bilden den proximalen Teil des Kniegelenks und haben an der Vorderseite eine Furche, die mit der Kniescheibe artikuliert.

Die *Kniescheibe (Patella)* ist ein Sesambein, d. h. sie ist in eine Sehne eingebettet, in diesem Fall die massive Quadrizepssehne, die unterhalb der Kniescheibe als Patellasehne bezeichnet wird. Die vordere Oberfläche der Kniescheibe liegt subkutan (unmittelbar unter der Haut); ihre hintere Oberfläche artikuliert mit der vorderen Oberfläche des unteren Endes des Femurs, um das patellofemorale Gelenk zu bilden. Die Kniescheibe hat eine wichtige mechanische Funktion, die darin besteht, die Quadrizepssehne nach vorn zu verlagern und so ihre Hebelwirkung zu verbessern.

Das *Schienbein (Tibia)* reicht vom Kniegelenk bis zum Sprunggelenk. Sein oberes Ende ist zu den medialen und lateralen Kondylen verbreitert und hat eine fast flache Oberseite, die mit dem Femur artikuliert. Die Tuberositas tibiae ist ein kleiner knöcherner Vorsprung an der Vorderseite des Schienbeins, an dem die Patellasehne ansetzt. Die vordere Oberfläche

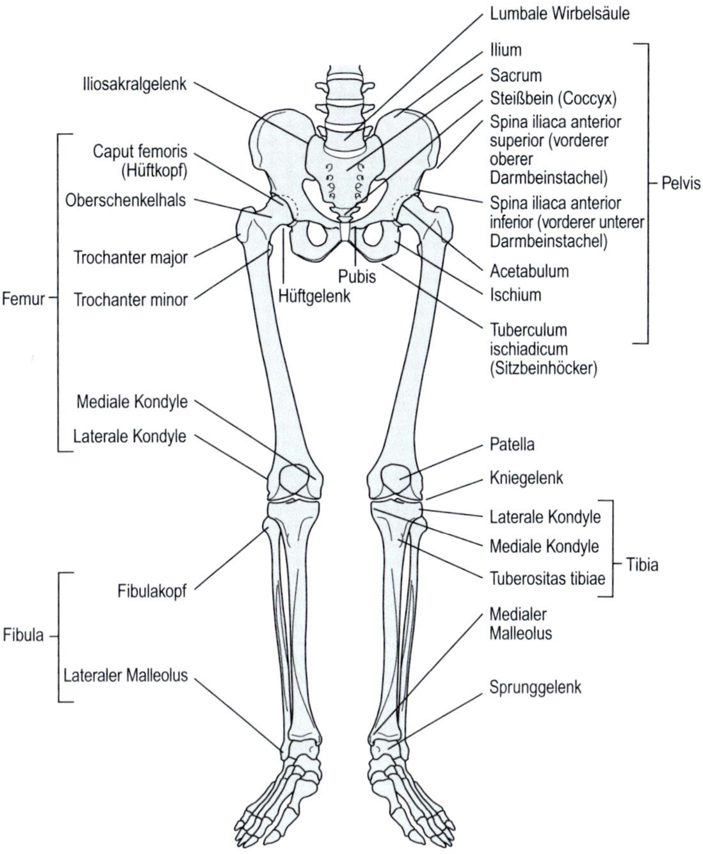

Abb. 1.4 Knochen und Gelenke der unteren Gliedmaßen.

des Schienbeins befindet sich unmittelbar subkutan. Das untere Ende des Schienbeins bildet die obere und mediale Fläche des Sprunggelenks mit einem subkutanen medialen Vorsprung, dem Malleolus medialis.

Das *Wadenbein (Fibula)* liegt seitlich neben dem Schienbein. Über den größten Teil seiner Länge ist die Fibula ein recht schlanker Knochen, der jedoch an beiden Enden verbreitert ist, wobei das obere Ende als Fibulakopf bezeichnet wird. Das verbreiterte untere Ende bildet den lateralen Teil des Sprunggelenks mit einem subkutanen seitlichen Vorsprung, dem Malleolus lateralis. Tibia und Fibula sind an ihren oberen und unteren Enden miteinander verbunden, den sogenannten Tibiofibulargelenken. Die Bewegungen dieses Gelenks ist sehr gering und wird nicht weiter berücksichtigt. Zwischen den Knochen liegt eine faserige Gewebeschicht, die sogenannte Membrana interossea.

Der Fuß ist eine sehr komplizierte Struktur (➤ Abb. 1.5), die man sich am besten in 4 Segmenten vorstellt:

- Der *Rückfuß,* der aus 2 übereinander liegenden Knochen besteht
- Der *Mittelfuß,* bestehend aus 5 eng aneinander liegenden Knochen
- Der *Vorfuß,* bestehend aus den 5 Mittelfußknochen
- Die Zehen, die aus den 5 Zehenknochenpaaren bestehen

Der *Talus* oder *Os astragalus* ist der obere der beiden Knochen des Rückfußes. Seine superiore Fläche bildet das Sprunggelenk, das oberhalb und medial mit der Tibia und seitlich mit der Fibula artikuliert. Darunter artikuliert der Talus mit dem Calcaneus über das Subtalargelenk. Er artikuliert anterior mit dem Os naviculare, dem medialsten und obersten der Mittelfußknochen.

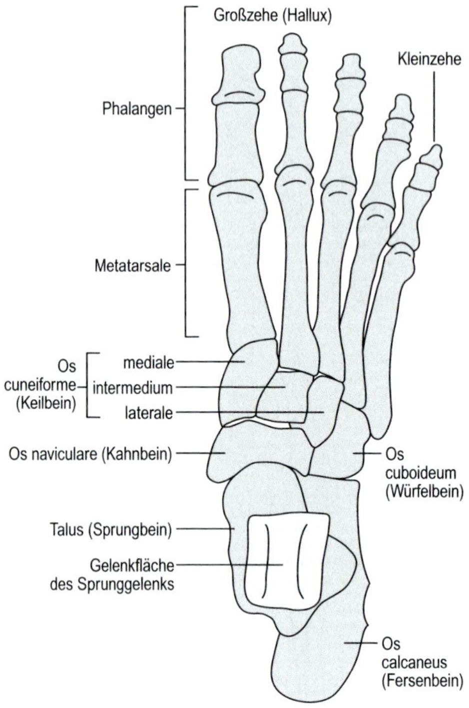

Abb. 1.5 Knochen des rechten Fußes (Ansicht von oben).

Der *Os calcaneus* liegt unterhalb des Talus und artikuliert am Subtalargelenk. Seine Unterseite überträgt das Körpergewicht über eine dicke Schicht aus Fett, Fasergewebe und Haut, die als Fersenpolster bezeichnet wird, auf den Boden. Die vordere Fläche artikuliert mit dem Cuboid, dem lateralsten und distalsten der Mittelfußknochen.

Der Mittelfuß besteht aus 5 Knochen:

- *Os naviculare (Kahnbein),* das medial und superior liegt
- *Os cuboideum (Würfelbein),* das seitlich und inferior liegt
- 3 *Keilbeinknochen* (Os cuneiforme mediale, intermedium und laterale), die in einer Reihe distal des Kahnbeins liegen

Die 5*Mittelfußknochen* liegen ungefähr parallel zueinander, wobei die beiden seitlichen mit dem Os cuboideum und die 3 mittleren mit den drei Keilbeinknochen durch ein Gelenk verbunden sind. Die *Phalangen* sind die Zehenknochen; es gibt 2 im Strahl der Großzehe und 3 in jeder der anderen Zehen. Die Großzehe wird auch als Hallux bezeichnet.

1.1.3 Gelenke und Bänder

Ein Gelenk ist die Region, in der zwei Knochen miteinander in Kontakt kommen. Aus praktischer Sicht lassen sie sich einteilen in Synovialgelenke, in denen umfangreiche Bewegungen stattfinden können, und verschiedene andere Gelenktypen, in denen nur kleine Bewegungen möglich sind. Da sich die Ganganalyse in der Regel nur mit größeren Bewegungen befasst, wird im Folgenden nur auf die Synovialgelenke eingegangen. In einem *Synovialgelenk* sind die Knochenenden mit *Knorpel* überzogen, und das Gelenk ist von einer *Gelenkkapsel* umgeben, die das Schmiermittel *Synovialflüssigkeit* absondert. Die meisten Gelenke werden durch *Ligamente* stabilisiert, d. h. durch Bänder aus relativ unelastischem Fasergewebe, die 2 Knochen miteinander verbinden. Die *Faszien* stellen eine weitere Art von Bindegewebe dar, das im gesamten menschlichen Körper zu finden ist und eine Rolle bei der Gelenkfunktion spielen kann. Ein Beispiel hierfür ist die Plantarfaszie im Fuß, die beim Gehen für eine dynamische Unterstützung des medialen Längsgewölbes sorgt.

Das *Hüftgelenk* ist das einzige echte Kugelgelenk des Körpers, wobei der Kopf des Oberschenkelknochens die Kugel und das Acetabulum die Gelenkpfanne bildet. Extreme Bewegungen werden verhindert durch 1) eine Reihe von Bändern, die zwischen dem Becken und dem Oberschenkelknochen verlaufen, 2) eine Kapsel, die das Gelenk umgibt, und 3) das Lig. teres, ein kleines Band, das die Mitte des Oberschenkelkopfes mit der Mitte der Hüftpfanne verbindet. Das Hüftgelenk ist zu Flexion, Extension, Abduktion, Adduktion sowie Innen- und Außenrotation fähig (➤ Abb. 1.2).

Das *Kniegelenk* besteht aus den medialen und lateralen Kondylen des Femurs und den entsprechenden Kondylen der Tibia. Die Gelenkflächen auf der medialen und lateralen Seite sind getrennt, sodass das Kniegelenk praktisch aus 2 nebeneinander liegenden Gelenken besteht. Die Femurkondylen sind sowohl von vorn nach hinten als auch seitlich Seite gebogen, während die Tibiakondylen fast flach sind. Die „Lücke“, die um den Kontaktpunkt herum entstehen würde, wird auf beiden Seiten durch die Meniski ausgefüllt, die die Last verteilen und den Druck an den Kontaktpunkten verringern. Die Bewegung des Gelenks wird von 5 Strukturen gesteuert, die zusammen die Bewegungen des Knies kontrollieren:

- Das mediale Seitenband (MCL), das verhindert, dass sich die mediale Seite des Gelenks öffnet (d. h. es steht der Abduktion oder Valgus entgegen)
- Das laterale Kollateralband (LCL), das ebenfalls der Adduktion oder Varus entgegenwirkt
- Die hintere Gelenkkapsel, die eine Hyperextension (Überstreckung) des Gelenks verhindert
- Das vordere Kreuzband (ACL), das sich zwischen den Gelenkköpfen in der Mitte des Gelenks befindet und an der Vorderseite der Tibia und an der Rückseite des Femurs ansetzt Das ACL verhindert, dass sich die Tibia gegenüber dem Femur nach vorn bewegt, und trägt dazu bei, eine Überstreckung des Knies und eine übermäßige Innenrotation der Tibia zu verhindern.
- Das hintere Kreuzband (PCL), das ebenfalls in der Mitte des Gelenks verläuft und hinten an der Tibia und vorn am Femur befestigt ist. Das PCL verhindert, dass sich das Schienbein relativ zum Femur nach hinten bewegt, und trägt zur Begrenzung der Außenrotation der Tibia bei.

Das vordere und das hintere Kreuzband sind nach den Positionen benannt, an denen sie an der Tibia ansetzen. Sie wirken zusammen als sogenannter Viergelenkmechanismus, bei dem eine Kombination aus Gleiten und Rollen auf das Gelenk ausgeübt wird und sich der Kontaktpunkt beim Ausfahren des Gelenks nach vorn und beim Beugen nach hinten bewegt. Das bedeutet, dass die Achse, um die das Gelenk gebeugt oder gestreckt wird, nicht fest ist, sondern sich mit dem Beuge- oder Streckungswinkel ändert. Pollo et al. (2003) stellten diese Beschreibung in Frage, da sie nur im unbelasteten Knie auftritt und sich die Tibia beim Gehen im Verhältnis zum Femur nach hinten bewegt, wenn das Kniegelenk gebeugt wird.

Die normalen Bewegungen des Knies sind Beugung und Streckung, mit einem geringen Maß an Innen- und Außenrotation. Eine signifikante Abduktion und Adduktion ist nur bei geschädigten Knien zu beobachten. Wenn das Knie vollständig gestreckt ist, kommt es zu einer Außenrotation von einigen Grad, die manchmal als „Screw-Home"-Mechanismus bezeichnet wird.

Das *Patellofemoralgelenk* liegt zwischen der hinteren Fläche der Patella und der vorderen Fläche des Femurs. Die Gelenkfläche besteht aus einem flachen V-förmigen Grat an der Patella, der in die flache Rille zwischen den medialen und lateralen Kondylen passt. Die Hauptbewegung besteht darin, dass die Patella bei der Beugung und Streckung des Knies in dieser Rille auf und ab gleitet. Dies führt dazu, dass verschiedene Bereiche der Kniescheibe mit unterschiedlichen Teilen der Gelenkflächen des Femurs in Kontakt kommen. Auch eine gewisse medial-laterale Bewegung der Patella ist möglich.

Das *Sprunggelenk* oder Articulatio talocruralis hat 3 Gelenkflächen: die obere, die mediale und die laterale. Die obere Gelenkfläche bildet das zylindrische Hauptgelenk, das im oberen Teil aus der Tibia und im unteren Teil aus dem Talus (Sprungbein) besteht. Die mediale Gelenkfläche befindet sich zwischen dem Talus und der Innenseite des medialen Malleolus der Tibia. Dementsprechend befindet sich die seitliche Gelenkfläche zwischen dem Talus und der Innenfläche des Malleolus der Fibula. Die wichtigsten Ligamente des Sprunggelenks sind die Bänder zwischen Tibia und Fibula, die verhindern, dass sich diese beiden Knochen voneinander wegbewegen, sowie die Seitenbänder auf beiden Seiten zwischen den beiden Malleoli und sowohl dem Talus als auch dem Calcaneus (Fersenbein), die das Gelenk stabilisieren. Das Sprunggelenk verfügt nur in der Sagittalebene über einen signifikanten Bewegungsumfang; diese Bewegung wird als Dorsalflexion resp. Plantarflexion bezeichnet.

Das *Subtalar-* oder Talokalkaneargelenk liegt zwischen dem Talus (oben) und dem Calcaneus (unten). Es hat 3 Gelenkflächen: 2 anteriore mediale und eine posteriore laterale Gelenkfläche. Zahlreiche Ligamente verbinden die beiden Knochen miteinander und mit allen angrenzenden Knochen. Die Achse des Gelenks verläuft schräg und vor allem nach vorn, aber auch nach oben und medial. Aus funktioneller Sicht besteht die Bedeutung des Subtalargelenks darin, dass es die Eversion/Inversion (Abduktion und Adduktion oder Valgus/Varusbewegung) des Rückfußes ermöglicht. Bei der Ganganalyse ist es in der Regel nicht möglich, zwischen der Bewegung im Sprunggelenk und der Bewegung im Subtalargelenk zu unterscheiden, weshalb es sinnvoll ist, von einer Bewegung im Komplex Sprunggelenk/Subtalargelenk zu sprechen. Bei Personen mit normalem Gang umfasst diese Bewegung die Dorsalflexion/Plantarflexion, die Abduktion/Adduktion des Rückfußes und die Innen-/Außenrotation um die Längsachse der Tibia.

Die *Mittelfußgelenke* liegen zwischen jedem Fußwurzelknochen und dessen unmittelbarem Nachbarn, was eine sehr komplizierte anatomische Struktur ergibt. Die Bewegung der meisten dieser Gelenke ist sehr kleinräumig, da sie von Ligamenten durchzogen sind und die Gelenkflächen nicht für große Bewegungen ausgelegt sind. Daher können die Mittelfußgelenke zusammen als eine flexible Verbindung zwischen Rück- und Vorfuß betrachtet werden, die ein geringes Bewegungsausmaß in allen Ebenen zulässt.

Die *Tarsometatarsalgelenke,* zwischen Cuboid und Ossa cuneiformia proximal und den 5 Metatarsalia distal, sind aufgrund der relativ flachen Gelenkflächen und der Bänder, die die Metatarsalia untereinander und mit den Fußwurzelknochen verbinden, nur zu kleinen Gleitbewegungen fähig. Es gibt auch Gelenkflächen zwischen benachbarten Mittelfußknochen mit Ausnahme des medialen Mittelfußknochens.

Die *Metatarsophalangeal-* und *Interphalangealgelenke* bestehen aus einer konvexen proximalen Gelenkfläche, die in eine flache konkave distale Gelenkfläche passt. Die Metatarsophalangealgelenke erlauben Abduktion und Adduktion sowie Flexion und Extension; die Interphalangealgelenke sind durch ihre Bänder auf Flexion und Extension beschränkt, wobei der Flexionsbereich größer ist als der Extensionsbereich. Beim Gehen ist die wichtigste Bewegung in dieser Region die Streckung der Großzehengrundgelenke.

Eine Beschreibung der Anatomie des Fußes wäre unvollständig ohne die Erwähnung des Fußgewölbes. Die Knochen des Fußes sind durch Ligamente miteinander verbunden, deren Stützfunktion durch Sehnen verstärkt wird, sodass eine flexible Struktur entsteht, die wie eine starke, gebogene doppelte Feder wirkt. Dies ist das Längsgewölbe des Fußes, das die Übertragung des Körpergewichts auf den Boden in erster Linie über den Fersenbeinhöcker im hinteren Bereich und die Mittelfußköpfe im vorderen Bereich ermöglicht. Der Mittelfuß überträgt relativ wenig Gewicht direkt auf den Boden, da er auf der medialen Seite angehoben ist. Das hintere Ende des Längsgewölbes ist der Calcaneus. Das *Fußquergwölbe* (➤ Abb. 1.6) verläuft nach oben durch den Talus, dann nach vorn und allmählich wieder nach unten durch das Os naviculare und die Keilbeinknochen bis zu den 3 medialen Mittelfußknochen, die das distale Ende des Quergewölbes bilden. Der *seitliche Bogen* (➤ Abb. 1.7) verläuft vom

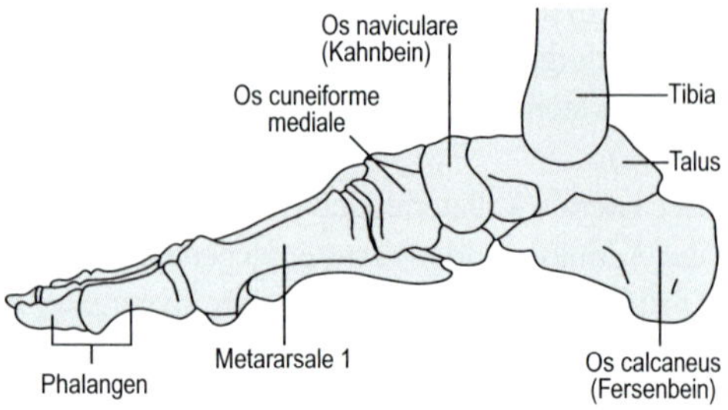

Abb. 1.6 Mediale Seite des rechten Fußes. Der Längsgewölbe besteht aus dem Os calcaneus (Fersenbein), dem Talus (Sprungbein), dem Os naviculare (Kahnbein), den Ossa cuneiformia (Keilbeinknochen) und den drei Mittelfußknochen.

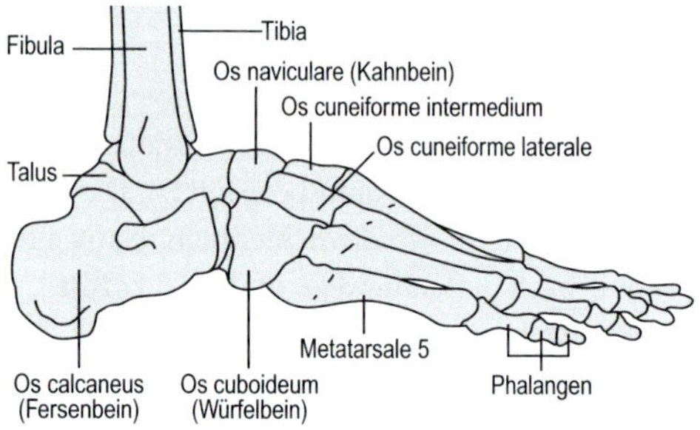

Abb. 1.7 Laterale Seite des rechten Fußes. Der Seitenbogen besteht aus dem Os calcaneus (Fersenbein), dem Os cuboideum und den beiden lateralen Mittelfußknochen.

Calcaneus durch das Cuboid nach vorn zu den beiden seitlichen Metatarsalia.

1.1.4 Muskeln und Sehnen

Muskeln sind für die Gelenkbewegungen verantwortlich. Die meisten Muskeln setzen an ihren beiden Enden an verschiedenen Knochen an und überspannen entweder ein Gelenk (*monartikuläre* Muskeln), 2 Gelenke (*biartikuläre* Muskeln) oder mehrere Gelenke (*polyartikuläre* Muskeln). In vielen Fällen erstreckt sich der Ansatz an einem der Knochen über einen breiten Bereich, während er sich am anderen Ende zu einer *Sehne* verengt, die am anderen Knochen befestigt ist. Bänder und Sehnen werden häufig verwechselt; in der Regel sind 2 Knochen ligamentär verbunden, während Sehnen die Muskeln mit den Knochen verbinden. Im Folgenden werden die Mus-

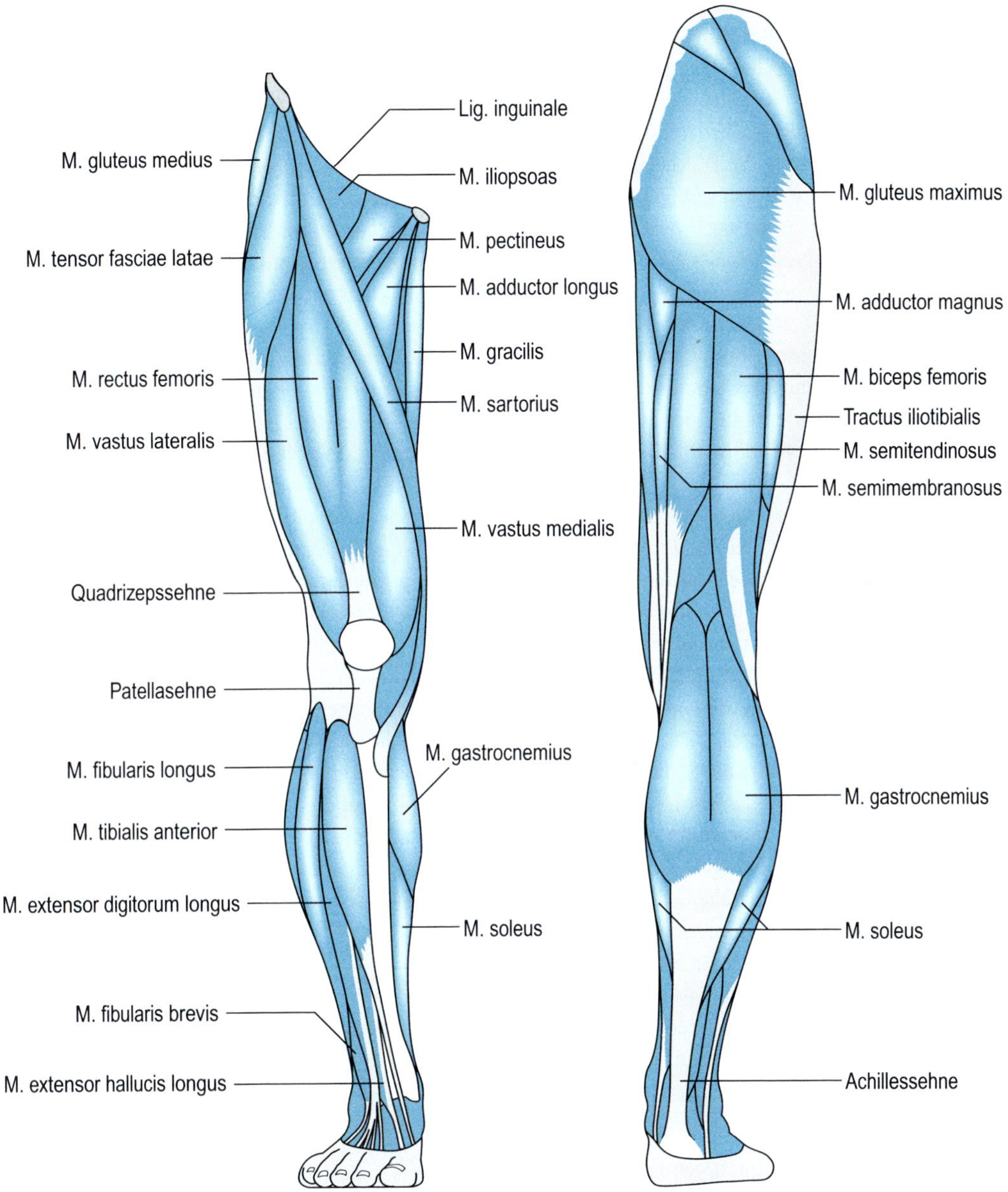

Abb. 1.8 Oberflächliche Muskeln des rechten Beins: Vorder- und Rückansicht.

keln des Beckens und der unteren Gliedmaßen sowie ihre wichtigsten Funktionen kurz beschrieben. Die meisten Muskeln haben auch sekundäre Aufgaben, die je nach Position der Gelenke variieren können, insbesondere bei biartikulären Muskeln. Die größeren und oberflächlichen Muskeln sind in ➤ Abb. 1.8 dargestellt.

Muskeln, die nur am Hüftgelenk wirken

- Der *M. psoas major* hat seinen Ursprung an der anterolateralen Seite der Lendenwirbelsäule. *Der M. iliacus* hat seinen Ursprung in der Fossa iliaca des Beckens. Die beiden Sehnen vereinen sich zum *M. iliopsoas,* der am Trochanter minor des

Femurs ansetzt. Die Hauptaufgabe dieser beiden Muskeln besteht darin, das Hüftgelenk zu beugen.

- *Der M. gluteus maximus* hat seinen Ursprung im hinteren Teil des Beckens und setzt an der Rückseite des Femurschaftes (nahe dessen Spitze) an. Er bewirkt die Streckung des Hüftgelenks.
- *Der M. gluteus medius* und der *M. gluteus minimus* haben ihren Ursprung seitlich am Becken und setzen am Trochanter major des Femurs an. Sie dienen vor allem der Abduktion.
- *M. adductor magnus, M. adductor brevis* und *M.adductor longus* haben ihren Ursprung am Os ischium (Sitzbein) und am Os pubis (Schambein) des Beckens. Sie inserieren in einer Linie entlang der medialen Seite des Femurs und bewirken die Adduktion.
- *Der M. quadratus femoris,* der *M. piriformis,* der *M. obturatorius internus,* der *M. obturatorius externus,* der *M. gemellus superior* und der *M. gemellus inferior* haben jeweils ihren Ursprung im Becken und inserieren nahe der Oberseite des Oberschenkels. Sie alle rotieren den Oberschenkel nach außen, obwohl die meisten auch sekundäre Aufgaben haben.
- *Der M. pectineus* entspringt am Schambein, verläuft seitlich und setzt an der Vorderseite des Femurs in der Nähe des Trochanter minor an und beugt und adduziert das Hüftgelenk.
- Die Innenrotation des Oberschenkels wurde in der vorangegangenen Zusammenstellung nicht erwähnt, da sie als sekundäre Aktion durch den M. gluteus medius, den M. gluteus minimus, den M. psoas major, den M. iliacus, den M. pectineus und den M. tensor fasciae latae (im Folgenden beschrieben) bewirkt wird.

Muskeln, die über das Hüft- und Kniegelenk wirken

- Der *M. rectus femoris* entspringt im Bereich des vorderen Darmbeinstachels des Beckens und setzt an der *Quadrizepssehne* an. Er beugt die Hüfte und ist Teil des Quadrizeps, eines 4-köpfigen Muskels, der das Kniegelenk streckt.
- Der *M. tensor fasciae latae* entspringt im Becken in der Nähe der Spina iliaca superior und mündet in den Tractus iliotibialis, ein breites Band aus Bindegewebe, das an der Außenseite des Oberschenkels entlangzieht und am Wadenbeinkopf ansetzt und die Hüfte und das Knie abduziert.
- *Der M. sartorius* ist ein riemenförmiger Muskel, der an der vorderen oberen Spina iliaca superior des Beckens beginnt, sich um die Vorderseite des Oberschenkels windet und an der Vorderseite der Tibia an deren medialer Seite ansetzt. Seine Hauptaufgaben bestehen darin, als Hüftbeuger zu fungieren und zusammen mit dem M. gracilis für Stabilität auf der medialen Seite des Knies zu sorgen.
- *M. semimembranosus* und *M. semitendinosus* sind 2 der *Hamstrings.* Beide haben ihren Ursprung an der Tuberositas ischii (Sitzbeinhöcker) des Beckens und werden in den medialen Kondylus des Schienbeins eingeführt. Sie strecken die Hüfte und beugen das Knie.
- *Der M. biceps femoris* ist der 3. Hamstring. Er hat 2 Ursprünge: der „lange Bizepskopf" am Sitzbeinhöcker und der „kurze Bizepskopf" an der Mitte des Femurschaftes. Er setzt am seitlichen Condylus der Tibia an und fungiert als Hüftstrecker und Kniebeuger.
- *Der M. gracilis* verläuft auf der medialen Seite des Oberschenkels vom Schambein bis zur Rückseite der Tibia auf deren medialer Seite. Er adduziert die Hüfte und beugt das Knie und trägt zusammen mit dem M. sartorius zur Stabilität der medialen Seite des Knies bei.

Nur am Kniegelenk wirkende Muskeln

- *M. vastus medialis, M. vastus intermedius* und *M. vastus lateralis* sind 3 Bestandteile des M. quadriceps. Sie entspringen alle am oberen Teil des Femurs, und zwar auf der medialen, anterioren und lateralen Seite. Das 4. Element des M. quadriceps ist der M. rectus femoris, der oben beschrieben wurde. Die 4 Muskelstränge vereinen sich und sind über die Quadrizepssehne verbunden, die die Kniescheibe umgibt und anschließend als Patellasehne weiterläuft und am Tuberculum tibiale ansetzt. Der M. quadriceps ist der einzige Muskel, der das Knie streckt.
- *Der M. popliteus* ist ein kleiner Muskel hinter dem Knie. Er beugt sich und hilft, das Knie zu entriegeln, indem er die Tibia zu Beginn der Beugung einwärts dreht.

Muskeln, die über das Knie- und Sprunggelenk wirken

- Der *M. gastrocnemius* entspringt an der Rückseite der medialen und lateralen Femurkondylen, und seine Sehne vereinigt sich mit der des M. soleus (und manchmal auch des M. plantaris) zur *Achillessehne,* die an der Rückseite des Calcaneus ansetzt. Die Hauptfunktion dieser Muskeln ist die Beugung des Sprunggelenks, obwohl der M. gastrocnemius auch als Kniebeuger fungiert.
- Der *M. plantaris* ist ein sehr schlanker Muskel, der tief am M. gastrocnemius vom lateralen Femurcondyle bis zum Calcaneus verläuft und zur Plantarflexion des Knöchels beiträgt.

Muskeln im Bereich des Sprunggelenks und der subtalaren Gelenke

- Der *M. soleus* entspringt an der hinteren Oberfläche der Tibia, der Fibula und der tiefen Wadenmuskeln. Seine Sehne vereinigt sich mit der des M. gastrocnemius (und manchmal des M. plantaris); er dient der Plantarflexion des Sprunggelenks. Der M. soleus und der M. gastrocnemius sind Anteile des *M. triceps surae.*
- *M. extensor hallucis longus, M. extensor digitorum longus, M. tibialis anterior* und *M. fibularis tertius* bilden die vordere Tibiagruppe. Sie entspringen der vorderen Seite des Schien- und Wadenbeins und der Membrana interossea. Die beiden erstgenannten inserieren in den Zehen und strecken diese; die beiden letztgenannten inserieren in den Fußwurzelknochen und heben den Mittelfuß auf der medialen (M. tibialis anterior) oder lateralen Seite (M. fibularis tertius) an. Der M. tibialis anterior ist der wichtigste Dorsalflexor des Sprunggelenks, während die anderen Muskeln nur zur Dorsalflexion beitragen.
- *M. flexor hallucis longus, M. flexor digitorum longus, M. tibialis posterior, M. fibularis longus* und *M. fibularis brevis* bilden die tiefen Wadenmuskeln, die alle an der Rückseite von Tibia, Fibula und Membrana interossea entspringen. Die beiden erstgenannten sind Zehenbeuger; die Mm. peronei liegen auf der lateralen Seite und heben die Außenkante des Fußes; der M. tibialis posterior liegt auf der medialen Seite und hebt die Innenkante des Fußes. Alle 5 Muskeln sind schwache Plantarflexoren des Sprunggelenks.

Fußmuskulatur

- *Der M. extensor digitorum brevis pedis* und die *dorsalen Mm. interossei* befinden sich auf dem Fußrücken. Der erstgenannte Muskel streckt die Zehen, während letztere die Zehen abduzieren und beugen.
- *M. flexor digitorum brevis, M. abductor hallucis* und *M. abductor digiti minimi* bilden die oberflächliche Schicht der Fußsohle. Sie beugen die Zehen und abduzieren große bzw. die kleine Zehe ab.
- *M. quadratus plantae, M. flexor hallucis brevis* und *M. flexor digiti minimi brevis* bilden eine Zwischenschicht in der Fußsohle. Zusammen beugen sie die Zehen.
- Der *M. adductor hallucis* besteht aus 2 Teilen, dem schrägen Kopf und dem queren Kopf, und adduziert die Großzehe.
- Die *Mm. interossei plantares* und die *Mm. lumbricales* liegen in der tiefsten Schicht der Fußsohle. Erstere beugen und strecken die Zehen, während Letztere die proximalen Phalangen beugen und die distalen Phalangen strecken.

Die 5 oben beschriebenen Muskelgruppen werden als *intrinsische Muskeln* des Fußes bezeichnet.

1.2 Biomechanik

Die Biomechanik ist eine wissenschaftliche Disziplin, die biologische Systeme, wie den menschlichen Körper mit den Methoden des Maschinenbaus untersucht. Da der Gang ein mechanischer Vorgang ist, der von einem biologischen System ausgeführt wird, ist es angemessen, ihn auf diese Weise zu beurteilen. Der Maschinenbau ist ein weites Feld, aber die folgenden Beschreibungen beschränken sich auf die Aspekte, die für die Ganganalyse am wichtigsten sind: Körperschwerpunkt, Kinematik, Kinetik, Gelenkmomente und Kraft. Zusätzliche Informationen, die in der vorherigen Auflage des englischen Originals dieses Buches enthalten waren, sind online verfügbar unter http://evolve.elsevier.com/Whittle/gait. Die Wissenschaft der Biomechanik beruht auf mathematischen Prinzipien. Ein nützlicher Text über die wissenschaftlichen Grundlagen ist *The Comprehensive Textbook of Clinical Biomechanics* von Jim Richards (2018).

1.2.1 Körperschwerpunkt

Obwohl die Masse eines Körpers über den gesamten Körper verteilt ist, ist es für den Effekt einer einwirkenden Kraft häufig praktisch, sich vorzustellen, dass die gesamte Masse auf einen einzigen Punkt konzentriert ist. Dieser Massenmittelpunkt wird gewöhnlich als *Schwerpunkt oder Körperschwerpunkt* bezeichnet. Bei einer regelmäßigen Form, wie z. B. einem Würfel, der aus einem einheitlichen Material besteht, ist es leicht verständlich, dass der Schwerpunkt im geometrischen Mittelpunkt liegen muss. Bei unregelmäßigen und sich verändernden Formen, wie dem menschlichen Körper, kann es jedoch erforderlich sein, den Schwerpunkt durch direkte Messung zu bestimmen. Es ist auch möglich, den Schwerpunkt jedes Körperteils einzeln zu bestimmen und den Schwerpunkt des Gesamtkörpers zu ermitteln, indem man diese Teilkörperschwerpunkte addiert. Häufig wird behauptet, dass sich der Körperschwerpunkt direkt vor dem lumbosakralen Übergang befindet. Dies gilt jedoch nur dann, wenn eine Person gerade und mit angelegten Armen in aufrechter Position steht; jede Bewegung des Körpers verschiebt den Schwerpunkt. Der Schwerpunkt bleibt dabei nicht notwendigerweise innerhalb des Körpers: Der Schwerpunkt einer Person, die sich bückt, um ihre Zehen zu berühren, liegt normalerweise außerhalb des Körpers, vor der Oberseite des Oberschenkels (> Abb. 1.9). Ein interessantes Beispiel hierfür ist die Hochsprungtechnik, bei der die Athleten ihren Körper so krümmen, dass zwar jeder Teil des Körpers über die Latte geht, der Schwerpunkt aber *immer unterhalb der* Latte bleibt!

1.2.2 Kinematik

Die Kinematik beschreibt die Bewegung, jedoch ohne Bezug auf die beteiligten Kräfte. Ein Beispiel für ein kinematisches Untersuchungsinstrument ist eine Videokamera, mit der die Bewegung des Rumpfes

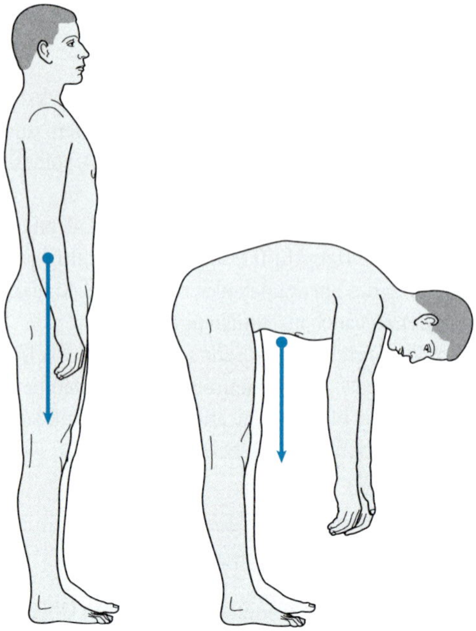

Abb. 1.9 Körperschwerpunkt (Kreis) im Stehen und in der Beugung.

und der Gliedmaßen während des Gehens beobachtet werden kann, die aber keine Informationen über die beteiligten Kräfte liefert.

1.2.3 Kinetik

Die Kinetik ist die Lehre von Kräften, Momenten, Massen und Beschleunigungen, jedoch ohne detaillierte Kenntnis der Position oder Bewegungsrichtung der beteiligten Objekte. So wird zum Beispiel bei der Ganganalyse eine Kraftmessplattform verwendet, die die Kraft unter dem Fuß beim Gehen misst, aber keine Auskunft über die Position der Gliedmaßen oder die Gelenkwinkel gibt. Für eine vollständige quantitative Beschreibung einer Aktivität wie Gehen werden sowohl kinetische als auch kinematische Daten benötigt.

1.2.4 Gelenkmomente

Momente, manchmal auch als Kraftmomente bezeichnet, können ähnlich wie das Kraftmoment beim Ausbalancieren einer Wippe betrachtet werden

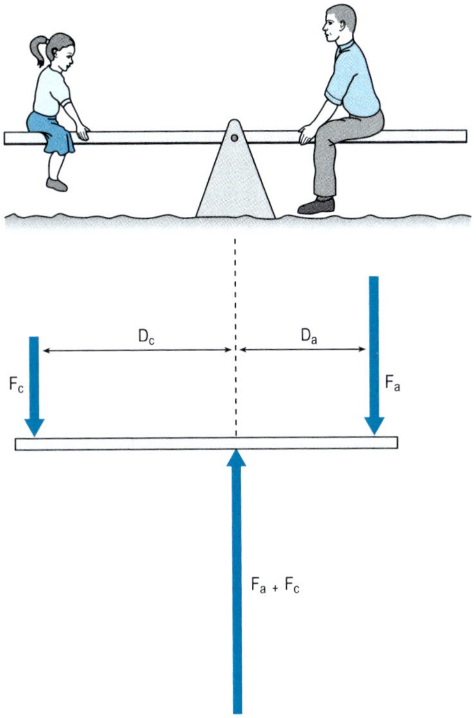

Abb. 1.10 Ausbalancieren einer Wippe. *Fa* multipliziert mit der Distanz (Hebelarm) *Da* ist gleich der Kraft *Fc* multipliziert mit der Distanz (Hebelarm) *Dc*.

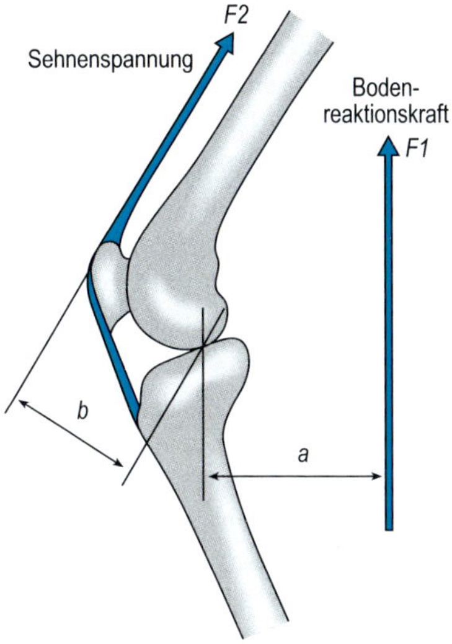

Abb. 1.11 Dem Kraftmoment der Bodenreaktionskraft, *F1* multipliziert mit *a*, steht die Kontraktion des Quadrizeps gegenüber, wodurch ein Kraftmoment *F2* multipliziert mit *b* entsteht.

(➤ Abb. 1.10). Das Moment um den Drehpunkt wird berechnet, indem man die Größe der Kraft mit ihrem senkrechten Abstand vom Drehpunkt multipliziert. Dieser Abstand wird allgemein als *Hebelarm* oder *Momentarm* bezeichnet. Das Moment kann auch als „Drehmoment" bezeichnet werden. Die Formel zur Berechnung der Momente lautet:

$$\text{Moment (M)} = \textit{Kraft}\ (\text{F}) \times \textit{Distanz/Hebelarm}\ (\text{l})$$

M ist das Moment (Newtonmeter, Nm), *F* ist die Kraft (Newton, *N*) und *D* ist die Distanz (Meter, m).

Betrachtet man die Momente um das Kniegelenk (➤ Abb. 1.11) beim Stehen mit gebeugtem Kniegelenk, so wirkt die Bodenreaktionskraft in einem senkrechten Abstand „*a*" vom Lastaufnahmepunkt. Die Quadrizepssehne zieht in einem schrägen Winkel zur Senkrechten, und das von ihr ausgehende Kraftmoment ist das Produkt aus der Spannung in der Sehne und dem senkrechten Abstand „*b*". Das Vorhandensein der Kniescheibe erhöht den Wert von *b* und verringert somit die Muskelkraft, die erforderlich ist, um das notwendige Moment zu erzeugen. Um ein Gleichgewicht zu erreichen, müssen die beiden Momente ($F1 \times a$) und ($F2 \times b$) gleich sein (➤ Abb. 1.11).

Die Messung und Interpretation von Gelenkmomenten ist für ein umfassendes Verständnis des normalen und pathologischen Gangbildes unerlässlich. „Aktive" interne Momente werden durch Muskelkontraktionen (konzentrisch, isometrisch oder exzentrisch) erzeugt, während „passive" interne Momente durch Kräfte, die von einem Knochen auf einen anderen Knochen wirken, und durch Spannungen in den Weichteilen, insbesondere in den Bändern, entstehen. Momente können auch von benachbarten Gelenken übertragen werden. Aktuelle Ganganalysesysteme sind in der Lage, das „Nettomoment" an den großen Gelenken während des Gehens zu messen, das sich aus der Summe aller aktiven und passiven Momente ergibt. Auf diese Weise kann die Kontraktionskraft eines bestimmten Muskels bestimmt werden; eine Technik, die in der Forschung gelegentlich eingesetzt wird, die in der klinischen Bewertung jedoch weniger üblich ist.

In der Literatur gibt es manchmal Verwirrung, da Begriffe wie „Flexionsmoment" häufig verwendet werden, ohne dass angegeben wird, ob es sich um ein internes oder externes Moment handelt. Die Kontraktion eines Beugemuskels erzeugt ein *internes* Flexionsmoment. Im Gegensatz dazu versucht ein *externes* Flexionsmoment, das Gelenk zu beugen, und wird durch die Kontraktion der Streckmuskeln daran gehindert. Ein Beispiel wäre die Landung nach einem Sprung, bei der sich das Knie durch die Gewichtskraft beugt; die Kniestrecker widerstehen diesem externen Moment und verhindern eine übermäßige Kniebeugung. Um solche Verwechslungen zu vermeiden, ist es wichtig, deutlich zu machen, ob es sich um ein internes oder externes Moment handelt.

Die Momente können in ihren ursprünglichen Einheiten (Newtonmeter, Nm) ausgedrückt werden, oder sie können „normalisiert" werden, indem sie durch die Körpermasse geteilt werden, wobei die Einheiten in Newtonmeter pro Kilogramm (Nm/kg) geändert werden, um die Ergebnisse zwischen Personen mit unterschiedlichen Körpermassen leichter vergleichen zu können. Es wurde auch vorgeschlagen, die Gelenkmomente in Bezug auf die Körpermasse und entweder die Körpergröße oder die Gliedmaßenlänge zu normalisieren (Pierrynowski und Galea, 2001; Stansfield et al., 2003).

1.2.5 Arbeit, Energie und Leistung

Eines der bemerkenswerten Merkmale des normalen Gangs ist die Energieerhaltung, die durch eine Reihe von Optimierungen erreicht wird. Abnormale Gangmuster sind mit einem Verlust dieser Optimierungen verbunden, was zu einem übermäßigen Energieverbrauch und damit zu Ermüdung führen kann. Die Messung des Energietransfers an einzelnen Gelenken und des Gesamtenergieverbrauchs beim Gehen ist ein wichtiger Bestandteil der wissenschaftlichen Ganganalyse. Es gibt einen feinen Unterschied in der Sichtweise zwischen dem Physiker und dem Biologen, wenn es um Arbeit, Energie und Leistung geht. Für den Physiker wird Arbeit geleistet, wenn durch eine Kraft ein Objekt über eine bestimmte Strecke bewegt wird. Arbeit errechnet sich aus dem Produkt der Kraft und der Entfernung. Wenn eine Kraft von 2 N ein Objekt über eine Distanz von 3 m bewegt, beträgt die geleistete Arbeit:

$$2\,\mathrm{N} \times 3\,\mathrm{m} = 6\,\mathrm{J}\ (\mathrm{Joule})$$

Das *Joule* könnte auch als Newtonmeter bezeichnet werden, was jedoch zu Verwechslungen mit der gleichnamigen Einheit führen würde, die zur Messung von Momenten verwendet wird. *Energie* ist die Fähigkeit, Arbeit zu verrichten, und wird ebenfalls in Joule gemessen. Sie existiert in 2 grundlegenden Formen: *potenzielle* oder gespeicherte Energie und *kinetische* oder Bewegungsenergie. Beim Gehen werden abwechselnd potenzielle und kinetische Energie übertragen, wobei die Leistung die Geschwindigkeit ist, mit der Arbeit verrichtet wird.

Der Grund, warum Biologen diese Dinge etwas anders sehen als Physiker, ist, dass Muskeln Energie verbrauchen können, ohne sich zu verkürzen – mit anderen Worten, ohne körperliche Arbeit zu leisten. Die in den Muskeln gespeicherte potenzielle Energie in Form von ATP wird als Reaktion auf das Muskelaktionspotenzial in mechanische Energie umgewandelt. Diese Energie wird bei einer exzentrischen Kontraktion genutzt, bei der der Muskel länger wird und dabei eine Kraft entwickelt, was physikalisch gesehen negative Arbeit ist. Mit anderen Worten: Während sich alle einig sind, dass beim Bergaufgehen Arbeit verrichtet wird, könnte der Physiker erwarten, dass jemand, der bergab geht, Energie gewinnt, während in Wirklichkeit die Muskeln immer noch aktiviert werden müssen und Stoffwechselenergie verbraucht wird. Selbst wenn sich ein Muskel bei der Kontraktion verkürzt, ist die Umwandlung von Stoffwechselenergie in mechanische Energie bei einer konzentrischen Kontraktion mit einem typischen Wirkungsgrad von etwa 25 % relativ ineffizient. Die alte Einheit zur Messung der Stoffwechselenergie war die Kalorie (das C steht für 1000 Kalorien oder 1 Kilokalorie); der Umrechnungsfaktor für die in der Biomechanik verwendeten Einheiten des Système International (SI) beträgt 4200 J oder 4,2 kJ gleich 1 Kalorie (siehe hintere Umschlaginnenseite).

Die Berechnung der an den Gelenken erzeugten mechanischen Leistung ist zu einem wichtigen Bestandteil der biomechanischen Untersuchung des Gangs geworden. Bei einer Drehbewegung, bei der ein Gelenk gebeugt oder gestreckt wird, wird die Kraft als Produkt aus dem Moment um dieses Gelenk und seiner Winkelgeschwindigkeit omega (ω) berechnet:

$$P = M\ (\mathrm{Newtonmeter}) \times \omega\ (\mathrm{Radiant/Sekunde})$$

Wenn sich ein Muskel konzentrisch zusammenzieht (z. B. ein Flexor, der kontrahiert, während ein Gelenk

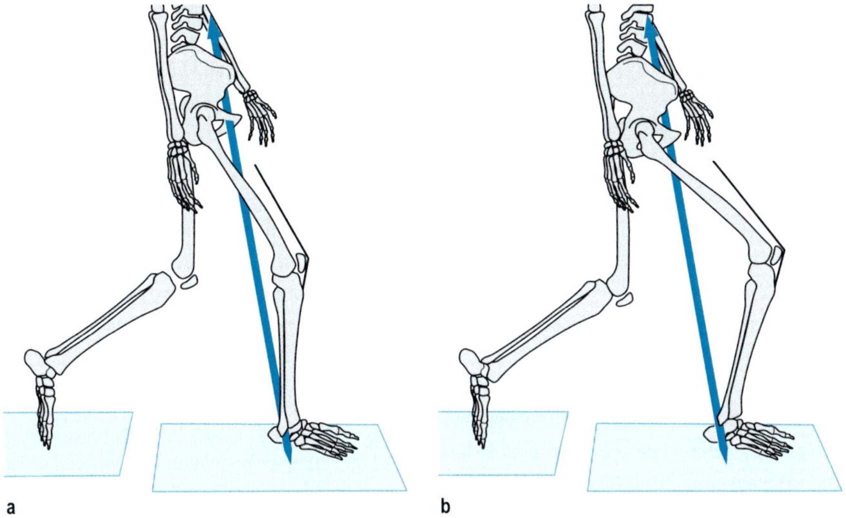

Abb. 1.12 Bodenreaktionskräfte bei a) normalem Gang und b) Kauergang.

gebeugt wird), wird Kraft erzeugt. Wenn sich ein Muskel exzentrisch zusammenzieht (z. B. ein Flexor, der kontrahiert, während ein Gelenk gestreckt wird), absorbiert er Kraft. Wenn ein Muskel isometrisch kontrahiert (z. B. ein Flexor, der kontrahiert, während der Gelenkwinkel unverändert bleibt), findet kein Kraftaustausch statt. Obwohl beim Gangzyklus die Krafterzeugung und -absorption häufig auf die Muskelkontraktion zurückzuführen ist, muss man sich darüber im Klaren sein, dass die Dehnung der Bänder und anderer Weichteile auch einen Kraftaustausch beinhaltet. Wenn ein Ligament gedehnt wird, nimmt es Kraft auf und speichert dadurch potenzielle Energie. Ein Teil oder die gesamte gespeicherte Energie kann zu einem späteren Zeitpunkt wieder freigesetzt werden, wodurch wieder Energie zur Verfügung steht. In der Ganganalyse ist es üblich, die Gelenkleistung zu „normalisieren", indem sie durch die Körpermasse geteilt wird, was in Watt pro Kilogramm ausgedrückt wird, ähnlich wie bei Gelenkmomenten.

1.3 Bearbeitetes Beispiel

Wenn eine Person ohne Schmerzen und Pathologie geht, verursacht die Lokalisierung der Bodenreaktionskraft im Verhältnis zum Knie eine muskuläre Reaktion. Eine häufige Gangstörung ist der Kauergang, von dem verschiedene Patientengruppen betroffen sein können, u. a. Menschen mit Zerebralparese. Unter Berücksichtigung der eingesetzten Mechanik können wir die Momente und die Kraft um das Knie sowie die Kräfte in den Quadrizepsmuskeln abschätzen.

Um die Momente das Knie betreffend zu ermitteln, müssen wir den senkrechten Abstand zwischen der Bodenreaktionskraft und dem Kniegelenk sowie die Größe der Bodenreaktionskraft kennen. ➤ Abb. 1.12 zeigt den Zustand während der Belastung des Vorderfußes. In beiden Fällen betrug die Bodenreaktionskraft 500 N. Bei der schmerz- und pathologiefreien Person betrug der Abstand des Kraftvektors zum Knie 0,08 m, bei der Person mit Kauergang waren es 0,2 m. Das Moment lässt sich durch Multiplikation der Kraft mit dem senkrechten Abstand ermitteln. Die Momente werden folgendermaßen berechnet:

- Moment für die schmerz- und pathologiefreie Person = 500 × 0,08 = 40 Nm
- Moment für die Person mit Kauergang = 500 × 0,2 = 100 Nm

Um die exzentrische Kraft zu ermitteln, müssen wir die Winkelgeschwindigkeit des Knies kennen. Wenn die schmerz- und pathologiefreie Person eine Winkelgeschwindigkeit von 150° pro Sekunde und die Person mit Kauergang eine Winkelgeschwindigkeit von 40° pro Sekunde hat, kann die exzentrische Leistung ermittelt werden, indem zunächst der Grad pro Sekunde in das Bogenmaß pro Sekunde umgerechnet wird:

- 150 Grad pro Sekunde = 150/57,296 = 2,62 Bogenmaß pro Sekunde
- 40 Grad pro Sekunde = 40/57,296 = 0,70 Bogenmaß pro Sekunde

Des Weiteren kann berechnet werden:

- Leistung = Moment × Winkelgeschwindigkeit
- Exzentrische Leistung für die schmerz- und pathologiefreie Person = 40 × 2,62 = 104,8 Watt
- Exzentrische Leistung für die Person mit Kauergang = 100 × 0,70 = 70,0 Watt

Um die Muskelkraft zu ermitteln, müssen wir das Moment im Kniegelenk und den senkrechten Abstand des Muskels vom Kniegelenk kennen. Wenn in beiden Fällen die Quadrizepssehne nur 0,06 m vor dem Knie liegt, können die Kräfte im Quadrizeps wie folgt ermittelt werden:

- M = Kraft im Quadrizeps × 0,06
- Kraft im Quadrizeps = M/0,06
- Kraft im Quadrizeps für die schmerz- und pathologiefreie Person = 40/0,06 = 666,7 N oder das 1,3-Fache des Körpergewichts
- Kraft im Quadrizeps für die Person mit Kauergang = 100/0,06 = 1666,7 N oder das 3,3-Fache des Körpergewichts

Es ist klar, dass der Kauergang die Mechanik und die Belastungsmuster des Knies und der umgebenden Strukturen verändert. Die gebeugte Position des Kniegelenks erzeugt ein viel größeres Moment während des Kauergangs; allerdings haben Personen mit Kauergang nicht die gleiche exzentrische Kontrolle, was zu einer geringeren exzentrischen Kraft im Vergleich zu Gesunden führt. Das erhöhte Moment im Kniegelenk muss durch den Quadrizeps gestützt werden, was jedoch zu einer Belastung des Knies führt, die um die Hälfte höher ist als bei Personen, die schmerz- und krankheitsfrei sind.

LITERATUR

Pierrynowski, M. R., Galea, V., 2001. Enhancing the ability of gait analyses to differentiate between groups: scaling gait data to body size. Gait Posture 13, 193–201.

Pollo, F. E., Jackson, R.W., Komdeur, P., et al., 2003. Measuring dynamic knee motion with an instrumented spatial linkage device. In: Gait and Clinical Movement Analysis Society. Eighth Annual Meeting, Wilmington, Delaware, USA, pp. 15–16.

Richards, J., 2018. The Comprehensive Textbook of Clinical Biomechanics. Churchill Livingstone.

Stansfield, B.W., Hillman, S. J., Hazlewood, M. E., et al., 2003. Normalization of gait data in children. Gait Posture 17, 81–87.

KAPITEL

2

Michael Whittle, David Levine, Jim Richards

Der normale Gang

Einleitung

Um den pathologischen Gang zu verstehen, muss man zunächst den Gang gesunder, schmerzfreier Personen verstehen, den wir der Einfachheit halber als „normalen Gang innerhalb normaler Grenzen" bezeichnen, da er den Maßstab darstellt, anhand dessen der Gang eines Patienten beurteilt werden kann. Allerdings gibt es bei diesem Ansatz einige Fallstricke, die zu beachten sind. Erstens deckt der Begriff *„normal"* beide Geschlechter, ein breites Altersspektrum und ein noch breiteres Spektrum extremer Körpergeometrien ab, sodass ein geeigneter „normaler" Standard für die untersuchte Person gewählt werden muss. Vergleicht man die Ergebnisse einer älteren Patientin mit den normalen Daten von körperlich fitten jungen Männern, so ergeben sich zweifellos große Unterschiede, während ein Vergleich mit den Daten gesunder älterer Frauen zeigen kann, dass der Gang der Patientin durchaus innerhalb der normalen Grenzen liegt, die für ihr Geschlecht und ihr Alter adäquat sind. Ein weiterer Fallstrick besteht darin, dass das Gangmuster eines Patienten, auch wenn es von der Norm abweicht, nicht unbedingt unerwünscht ist und nicht versucht werden sollte, es in einen normalen Gang zu verwandeln. Viele Ganganomalien sind eine Kompensation für ein Problem, das der Patient hat, und obwohl sie anormal sind, sind sie dennoch nützlich. Daher ist es sehr wichtig, den normalen Gang und die zu seiner Beschreibung verwendete Terminologie zu verstehen, bevor man sich mit dem pathologischen Gang beschäftigt. Dieses Kapitel beginnt mit einem kurzen geschichtlichen Rückblick und gibt dann einen Überblick über den Gangzyklus, bevor im Detail untersucht wird, wie die verschiedenen Teile des Bewegungsapparates beim Gehen eingesetzt werden.

2.1 Gehen und Gangmuster

Normales menschliches Gehen und Laufen kann definiert werden als „eine Art der Fortbewegung, bei der die beiden Beine abwechselnd als Stütze und Antrieb eingesetzt werden". Um das Laufen auszuschließen, muss hinzugefügt werden, dass beim Gehen „mindestens ein Fuß ständig den Boden berührt". Leider schließt diese Definition einige Formen des pathologischen Gangs aus, die im Allgemeinen als Formen des Gehens angesehen werden, wie z. B. den 3-Punkt-Gang (siehe ➤ Abb. 3.21), bei dem abwechselnd 2 Krücken und entweder ein oder zwei Beine benutzt werden. Es ist sowohl unvernünftig als auch sinnlos, eine Definition des Gehens formulieren zu wollen, die auf sämtliche Fälle zutrifft, zumindest in einem einzigen Satz!

Der Gang ist nicht einfacher zu definieren als das Gehen, und viele Wörterbücher betrachten ihn als ein Wort, das hauptsächlich im Zusammenhang mit den Gangarten von Pferden verwendet wird! Das ist verständlich, denn Vierbeiner verfügen über ein Repertoire an natürlichen Gangarten (Schritt, Trab, Passgang/Tölten, Galopp usw.) sowie über einige künstliche Gangarten, wie sie z. B. die Tennessee Walking Horses in der Gegend, in der einer der Autoren lebt, gelernt haben. Die meisten Menschen neigen dazu, die Begriffe *Gang* und *Gehen* synonym zu verwenden. Es gibt jedoch einen Unterschied: Das Wort *Gang* beschreibt die Art und Weise oder den Stil des Gehens und nicht den Gehvorgang selbst. Es ist daher sinnvoller, von einem Unterschied im Gang zwischen zwei Personen zu sprechen als von einem Unterschied im Gehen.

2.2 Ein kurzer historischer Rückblick

Das Gehen wurde zweifellos seit den Anfängen der Menschheit betrachet, aber die systematische Untersuchung des Gangs scheint auf die Renaissance zurückzugehen, als Leonardo da Vinci, Galileo und Newton zweckdienliche Beschreibungen des Gehens lieferten. Die früheste Darstellung mit wissenschaftlichem Ansatz findet sich in dem klassischen Buch *De Motu Animalium,* das 1682 von Borelli, einem Schüler von Galilei, in Italien veröffentlicht wurde. Borelli bestimmte den Körperschwerpunkt und beschrieb, wie das Gleichgewicht beim Gehen durch eine ständige Vorwärtsbewegung der Stützfläche der Füße aufrechterhalten wird. Die Gebrüder Weber in Deutschland lieferten 1836 die erste klare Beschreibung des Gangzyklus. Sie haben das Timing des Gangs und das pendelartige Schwingen des Beins in Leichenstudien genau gemessen.

2.2.1 Kinematik

Zwei Pioniere der kinematischen Messung arbeiteten in den 1870er-Jahren auf beiden Seiten des Atlantiks. Marey veröffentlichte in Paris im Jahr 1873 eine Studie über die Bewegungen der menschlichen Gliedmaßen. Er fertigte mehrere fotografische Aufnahmen auf einer einzigen Platte von einer Person an, die bis auf hell erleuchtete Streifen an den Gliedmaßen schwarz gekleidet war. Er untersuchte auch den Weg des Körperschwerpunkts und den Druck unter dem Fuß. Eadweard Muybridge (in England als Edward Muggeridge geboren) wurde 1878 in Kalifornien berühmt, als er nachwies, dass ein Pferd beim Traben manchmal alle 4 Hufe gleichzeitig vom Boden hebt. Die Messungen wurden mit 24 Kameras durchgeführt, die in schneller Folge ausgelöst wurden, wenn das Pferd gegen dünne Drähte lief, die quer über die Bahn gespannt waren. In den nächsten Jahren führte Muybridge eine Reihe weiterer Studien mit nackten Menschen durch, die gingen, liefen und eine überraschende Vielfalt anderer Aktivitäten ausführten!

Die ernsthafteste Anwendung der Wissenschaft der Mechanik auf den menschlichen Gang im 19. Jahrhundert war die Veröffentlichung des Buches *Der Gang des Menschen* von Braune und Fischer im Jahr 1895 in Deutschland. Sie verwendeten eine ähnliche Technik wie Marey, allerdings mit fluoreszierenden Leuchtstreifen an den Gliedmaßen anstelle von weißen Markierungen. Anhand von Fotografien wurden die dreidimensionalen Raumbahnen, Geschwindigkeiten und Beschleunigungen einzelner Körpersegmente bestimmt. In Kenntnis der Massen und Beschleunigungen der Körpersegmente konnten Braune und Fischer dann die Kräfte abschätzen, die in allen Phasen des Gangzyklus auftreten.

Weitere wertvolle Arbeiten über die Dynamik der Fortbewegung wurden von Bernstein in den 1930er-Jahren in Moskau durchgeführt. Er entwickelte verschiedene fotografische Techniken zur kinematischen Messung, wobei er besonders auf den Teilkörperschwerpunkt der einzelnen Gliedmaßen und des Körpers als Ganzes achtete.

2.2.2 Kraftmessplatte

Ein weiterer Fortschritt war die Entwicklung der *Kraftmessplatte* (auch *Kraftplattform* genannt). Dieses Instrument hat wesentlich zur wissenschaftlichen Untersuchung des Gangs beigetragen und gehört heute zur Standardausrüstung von Ganglabors. Die Kraftmessplatte misst die Richtung und Größe der Bodenreaktionskraft unter dem Fuß. Ein früher Entwurf wurde 1924 von Amar und ein verbessertes Modell 1938 von Elftman beschrieben. Beide arbeiteten rein mechanisch, wobei die auf die Plattform ausgeübte Kraft die Bewegung eines Zeigers auslöste.

Muskelaktivität

Um den normalen Gang zu verstehen, muss man wissen, welche Muskeln in den verschiedenen Phasen des Gangzyklus aktiv sind. Die Rolle der Muskeln wurde in den 1940er-Jahren von Scherb in der Schweiz untersucht, zunächst durch Ertasten der Muskeln, während seine Probanden auf einem Laufband liefen, später dann mithilfe der Elektromyografie (EMG). Weitere Fortschritte im Verständnis der Muskelaktivität und vieler anderer Aspekte des normalen Gangs wurden in den 1940er- und 1950er- Jahren von einer Gruppe an der University of California San Francisco und der University of California Berkeley erzielt, zu der auch Verne Inman gehörte. Diese Gruppe schrieb das Buch *Human Walking* (Inman et al., 1981), das kurz nach Inmans Tod veröffentlicht wurde und für viele das maßgebliche Lehrbuch über den normalen Gang ist. *Human Walking* hat mehrere Auflagen erlebt, die letzte wurde von Rose und Gamble (2005) herausgegeben. Ein weiteres klassisches Werk über EMG ist *Muscles Alive: Their Functions Revealed by Electromyography* von John Basmajian und Carlo De Luca (Basmajian und De Luca, 1985). Obwohl dieser Text seit 1985 nicht mehr aktualisiert wurde, enthält *das Comprehensive Textbook of Clinical Biomechanics* (Richards, 2018) ein nützliches zusammenfassendes Kapitel von De Luca und Kollegen.

Die Verwendung der EMG in der Ganganalyse hat viel Aufmerksamkeit erhalten, aber die vielleicht einflussreichste Veröffentlichung war *The use of surface electromyography in biomechanics* von Carlo De Luca De Luca, 1997), die eine Zusammenfassung von Empfehlungen, aber vielleicht noch wichtiger eine Zusammenfassung von Problemen enthielt, die zum damaligen Zeitpunkt gelöst werden mussten. Eine weitere Standardisierung wurde durch das von Hermie Hermens und Bart Freriks aus Enschede koordinierte und geleitete Projekt SENIAM (Surface ElectroMyoGraphy for the Non-Invasive Assessment of Muscles) erreicht, das inzwischen vielfach als die endgültigen Empfehlungen für die Positionierung von Sensoren für bestimmte Muskeln angesehen wird.

2.2.3 Mechanische Analyse

Ein wichtiger Beitrag zur mechanischen Analyse des Gehens wurde ebenfalls von der kalifornischen Gruppe um Bresler und Frankel (1950) geleistet. Sie führten Freikörperberechnungen für die Hüft-, Knie- und Sprunggelenke durch und berücksichtigten dabei die Bodenreaktionskräfte, die Auswirkungen der Schwerkraft auf die Gliedmaßen und die Trägheitskräfte. Die von ihnen entwickelten Analysetechniken bildeten die Grundlage für viele aktuelle Modellierungs- und Analysemethoden.

Eine wichtige Arbeit, die die möglichen Mechanismen beschreibt, die der Körper einsetzt, um den Energieverbrauch beim Gehen zu minimieren, wurde von Saunders et al. (1953) veröffentlicht. Weitere wichtige Arbeiten zum Energieverbrauch und insbesondere zum Energietransfer zwischen den Körpersegmenten beim Gehen wurden von Cavagna und Margaria (1966) publiziert. In den 1960er-Jahren begann die Forschung auch, sich mit der Variabilität beim Gehen, der Entwicklung des Gehens bei Kindern und der Verschlechterung des Gehens im Alter zu befassen. Patricia Murray veröffentlichte eine Reihe von Arbeiten zu diesem Thema, u. a. eine ausführliche Übersicht (Murray, 1967).

2.2.4 Mathematische Modellierung

Nachdem die Bewegungen der Körpersegmente und die Aktionen der verschiedenen Muskeln untersucht und dokumentiert worden waren, richtete sich die Aufmerksamkeit auf die an den Gelenken erzeugten Kräfte. Obwohl es bereits früher einfachere Berechnungen dieser Art gab, war die Studie von Paul (1965) die erste detaillierte Analyse der Hüftgelenkkräfte beim Gehen. Eine spätere Arbeit von Paul enthielt auch eine Analyse der Kräfte im Kniegelenk (Paul, 1966). Seither wurden zahlreiche mathematische Studien zur Krafterzeugung und -übertragung an Hüft-, Knie- und Sprunggelenk durchgeführt.

In den 1970er- und 1980er-Jahren dann wurden die Messmethoden stark verbessert. Die Entwicklung passender kinematischer Systeme, die auf elektronischen statt auf fotografischen Verfahren beruhen, bedeutete, dass die Ergebnisse in Minuten statt in Tagen erstellt werden konnten. Funktionstüchtige Kraftmessplatten mit hoher hochfrequenter Reaktion waren nun erhältlich, ebenso wie praktische und zuverlässige EMG-Systeme. Die Verfügbarkeit hochwertiger dreidimensionaler Daten zur Kinetik und Kinematik des Gehens und der einfache Zugang zu leistungsstarken Computern ermöglichten die Entwicklung immer ausgefeilterer mathematischer Modelle. In Ganglabors werden heute routinemäßig Gelenkmomente und -kräfte für Hüfte, Knie und Sprunggelenk gemessen, und es können auch Berechnungen an Muskeln, Bändern und Gelenken vorgenommen werden.

In den letzten Jahrzehnten sind immer leistungsfähigere Systeme und schnellere Kameras entwickelt worden, was eine größere Mobilität, kleinere Marker, eine Vielzahl von Markersätzen und größere Datenmengen möglich gemacht hat.

2.3 Klinische Anwendung

In den 1960er-Jahren begannen die Forscher auf dem Gebiet der Gangmessung, den Nutzen der Ganganalyse für die Behandlung von Patienten mit Gehstörungen zu untersuchen. Seitdem hat sich die Ganganalyse kontinuierlich weiterentwickelt und ist vom Forschungslabor in den klinischen Bereich vorgedrungen. Mit der Verbesserung der Mess- und Analysetechniken liegt die größte Limitierung heute nicht in der Unmöglichkeit, qualitativ hochwertige Daten zu produzieren, sondern in der Frage, wie diese Daten am besten zum Nutzen der Patienten eingesetzt werden können. Man kann mit Fug und Recht behaupten, dass in den Anfängen weitaus mehr Fortschritte in der wissenschaftlichen Ganganalyse gemacht wurden, insbesondere bei der Anwendung auf gesunde Menschen, als bei der Anwendung dieser Techniken zum Nutzen von Menschen mit Gangstörungen. Die effektive Nutzung der Ganganalysemethoden bei der klinischen Behandlung von Patienten hat jedoch stetig zugenommen. Daneben besteht ein wachsendes Interesse an der Verwendung von Beobachtungsstudien oder visuellen Ganganalysen.

2.4 In der Ganganalyse verwendete Terminologie

Der *Gangzyklus* ist definiert als das Zeitintervall zwischen 2 aufeinander folgenden, sich wiederholenden Ereignissen beim Gehen. Obwohl jede beliebige Aktion gewählt werden könnte, um den Start des Gangzyklus zu definieren, ist es im Allgemeinen zweckmäßig, den Zeitpunkt zu verwenden, an dem ein Fuß den Boden berührt (1. Kontakt). Wird der Gangzyklus mit dem 1. Kontakt des rechten Fußes begonnen, wie in ➤ Abb. 2.1 gezeigt, dann wird der Zyklus fortgesetzt, bis der rechte Fuß den Boden erneut berührt.

Die folgenden Begriffe werden verwendet, um die wichtigsten Ereignisse während des Gangzyklus zu identifizieren:

1. Bodenkontakt
2. Kontralateraler Zehenabstoß
3. Anheben der Ferse
4. Kontralateraler Erstkontakt mit dem Boden
5. Ipsilateraler Zehenabstoß
6. Füße auf gleicher Höhe
7. Tibia vertikal

Diese 7 Ereignisse unterteilen den Gangzyklus in 7 Phasen, von denen 4 in der Standphase – wenn der Fuß auf dem Boden steht – und 3 in der Schwungphase – wenn sich der Fuß in der Luft vorwärts bewegt – stattfinden (➤ Abb. 2.1). Die *Standphase,* die auch als *Stützphase* oder *Kontaktphase* bezeichnet wird,

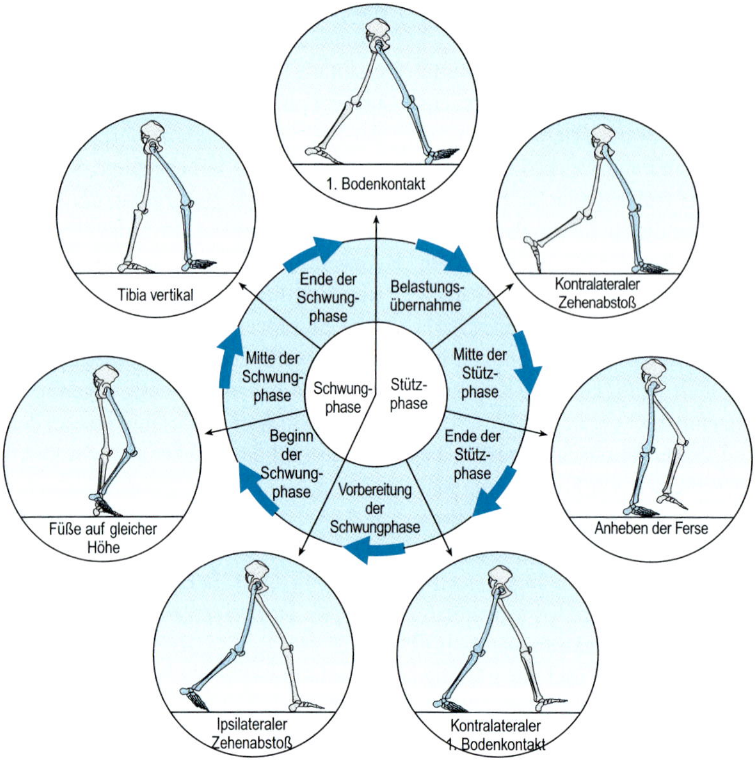

Abb. 2.1 Positionen der Füße und Beine während eines einzelnen Gangzyklus mit dem rechten Bein *(blau)*.

dauert vom 1. Kontakt bis zum Zehenabstoß. Sie ist unterteilt in:

- Belastungsübernahme,
- Mitte der Standphase,
- Ende der Standphase und
- Vorbereitung der Schwungphase.

Die Schwungphase eines Beins dauert vom Zehenabstoß bis zum nächsten Bodenkontakt. Sie ist unterteilt in:

- Beginn der Schwungphase,
- Mitte der Schwungphase und
- Ende der Schwungphase.

Die Dauer eines vollständigen Gangzyklus wird als *Zykluszeit* bezeichnet, die in *Standzeit* und *Schwungzeit* unterteilt wird. Leider variieren die verschiedenen Publikationen hinsichtlich der Nomenklatur, die zur Beschreibung des Gangzyklus verwendet wird, erheblich. Im vorliegenden Text wird versucht, Begriffe zu verwenden, die von den meisten in diesem Bereich tätigen Personen verstanden werden; gegebenenfalls wird eine alternative Terminologie verwendet. Es ist jedoch anzumerken, dass die übliche Terminologie nicht ausreicht, um einige schwer pathologische Gangmuster zu beschreiben, die in dem Artikel von Wall et al. (1987) “Two steps equals one stride equals what? The applicability of normal gait nomenclature to abnormal walking patterns” dargestellt sind

2.4.1 Timing des Gangzyklus

➤ Abb. 2.2 zeigt die Zeitpunkte des 1. Bodenkontakts und des Zehenabstoßes für die beiden Füße während etwas mehr als eines einzelnen Gangzyklus. Der 1. Bodenkontakt mit dem rechten Fuß findet statt, während der linke Fuß noch auf dem Boden steht, und zwischen dem 1. Bodenkontakt des rechten und dem Abstoß des linken Fußes liegt eine Phase mit *beidseitiger Unterstützung* (auch bekannt als *Zweibeinstützphase; Double Limb Stance*). Während der Schwungphase links steht

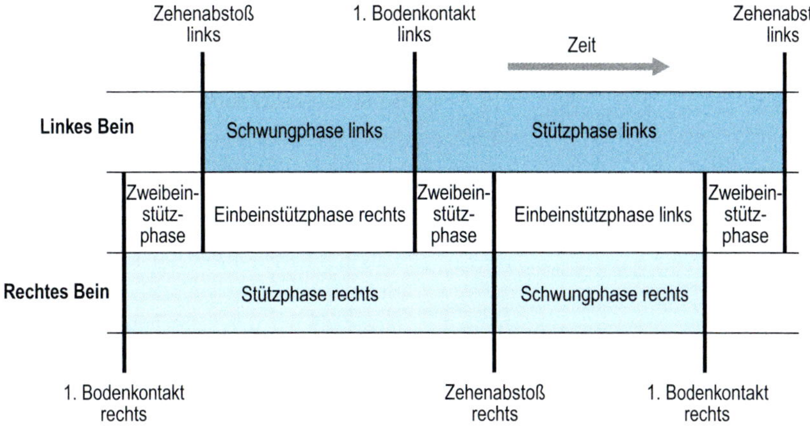

Abb. 2.2 Zeitlicher Ablauf der Einbeinstützphase und der Zweibeinstützphase während etwas mehr als einem Gangzyklus, beginnend mit dem Initialkontakt rechts.

nur der rechte Fuß auf dem Boden, was zu einer *Einbeinstützphase* führt, die mit dem 1. Bodenkontakt des linken Fußes endet. Es folgt eine weitere Zweibeinstützphase, die bis zum Zehenabstoß auf der rechten Seite andauert. *Die Einbeinstützphase links* entspricht der Schwungphase rechts, und der Zyklus endet mit dem nächsten 1. Bodenkontakt auf der rechten Seite.

In jeder Zweibeinstützphase steht ein Fuß vor dem Körper, nachdem er gerade auf dem Boden gelandet ist, und der andere Fuß hinter dem Körper, da er gerade dabei ist, den Boden zu verlassen. Wenn es notwendig ist, zwischen den Zweibeinstützphasen der beiden Beinen zu unterscheiden, wird das vordere Bein in der Regel als *führendes Bein* und das hintere Bein als *nachfolgendes Bein* bezeichnet. Das vordere Bein befindet sich in der Phase der Belastungsübernahme, die manchmal auch als Belastungsantwort bezeichnet wird. Das hintere Bein befindet sich in der *Vorbereitung der Schwungphase,* auch bekannt als *Ende der Zweibeinstützphase* oder als *Gewichtsentlastung.*

In jedem Gangzyklus gibt es also 2 Phasen mit doppelter Unterstützung und 2 Phasen mit Perioden mit einfacher Unterstützung. Die Standphase umfasst zeitlich in der Regel etwa 60 % des Gangzyklus (davon die Zweibeinstützphase etwa 10 %), die Schwungphase etwa 40 %. Dies variiert jedoch mit dem Gehtempo, wobei die Schwungphase proportional länger und die Standphase und die Zweibeinstützphase kürzer werden, wenn das Gehtempo zunimmt (Murray, 1967); siehe Blanc et al. (1999) für eine ausführliche Untersuchung der Gangzykluszeit. Das endgültige Verschwinden der Zweibeinstützphase markiert den Übergang vom Gehen zum Laufen. Zwischen den aufeinanderfolgenden Laufschritten gibt es eine *Flugphase,* die auch als *Phase ohne Bodenkontakt* oder *Non-Support-Phase* bezeichnet wird, in der keiner der Füße Bodenkontakt hat. Dieses Buch enthält nun ein Kapitel über die Ganganalyse beim Laufen (➤ Kap. 8: Ganganalyse beim Laufen und Management häufiger Verletzungen).

2.4.2 Platzierung der Füße

Die Begriffe, die zur Beschreibung der Platzierung der Füße verwendet werden, sind in ➤ Abb. 2.3 dargestellt. Die *Schrittlänge* ist der Abstand zwischen 2 aufeinanderfolgenden Aufsetzvorgängen des gleichen Fußes. Er besteht aus zwei Anteilen: der Schrittlänge des linken und des rechten Fußes, die jeweils der Entfernung entsprechen, um die sich der genannte Fuß vor den anderen nach vorn bewegt. Beim pathologischen Gang sind Unterschiede in den beiden *Schrittlängenanteilen* üblich. Wenn der linke Fuß nach vorn bewegt wird, um einen Schritt zu machen, und der rechte Fuß nicht vor, sondern neben ihn gesetzt wird, ist der Schrittlängenanteil des rechten Fußes gleich Null. Es ist sogar möglich, dass der Schrittlängenanteil auf einer Seite negativ ist; wenn z. B. der linke Fuß nie den rechten Fuß einholt, nimmt der Abstand zwischen dem linken und dem rechten Fuß einen ne-

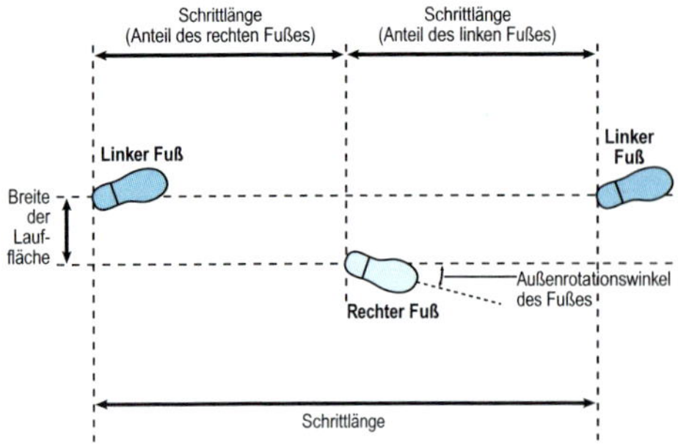

Abb. 2.3 Begriffe zur Beschreibung der Fußstellung auf dem Boden.

gativen Wert an. Die *Schrittlänge*, die mit dem linken Fersenauftritt beginnt, muss jedoch immer gleich der Schrittlänge sein, die mit dem rechten Fersenauftritt beginnt, es sei denn, die Versuchsperson geht um eine Kurve, in der das innere Bein eine kürzere Schrittlänge hat als das äußere Bein. Diese Definition eines Schritts: „ein Schritt pro Fuß" wird bei einigen pathologischen Gangmustern durchbrochen, bei denen ein Fuß eine Reihe von Sprungbewegungen macht, während der andere in der Luft ist (Wall et al., 1987). Es gibt keine zufriedenstellende Nomenklatur, um diese Situation zu darzustellen.

Die *Schrittbreite* (*auch als Lauffläche bezeichnet*) ist der seitliche Abstand zwischen den beiden Füßen, der in der Regel in der Mitte der hinteren Ferse, manchmal aber auch unterhalb der Mitte des Sprunggelenks gemessen wird. Die Schrittlänge und die Schrittlängenanteile der beiden Füße werden bevorzugt in Metern gemessen, und die Maßeinheit für die Lauffläche sind Millimeter. Bei dem als *Tandemgang* bezeichneten Gangmuster wird die Ferse eines Fußes direkt vor die Zehen des anderen Fußes gesetzt, d. h. der die Schrittbreite liegt nahe bei Null. Obwohl dieses Gangmuster nicht typisch ist, erfordert es auch als pathologisches Gangbild eine gute Gleichgewichtfähigkeit und eine gute Koordination.

Der *Außenrotationswinkel der Zehen* (oder, seltener, derjenige der *Innenrotation*) ist der Winkel in Grad zwischen der Laufrichtung und einer Bezugslinie auf der Fußsohle. Die Referenzlinie variiert von Studie zu Studie; sie kann anatomisch definiert sein, aber in der Regel wird Bezug auf die Mittellinie des Fußes genommen, da sie visuell festgelegt werden kann.

Es ist offensichtlich, dass man auf Eis vorsichtiger gehen muss als auf Asphalt. Ob der Fuß beim Gehen ausrutscht oder nicht, hängt von 2 Faktoren ab: dem Reibungskoeffizienten zwischen Fuß und Boden und dem Verhältnis zwischen der vertikalen Kraft und den Kräften parallel zur Lauffläche (von vorn nach hinten und von einer zur anderen Seite). Das Verhältnis zwischen der horizontalen und der vertikalen Kraft wird als *genutzter Reibungskoeffizient* bezeichnet, und wenn dieser den tatsächlichen Reibungskoeffizienten zwischen Fuß und Boden übersteigt, kommt es zum Rutschen. Beim normalen Gehen ist ein Reibungskoeffizient von 0,35–0,40 im Allgemeinen ausreichend, um ein Ausrutschen zu verhindern; der Teil des Gangzyklus mit der höchsten Rutschgefahr ist der 1. Bodenkontakt. Die Literatur über die Reibung zwischen Fuß und Boden und das Ausrutschen ist recht umfangreich; Beispiele sind Cham und Redfern (2002) und Burnfield et al. (2005).

2.4.3 Schrittfrequenz, Zykluszeit und Gehtempo

Die *Schrittfrequenz* ist die Anzahl der Schritte, die in einer bestimmten Zeitspanne gemacht werden, die übliche Einheit ist Schritte pro Minute. Bei den meisten anderen wissenschaftlichen Messungen werden ganze Zyklen gezählt. Da ein Gangzyklus jedoch aus zwei Schritten besteht, ist die Schrittfrequenz ein Maß für die Halbzyklen. Die normalen Bereiche für die Schrittfrequenz und die *Zykluszeit* bei beiden Geschlechtern in verschiedenen Altersstufen sind in ➤ Tab. 2.1 dargestellt, in der wir die Auswirkungen des Alters genauer betrachten.

Das *Gehtempo* ist die Strecke, die der gesamte Körper in einer bestimmten Zeit zurücklegt, sie wird Metern pro Sekunde (m/s) gemessen werden. Viele Autoren verwenden den Begriff „*Gehgeschwindigkeit*" anstelle von „*Gehtempo*", was jedoch eigentlich nicht korrekt ist, es sei denn, es wird auch die Laufrichtung angegeben, da die Geschwindigkeit ein Vektor ist. Das momentane Gehtempo variiert innerhalb des Gehzyklus, aber die Durchschnittsgeschwindigkeit ist das Produkt aus der Schrittfrequenz und der Schrittlänge, vorausgesetzt, es werden geeignete Einheiten verwendet. Die Schrittfrequenz in Schritten pro Minute entspricht halben Gangzyklen pro 60 Sekunden oder ganzen Gangzyklen pro 120 Sekunden. Das Gehtempo kann also aus Schrittfrequenz und Schrittlänge mit der folgenden Formel berechnet werden:

Tab. 2.1 Normalbereiche für Gangparameter

Alter (Jahre)	Schrittfrequenz (Schritte/min)	Zykluszeit (s)	Schrittlänge (m)	Gehtempo (m/s)
Ungefähre Streuung (95 %-Limitierung) für allgemeine Gangparameter beim Gehen mit freier Geschwindigkeit bei gesunden weiblichen Probanden unterschiedlichen Alters.				
13–14	103–150	0,80–1,17	0,99–1,55	0,90–1,62
15–17	100–144	0,83–1,20	1,03–1,57	0,92–1,64
18–49	98–138	0,87–1,22	1,06–1,58	0,94–1,66
50–64	97–137	0,88–1,24	1,04–1,56	0,91–1,63
65–80	96–136	0,88–1,25	0,94–1,46	0,80–1,52
Ungefähre Streuung (95 %-Limitierung) für allgemeine Gangparameter beim Gehen mit freier Geschwindigkeit bei gesunden männlichen Probanden unterschiedlichen Alters.				
13–14	100–149	0,81–1,20	1,06–1,64	0,95–1,67
15–17	96–142	0,85–1,25	1,15–1,75	1,03–1,75
18–49	91–135	0,89–1,32	1,25–1,85	1,10–1,82
50–64	82–126	0,95–1,46	1,22–1,82	0,96–1,68
65–80	81–125	0,96–1,48	1,11–1,71	0,81–1,61
Ungefähre Streuung (95 %-Limitierung) für allgemeine Gangparameter beim Gehen mit freier Geschwindigkeit bei gesunden Kindern unterschiedlichen Alters (Angaben zum Alter 1–7 Jahre basierend auf Sutherland et al. 1988)				
1	127–223	0,54–0,94	0,29–0,58	0,32–0,96
1,5	126–212	0,57–0,95	0,33–0,66	0,39–1,03
2	125–201	0,60–0,96	0,37–0,73	0,45–1,09
2,5	124–190	0,63–0,97	0,42–0,81	0,52–1,16
3	123–188	0,64–0,98	0,46–0,89	0,58–1,22
3,5	122–186	0,65–0,98	0,50–0,96	0,65–1,29
4	121–184	0,65–0,99	0,54–1,04	0,67–1,32
5	119–180	0,67–1,01	0,59–1,10	0,71–1,37
6	117–176	0,68–1,03	0,64–1,16	0,75–1,43
7	115–172	0,70–1,04	0,69–1,22	0,80–1,48
8	113–169	0,71–1,06	0,75–1,30	0,82–1,50
9	111–166	0,72–1,08	0,82–1,37	0,83–1,53
10	109–162	0,74–1,10	0,88–1,45	0,85–1,55
11	107–159	0,75–1,12	0,92–1,49	0,86–1,57
12	105–156	0,77–1,14	0,96–1,54	0,88–1,60

Gehtempo (m/s) = *Schrittlänge* (m) × Schrittfrequenz (Schritte/min)/120

Wird anstelle der Schrittfrequenz die Zykluszeit verwendet, wird die Berechnung wesentlich einfacher:

Gehtempo (m/s) = *Schrittlänge* (m)/*Zykluszeit* (s)

Das Gehtempo hängt also von den beiden Schrittlängen rechts und links ab, die wiederum zu einem großen Teil mit der Dauer der Schwungphase auf jeder Seite korrespondieren. Die Schrittlänge ist der Betrag, um den der Fuß während der Schwungphase nach vorn bewegt werden kann, sodass eine kurze Schwungphase auf einer Seite im Allgemeinen die Schrittlänge auf dieser Seite verringert. Beim pathologischen Gang ist die Schrittlänge oft verkürzt, aber sie verhält sich auf eine Weise, die der Intuition zuwiderläuft. Wenn eine Seite stärker von der Pathologie betroffen ist als die andere, versucht der Mensch in der Regel, den „schlechten" Fuß kürzer und den „guten" Fuß entsprechend länger zu belasten. Die Verkürzung der Standphase auf dem „schlechten" Fuß bedeutet, dass der „gute" Fuß früher auf den Boden aufkommt, wodurch sowohl die Dauer der Schwungphase als auch die Schrittlänge auf dieser Seite verkürzt ist. Eine kurze Schrittlänge auf der einen Seite bedeutet also in der Regel Probleme mit einer Einbeinstützphase auf der *anderen* Seite.

Beim Vergleich zwischen verschiedenen Personen, insbesondere Kindern, ist es sinnvoll, Größenunterschiede zu berücksichtigen. Dazu wird ein Messwert durch einen Parameter der Körpergröße geteilt, z. B. die Körperlänge oder die Beinlänge; ein Verfahren, das allgemein als *Normalisierung* bezeichnet wird. Es ist daher üblich, die Gehgeschwindigkeit in (Körper-) Längen pro Sekunde auszudrücken oder Maße wie den Schrittfaktor zu verwenden, der die Schrittlänge geteilt durch die Beinlänge angibt (Sutherland, 1997).

Da das Gehtempo sowohl von der Schrittfrequenz als auch von der Schrittlänge abhängt, kann die Geschwindigkeit auch durch die Änderung nur einer dieser Variablen verändert werden, indem beispielsweise die Schrittfrequenz erhöht und die Schrittlänge konstant gehalten wird. In der Praxis ändern die Menschen jedoch normalerweise ihr Gehtempo, indem sie sowohl die Schrittfrequenz als auch die Schrittlänge anpassen. Sekiya und Nagasaki (1998) definierten die Walk Ratio als Schrittlänge (m) geteilt durch die Schrittfrequenz (Schritte/min) und stellten fest, dass diese sowohl bei Männern als auch bei Frauen über eine Reihe von Gehgeschwindigkeiten von sehr langsam bis sehr schnell ziemlich konstant war. Macellari et al. (1999) führten eine detaillierte Studie über die Beziehungen zwischen Geschlecht, Körpergröße, Gehtempo, Timing und Fußstellung durch.

2.5 Überblick über den Gangzyklus

Dieser Abschnitt soll einen Überblick über den Gangzyklus geben, damit die nachfolgende detaillierte Beschreibung leichter zu verstehen ist. Der Zyklus wird in den ➤ Abbildungen 2.4 und 2.10–2.18 veranschaulicht, die alle von einer einzigen Ganganalyse einer 22-jährigen gesunden Frau mit einem Gewicht von 540 N (55 kg) stammen, die barfuß mit einer Zykluszeit von 0,88 s (Schrittfrequenz 136 Schritte/min), einer Schrittlänge von 1,50 m und einem Gehtempo von 1,70 m/s geht. Die einzelnen Messwerte dieser Probandin entsprechen aufgrund der interindividuellen Variabilität nicht immer den „Durchschnittswerten", obwohl sie alle nahe am Normalbereich liegen. Die Messungen erfolgten in der Progressionsebene, einer vertikalen, zur Laufrichtung ausgerichteten Ebene, die beim normalen Gehen weitgehend der Sagittalebene des Körpers entspricht. Die Daten wurden mit einem Vicon-Bewegungssystem und einer Bertec-Kraftmessplatte erhoben. Es ist zu beachten, dass verschiedene Laboratorien unterschiedliche Messmethoden verwenden, sodass in anderen Veröffentlichungen für einige der gemessenen Variablen möglicherweise andere Werte angegeben werden. Der Leser sollte sich also auf die Veränderungen der Variablen während des Gangzyklus konzentrieren und nicht auf ihre absoluten Werte.

Bei der Untersuchung von Diagrammen der Gelenkwinkel während des Gangzyklus ist es wichtig zu verstehen, wie die Winkel definiert sind. Im Allgemeinen wird der Kniewinkel als der Winkel zwischen Femur und Tibia definiert, es gibt normalerweise diesbezüglich keine Unklarheiten. Der Sprunggelenkwinkel wird in der Regel als der Winkel zwischen der Tibia und einer willkürlichen Linie im Fuß definiert. Obwohl dieser Winkel normalerweise 90 Grad beträgt, ist es üblich, ihn mit 0 Grad zu definieren und die Dorsalflexion und die Plantarflexion als Bewegungen in positiver und negativer Richtung zu betrachten. In diesem Buch ist die Dorsalflexion ein positiver Winkel, in einigen anderen Veröffentlichungen ist sie jedoch negativ. Der Hüftwinkel kann auf 2 verschiedene Arten gemessen werden: als Winkel zwischen der Senkrechten und dem Femur und als Winkel zwischen Becken und Femur. Letzterer ist der „wahre" Hüftwinkel und wird in der Regel so definiert, dass 0 Grad dem Hüftwinkel im Stehen nahe kommt. Die Rumpfvorbeugung zeigt sich als Hüftbeugung, wenn der Hüftwinkel in Bezug auf das Becken definiert wird, aber nicht, wenn er in Bezug auf die Vertikale definiert wird.

Bei den folgenden Beschreibungen wird davon ausgegangen, dass Symmetrie zwischen den beiden Körperseiten besteht. Dies ist für gesunde Menschen

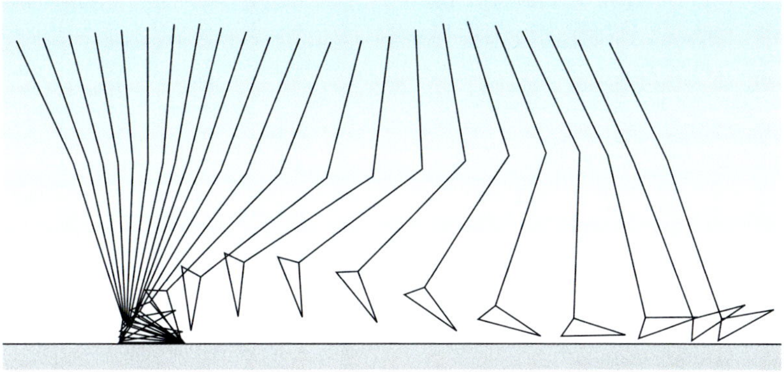

Abb. 2.4 Position des rechten Beins in der Sagittalebene in 40-ms-Intervallen während eines einzelnen Gangzyklus.

annähernd gültig, obwohl eine genaue Untersuchung zeigt, dass jeder Mensch einen gewissen Grad an Asymmetrie aufweist (Sadeghi, 2003). Solche subtilen Asymmetrien sind vernachlässigbar, vor allem wenn man sie mit den meisten pathologischen Gangbildern vergleicht.

Bei einigen Gangstudien geht die Versuchsperson barfuß, bei anderen trägt sie Schuhe. Oeffinger et al. (1999) fanden kleine Unterschiede in einigen Gangparametern zwischen diesen beiden Bedingungen bei Kindern, hielten sie aber nicht für klinisch bedeutsam. In der Regel liegt es im Ermessen des Untersuchers, ob Schuhe getragen werden oder nicht, obwohl dies in einigen Fällen durch vorangegangene Interventionen (z. B. bei Verwendung einer Knöchel-Fuß-Orthese oder einer orthopädischen Einlage; nach einem operativen Eingriff) vorgegeben sein kann.

Beim Gehen finden bedeutsame Bewegungen in allen 3 Ebenen statt: sagittal, koronal und transversal. Dieses Kapitel konzentriert sich jedoch auf die Sagittalebene, der Ebene mit den größten Bewegungsumfängen. ➤ Abb. 2.4 zeigt die aufeinanderfolgenden Positionen des rechten Beins in 40-ms-Intervallen, gemessen über einen einzelnen Gangzyklus. ➤ Abb. 2.5 zeigt die entsprechenden Winkel in der Sagittalebene an den Hüft-, Knie- und Sprunggelenken, und in ➤ Abb. 2.6 sind die Winkelgeschwindigkeit in der Sagittalebene an den Hüft-, Knie- und Sprunggelenken dargestellt.

➤ Abb. 2.7 zeigt die internen Gelenkmomente (in Newtonmeter pro kg Körpermasse) und ➤ Abb. 2.8 die Gelenkleistungen (in Watt pro kg Körpermasse). Verschiedene Autoren haben unterschiedliche

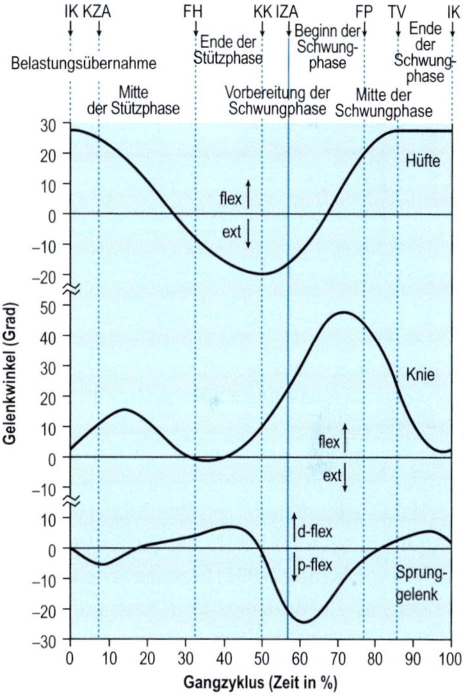

Abb. 2.5 Gelenkwinkel in der Sagittalebene (Grad) während eines einzelnen Gangzyklus der rechten Hüfte (Flexion positiv), des Knies (Flexion positiv) und des Sprunggelenks (Dorsalflexion positiv). *FP,* Fußstellung parallel nebeneinander; *FH,* Anhebung der Ferse; *IK,* 1. Bodenkontakt; *KK,* kontralateraler 1. Bodenkontakt; *KZA,* kontralateraler Zehenabdruck, *IZA,* ipsilateraler Zehenabdruck, *TV,* Tibia vertikal.

Einheiten für die Messung von Momenten und Kräften verwendet; die hier verwendeten Einheiten sind für die Körpermasse skaliert, nicht aber für die

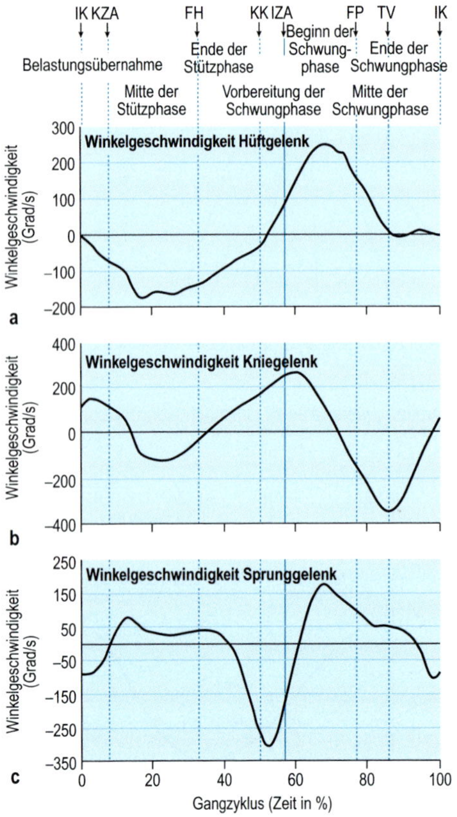

Abb. 2.6 Winkelgeschwindigkeiten der Gelenke in der Sagittalebene während eines einzelnen Gangzyklus (Abkürzungen siehe ➤ Abb. 2.5).

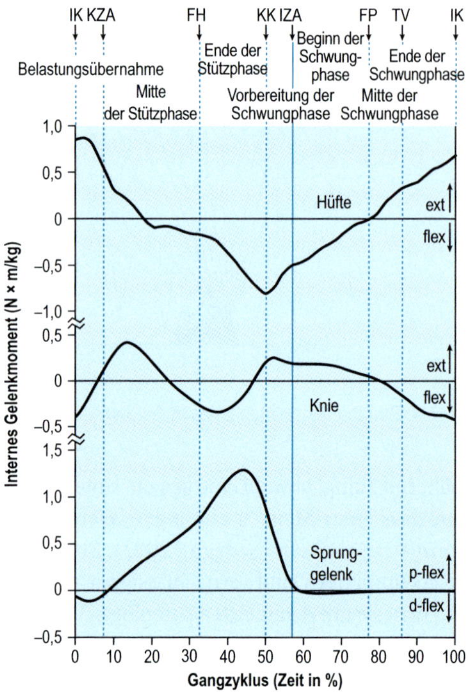

Abb. 2.7 Innere Gelenkmomente in der Sagittalebene (Newtonmeter pro Kilogramm Körpermasse) während eines einzelnen Gangzyklus; rechte Hüfte (Extensionsmoment positiv), Knie (Extensionsmoment positiv), Sprunggelenk (Plantarflexionsmoment positiv) (Abkürzungen siehe ➤ Abb. 2.5).

Länge der Gliedmaßen. In ➤ Abb. 2.8 beziehen sich die Bezeichnungen H1 bis H3, K1 bis K4 und A1 bis A2 auf die von Winter (1991) beschriebenen Spitzenwerte der Energieabsorption und -erzeugung.

➤ Abb. 2.9 zeigt ein "Schmetterlingsdiagramm", das von Pedotti (1977) beschrieben wurde. Dabei handelt es sich um eine Darstellung der Bodenreaktionsvektoren, die aus aufeinanderfolgenden Darstellungen – in diesem Fall in 10-ms-Intervallen – des Betrags, der Richtung und des Angriffspunkts des Bodenreaktionskraftvektors besteht. Die Vektoren bewegen sich von links nach rechts über das Diagramm und bilden eine Form, die den Flügeln eines Schmetterlings ähnelt.

➤ Abb. 2.10 zeigt die typische Aktivität einer Reihe wichtiger Muskeln oder Muskelgruppen während des Gangzyklus; die Darstellung stützt sich weitgehend auf Daten von Perry (1992), Inman et al. (1981) und Rose und Gamble (1994). Ähnliche, wenn auch nicht identische Daten für diese und andere Muskeln wurden von Sutherland (1984) und Winter (1991) angegeben. ➤ Abb. 2.10 zeigt zwar ein typisches Muster, aber nicht das einzig mögliche. Das Interessante am Gang ist, dass ein und dieselbe Bewegung auf verschiedene Art und Weise ausgeführt werden kann. Dies gilt insbesondere für den Einsatz der Muskulatur, was dazu führt, dass 2 Menschen mit demselben „normalen" Gangmuster gehen können, aber unterschiedliche Kombinationen von Muskelaktivitäten dabei einsetzen. Das Muster des Muskeleinsatzes variiert nicht nur von einer Person zur anderen (interindividuelle Unterschiede). Das Gangmuster wird auch von der Ermüdung einer Person beeinflusst, und auch beim Gehtempo sind intraindividuelle Unterschiede zu beobachten. Man sagt, dass das Muskelsystem über *Redundanzen* verfügt, d. h. wenn ein bestimmter Muskel

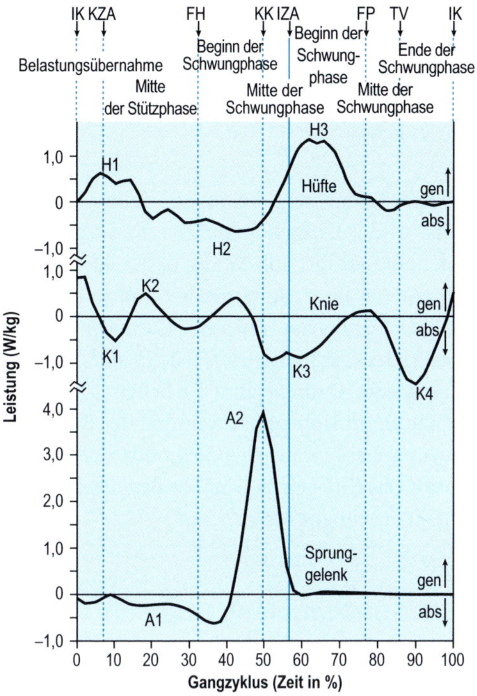

Abb. 2.8 Leistung der Gelenke in der Sagittalebene (Watt pro kg Körpermasse) während eines einzelnen Gangzyklus; rechte Hüfte, Knie und Sprunggelenk. Bei Energieerzeugung sind positive Werte (gen) dargestellt, bei Energieabsorption negative (abs). Zur Bedeutung von H1, H2 etc. siehe Text. (andere Abkürzungen siehe ➤ Abb. 2.5).

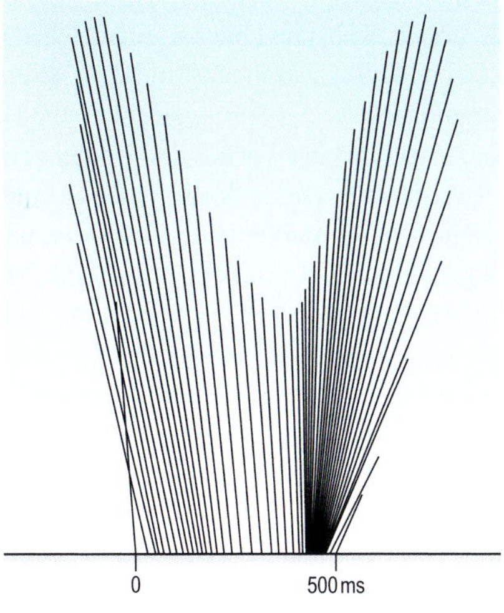

Abb. 2.9 Schmetterlingsdiagramm zur Darstellung des Bodenreaktionskraftvektors in 10-ms-Intervallen (Bewegungsrichtung von links nach rechts).

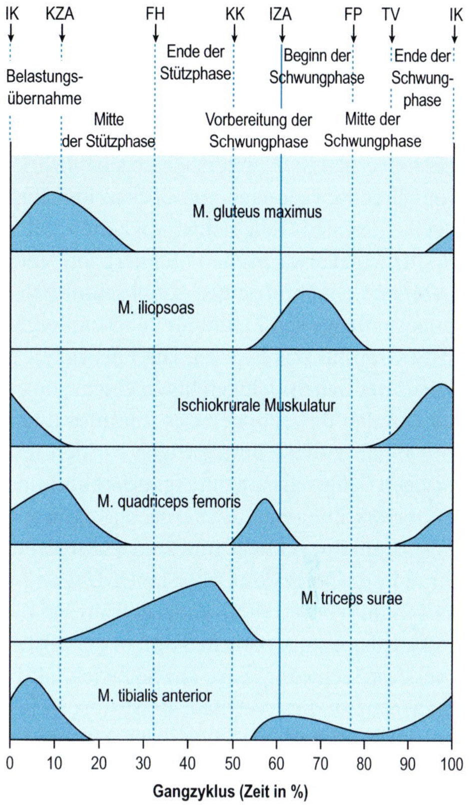

Abb. 2.10 Typische Aktivität der wichtigsten Muskelgruppen während des Gangzyklus. (Abkürzungen siehe ➤ Abb. 2.5). Die Zeitangaben zu den Aktionen während des Gangzyklus sind typisch und nicht von einem einzelnen Individuum abgeleitet.

nicht benutzt werden kann, kann seine Funktion von einem anderen Muskel oder einer anderen Muskelgruppe übernommen werden. Eine gute Übersicht über die Muskelaktivität beim Gehen wurde von Shiavi (1985) publiziert.

2.5.1 Oberkörper

Der Oberkörper bewegt sich während des gesamten Gangzyklus nach vorn. Die Geschwindigkeit variiert ein wenig und ist am höchsten während der Zweibeinstützphase und am geringsten in der Mitte der Stand- resp. Schwungphase. Der Rumpf dreht sich um eine vertikale Achse, wohingegen der Schultergürtel in entgegengesetzter Richtung zum Becken rotiert. Die Arme schwingen gegenphasig zu den Beinen, sodass sich das linke Bein und die linke Seite des Beckens gleichzeitig mit dem rechten Arm und der rechten Seite des Schultergürtels vorwärts bewegen.

Lamoth et al. (2002) untersuchten ausführlich die gekoppelten Bewegungen von Becken und Rumpf bei verschiedenen Gehgeschwindigkeiten. Murray (1967) fand bei erwachsenen Männern, die mit frei gewähltem Gehtempo gingen, durchschnittlich Bewegungsumfänge von 7 Grad für den Schultergürtel und 12 Grad für das Becken. Die Flüssigkeit und Effizienz des Gehens hängen bis zu einem gewissen Grad von den Bewegungen des Rumpfes und der Arme ab, aber diese Bewegungen werden in der klinischen Ganganalyse häufig ignoriert und sind in der Gangforschung ziemlich vernachlässigt worden. Der gesamte Rumpf hebt und senkt sich zweimal während des Gangzyklus über einen Umfang von etwa 46 mm (Perry, 1992), wobei er während Zweibeinstützphase am niedrigsten und in der Mitte der Stand- resp. Schwungphase am höchsten ist. Eine Annäherung an diese vertikale Bewegung ist in der Position des Hüftgelenks in ➤ Abb. 2.4 zu sehen.

Auch der Rumpf bewegt sich einmal pro Zyklus seitwärts von einer Seite zur anderen, wobei sich der Rumpf während der Standphase wie erwartet über dem jeweiligen Bein befindet. Der Gesamtumfang der Seitwärtsbewegung beträgt ebenfalls etwa 46 mm (Perry, 1992).

Das Becken rotiert um eine vertikale Achse und wird während des Gehens leicht nach hinten und nach vorn gekippt (mit einer damit verbundenen Veränderung der Lendenlordose), ebenso von einer Seite zur anderen. Die Wirbelsäulenmuskulatur wird selektiv aktiviert, sodass sich der Kopf weniger bewegt als das Becken, was wichtig ist, um eine stabile Ebene für das Sehen zu schaffen (Prince et al., 1994).

2.5.2 Hüfte

Die Hüfte wird während des Gangzyklus einmal gebeugt und dann gestreckt (➤ Abb. 2.5). Die deutlichste Flexion wird etwa in der Mitte der Schwungphase erreicht, und die Hüfte wird dann bis zum 1. Bodenkontakt des entsprechenden Beins gebeugt gehalten. Die maximale Streckung wird vor dem Ende der Standphase erreicht, danach beginnt die Hüfte wieder mit der Flexion.

2.5.3 Knie

Das Kniegelenk zeigt bei jedem Gangzyklus 2 Flexions- und 2 Extensionsspitzen. Es ist vor dem 1. Bodenkontakt fast vollständig gestreckt, beugt sich während der Bodenstützreaktion und zu Beginn der mittleren Standphase (Kniegelenkflexion in der Standphase), streckt sich im letzten Teil der mittleren Standphase wieder. Dann beginnt die Beugung erneut und erreicht ihren Höhepunkt während des Beginns der Schwungphase (Kniegelenkflexion in der Schwungphase). Das Kniegelenk wird vor dem nächsten Erstkontakt erneut gestreckt.

2.5.4 Sprunggelenk und Fuß

Das Sprunggelenk weicht zum Zeitpunkt des 1. Bodenkontakts in der Regel nur wenige Grad von der Neutralposition für Dorsalflexion/Plantarflexion ab. Nach dem 1. Bodenkontakt wird das Sprunggelenk plantarflektiert und der Vorderfuß auf den Boden gesetzt. In der Mitte der Standphase bewegt sich die Tibia nach vorn über den Fuß, und das Sprunggelenk wird dorsal flektiert. Vor dem kontralateralen 1. Bodenkontakt ändert sich der Winkel des Sprunggelenks erneut, wobei bis kurz nach dem Zehenabstoß eine starke Plantarflexion stattfindet. Während der Schwungphase geht das Sprunggelenk in die Dorsalflexion zurück, bis der Vorfuß den Boden verlassen hat (etwa dann, wenn sich die Füße auf gleicher Höhe befinden), woraufhin eine annähernd neutrale Gelenkposition bis zum nächsten 1. Bodenkontakt beibehalten wird. In der Frontalebene ist der Fuß beim 1. Bodenkontakt leicht invertiert (supiniert, adduziert oder varus). Wenn der Fuß den Boden berührt, wird er proniert; anschließend geht er wieder in Supination, wenn sich der Sprunggelenkwinkel von Plantarflexion zu Dorsalflexion ändert. Diese supinierte Gelenkstellung wird beibehalten, wenn sich die Ferse vom Boden hebt und das Sprunggelenk vor dem Zehenabstoß plantarflektiert ist. Während der gesamten Schwungphase wird ein gewisses Maß an Supination beibehalten.

2.6 Der Gangzyklus im Detail

Die folgenden Abschnitte beginnen jeweils mit allgemeinen Bemerkungen zu den Aktionen rund um eine bestimmte Phase des Gangzyklus und beschreiben dann die Vorgänge im Oberkörper, in den Hüft-, Knie-, Sprunggelenken und Füßen, wobei insbesondere die Aktivität der Muskeln berücksichtigt wird. Diese Abschnitte sind sehr detailliert und möglicherweise zu umfangreich, um den Inhalt auf einmal zu erfassen. Wir schlagen vor, die Abschnitte über „Momente und Kräfte“ beim ersten Lesen zu überspringen und erst später darauf zurückzukommen, um ein tieferes Verständnis der dem Gangzyklus zugrunde liegenden mechanischen Prozesse zu erlangen. Die hier gezeigten Abbildungen stellen die normalen Positionen der unteren Gliedmaßen und des Beckens bei verschiedenen Vorgängen während des Gehens und die erwarteten Bodenreaktionskraftvektoren dar. Ausführlichere Beschreibungen der Vorgänge des normalen Gangs finden sich bei Murray (1967), Perry (1992), Inman et al. (1981) und Rose und Gamble (1994).

Die ➤ Abbildungen 2.11–2.19 zeigen die Positionen der beiden Beine und den Vektor der Bodenreaktionskraft unter dem rechten Fuß (sofern vorhanden) bei den 7 wichtigsten Vorgängen des Gangzyklus sowie bei 2 zusätzlichen Punkten: nahe dem Beginn der Stützreaktion (➤ Abb. 2.12) und auf halbem Weg durch die mittlere Standphase (➤ Abb. 2.14). Die Beschreibung basiert auf einem Gangzyklus von einem 1. Bodenkontakt rechts bis zum nächsten 1. Bodenkontakt rechts.

Im gesamten Text wird auf die Position des Bodenreaktionskraftvektors relativ zur Achse eines Gelenks und auf die resultierenden Gelenkmomente Bezug genommen. Dieser als *Vektorprojektion* bezeichnete Ansatz ist bestenfalls eine Annäherung, da er die Masse des Beins unterhalb des betreffenden Gelenks (besonders wichtig an der Hüfte) vernachlässigt und auch die Beschleunigung und das Abbremsen der Gliedmaßensegmente außer Acht lässt (was vor allem zur fehlerhaften Einschätzung in der Schwungphase führt). Die Autoren haben jedoch diesen Ansatz gewählt, da er das Verständnis der gemeinsamen Momente wesentlich erleichtert. Die Graphen für die Gelenkmomente (➤ Abb. 2.7) und die Gelenkkräfte (➤ Abb. 2.8) wurden mit einer als *inverse Dynamik* bezeichneten Methode, die auf der Kinematik, der Bodenreaktionskraft und der Anthropometrie des Probanden basiert, korrekt berechnet.

2.6.1 Erster Bodenkontakt

Allgemein

Der 1. Bodenkontakt (➤ Abb. 2.11) ist der Beginn der Bodenstützreaktion und der 1. Teil der Standphase. Der 1. Bodenkontakt wird häufig als *Fersenauftritt* bezeichnet, da bei gesunden Personen oft ein deutlicher Aufprall der Ferse auf den Boden erfolgt, der als *Fersenauftrittstransiente* bezeichnet wird. Andere Bezeichnungen für diesen Vorgang sind *Fersenkontakt, Fußabdruck* und *Fußkontakt.* Die Richtung der Bodenreaktionskraft ändert sich von allgemein aufwärts während der Fersenauftrittstransiente (➤ Abb. 2.11) zu aufwärts und rückwärts in der Belastungsübernahme unmittelbar im Anschluss (➤ Abb. 2.12). Diese Richtungsänderung ist auch im Schmetterlingsdiagramm (➤ Abb. 2.9) zu sehen, wo der Kraftvektor unmittelbar nach dem 1. Bodenkontakt seine Richtung ändert.

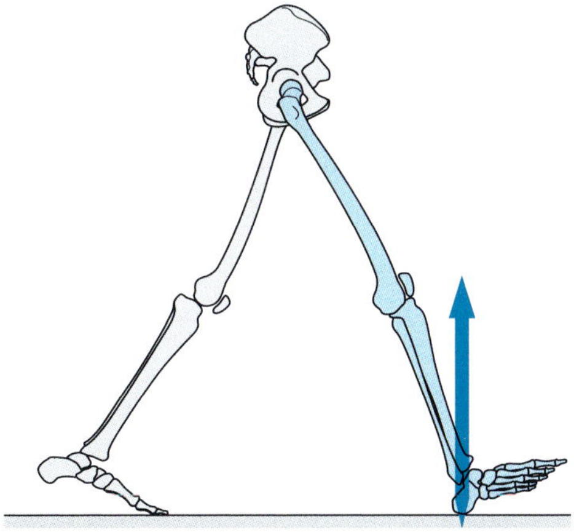

Abb. 2.11 1. Bodenkontakt. Position des rechten Beins *(blau)*, des linken Beins *(grau)* und des Vektors der Bodenreaktionskraft während des Aufsetzens der Ferse. Die Abbildung zeigt auch den letzten Bodenkontakt als Markierung für das Ende des Gangzyklus an.

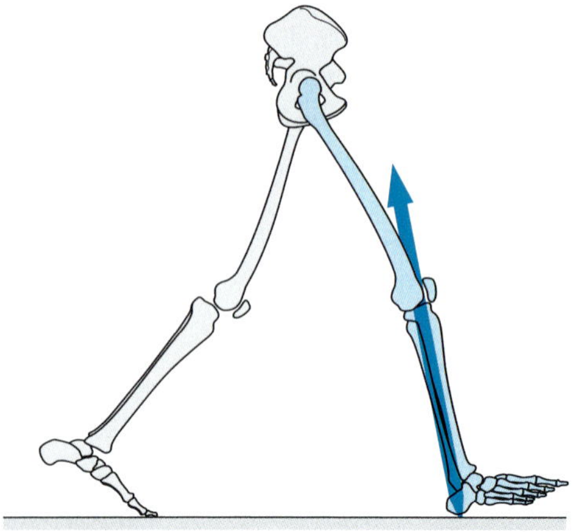

Abb. 2.12 Belastungsübernahme. Position des rechten Beins *(blau)*, des linken Beins *(grau)* und Bodenreaktionskraftvektor 20 ms nach dem 1. Bodenkontakt.

Oberkörper

Der Rumpf befindet sich zum Zeitpunkt des 1. Bodenkontakts etwa eine halbe Schrittlänge hinter dem vorderen (rechten) Fuß. In seitlicher Richtung überquert der Rumpf die Mittellinie in seinem Bewegungsbereich und bewegt sich nach rechts, wenn der Fuß auf dieser Seite aufgesetzt wird. Der Rumpf ist rotiert, wobei die linke Schulter und die rechte Seite des Beckens sich jeweils am weitesten vorn befinden und der linke Arm am weitesten vor dem Körper positioniert ist. Das Ausmaß des Armschwungs ist von interindividuell sehr unterschiedlich und nimmt mit dem Gehtempo zu. Zum Zeitpunkt des 1. Bodenkontakts dokumentierte Murray (1967) eine durchschnittliche Ellenbogenbeugung von 8 Grad und eine Schulterbeugung von 45 Grad.

Hüfte

Die Stellung der Beine zum Zeitpunkt des 1. Bodenkontakts ist in ➤ Abb. 2.11 dargestellt. Die maximale Beugung der Hüfte (in der Regel ca. 30 Grad) wird etwa in der Mitte der Schwungphase erreicht, danach ändert sie sich bis zum 1. Bodenkontakt nur noch wenig. Die Hamstrings sind im letzten Teil der Schwungphase aktiv (da sie eine Überstreckung des Knies verhindern), und der Gluteus maximus beginnt sich um den Zeitpunkt des 1. Bodenkontakts zu kontrahieren; zusammen initiieren diese Muskelgruppen die Streckung des Hüftgelenks, die um den Zeitpunkt des kontralateralen 1. Bodenkontakts abgeschlossen ist (➤ Abb. 2.5).

Knie

Das Kniegelenk wird am Ende der Schwungphase schnell extendiert, sodass es vor dem 1. Bodenkontakt fast vollständig gestreckt ist, und beginnt dann wieder mit der Flexion (➤ Abb. 2.5 und 2.11). Diese Streckung wird im Allgemeinen als passiv angesehen, obwohl Perry (1992) angibt, dass sie eine Kontraktion des Quadrizeps beinhaltet. Außer bei sehr langsamem Gehen kontrahieren die Hamstrings am Ende der Schwungphase exzentrisch, um im Sinne eines Bremsmechanismus eine Überstreckung des Knies zu verhindern. Diese Kontraktion setzt sich bis zum Beginn der Standphase fort.

Sprunggelenk und Fuß

Das Sprunggelenk weicht zum Zeitpunkt des 1. Bodenkontakts in der Regel nur wenige Grad von der Neutralposition für Dorsalflexion/Plantarflexion ab. Da die Tibia nach hinten geneigt ist, zeigt die Fußspitze nach oben, und nur die Ferse berührt den Boden (➤ Abb. 2.11). Der Fuß ist zu diesem Zeitpunkt in der Regel leicht supiniert (invertiert, adduziert oder varus), und die meisten Menschen weisen Abnutzungen an der lateralen Seite des Schuhabsatzes auf. Der M. tibialis anterior ist während der gesamten Schwungphase und in der frühen Standphase aktiv, nachdem er die Dorsalflexion während des Schwingens aufrechterhalten hat, sowie als Vorbereitung für die kontrollierte Bewegung in die Plantarflexion, die nach dem 1. Bodenkontakt erfolgt.

Momente und Kräfte

Zum Zeitpunkt des 1. Bodenkontakts gibt es ein internes Extensionsmoment in der Hüfte (➤ Abb. 2.7), das durch die Kontraktion der Hüftstrecker (Gluteus maximus und Hamstrings, ➤ Abb. 2.10) erzeugt wird. Wenn sich das Hüftgelenk in Richtung Streckung bewegt, kontrahieren diese Muskeln konzentrisch und erzeugen Kraft (H1 in ➤ Abb. 2.8). Das Kniegelenk weist ein internes Flexionsmoment auf, das auf die Kontraktion der Hamstrings zurückzuführen ist (➤ Abb. 2.10), da diese eine Hyperextension des Kniegelenks am Ende der Schwungphase verhindern. Wenn das Kniegelenk mit der Flexion beginnt, führen die konzentrische Kontraktion der Hamstrings sowie die Freisetzung der in den Ligamenten des gestreckten Kniegelenks gespeicherten Energie zu einer kurzzeitigen Energieerzeugung (die unbeschriftete Spitze der Kurve in ➤ Abb. 2.8). Am Sprunggelenk ist bis kurz nach dem 1. Bodenkontakt kaum ein Kraftmoment oder ein Kraftaustausch zu verzeichnen. Beim Fersenauftritt wird durch das elastische Gewebe der Ferse und durch elastisches Material im Schuhwerk Energie absorbiert, von der später in der Standphase nur sehr wenig zurückgewonnen werden kann. Die Energiemenge, die auf diese Weise in Form von Schall- und Wärmeenergie an die Umwelt abgegeben wird, ist wahrscheinlich recht gering.

2.6.2 Belastungsübernahme

Allgemein

Die Belastungsübernahme (➤ Abb. 2.12) ist die Zweibeinstützphase zwischen dem 1. Bodenkontakt und dem kontralateralen Zehenabstoß. Während dieser Zeit wird die Fußsohle durch Plantarflexion des Sprunggelenks auf den Boden abgesenkt. Die Bodenstützreaktionskraft nimmt schnell zu, ihre Richtung ist nach oben-hinten. Bei dem zur Veranschaulichung herangezogenen Probanden nahm die Belastungsübernahme den Zeitraum von 0 % bis 7 % des Zyklus ein; dies ist ungewöhnlich kurz, da sich die Belastungsübernahme normalerweise über die ersten 10 % bis 12 % des Zyklus erstreckt. ➤ Abb. 2.12 zeigt 2 % des Gangzyklus.

Oberkörper

Während der Belastungsübernahme befindet sich der Rumpf in seiner niedrigsten vertikalen Position (etwa 20 mm unter seiner durchschnittlichen Höhe für den gesamten Zyklus); seine momentane Vorwärtsgeschwindigkeit ist jetzt am größten (etwa 10 % höher als die durchschnittliche Geschwindigkeit für den gesamten Zyklus). Er bewegt sich weiter seitwärts in Richtung des rechten Fußes. Nachdem die Arme ihren maximalen Vorwärts- (links) resp. Rückwärtsschwung (rechts) ausgeführt haben, beginnen sie wieder zurückzuschwingen.

Hüfte

Während der Belastungsübernahme beginnt sich das Hüftgelenk zu strecken (➤ Abb. 2.5), und zwar durch konzentrische Kontraktion der Hüftextensoren, des Gluteus maximus und der Hamstrings (➤ Abb. 2.10).

Knie

Aus seiner fast vollständig gestreckten Position beim 1. Bodenkontakt beugt sich das Knie während der Belastungsübernahme (➤ Abb. 2.5) und leitet die Standphasenbeugung ein. Dies wird von einer exzentrischen Kontraktion des Quadrizeps begleitet (➤ Abb. 2.10), um die Geschwindigkeit und das Ausmaß der Beugung zu kontrollieren.

Sprunggelenk und Fuß

In der Belastungsphase des Gangzyklus, die auch als *Initial Rocker (Abrollphase), Heel Rocker* oder *Heel Pivot* bezeichnet wird, kommt es zu einer Plantarflexion am Knöchel (➤ Abb. 2.5). Die Plantarflexion wird durch eine exzentrische Kontraktion des M. tibialis anterior gesteuert. Die Bewegung in Plantarflexion wird von einer Pronation des Fußes und einer Innenrotation der Tibia begleitet, da es eine reflektorische Kopplung zwischen Pronation/Supination des Fußes und Innen-/Außenrotation des Schienbeins gibt (Inman et al., 1981; Rose und Gamble, 1994). Die Richtung des Kraftvektors ändert sich innerhalb eines Zeitraums von 10–20 ms von der in ➤ Abb. 2.11 zu der in ➤ Abb. 2.12 dargestellten Richtung.

Momente und Kräfte

Wie bereits im Abschnitt „Erster Bodenkontakt" (siehe oben) beschrieben, zeigt die Hüfte ein internes Extensionsmoment mit Krafterzeugung während der Belastungsübernahme, und das Knie weist ein internes Flexionsmoment mit Krafterzeugung auf. Am Knöchel wird durch die posteriore Position des Kraftvektors (➤ Abb. 2.12) ein externes Plantarflexormoment erzeugt. Bei einem gesunden Individuum wird dies durch ein internes Dorsalflexor-Moment (➤ Abb. 2.7) verhindert, das vom Tibialis anterior (➤ Abb. 2.10) erzeugt wird, der sich exzentrisch kontrahiert, die Kraft absorbiert (➤ Abb. 2.8) und ein sanftes Absenken des Fußes auf den Boden ermöglicht. Wenn der Tibialis anterior kein ausreichendes Moment erzeugt, wird der Fuß zu schnell plantarflektiert, was zu einem hörbaren „Fußklatschen" führt.

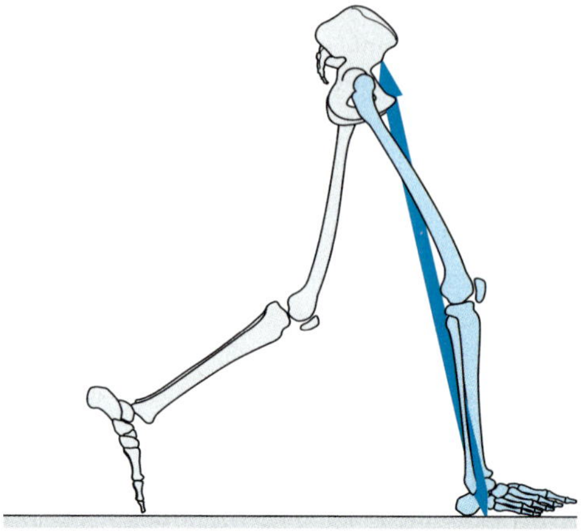

Abb. 2.13 Kontralateraler Zehenabstoß. Position des rechten Beins *(blau)*, des linken Beins *(grau)* und Vektor der Bodenreaktionskraft.

2.6.3 Kontralateraler Zehenabstoß

Allgemein

Der *kontralaterale Zehenabstoß* (engl. *„opposite foot off"*) markiert das Ende der Zweibeinstützphase, die als Belastungsübernahme bezeichnet wird, und den Beginn des Standphase, der Initialphase der Einbeinstützphase. Der Vorfuß, der durch die Plantarflexion des Sprunggelenks abgesenkt wurde, berührt den Boden mit *flachem Fuß;* auch als *Vorfußkontakt* bezeichnet, der im Allgemeinen um den Zeitpunkt des kontralateralen Zehenabstoßes erfolgt. Auf der kontralateralen (linken) Seite markiert er das Ende der Standphase und den Beginn der Schwungphase. Bei der Versuchsperson in ➤ Abb. 2.13 erfolgten der kontralaterale Zehenabstoß nach 7 % und der Bodenkontakt der ipsilateralen Fußsohle nach 8 % der Zykluszeit.

Oberkörper

Beim kontralateralen Zehenabstoß bewegen sich die linke Schulter und der linke Arm, nachdem sie ihre distalste Position erreicht haben, nun nach hinten. In ähnlicher Weise beginnt das Becken auf der rechten Seite nun, sich zurück in die neutrale Position zu drehen. Nachdem der Rumpf seine niedrigste Position während der Belastungsübernahme erreicht hat, beginnt er nun an Höhe zu gewinnen, verliert aber an Vorwärtsgeschwindigkeit, da die Bodenreaktionskraft nach hinten und oben auf den Körperschwerpunkt wirkt. Dabei wird kinetische Energie in potenzielle Energie umgewandelt, ähnlich wie bei einer Kinderschaukel am tiefsten Punkt, bevor sie wieder nach oben schwingt.

Hüfte

Der Hüftbeugewinkel beträgt zum Zeitpunkt des kontralateralen Zehenabstoßes etwa 25 Grad (➤ Abb. 2.5). Die Hüfte wird durch die konzentrische Kontraktion des Gluteus maximus und der Hamstrings weiter gestreckt.

Knie

Beim kontralateralen Zehenabstoß flektiert das Knie weiter; die Kniegelenkflexion erreicht früh in der Mitte der Standphase ihren Höhepunkt. Anschließend beginnt erneut wieder die Kniegelenkextension (➤ Abb. 2.5). Das Ausmaß der Flexion in der Standphasen reagiert sehr empfindlich auf das Gehtempo; sie kann bei langsamem Gehen sogar ganz ausbleiben. Die Kontraktion des Quadrizeps (erst exzentrisch, dann konzentrisch) ermöglicht dem Knie seine Federwirkung und verhindert, dass sich die vertikale Kraft zu schnell aufbaut (Perry, 1974).

Sprunggelenk und Fuß

Sobald der Fuß flach auf dem Boden steht, wechselt die Bewegungsrichtung des Sprunggelenks von der Plantar- zur Dorsalflexion, und die Tibia bewegt sich nun über den stehenden Fuß hinweg (➤ Abb. 2.5). Sowohl die Pronation des Fußes als auch die Innenrotation der Tibia erreichen ihren Höhepunkt um den kontralateralen Zehenabstoß und beginnen dann, sich umzukehren. Diese beiden Bewegungen sind „gekoppelt", d. h. sie treten immer zusammen auf, was zum Teil auf die Geometrie des Sprunggelenks und der Subtalargelenke zurückzuführen ist (Inman et al., 1981; Rose und Gamble, 1994). Der Tibialis anterior beendet seine Kontraktion, und die Bewegung wird durch die Kontraktion des Triceps surae fortgeführt (➤ Abb. 2.10).

Momente und Kräfte

Beim kontralateralen Zehenabstoß hat die Hüfte weiterhin ein internes Extensionsmoment mit Energieerzeugung, wie bereits im Abschn. „Erster Bodenkontakt" (siehe oben) beschrieben. Am Knie liegt der Kraftvektor hinter dem Gelenk (➤ Abb. 2.13), wodurch ein externes Flexionsmoment entsteht. Dem steht ein internes Extensionsmoment (➤ Abb. 2.7) gegenüber, das von den Quadrizepsmuskeln (➤ Abb. 2.10) erzeugt wird. Diese kontrahieren exzentrisch und nehmen dabei Energie auf (K1 in ➤ Abb. 2.8). Die Linie der Bodenreaktionskraft beginnt sich entlang des Fußes nach vorn zu bewegen (➤ Abb. 2.13), wodurch das interne Dorsalflexionsmoment am Sprunggelenk kleiner wird und sich dann umkehrt und zu einem Plantarflexionsmoment wird (➤ Abb. 2.7). Am Sprunggelenk findet zu diesem Zeitpunkt nur ein geringer Energieaustausch statt.

2.6.4 Mittlere Standphase

Allgemein

Der Begriff Mitte der Standphase (Mid-Stance) bezeichnet den Zeitraum des Gangzyklus zwischen

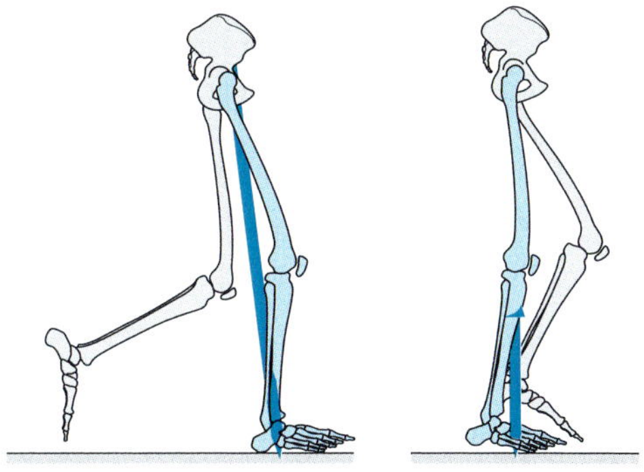

Abb. 2.14 a) Mitte der Standphase. Position des rechten Beins *(blau)*, des linken Beins *(grau)* und Vektor der Bodenreaktionskraft 100 ms nach dem Abheben der kontralateralen Fußspitze vom Boden. b) Zustand in der Mitte der Standphase, wenn die anterior-posteriore Komponente der Bodenreaktionskraft gleich Null ist.

dem kontralateralen Zehenabstoß und dem Anheben der ipsilateralen Ferse, obwohl der Begriff in der Vergangenheit auch verwendet wurde, um ein Ereignis im Gangzyklus zu beschreiben, bei dem das Bein in der Schwungphase das Bein in der Standphase passiert, was dem Vorgang in der Schwungphase entspricht, wenn die *Füße sich auf gleicher Höhe befinden,* oder den Zeitpunkt, an dem die vordere hintere Komponente der Bodenreaktionskraft Null ist. Bei der zur Veranschaulichung herangezogenen Versuchsperson nahm die mittlere Standphase den Zeitraum von 7 % bis 32 % des Gangzyklus ein; die Situation in ➤ Abb. 2.14a entspricht 18 % des Zyklus und ➤ Abb. 2.14b dem Zeitpunkt, an dem die vordere hintere Reaktionskraft gleich Null ist.

Oberkörper

In der Mitte der Standphase hat der Rumpf an seinen höchsten Punkt erreicht, etwa 20 mm über dem mittleren Niveau, und verlangsamt seine Vorwärtsgeschwindigkeit, da die kinetische Energie der Vorwärtsbewegung in die potenzielle Lageenergie umgewandelt wird. Auch die Seitwärtsbewegung des Rumpfes erreicht ihr Maximum in der Mitte der Standphase, indem der Rumpf etwa 20 mm von seiner zentralen Position in Richtung der Seite des Standbeins (in diesem Fall nach rechts) bewegt wird. Wie die Füße passieren auch die Arme einander in der Mitte der Standphase, da sie der Bewegung des kontralateralen Beins folgen. Die Rotation des Rumpfes ist nun aufgehoben, da sowohl der Schultergürtel als auch das Becken ihre Neutralstellung durchlaufen, bevor sie sich in die andere Richtung drehen.

Hüfte

In der Mitte der Standphase wird die Hüfte weiter gestreckt und geht von einer flektierten in eine extendierte Haltung über (➤ Abb. 2.5). Die konzentrische Kontraktion des Gluteus maximus und der Hamstrings wird in dieser Phase unterbrochen, da die Hüftextension durch Trägheit und Schwerkraft erreicht wird. In der Mitte und am Ende der Standphase findet eine bedeutende Muskelaktivität um das Hüftgelenk in der Frontalebene statt. Sobald der kontralaterale Fuß den Boden verlassen hat, wird das Becken nur noch im Hüftgelenk auf der Seite der Standphase getragen. Es senkt sich auf der Seite des Schwungbeins leicht ab, wird aber durch die Kontraktion der Hüftabduktoren, insbesondere des Gluteus medius und des Tensor fascia lata, in seiner Position gehalten.

Knie

In der Mitte der Standphase erreicht das Kniegelenk die maximale Standphasenflexion und beginnt dann, sich wieder zu strecken (➤ Abb. 2.5), zunächst durch konzentrische Kontraktion des Quadrizeps. Der Höhepunkt dieser Standphasenflexion liegt im Allgemeinen zwischen 15 % und 20 % des Gangzyklus. Das Ausmaß variiert interindividuell und auch intraindividuell mit dem Gehtempo, liegt aber in der Regel zwischen 10 und 20 Grad.

Sprunggelenk und Fuß

Zum Abrollen in der Mitte der Standphase, auch zweiter Abrollvorgang genannt, kommt es in der Mitte und am Ende der Standphase. Dieser Vorgang ist gekennzeichnet durch eine Vorwärtsbewegung der Tibia um das Sprunggelenk, während der Fuß flach auf dem Boden steht, wobei sich der Winkel des Sprunggelenks von Plantarflexion zu Dorsalflexion ändert und sich der Triceps surae exzentrisch kontrahiert. Die tatsächlichen Winkel variieren je nach Messmethode; die meisten Autoren berichten von größeren Winkeln als in ➤ Abb. 2.5 dargestellt. Die Außenrotation des Schienbeins und die daran gekoppelte Supination des Fußes treten in der Mitte und am Ende der Standphase auf. Der Vektor der Bodenreaktionskraft bewegt sich ab dem Zeitpunkt, an dem der Fuß flach auf dem Boden aufliegt, entlang des Fußes nach vorn und befindet sich vor dem Fersenauftritt unter den Vorfuß. Die Bewegung des Fußes in die Supination erreicht in der Mitte der Standphase ihr Maximum und beginnt dann, sich in Richtung Pronation umzukehren.

Momente und Kräfte

In der Mitte der Standphase nimmt das durch die Kontraktion der Streckmuskulatur erzeugte interne Extensionsmoment an der Hüfte ab und verschwindet, um durch ein Moment in entgegengesetzter Richtung ersetzt zu werden (➤ Abb. 2.7). Am Knie bleibt der Kraftvektor hinter dem Gelenk und erzeugt ein externes Flexionsmoment, dem ein internes Extensionsmoment (➤ Abb. 2.7) durch die Kontraktion des Quadrizeps gegenübersteht (➤ Abb. 2.10). Nach Perry (1992) sind zu diesem Zeitpunkt nur die Mm. vasti aktiv, der der Rectus femoris jedoch nicht. Wenn die Bewegungsrichtung des Knies von der Flexion in die Extension wechselt (➤ Abb. 2.5), wird Energie erzeugt (K2 in ➤ Abb. 2.8). Das Sprunggelenk zeigt ein zunehmendes internes Plantarflexormoment während der Mitte bis zum Ende der Standphase (➤ Abb. 2.7), da sich der Kraftvektor in den Vorfuß bewegt. Dieses Moment wird durch den Triceps surae (➤ Abb. 2.10) erzeugt, der sich exzentrisch kontrahiert und Leistung aufnimmt (A1 in ➤ Abb. 2.8).

2.6.5 Anheben der Ferse

Allgemein

Das Anheben der kontralateralen Ferse, auch *„Heel Rise“ genannt* (➤ Abb. 2.15), markiert den Übergang von der Mitte zum Ende der Standphase. Dies ist der Zeitpunkt, an dem die Ferse beginnt, sich von der

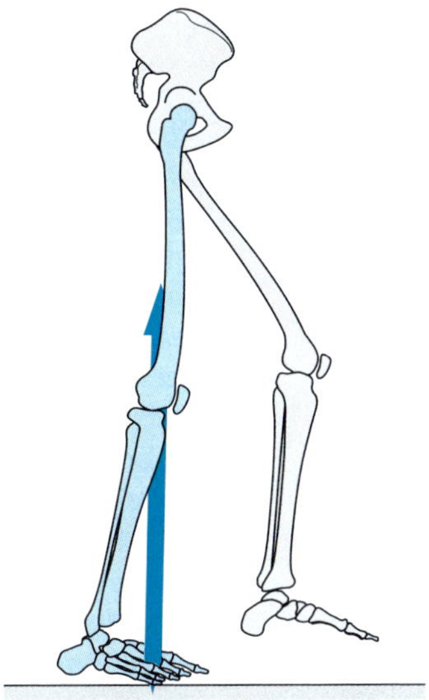

Abb. 2.15 Anheben der Ferse. Position des rechten Beins *(blau)*, des linken Beins *(grau)* und Vektor der Bodenreaktionskraft.

Lauffläche abzuheben. Das Timing ist sehr variabel, sowohl von Person zu Person als auch in Abhängigkeit vom Gehtempo. Bei der zur Veranschaulichung dargestellten Person zeigt sich das Anheben der Ferse nach 32 % des Gangzyklus.

Oberkörper

Beim Anheben der Ferse sinkt der Rumpf von seinem höchsten Punkt ab, der in der Mitte der Standphase erreicht wird. Die seitliche Gewichtsverlagerung über das (rechte) Standbein beginnt sich ebenfalls zu verringern, um die Rückverlagerung des Gewichts auf das linke Bein vorzubereiten. Wenn das rechte Hüftgelenk gestreckt wird und sich das Bein nach hinten bewegt, rotiert die rechte Seite des Beckens mit nach hinten, und der rechte Arm und Schultergürtel schwingen nach vorn.

Hüfte

Beim Anheben der Ferse und am Ende der Standphase ist das Hüftgelenk weiterhin extendiert (➤ Abb. 2.5). Das Maximum der Hüftstreckung wird etwa zum Zeitpunkt des kontralateralen 1. Bodenkontaktes erreicht. Die Aktivität der Hüftabduktoren in der Frontalebene ist weiterhin erforderlich, um das Becken zu stabilisieren, auch wenn diese Aktivität vor dem 1. Bodenkontakt des kontralateralen Fußes beendet ist.

Knie

Das Kniegelenk weist die maximale Extension ungefähr beim Anheben der Ferse auf (➤ Abb. 2.5). Zu diesem Zeitpunkt verlagert die aktive Plantarflexion des Sprunggelenks die Bodenreaktionskraft nach vorn unter den Vorfuß und vor das Kniegelenk (in ➤ Abb. 2.15 kaum sichtbar). Der Zweck dessen ist, das Knie zu strecken, ein Effekt, der als *Kopplung Plantarflexion/Knieextension* bezeichnet wird und bei einigen pathologischen Gangmustern von großer Bedeutung ist. Die Kontraktion des M. gastrocnemius verstärkt die Wirkung des M. soleus im Bereich des Sprunggelenks, wirkt aber auch als Flexor im Kniegelenk, indem er eine Hyperextension verhindert und anschließend die Kniebeugung einleitet.

Sprunggelenk und Fuß

Das Maximum der Dorsalflexion des Sprunggelenks wird einige Zeit nach dem Anheben der Ferse erreicht (➤ Abb. 2.5). Der Triceps surae hält den Sprunggelenkwinkel zunächst aufrecht, wenn das Knie mit der Flexion beginnt, wobei die Plantarflexion erst spät am Ende der Standphase einsetzt. Eine Bewegungskopplung im Subtalargelenk bewirkt, dass die Tibia nach außen rotiert und der Fuß zunehmend supiniert wird. Während sich die Ferse vom Boden hebt, bleiben die Zehen flach auf dem Boden, und es kommt zu einer Streckung der Metatarsophalangealgelenke (MTP-Gelenke) entlang einer schrägen Linie quer über den Fuß, die als *metatarsale Abrollachse* oder *metatarsale Abrolllinie* bezeichnet wird. Ab dem Zeitpunkt, an dem sich die Ferse vom Boden hebt, ist eine Rückfußinversion (Adduktion oder Varuswinkelung) zu beobachten.

Momente und Kräfte

Beim Abheben der Ferse vom Boden gibt es ein kleines, aber zunehmendes inneres Hüftflexionsmoment (➤ Abb. 2.7). Die Quelle dieses internen Flexionsmoments scheint in der Literatur nicht vollständig erklärt worden zu sein, obwohl es auf eine Kombination aus Kontraktion des Adductor longus und des Rectus femoris und Dehnung der Bänder zurückzuführen sein könnte, wenn sich die Hüfte in die Extension bewegt, mit einer daraus resultierenden Energieabsorption (H2 in ➤ Abb. 2.8). Im Kniegelenk hat die Kontraktion des Quadrizeps vor dem Abheben der Ferse vom Boden aufgehört, und das interne Kniemoment hat sich in ein Flexionsmoment umgekehrt. Nach Perry (1992) geschieht dies, weil sich der Oberkörper schneller nach vorn bewegt als die Tibia. Wäre das Sprunggelenk völlig unabhängig, würde die Vorwärtsbewegung des Körpers lediglich eine Dorsalflexion im Knöchel bewirken. Die Kontraktion des Triceps surae (➤ Abb. 2.10) verlangsamt und kontrolliert jedoch die Vorwärtsbewegung der Tibia, sodass bei der Vorwärtsbewegung des Oberschenkels ein externes Extensionsmoment am Kniegelenk erzeugt wird, dem ein internes Flexionsmoment gegenübersteht (➤ Abb. 2.7). Am Knie findet nur ein geringer und variabler Kraftaustausch beim Anheben der Ferse statt. Am Sprunggelenk nimmt das interne Plantarflexormoment weiter zu, da sich zunächst der Soleus und dann sowohl der Soleus als auch der Gastrocnemius zusammen (Triceps surae in ➤ Abb. 2.10) immer stärker kontrahieren. Die Kontraktion ist anfangs exzentrisch mit Energieabsorption (A1 in ➤ Abb. 2.8).

2.6.6 Kontralateraler Erstkontakt mit dem Boden

Allgemein

Wie zu erwarten, findet der kontralaterale Erstkontakt beim symmetrischen Gang nach etwa 50 % der Zykluszeit statt. Er markiert das Ende des Zeitraums der Einbeinstützphase und der Schwungphase und stellt den Beginn der Zweibeinstützphase dar. Zum Zeitpunkt des kontralateralen 1. Bodenkontakts, auch bekannt als *kontralateraler Fußkontakt,* beginnt die Hüfte sich zu beugen, das Kniegelenk ist bereits gebeugt, und das Sprunggelenk ist plantarflektiert (➤ Abb. 2.16). Der Zeitraum zwischen dem Anheben der Ferse und dem Zehenabstoß (Ende der Standphase gefolgt von der Schwungphase) wird manchmal als *Ende der Abrollphase* bezeichnet. Dies ist sinnvoll, da nun der Vorfuß

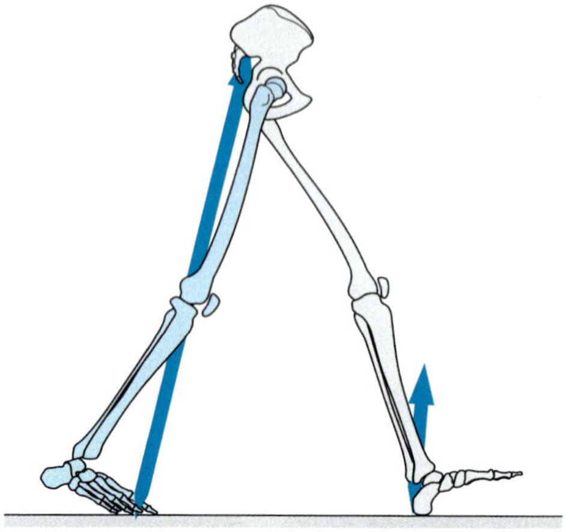

Abb. 2.16 Kontralateraler 1. Bodenkontakt. Position des rechten Beins *(blau),* des linken Beins *(grau)* und Vektor der Bodenreaktionskraft.

und nicht mehr das Sprunggelenk die Drehachse ist. Ein anderer Begriff für diesen Zeitraum ist Abstoßphase. Perry (1974) lehnte diesen Begriff ab und schlug stattdessen den Begriff „roll-off" (Abrollphase) vor, weil das späte Bodenreaktionsmaximum das Ergebnis der Hebelwirkung durch die Körperausrichtung und nicht die Auswirkung eines aktiven Abwärtsstoßes sei. Es ist jedoch klar, dass der Abstoß nicht einfach passiv geschieht, denn in dieser Zeit ist die Kraftentfaltung am Sprunggelenk am größten (Winter, 1983). Unklar ist, ob diese Kraft zur Beschleunigung des gesamten Körpers (wie von Winter postuliert) oder nur des Beins (wie von Perry behauptet) oder (was am wahrscheinlichsten erscheint) eine Kombination aus beidem genutzt wird.

Buczek et al. (2003) haben gezeigt, dass die Energieerzeugung im Sprunggelenk notwendig ist, um normales Gehen zu ermöglichen. In Anlehnung an eine Studie zur Kontrolle der Körperhaltung von Mueller et al. (1994) kommt beim normalen Gehen eine „Knöchelstrategie" zum Einsatz, die jedoch durch eine „Hüftstrategie" ersetzt werden kann, bei der die Versuchspersonen „den Zehenabstoß verringern und ihr Bein aus der Hüfte heraus nach vorn ziehen".

Oberkörper

Die Haltung des Oberkörpers beim kontralateralen 1. Bodenkontakt ähnelt der beim ipsilateralen 1. Bodenkontakt (siehe oben), nur dass sich der Rumpf jetzt nach links statt nach rechts bewegt und der so rotiert ist, dass die rechte Schulter und der rechte Arm sowie die linke Seite des Beckens nach vorn weisen.

Hüfte

Beim kontralateralen 1. Bodenkontakt erreicht die Hüfte ihre maximale Extension während des Gangzyklus (typischerweise zwischen 10 und 20 Grad Extension, je nach Messmethode), und die Bewegung kehrt sich dann in Richtung Flexion um (➤ Abb. 2.5). Bei Hüftextension fungiert der Adductor longus als primärer Hüftbeuger (Perry, 1992) und erzeugt wahrscheinlich ein ausreichendes Moment, um die Hüftflexion einzuleiten, insbesondere in Kombination mit der Spannung in den gedehnten Hüftligamenten und den Auswirkungen der Schwerkraft.

Knie

Zum Zeitpunkt des kontralateralen 1. Bodenkontakts befindet sich das Kniegelenk bereits in Flexion (➤ Abb. 2.5). Der Kraftvektor hat sich hinter das Knie verlagert, was dessen Flexion unterstützt (➤ Abb. 2.16), und der Rectus femoris beginnt, sich exzentrisch zu kontrahieren (in ➤ Abb. 2.10 zusammen mit dem Quadrizeps), um zu verhindern, dass die Beugung zu schnell erfolgt. Der Begriff *„Pull off"* (Zeitpunkt, an dem der Fuß aktiv vom Boden abgestoßen wird) wird für die Hüft- und Kniebeugung während der Vorbereitung der Schwungphase verwendet.

Sprunggelenk und Fuß

Von der Zeit vor dem kontralateralen 1. Bodenkontakt bis zum Abheben des Fußes vom Boden bewegt sich das Sprunggelenk in Plantarflexion (➤ Abb. 2.5), bedingt durch die konzentrische Kontraktion des Triceps surae (➤ Abb. 2.10). Die Streckung der Zehen in den MTP-Gelenken setzt sich fort und verursacht eine Straffung der Plantarfaszie. Der Fuß erreicht seine maximale Supination mit einer Rückfußinversion (Adduktion oder Varusangulierung), die mit einer Außenrotation der Tibia einhergeht. Diese verschiedenen Faktoren führen zu einer Verriegelung der Mittelfußgelenke und damit zu einer hohen Stabilität des Fußes bei Belastung (Inman et al., 1981; Rose und Gamble, 1994).

Momente und Kräfte

Das Maximum des inneren Hüftflexionsmoments tritt um den kontralateralen 1. Bodenkontakt auf (➤ Abb. 2.7). Wie bereits im Abschnitt „Gegenüberliegender Anfangskontakt" erwähnt, ist dies wahrscheinlich das Ergebnis einer Kombination aus Adduktor-Longus-Kontraktion, passiver Spannung in den Hüftbändern und Schwerkraft. Wenn sich die Bewegungsrichtung der Hüfte von der Extension zur Flexion umkehrt, wird die Energieabsorption (H2 in ➤ Abb. 2.8) durch die Energieerzeugung (H3 in ➤ Abb. 2.8) ersetzt. Während des Standphasenendes bringt die Kniegelenkflexion das Gelenk vor den Kraftvektor (➤ Abb. 2.16), wodurch sich das externe Moment vom Extensor zum Flexor und damit das interne Moment vom Flexor zum Extensor umkehrt (➤ Abb. 2.7). Die exzentrische Kontraktion des Rectus femoris (in ➤ Abb. 2.10 zusammen mit dem Quadrizeps) begrenzt die Geschwindigkeit der Kniegelenkflexion und führt zur Energieabsorption (K3 in ➤ Abb. 2.8). Am Sprunggelenk liegt der Kraftvektor beim kontralateralen 1. Bodenkontakt weit vor dem Gelenk (➤ Abb. 2.16). Dem daraus resultierenden hohen äußeren Dorsalflexionsmoment steht ein entsprechend hohes inneres Plantarflexormoment gegenüber (➤ Abb. 2.7), das durch die konzentrische Kontraktion des Triceps surae erzeugt wird (➤ Abb. 2.10). Das Ergebnis ist eine große Energieerzeugung (A2 in ➤ Abb. 2.8) – die höchste Energieerzeugung im gesamten Gangzyklus. Der unmittelbare Effekt dieser Energieerzeugung ist die Beschleunigung der Gliedmaße nach vorn in die Schwungphase.

2.6.7 Zehenabstoß

Allgemein

Der Zehenabstoß erfolgt im Allgemeinen nach etwa 60 % des Gangzyklus (57 % bei der Versuchs-

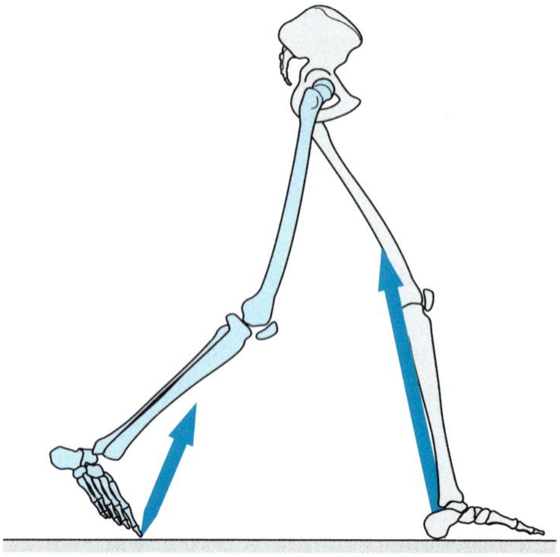

Abb. 2.17 Zehenabstoß. Position des rechten Beins *(blau)*, des linken Beins *(grau)* und Vektor der Bodenreaktionskraft.

person, die zur Veranschaulichung herangezogen wurde). Der Zehenabstoß trennt die Vorbereitung der Schwungphase vom Beginn der Schwungphase; es ist der Zeitpunkt, an dem die Standphase endet und die Schwungphase beginnt (➤ Abb. 2.17). Für dieses Ereignis wurde die Bezeichnung *„Ende des Bodenkontakts"* vorgeschlagen, da bei einem pathologischen Gangmuster die Zehe möglicherweise nicht der letzte Teil des Fußes ist, der den Boden verlässt.

Oberkörper

Die extreme Rotation von Schultern, Armen und Rumpf kehrt in die neutrale Position zurück, während der Rumpf an Höhe gewinnt und sich zum vorderen (stützenden, linken) Fuß bewegt.

Hüfte

Wenn der Fuß den Boden verlässt, beugt sich das Hüftgelenk weiter (➤ Abb. 2.5). Dies wird durch die Schwerkraft und die Spannung in den Hüftligamenten sowie durch die Kontraktion des Rectus femoris (in ➤ Abb. 2.10 zusammen mit dem Quadrizeps) und des Adductor longus erreicht.

Knie

Beim Zehenabstoß ist das Kniegelenk etwa halb so stark gebeugt wie beim Maximum der Schwungphasenflexion. Diese Beugung wird durch die Position des Vektors der Bodenreaktionskraft weit hinter dem Knie unterstützt (➤ Abb. 2.17), obwohl die Kraft schnell abnimmt und Null erreicht, wenn der Fuß den Boden verlässt. Der größte Teil der Kniebeugung resultiert dann aus der Hüftbeugung: Das Bein wirkt wie ein gelenkiges „Doppelpendel", sodass bei der Beugung der Hüfte der Schaft aufgrund seiner Trägheit „zurückbleibt", was zu einer Beugung des Kniegelenks führt. Gleich zu Beginn der Schwungphase kann der Rectus femoris exzentrisch kontrahieren, um eine übermäßige Kniebeugung zu verhindern, vor allem bei höherem Gehtempo (Nene et al., 1999).

Sprunggelenk und Fuß

Das Maximum der Plantarflexion des Sprunggelenks wird kurz nach dem Zehenabstoß erreicht. Das Ausmaß der Plantarflexion hängt von der Messmethode ab; in ➤ Abb. 2.5 beträgt sie 25 Grad. Die Kontraktion des Triceps surae ist vor dem Zehenabstoß beendet, und die Kontraktion des Tibialis anterior beginnt (➤ Abb. 2.10), wodurch das Sprunggelenk während der Schwungphase in eine neutrale oder dorsalflektierte Gelenkstellung gebracht wird.

Momente und Kräfte

Beim Zehenabstoß zeigt die Hüfte immer noch ein internes Flexionsmoment (➤ Abb. 2.7), das aus der Schwerkraft, der Elastizität der Ligamente und der Kontraktion des Adductor Longus und des Iliopsoas resultiert. Da die Hüfte zu diesem Zeitpunkt flektiert ist, wird Energie erzeugt (H3 in ➤ Abb. 2.8). Bei der Vorbereitung und zu Beginn der Schwungphase wird das Kniegelenk durch die Hüftflexion gebeugt. Diese doppelte Pendelbewegung führt zu einem externen Flexionsmoment im Kniegelenk, dem ein internes Extensionsmoment gegenübersteht (➤ Abb. 2.7), da sich der Rectus femoris exzentrisch kontrahiert (in ➤ Abb. 2.10 zusammen mit dem Quadrizeps), um die Geschwindigkeit, mit der das Kniegelenk gebeugt wird, zu begrenzen. Diese exzentrische Kontraktion absorbiert Kraft (K3 in ➤ Abb. 2.8). Am Sprunggelenk nimmt das interne Plantarflexormoment während des Vorschwungs schnell ab, da die Größe der Bodenreaktionskraft abnimmt und auf Null fällt, wenn der Fuß den Boden beim Zehenabstoß verlässt (➤ Abb. 2.7). Das Maximum der Energieerzeugung im Sprunggelenk sinkt in diesem Zeitraum ebenfalls auf etwa Null (➤ Abb. 2.8).

2.6.8 Füße auf gleicher Höhe

Allgemein

Wenn die Füße auf gleicher Höhe sind, endet der 1. Teil der Schwungphase, und die mittlere Schwungphase beginnt (➤ Abb. 2.18). Dies ist der Zeitpunkt, an dem das Schwungbein das Standbein passiert und die beiden Füße höhengleich sind. Die Schwungphase nimmt etwa 40 % des Gangzyklus ein. Die Füße befinden sich um die Mitte der Schwungphase auf gleicher Höhe nebeneinander; bei der zur Veranschaulichung herangezogenen Versuchsperson geschah dies nach 77 % des Gangzyklus. Eine alternative Bezeichnung für diesen Zeitpunkt ist „Mitte der Schwungphase“; dieser Begriff wird heute eher für einen Zeitraum des Gangzyklus als für ein bestimmtes Ereignis verwendet.

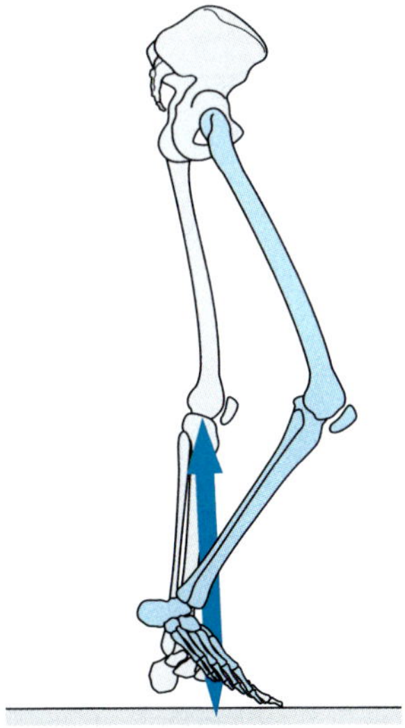

Abb. 2.18 Füße auf gleicher Höhe. Position des rechten Beins *(blau)* und des linken Beins *(grau)*.

Oberkörper

Wenn die Füße auf gleicher Höhe sind, befindet sich der Rumpf in seiner höchsten Position, und sein Gewicht ist maximal über das (linke) Stützphasenbein verlagert. Die Arme befinden sich ebenfalls auf gleicher Höhe, wobei sich der linke Arm nach vorn und der rechte Arm nach hinten bewegt.

Hüfte

Die Hüftgelenk beginnt mit der Flexion dem Zehenabstoß, und wenn die Füße nebeneinander auf gleicher Höhe positioniert sind, ist sie ausreichend gebeugt (20 Grad in ➤ Abb. 2.5). Dies wird durch eine kräftige Kontraktion des Iliopsoas erreicht (➤ Abb. 2.10), die noch durch die Schwerkraft unterstützt wird.

Knie

Die Kniebeugung während der Schwungphase resultiert weitgehend aus der Hüftgelenkflexion. Wie bereits im Abschn. „Zehenabstoß“ (siehe oben) beschrieben, wirkt das Bein wie ein Pendel, und es ist keine Muskelkontraktion im Bereich des Knies erforderlich (sodass Oberschenkelamputierte in der Schwungphase eine Kniebeugung ihrer Prothese erreichen können). Das Maximum des Knieflexionswinkels in der Schwungphase liegt in der Regel zwischen 60° und 70° (➤ Abb. 2.5); es ist erreicht, bevor die Füße auf gleicher Höhe sind und das Knie sich wieder zu strecken beginnt. Beim schnellen Gehen ist die Kniegelenkflexion der Schwungphase geringer als beim Gehen mit normalem Gehtempo, um auf diese Weise die Schwungphase zu verkürzen. Dies wird durch die Ko-Kontraktion des Rectus femoris und der Hamstrings erreicht (Gage, 2004).

Sprunggelenk und Fuß

In dem Moment, in dem die Füße auf gleicher Höhe sind, durchläuft das Sprunggelenk eine Veränderung von einer Plantarflexion beim Zehenabstoß zu einer neutralen oder dorsalflektierten Stellung am Ende der Schwungphase (➤ Abb. 2.5). Das Anheben des Beins während der Schwungphase – erforderlich, um Bodenfreiheit für die Zehen zu erreichen – resultiert größtenteils aus der Flexion des Kniegelenks, aber auch das Sprunggelenk muss aus der Plantarflexion herausbewegt werden. Diese Bewegung erfordert eine Kontraktion der vorderen Schienbeinmuskeln, obwohl die Kontraktionskraft viel geringer ist als diejenige, die für die Kontrolle der Fußabsenkung nach dem 1. Bodenkontakt notwendig ist (➤ Abb. 2.10). Die größte Annäherung der Zehen an den Boden erfolgt in dem Moment, in dem die Füße auf gleicher Höhe sind. Beim normalen Gehen haben die Zehen nur einen sehr geringen Abstand zum Boden; Murray (1967) fand einen mittleren Abstand von 14 mm mit einem Range von 1–38 mm. Der Grad der Supination des Fußes reduziert sich nach dem Zehenabstoß, der Fuß bleibt jedoch bis zum folgenden 1. Bodenkontakt leicht supiniert.

Momente und Kräfte

Wenn sich die Hüfte in die Flexion bewegt, vom kontralateralen 1. Bodenkontakt über die Vorbereitung und den 1. Teil der Schwungphase bis zu dem Zeitpunkt, an dem sich die Füße sich auf gleicher Höhe befinden, ist ein internes Flexionsmoment vorhanden (➤ Abb. 2.7). Es wird durch die Schwerkraft, den Rectus femoris und die Adduktoren erzeugt, wobei zu Beginn der Bewegung die Elastizität der Bänder und gegen Ende die Kontraktion des Iliopsoas hinzukommt (➤ Abb. 2.10). Die Hüftgelenkflexion als Reaktion auf dieses Moment führt zur höchsten Kraftspitze in der Hüfte (H3 in ➤ Abb. 2.8), die zur Vorwärtsbeschleunigung des Schwungbeins genutzt wird. Die dabei entstehende kinetische Energie wird später auf den Rumpf übertragen, da das Schwungbein am Ende der Schwungphase wieder abgebremst wird. Zwischen dem Zehenabstoß und der Höhengleich der Füße weist das Knie weiterhin ein kleines internes Extensionsmoment auf, da der Rectus femoris (Teil des Quadrizeps in ➤ Abb. 2.10) verhindert, dass sich das Kniegelenk als Reaktion auf das von der Hüfte übertragene externe Flexionsmoment zu schnell beugt. Während das Kniegelenk noch flektiert ist, erfolgt die Energieabsorption (K3 in ➤ Abb. 2.8). Am Sprunggelenk treten nur sehr kleine Momente und eine geringe Kraftübertragungen auf, da nur das Gewicht des Fußes beteiligt ist.

2.6.9 Vertikale Position der Tibia

Allgemein

Die Trennung zwischen der Mitte und dem Ende der Schwungphase ist dadurch gekennzeichnet, dass das Schienbein des Schwungbeins senkrecht steht (➤ Abb. 2.19), was bei der zur Veranschaulichung herangezogenen Person bei 86 % des Gangzyklus der Fall war. Das Schwungphasenende wird auch als *terminale Schwungphase* bezeichnet.

Oberkörper

Wenn die Tibia während der Schwungphase (rechts in ➤ Abb. 2.19) senkrecht steht, hat der Rumpf begonnen, an vertikaler Höhe zu verlieren und sich von seiner maximalen Auslenkung über dem Stützbein (links in ➤ Abb. 2.19) zurück zur Mittellinie zu bewegen. Der linke Arm befindet sich jetzt vor dem

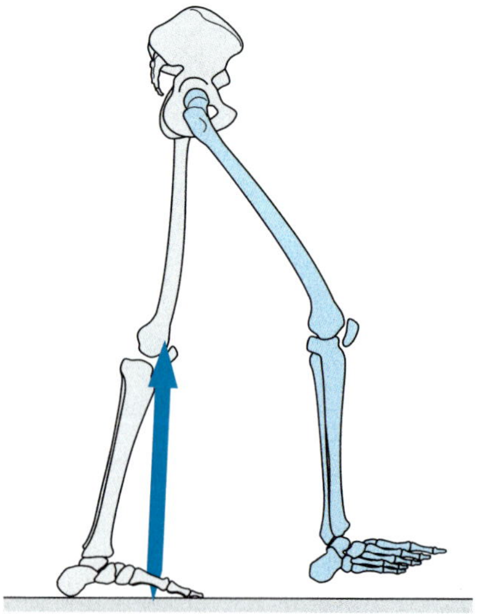

Abb. 2.19 Vertikale Position der Tibia. Position des rechten Beins *(blau)* und des linken Beins *(grau)*.

rechten und die rechte Seite des Beckens ein wenig vor der linken Seite.

Hüfte

Die Senkrechtstellung des Schienbeins markiert ungefähr den Zeitpunkt, an dem die Hüftflexion stoppt; die zur Veranschaulichung gezeigte Versuchsperson hat einen Hüftflexionswinkel von etwa 27 Grad von der Senkrechten der Tibia bis zum nächsten 1. Bodenkontakt (➢ Abb. 2.5). Die Hamstrings kontrahieren sich während des Schwungphasenendes immer stärker (➢ Abb. 2.10), um die Geschwindigkeit der Kniestreckung zu begrenzen und gleichzeitig das Hüftgelenk in dieser gebeugten Position zu halten.

Knie

Die Tibia ist senkrecht während einer Periode der schnellen Kniegelenkextension, wenn das Knie vom Maximum der Schwungphasenbeugung vor dem Aufsetzen des Fußes in die mehr oder weniger vollständige Extension vor dem nächsten 1. Bodenkontakt übergeht (➢ Abb. 2.5). Diese Dehnung erfolgt weitgehend passiv, denn sie ist durch den Rückschwung des unteren Segments (des Unterschenkels) des Doppelpendels bedingt, worauf bereits im Abschn. „Zehenabstoß" (siehe oben) eingegangen wurde. Die exzentrische Kontraktion der Hamstrings verhindert, dass diese Bewegung am Ende des Schwungs eine abrupte Hyperextension des Knies verursacht (➢ Abb. 2.10).

Sprunggelenk und Fuß

Sobald die Zehen Bodenfreiheit haben, in der Regel bevor das Schienbein senkrecht steht, verliert die Stellung des Sprunggelenks an Bedeutung: Sie kann zwischen einigen Grad Plantarflexion und einigen Grad Dorsalflexion liegen, bevor der nächste Erstkontakt mit dem Boden stattfindet (➢ Abb. 2.5). Der Tibialis anterior kontrahiert weiterhin, um den Knöchel in Position zu halten, aber seine Aktivität nimmt normalerweise vor dem 1. Bodenkontakt zu, um die größeren Kontraktionskräfte zu antizipieren, die während der Belastungsübernahme benötigt werden (➢ Abb. 2.10).

Momente und Kräfte

An der Hüfte ist zum Zeitpunkt der vertikalen Tibia ein zunehmendes internes Extensionsmoment zu beobachten (➢ Abb. 2.7), das größtenteils durch die Kontraktion der Hamstrings erzeugt wird, obwohl auch der Gluteus maximus vor dem nächsten 1. Bodenkontakt zu kontrahieren beginnt (➢ Abb. 2.10). Dieses Moment ermöglicht wahrscheinlich die Übertragung des Schwungs vom Schwungbein auf den Rumpf, wodurch ein Teil der kinetischen Energie, die dem Bein beim Beginn des Schwingens zugeführt wird, rückgewonnen wird (H3 in ➢ Abb. 2.8). Da der Hüftwinkel während des Schwungphasenendes im Wesentlichen statisch ist, findet im Gelenk selbst nur ein sehr geringer Kraftaustausch statt. Das Kniegelenk zeigt ein zunehmendes internes Flexionsmoment (➢ Abb. 2.7), das durch eine exzentrische Kontraktion der Hamstrings (➢ Abb. 2.10) erzeugt wird, mit Energieabsorption (K4 in ➢ Abb. 2.8). Dies geschieht als Reaktion auf ein externes Extensionsmoment, das durch die Trägheit des schwingenden Unterschenkels erzeugt wird und ohne Regulationsmechanismus das Knie überstrecken würde. Das Moment im Sprunggelenk bleibt vernachlässigbar (➢ Abb. 2.7), der Kraftaustausch ist sehr gering (➢ Abb. 2.8).

2.6.10 Letzter Bodenkontakt

Der Gangzyklus endet mit dem nächsten 1. Bodenkontakt desselben Fußes (in diesem Fall des rechten Fußes). Da es verwirrend ist, das *Ende* des Zyklus als *1. Bodenkontakt* zu bezeichnen, wird manchmal auch der Begriff *letzter Bodenkontakt* verwendet (➢ Abb. 2.11).

2.7 Bodenreaktionskräfte

Die *Kraftmessplatte* (oder Kraftplattform) ist ein Instrument, das häufig in der Ganganalyse eingesetzt wird. Sie gibt die Gesamtkraft an, die der Fuß auf den Boden ausübt, zeigt jedoch nicht die Verteilung der verschiedenen Teile dieser Kraft (z. B. Ferse und Vorfuß) auf der Lauffläche. Einige Kraftmessplatten messen nur eine Komponente der Kraft (in der Regel die vertikale), aber die meisten Modelle liefern eine vollständige dreidimensionale Beschreibung des Bodenreaktionskraftvektors. Die elektrischen Ausgangssignale können verarbeitet werden, um 3 Kraftkomponenten zu erzeugen (vertikal bzw. Fz, medial-lateral bzw. F_y und anterior-posterior oder F_x). Da Kraftmessplatten in mehreren Richtungen angebracht werden können, ist es am besten, die Kräfte als F_v, $F_{a\text{-}p}$ und $F_{m\text{-}l}$ zu beschreiben, um Verwechslungen zu vermeiden. Die Kraftmessplatte liefert darüber hinaus die beiden Koordinaten des Druckmittelpunktes und die Momente um die vertikale Achse. Der *Druckmittelpunkt* ist der Punkt auf dem Boden, durch den eine einzige resultierende Kraft zu wirken scheint, obwohl sich die Gesamtkraft in Wirklichkeit aus unzähligen kleinen Kraftvektoren zusammensetzt, die sich über eine endliche Fläche auf der Oberfläche der Plattform verteilen.

Da es sich bei der Bodenreaktionskraft um einen dreidimensionalen Vektor handelt, wäre es besser, sie zu Interpretationszwecken als solchen darzustellen. Leider ist dies nur selten praktikabel. Die gebräuchlichste Form der Darstellung ist die in ➤ Abb. 2.20 gezeigte, bei der die 3 Kraftkomponenten für den in den vorherigen Abbildungen gezeigten Gang gegen die Zeit aufgetragen werden. Die in ➤ Abb. 2.20 verwendete Vorzeichenkonvention entspricht derjenigen von Winter (1991), wo die Bodenreaktionskraft nach oben, nach vorn und nach rechts positiv ist. Bedauerlicherweise gibt es keine allgemeine Vereinbarung über Vorzeichenkonventionen.

Die vertikale Bodenreaktionskraft weist eine charakteristische Doppelspitze auf, die sich aus einer Aufwärtsbeschleunigung des Körperschwerpunkts während der frühen Standphase (F1), einer Verringerung der Abwärtskraft, wenn der Körper in der Mitte des Stands über das Bein „fliegt" (F2), und einer 2. Spitze aufgrund der Abbremsung (F3) ergibt, wenn die Abwärtsbewegung am Ende der Standphase Stand abgebremst wird. Die anterior-posteriore Kraftlinie des rechten Fußes zeigt das Abbremsen in der 1. Hälfte der Standphase (F4) und den Vortrieb in der 2. Hälfte (F5). Der linke Fuß zeigt das gleiche Muster, jedoch mit umgekehrter Richtung der seitlichen Kraft. Die seitliche Kraftkomponente ist im Allgemeinen sehr gering; während des größten Teils der Standphase des rechten Fußes beschleunigt die Bodenreaktionskraft den Körperschwerpunkt in Richtung der linken

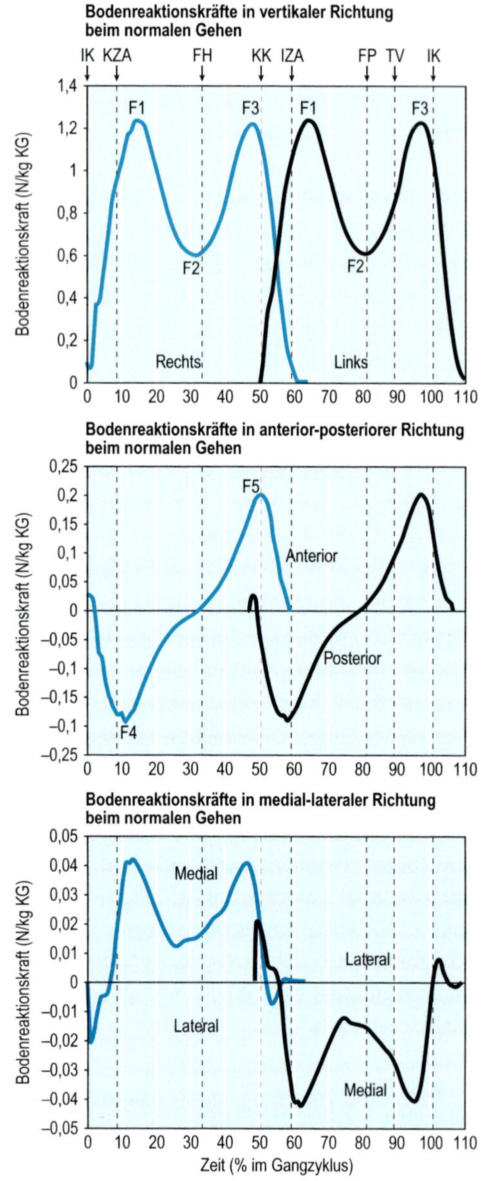

Abb. 2.20 Vertikale, anterior-posteriore und medial-laterale Komponenten der Bodenreaktionskraft, in Newton/Körpergewicht, für den rechten Fuß *(blaue Linie)* und den linken Fuß *(schwarze Linie)*. (Abkürzungen siehe ➤ Abb. 2.5; für Vorzeichenkonventionen siehe Text).

Körperseite, und während der Standphase des linken Fußes erfolgt die Beschleunigung nach rechts.

Derartige Darstellungen sind schwer zu interpretieren und regen dazu an, den Kraftvektor als einzelne

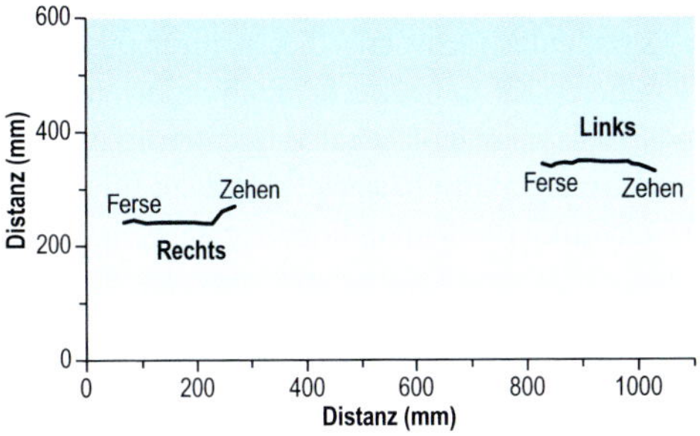

Abb. 2.21 Lauffläche des Fußes von oben; gezeigt wird der Druckpunkt unter den beiden Füßen, wobei die rechte Ferse zuerst aufsetzt und der Proband nach rechts im Diagramm geht.

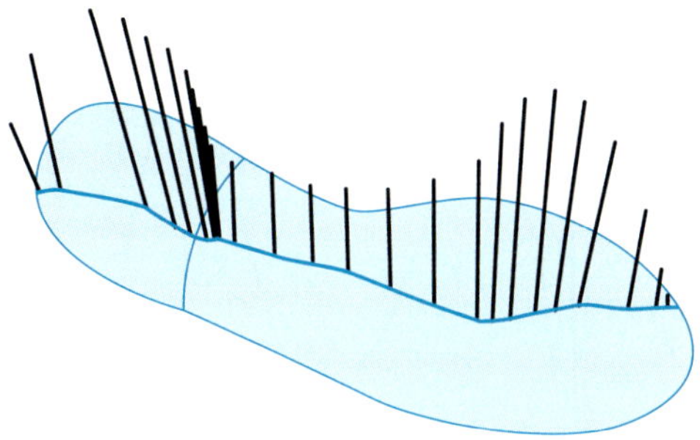

Abb. 2.22 Umriss des Fußes, Druckmittelpunkt und Vektoren der Bodenreaktionskraft in der Sagittalebene (rechter Fuß einer männlichen Normalperson, die in Schuhen geht).

Komponenten und nicht als dreidimensionales Ganzes zu betrachten. Das in ➤ Abb. 2.9 dargestellte Schmetterlingsdiagramm stellt eine Verbesserung dar, da es zwei der Kraftkomponenten (vertikal und anterior-posterior) mit dem Druckmittelpunkt in Richtung anterior-posterior kombiniert. Außerdem bleibt die Zeitinformation erhalten, da die Linien, die den Kraftvektor darstellen, regelmäßige Abstände (in diesem Fall 10 ms) symbolisieren. Schmetterlingsdiagramme für die Frontal- und Transversalebene sind schwieriger zu interpretieren und werden selten verwendet.

Eine weitere Information, die üblicherweise von der Kraftmessplatte abgeleitet wird, ist die Position des Druckzentrums der beiden Füße auf dem Boden, wie in ➤ Abb. 2.21, wiederum für denselben Gangzyklus, dargestellt. Auf diese Weise können abnormale Muster des Fußkontakts erkannt werden, einschließlich eines abnormalen Innen- oder Außenrotationswinkel des Fußes. Auch die Schrittlänge und die Spurbreite können mit dieser Anzeige gemessen werden, sofern ein Erstkontakt mit dem Boden erkennbar ist.

Sollte das Muster des Fußkontakts von besonderem Interesse sein, ist es vorzuziehen, die Daten über den Druckmittelpunkt mit einem Umriss des Fußes zu kombinieren, der auf andere Weise (z. B. mit Kreide auf dem Boden eingezeichnet) ermittelt wurde. Diese Art der zusätzlichen Darstellung des Bodenreaktionskraftvektors in der Sagittalebene ist in ➤ Abb. 2.22 gezeigt für eine normale männliche Person, die Schuhe trägt. Die Kurve zeigt den 1. Bodenkontakt an der hinteren Ferse auf der lateralen Seite, wobei der Kraftschwerpunkt über die Mitte des Fußes zu den Mittelfußköpfen wandert, wo er sich nach medial bewegt und an der Großzehe endet. Die Abstände zwischen den Vektoren geben an, wie lange sich der Druckmittelpunkt in einem bestimmten Bereich aufhält. Es ist bemerkenswert, dass es eine Gruppe von Vektoren direkt vor dem Rand der Ferse gibt, wo der Schuh keinen Bodenkontakt hat, was wiederum darauf hinweist, dass der Druckmittelpunkt lediglich die Resultierende einer Reihe von Kräften ist, die unter dem Fuß wirken.

Es gibt erhebliche interindividuelle Unterschiede hinsichtlich der Krafteintragung beim 1. Bodenkontakt. In manchen Fällen führt dies zu einem sogenannten Fersensturz (oder Heerstraße-Transient). Dies wird dadurch verursacht, dass das Schwungbein mit einer rückwärts gerichteten Geschwindigkeit auf den Boden auftrifft und beim Abbremsen des Beins eine schnelle Aufschlagskraftpitze verursacht. ➤ Abb. 2.23 zeigt die vertikale Komponente der Bodenreaktionskraft beim schnellen Gehen in Schuhen mit harten Absätzen durch eine Person mit ausgeprägtem Fersenauftritt. Die Daten wurden mit 1000 Hz von einer Bertec-Kraftmessplatte aufgezeichnet, die eine besonders präzise Frequenzanalyse bietet. Es wird vermutet, dass transiente Kräfte in den Gelenken, die durch den Fersenauftritt entstehen, degenerative Arthritis verursachen können (Radin, 1987). Der Fersenauftritt stellt die Übertragung des Schwungs vom sich bewegenden Bein auf den Boden dar. Es handelt sich um ein relativ kurzes Ereignis, das in der Regel 10–20 ms dauert und nur mit Instrumenten gemessen werden kann, die eine ausreichend schnelle Reaktionszeit haben. Ein Übersichtsartikel über den Fersenauftritt und verwandte Themen wurde von Whittle (1999) veröffentlicht.

2

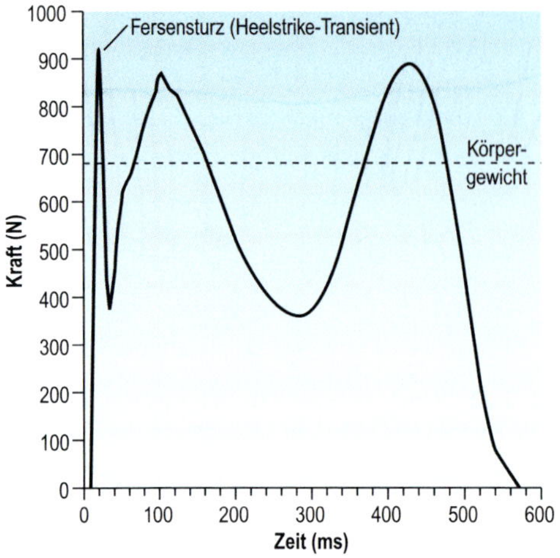

Abb. 2.23 Aufzeichnung der vertikalen Bodenreaktionskraft gegen die Zeit, die den Fersenauftritt eines besonders „kräftigen" Gehers in Schuhen mit harten Absätzen zeigt (ungefilterte Daten der Bertec-Kraftmessplatte, abgetastet mit 1000 Hz).

Drehmomente um die vertikale Achse werden nur selten angegeben. Beim Vergleich dieser Momente von gesunden Kindern und Kindern mit Klumpfuß stellten Sawatzky et al. (1994) überraschenderweise nur geringe, statistisch unbedeutende Unterschiede fest. Wie jedoch in ➤ Kap. 4 („Methoden der Ganganalyse") erläutert wird, sind diese Momente größtenteils das Ergebnis von Beschleunigung und Abbremsung des Beins in der Schwungphase, und es ist anzunehmen, dass der auf dem Boden stehende Fuß nur geringfügige Änderungen zeigt.

2.7.1 Stützmoment

Winter (1980) prägte den Begriff *Stützmoment,* um die Summe der Momente in der Sagittalebene um die Hüft-, Knie- und Sprunggelenke zu beschreiben:

$$MS = MH + MK + MA \text{ Winter (1980)}$$

wobei MS, MH, MK und MA die Stütz-, Hüft-, Knie- bzw. Sprunggelenkmomente sind.

Winter stellte fest, dass das Stützmoment weit weniger variabel war als seine einzelnen Komponenten, was darauf hindeutet, dass ein verringertes Moment um ein Gelenk durch ein erhöhtes Moment um ein oder beide andere Gelenke kompensiert werden konnte. Es war jedoch schwierig, dies biomechanisch zu interpretieren, da die Vorzeichenkonvention auf Flexion und Extension und nicht auf Momenten im und gegen den Uhrzeigersinn basierte, was dazu führte, dass die Richtung des Kniemoments entgegengesetzt zu der des Hüft- und Knöchelmoments war. Hof (2000) veröffentlichte eine Begründung für das Stützmoment und postulierte, dass es dafür verantwortlich ist, ein Kollabieren des Knies zu verhindern. Auf der Grundlage seiner Analyse schlug er die folgende überarbeitete Formel für die Berechnung des Stützmoments vor:

$$MS = \tfrac{1}{2}\, MH + MK + \tfrac{1}{2}\, MA \text{ Hof (2000)}$$

➤ Abb. 2.24 zeigt das Stützmoment, das aus den internen Momenten in der Sagittalebene des Hüft-, Knie- und des Sprunggelenks des normalen Probanden berechnet wurde, der in diesem Kapitel zur Veranschaulichung verwendet wurde, unter Verwendung der Formel von Hof (2000). Anderson und Pandy (2003) schlugen als bessere Alternative zum Stütz-

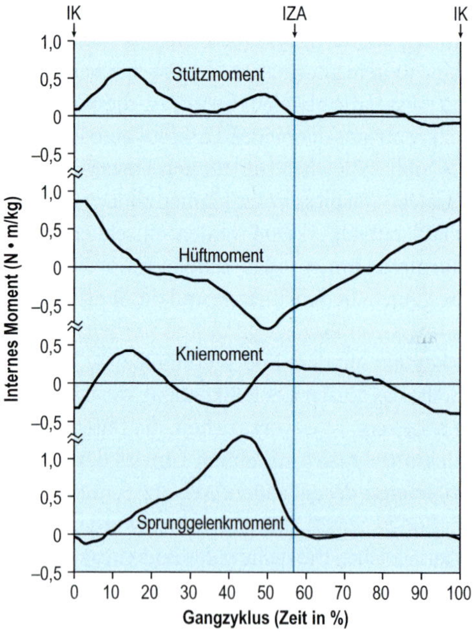

Abb. 2.24 Stützmoment, berechnet nach der Formel von Hof (2000), aus den inneren Gelenkmomenten der Sagittalebene von rechter Hüfte, Knie und Sprunggelenk (Abkürzungen siehe ➤ Abb. 2.5; Vorzeichenkonventionen siehe Text).

moment die Summe der vertikalen Kraftkomponenten der einzelnen Muskeln während des Gehens vor.

2.8 Energieverbrauch

Es ist relativ einfach, den Energieverbrauch eines Fahrzeugs zu messen, aber viel schwieriger, gleichwertige Messungen für das menschliche Gehen durchzuführen, und zwar aus den beiden folgenden Gründen: Erstens besteht ein eindeutiger Zusammenhang zwischen dem Kraftstoffstand im Tank eines Fahrzeugs und der verbrauchten Energiemenge, während das Wissen um die Menge der von einer Person verzehrten Lebensmittel keine Informationen über die bei einer bestimmten Tätigkeit verbrauchte Energie liefert. Zweitens benötigt ein Fahrzeug im Ruhezustand keine Energie, während der Mensch ständig Stoffwechselenergie verbraucht, ob er nun zu Fuß unterwegs ist oder nicht.

Das 1. Problem, nämlich die Messung des Kraftstoffverbrauchs, lässt sich dadurch lösen, dass nicht der verbrauchte Kraftstoff, sondern der zur Oxidation verwendete Sauerstoff gemessen wird. Die Messung der Sauerstoffaufnahme ist zwar für den Probanden nicht besonders angenehm (er muss eine Gesichtsmaske oder ein Mundstück tragen), ist aber dennoch sehr praktisch und wird routinemäßig zur Messung der metabolischen Kosten verschiedener Aktivitäten verwendet.

Das 2. Problem, das Fehlen einer geeigneten Ausgangsbasis für die Messung des Energieverbrauchs beim Menschen, ist nicht leicht zu lösen und erfordert eine andere Herangehensweise an das Thema. Die Energie, die eine Person beim Gehen verbraucht, kann in 3 Teile aufgeteilt werden:

- Die beim Gehen eingesetzten Muskeln verbrauchen Energie, da sie den Rumpf und die Gliedmaßen in verschiedene Richtungen beschleunigen und abbremsen.
- Beim Gehen gibt es noch einen „Mehraufwand“, da der Energieaufwand der Muskeln mit einer erhöhten Aktivität des Herzens und der Atemmuskeln einhergeht, die ihrerseits Energie verbrauchen. Auch für die aufrechte Haltung wird Energie aufgewendet.
- Der Grundumsatz („basal metabolic rate“, BMR) ist die Energie, die der Körper im Ruhezustand zur Aufrechterhaltung der normalen Körperfunktionen verbraucht. Diese kontinuierliche Arbeit des Körpers verbraucht etwa 60–70 % der Energie und umfasst die Atmung, die Herz-Kreislauf-Funktion und die Aufrechterhaltung der Körpertemperatur.

Die Beziehung zwischen metabolischer Energie und physischer Energie ist sehr kompliziert. Wie in ➤ Kap. 1 („Wissenschaftliche Grundlagen“) erläutert, verbraucht ein Muskel auch bei einer isometrischen Kontraktion Energie, obwohl sich seine Länge nicht ändert und die von ihm verrichtete physikalische Arbeit gleich Null ist. Bei einer exzentrischen Kontraktion verbraucht der Muskel, wenn er sich unter Spannung dehnt, Stoffwechselenergie, obwohl man physikalisch gesehen erwarten würde, dass eher Energie gewonnen als verbraucht wird.

In der Vergangenheit war es üblich, die mechanische Effizienz des Gehens zu ermitteln, indem man den Unterschied im Sauerstoffverbrauch zwischen dem Grundumsatz und dem Umsatz beim Gehen bei einem bestimmten Gehtempo betrachtete. Inman et al. (1981) und Rose und Gamble (1994) wiesen darauf hin, dass es realistischer ist, das Stehen oder sehr langsame Gehen als Basis für Messungen der Stoffwechselaktivität beim schnelleren Gehen zu verwenden. Trotz dieser Unsicherheiten wird häufig ein Wert von 25 % für die Effizienz der Umwandlung von Stoffwechselenergie in mechanische Energie bei einer Vielzahl von Aktivitäten, einschließlich des Gehens, angegeben. Eine umfassende Übersicht über den Energieverbrauch beim normalen und pathologischen Gang wurde von Waters und Mulroy (1999) veröffentlicht.

Der Energiebedarf beim Gehen kann auf 2 Arten ausgedrückt werden: die pro Zeiteinheit verbrauchte Energie und die pro Entfernungseinheit verbrauchte Energie. Da der Energieverbrauch in der Regel aus dem verbrauchten Sauerstoff abgeleitet wird, werden er allgemein als *Sauerstoffverbrauch* bzw. *Sauerstoffkosten* bezeichnet.

2.8.1 Energieverbrauch pro Zeiteinheit (Sauerstoffverbrauch)

Inman et al. (1981) und Rose und Gamble (1994) haben auf der Grundlage mehrerer Studien eine Gleichung für den Zusammenhang zwischen Gehtempo und Energieverbrauch pro Zeiteinheit aufgestellt. Der Energieverbrauch umfasste sowohl den Grundumsatz als auch den zusätzlichen Verbrauch. Die Autoren zeigten, wenig überraschend, dass der Energieverbrauch pro Zeiteinheit beim langsamen Gehen geringer ist als beim schnellen Gehen. Wenn man die Gleichung in SI-Einheiten umrechnet, ergibt sich folgendes Bild:

$$E_w = 2{,}23 + 1{,}26\,v^2$$

wobei E_w der Energieverbrauch in Watt pro Kilogramm Körpermasse und v die Geschwindigkeit in m/s ist.

Ein Beispiel für die Anwendung dieser Gleichung: Eine 70 kg schwere Person, die mit einer für Erwachsene typischen Geschwindigkeit von 1,4 m/s geht, verbraucht 330 W Energie. Der Term v^2 in der Gleichung zeigt, dass der Energieverbrauch mit dem Quadrat der Gehgeschwindigkeit zunimmt.

2.8.2 Energieverbrauch pro Entfernungseinheit (Sauerstoffkosten)

Der Energieverbrauch pro zurückgelegtem Meter, auch als *Energiekosten* bezeichnet, steht in einem weniger direkten Zusammenhang mit dem Gehtempo, da sowohl sehr langsame als auch sehr schnelle Gehgeschwindigkeiten mehr Energie pro Meter verbrauchen als ein mittleres Gehtempo. Die Gleichung, die diese Beziehung beschreibt, lautet, wiederum umgerechnet in SI-Einheiten, wie folgt:

$$E_m = 2{,}23/v + 1{,}26\,v$$

wobei E_m der Energieverbrauch in Joule pro Meter pro Kilogramm Körpermasse und v die Geschwindigkeit in m/s ist. Der Energieaufwand beim Gehen ist bei Kindern höher und nimmt mit zunehmendem Alter bis zum Erwachsenenalter stetig ab.

Der minimale Energieverbrauch wird durch diese Gleichung bei einer Geschwindigkeit von 1,33 m/s vorhergesagt. Eine 70 kg schwere Person, die mit dieser Geschwindigkeit geht, verbraucht 235 J/m, also 235 kJ/km. Ein typischer Schokoriegel enthält etwa 1000 kJ und würde somit genug Energie liefern, um 4,26 km zu Fuß zu gehen (> 2,5 Meilen)!

Die vorstehenden Berechnungen geben lediglich Durchschnittswerte für Erwachsene an, die je nach Alter, Geschlecht, Untergrund, Schuhwerk usw. verändert sein können. Pathologisches Gehen ist häufig mit einem Energieverbrauch verbunden, der erheblich über den Durchschnittswerten liegt, was auf eine Kombination aus abnormalen Bewegungen, Muskelspastizität und Ko-Kontraktion antagonistischer Muskeln zurückzuführen ist. Um eine Grundlage für Studien über pathologisches Gehen zu schaffen, führten Waters et al. (1988) eine detaillierte Untersuchung des Energieverbrauchs von 260 normalen Kindern und Erwachsenen beiderlei Geschlechts durch, die in unterschiedlichem Tempo gingen.

2.8.3 Optimierung des Energieverbrauchs

Wären die Menschen mit Rädern ausgestattet, würde nur sehr wenig Energie für die Fortbewegung auf einer ebenen Fläche benötigt, und ein Teil der Energie, die beim Bergaufgehen verbraucht wird, würde beim Bergabgehen wieder zurückgewonnen. Aus diesem Grund sind sowohl Rollstühle als auch Fahrräder bemerkenswert effiziente Fortbewegungsmittel, wenn auch weit weniger vielseitig als Beine. Beim Gehen muss jedes Bein abwechselnd gestartet und gestoppt werden, und der Körperschwerpunkt hebt und senkt sich und bewegt sich von einer Seite zur anderen. All diese Bewegungen verbrauchen Energie. Trotzdem ist das Gehen nicht so ineffizient, wie man meinen könnte, denn es gibt 2 Formen der Optimierung: die Energieübertragung und die Minimierung der Verlagerung des Körperschwerpunkts.

2.8.4 Energieübertragung

Beim Gehen finden 2 Arten der Energieübertragung statt: ein Austausch zwischen potenzieller und kinetischer Energie und die Übertragung von Energie zwischen den einzelnen Gliedmaßen. Der offensichtlichste Austausch zwischen potenzieller und kinetischer Energie findet bei der Bewegung des Rumpfes statt. Während der Zweibeinstützphase befindet sich der Rumpf in seiner niedrigsten vertikalen Position uns in seiner höchsten Vorwärtsgeschwindigkeit.

In der 1. Hälfte der Einbeinstützphase wird der Rumpf durch das Standbein angehoben, wobei ein Teil der kinetischen Energie in potenzielle Energie umgewandelt wird, während die Geschwindigkeit der Vorwärtsbewegung abnimmt. Im letzten Teil der Einzelstützphase sinkt der Rumpf vor dem Standbein wieder ab (verringert seine Höhe), während er wieder an Geschwindigkeit gewinnt. Dieser Austausch zwischen potenzieller und kinetischer Energie ist derselbe wie bei einer Kinderschaukel, bei der die potenzielle Energie am höchsten Punkt in kinetische Energie umgewandelt wird, wenn sie nach unten schwingt, und dann wieder in potenzielle Energie, wenn sie auf der anderen Seite wieder nach oben schwingt.

Neben der vertikalen Bewegung des Rumpfes kommt es beim Gehen zu einem Austausch von potenzieller und kinetischer Energie. Die Rotation des Schultergürtels und des Beckens in entgegengesetzte Richtungen speichert potenzielle Energie als Spannung in den elastischen Strukturen, die in kinetische Energie umgewandelt wird, wenn sich Rumpf zurückrotiert, und dann wieder in potenzielle Energie, wenn sich der Rumpf in die andere Richtung dreht.

Winter et al. (1976) untersuchten die Energieniveaus der Gliedmaßen und des Bereichs Kopf/Arme/Rumpf. Diese Autoren kritisierten einige frühere Studien, die die kinetische Energie der linearen Bewegung einbezogen, aber die kinetische Energie aufgrund der Rotation vernachlässigt hatten, die für etwa 10 % der Gesamtenergie des Unterschenkels verantwortlich ist. Winter et al. untersuchten nur die Sagittalebene und hielten den Energieaustausch in den anderen Ebenen für vernachlässigbar. Sie bestätigten den bereits beschriebenen Austausch zwischen potenzieller und kinetischer Energie und schätzten, dass etwa die Hälfte der Energie des Bereichs Kopf/Arme/Rumpf auf diese Weise erhalten bleibt. Der Oberschenkel erhält nach Winter et al. etwa ein Drittel seiner Energie durch diese Art von Austausch, der Unterschenkel praktisch keine. Sie stellten auch fest, dass die Änderungen der Gesamtenergie des Körpers geringer waren als die Änderungen der Energie der einzelnen Körpersegmente, was auf einen Energietransfer von einem Segment zum anderen hindeutet. Bei einem Probanden betrugen die Energieänderungen während eines einzigen Gangzyklus 16 J für den Unterschenkel, 6 J für den Oberschenkel und 10 J für den Bereich Kopf/Arme/Rumpf, also insgesamt 32 J. Die Energieänderung des gesamten Körpers betrug jedoch nur 22 J, was auf eine Einsparung von 10 J durch Transfers zwischen den Segmenten hinweist. Siegel et al. (2004) führten eine detaillierte Analyse der Beziehung zwischen den Gelenkmomenten der unteren Gliedmaßen und der mechanischen Energie während des Gehens durch.

2.9 Die 6 Determinanten des Gangs

Die 6 Optimierungsmöglichkeiten zur Minimierung der Exkursionen des Schwerpunkts wurden von Saunders et al. (1953) in einem klassischen Aufsatz als *Determinanten des Gangs* bezeichnet, dessen Hauptpunkte mit leichten Änderungen von Inman et al. (1981) und Rose und Gamble (1994) wieder aufgegriffen wurden. Eine kurze Beschreibung soll hier zusammengefasst werden, aber für eine detaillierte und gut illustrierte Übersicht sollte eine dieser Quellen direkt konsultiert werden. Die 4. und die 5. Determinante waren in den ursprünglichen Publikationen zusammengefasst, aber aus Gründen der Klarheit werden sie hier unter Einbezug anderer kleinerer Änderungen separat beschrieben.

Mehr als 50 Jahre nach ihrer Erstveröffentlichung sind die Determinanten des Gangs allgemein anerkannt und wurden in zahlreichen Veröffentlichungen, darunter auch in früheren Ausgaben des vorliegenden Buchs, erneut beschrieben. In jüngerer Zeit wurde jedoch in einer Reihe von Veröffentlichungen (z. B. Della Croce et al., 2001; Gard und Childress, 1997) darauf hingewiesen, dass diese Bewegungen zwar durchaus vorkommen, einige von ihnen aber möglicherweise nur eine geringe oder gar keine Rolle bei der Reduktion des Energieverbrauchs spielen. Kerrigan (2003) schlug vor, dass nur die 5. Determinante des Gangs, die Fußmechanik, die vertikalen Exkursionen des Massenmittelpunkts signifikant reduziert. Baker et al. (2004) lehnten die Vorstellung ab, dass Energie durch die Einschränkung der vertikalen Bewegungen des Schwerpunkts erhalten wird, und postulierten stattdessen, dass Energie hauptsächlich durch einen wechselseitigen zwischen potenzieller Energie und kinetischer Energie erhalten wird, wie bereits oben beschrieben. Nach diesen einschränkenden Vorbemerkungen möchten wir dennoch die ursprünglichen Beschreibungen von Saunders et al. (1953) wiederholen! Die 6 Determinanten des Gangs sind im Folgenden beschrieben.

2.9.1 1. Determinante: Beckenrotation (Pelvic Rotation)

Wird das Knie gestreckt gehalten, führt eine Bewegung der Hüfte von einer gebeugten in eine gestreckte Position, wie sie in der Standphase des Gangs auftritt, zu einer Vorwärtsbewegung des Körperschwerpunkts, aber auch zu einem Anheben und Wiederabsenken des Körpers. Sowohl das Ausmaß der Vorwärtsbewegung als auch das Ausmaß, in dem sich der Körper anhebt und absenkt, hängen vom Gesamtwinkel ab, um den sich das Hüftgelenk von der Flexion zur Extension bewegt (➤ Abb. 2.25a). Da die Vorwärtsbewegung gleich der Schrittlänge ist, folgt daraus, dass die Flexions- und Extensionswinkel der Hüfte umso größer sind, je größer die Schrittlänge ist, und dass sich der Massenmittelpunkt vertikal zwischen seiner höchsten und seiner niedrigsten Position bewegt. Die erste Determinante des Gangs ist die Art und Weise, wie das Becken während des Gangzyklus um eine vertikale Achse rotiert, wobei das Hüftgelenk bei der Flexion vorwärts und bei der Extension rückwärts bewegt wird. Das bedeutet, dass sich das Hüftgelenk selbst bei einer bestimmten Schrittlänge über eine geringere Strecke vorwärts bewegt als der Fuß, wodurch weniger Flexion und Extension des Hüftgelenks erforderlich ist. Ein Teil der Schrittlänge entsteht also durch die Vorwärts- und Rückwärtsbewegung des Hüftgelenks. Die Verringerung des Ausmaßes von Hüftflexion und -extension führt zu einer Reduktion der vertikalen Bewegung der Hüfte (➤ Abb. 2.25b).

2.9.2 2. Determinante: Laterale Beckenneigung (Pelvic Obliquity/ Pelvic Tilt)

Wie im vorangegangenen Abschnitt beschrieben, gehen Flexion und Extension des Hüftgelenks mit einem Ansteigen und Abfallen von dessen Höhe einher. Wenn das Becken waagerecht bliebe, würde der Rumpf dieser Auf- und Abbewegung folgen. Die 2. Determinante des Gangs ist jedoch die Art und Weise, wie das Becken um eine anteroposteriore Achse kippt, indem es zuerst die eine und dann die andere Seite anhebt, sodass, wenn die Hüfte des Standbeins am höchsten Punkt ist, das Becken nach unten absinkt, was dazu führt, dass die Hüfte des Schwungbeins tiefer positioniert ist ist als die des Standbeins. Da die Höhe des Rumpfes nicht nur von der Höhe eines der beiden Hüftgelenke abhängt, sondern vom Mittelwert der beiden, verringert dieser Beckenschiefstand die gesamte vertikale Auslenkung des Rumpfes (➤ Abb. 2.26). Dies ist jedoch nur möglich, wenn das Bein in der Schwungphase so weit verkürzt werden kann, dass es den Boden verlässt (in der Regel durch Beugung des Kniegelenks und Dorsalflexion des Sprunggelenks), wenn das Hüftgelenk absinkt.

2.9.3 3. Determinante: Kniegelenkflexion in der Standphase

Bei der 3., 4. und 5 Determinante des Gangs (➤ Abb. 2.27) geht es um die Anpassung der effektiven Beinlänge, indem das Bein zu Beginn und am Ende der Standphase verlängert und in der Mitte verkürzt wird, um die Hüfthöhe so konstant wie möglich zu halten. Die 3. Determinante markiert die Flexion des Kniegelenks in der Standphase. Wenn der Oberschenkel von der Beugung der Hüfte in die Hüftgelenkextension übergeht, würde sich das Hüftgelenk heben und wieder senken, wenn das Bein gerade bliebe (siehe oben). Durch die Kniegelenkflexion wird das Bein jedoch in der Mitte dieser Bewegung verkürzt, wodurch die Höhe des Scheitelpunkts der Kurve absinkt.

2.9.4 4. Determinante: Knöchelmechanik (Ankle Mechanism)

So wie der Scheitelpunkt der Kurve durch die Verkürzung des Beins in der Mitte der Bewegung von der Hüftflexion bis zur -extension abgesenkt wird, wird der Beginn der Kurve durch die Verlängerung des Beins zu Beginn der Standphase bzw. des 1. Boden-

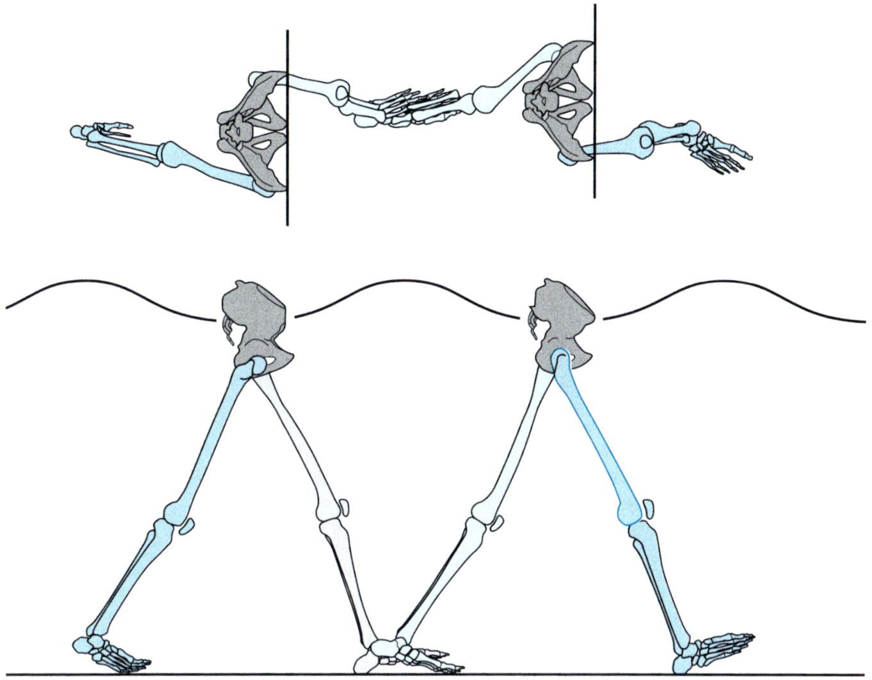

a

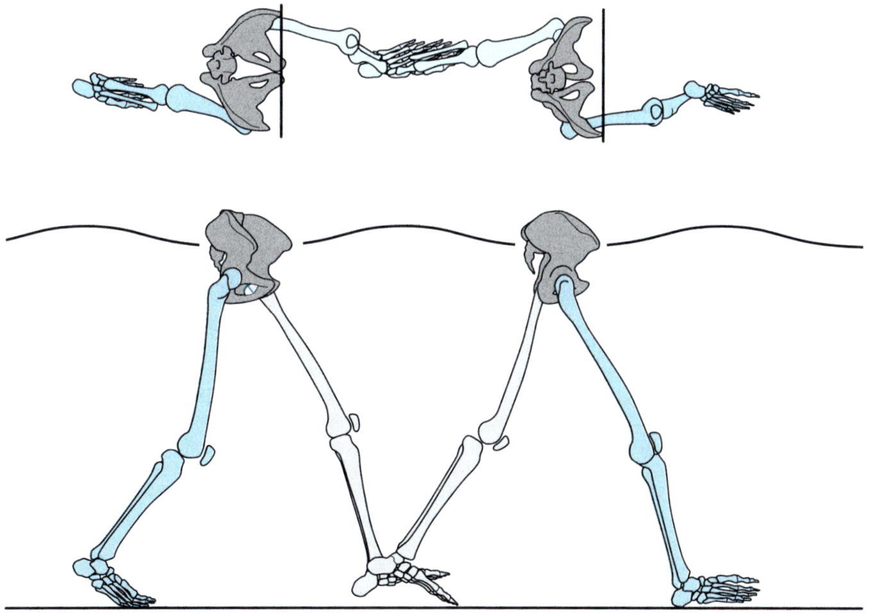

b

Abb. 2.25 Die 1. Determinante des Gangs. Beckenrotation und vertikale Bewegung des Massenmittelpunkts; würde das Becken nicht rotieren, käme die gesamte Schrittlänge aus der Hüftbeugung und -streckung (a). Die Rotation des Beckens um eine vertikale Achse oder in der Querebene verringert den Winkel der Hüftbeugung und -streckung, was wiederum die vertikale Bewegung der Hüfte reduziert (b).

2

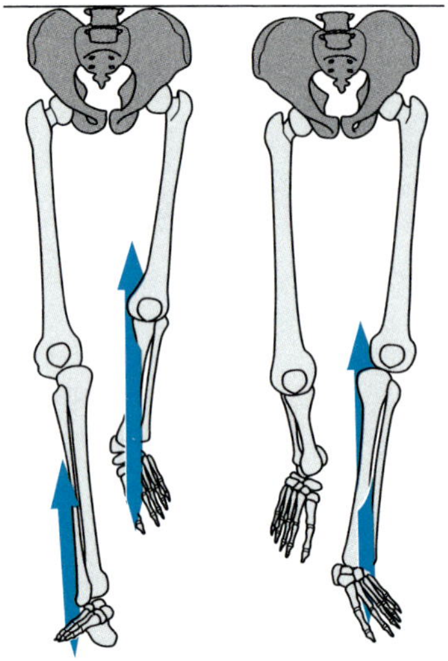

Abb. 2.26 2. Determinante des Gangs. Die vertikale Bewegung des Rumpfes um eine anteroposteriore Achse ist aufgrund des Beckenschiefstands in der Koronalebene geringer als die der Hüfte.

kontakts angehoben. Dies wird durch die 4. Determinante des Gangs, die Knöchelmechanik, erreicht. Da die Ferse über das Sprunggelenk hinaus nach hinten ragt, verlängert sie das Bein während der Belastungsübernahme (➤ Abb. 2.27).

2.9.5 5. Determinante: Fußmechanik

So wie die Ferse das Bein zu Beginn der Standphase verlängert, so verlängert der Vorfuß das Bein am Ende der Standphase in der 5. Determinante des Gangs am Ende der Abrollphase (Terminal Rocker) (➤ Abb. 2.27). Ab dem Zeitpunkt des Fersenanhebens nimmt die effektive Länge von Unterschenkel plus Fuß zu, wenn sich das Sprunggelenk von der Dorsalflexion in die Plantarflexion bewegt.

2.9.6 6. Determinante: Seitliche Verschiebung des Körperschwerpunktes

Die ersten 5 Determinanten des Gangs haben alle mit der Verringerung der vertikalen Exkursion des Körperschwerpunkts zu tun. Die 6. Determinante betrifft die laterale Bewegung. Würden die Füße beim Gehen hüftbreit aufgesetzt, müsste der Körper von einer Seite zur anderen kippen, um nicht die Balance zu verlieren (➤ Abb. 2.28a). Durch eine schmale Lauffläche ist nur eine geringe seitliche Bewegung erforderlich, um das Gleichgewicht zu halten (➤ Abb. 2.28b). Die Verringerung der seitlichen Beschleunigung und Verzögerung führt zu einem geringeren Einsatz von Muskelkraft. Die wesentliche Adaptation, die eine schmale Gehbasis ermöglicht, ist eine leichte Valguswinkelung

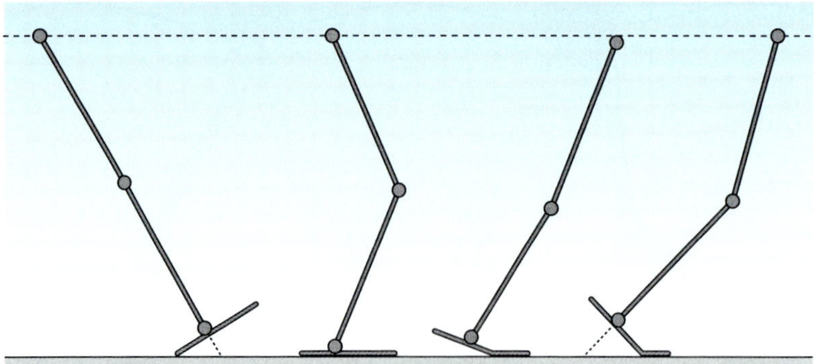

Abb. 2.27 3., 4. und 5 Determinante des Gangs. Die Kniegelenkflexion in der Standphase verkürzt das Bein in der Mitte der Standphase (3. Determinante); die Rückwärtsprojektion der Ferse beim 1. Bodenkontakt verlängert das Bein (4. Determinante), ebenso wie die Vorwärtsprojektion des Vorfußes beim Vorschwung (5. Determinante).

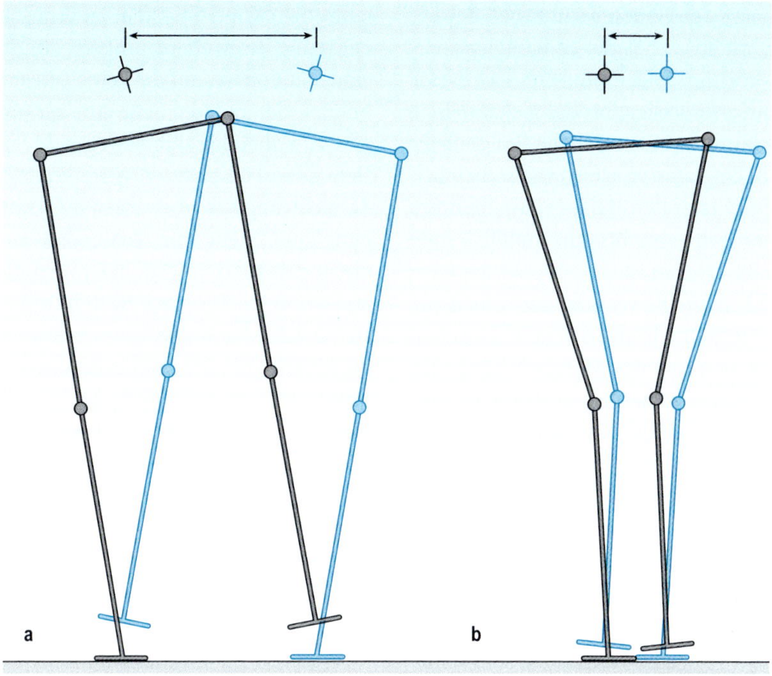

Abb. 2.28 6. Determinante des Gangs. Wenn die Füße weit voneinander entfernt auf dem Boden stehen (a), sind große Seitwärtsbewegungen des Körperschwerpunkts erforderlich, um das Gleichgewicht zu halten. Wenn die Füße näher beieinander stehen (b), sind diese Seitwärtsbewegungen geringer.

des Kniegelenks, die es ermöglicht, dass das Schienbein senkrecht steht, während sich der Oberschenkel nach innen neigt, ausgehend von einem leicht adduzierten Hüftgelenk.

Es sollte klar sein, dass die 6 Determinanten des Gangs zwar separat beschrieben wurden, aber Bestandteil eines jeden Gangzyklus sind. Der kombinierte Effekt ist eine viel gleichmäßigere Verlaufskurve des Körperschwerpunkts und (gemäß der ursprünglichen Beschreibung) ein viel geringerer Energieaufwand. Nach Perry (1992) reduzieren die Determinanten des Gangs die vertikalen Bewegungen des Rumpfes um etwa 50 % und die horizontalen Bewegungen um etwa 40 %.

2.10 Das Gehen einleiten und beenden

Bislang wurde nur das kontinuierliche Gehen im Steady.State betrachtet. Um diesen Zustand zu erreichen, muss das Individuum sich auf den Weg machen und anhalten, wenn das Ziel erreicht ist. Winter (1995) hat eine gute Beschreibung von der Einleitung und der Beendigung des Ganges vorgestellt. Beim Einleitung des Gangs wird das Körpergewicht vom beidbeinigen Stand auf einen Fuß verlagert, sodass der andere Fuß vom Boden abgehoben und nach vorn bewegt werden kann. Nehmen wir zum Beispiel an, der linke Fuß würde sich zuerst vorwärts bewegen (Schwungbein), während das Körpergewicht vom rechten Fuß getragen wird (Standbein). Die Verlagerung des Gewichts auf den rechten Fuß wird durch einen kurzen Anfangsstoß des linken Fußes nach hinten und links erreicht. Dadurch verlagert sich der Körperschwerpunkt nach vorn und nach rechts. Sobald sich der Körperschwerpunkt über dem rechten Fuß befindet, kann der linke Fuß vom Boden abgehoben und nach vorn bewegt werden. Gleichzeitig hat der Rumpf begonnen, sich vorwärts zu bewegen. Der linke Fuß landet vor dem Probanden auf dem Boden, mit einem Schritt, der fast genau dem kontinuierlichen Gangmuster entspricht. Das Körpergewicht wird auf das linke Bein verlagert, der rechte Fuß verlässt den Boden mit einem normalen Zehenabdruck, und die Person geht.

Wenn der linke Fuß den Boden berührt hat, bewegt sich der Rumpf mit etwa 85 % der endgültigen Gehgeschwindigkeit vorwärts, und es sind nur noch 1 oder 2 weitere Schritte erforderlich, bis das gleichmäßige Tempo und das für die Person übliche Gangmuster erreicht sind. Am langsamsten erfolgt wahrscheinlich die Anpassung der lateralen Balance, die mehrere Gangzyklen erfordern kann, bis eine Stabilisierung des Gleichgewichts erreicht ist.

Eine Möglichkeit zur Bewertung der Einleitung des Gehens ist die Betrachtung des mechanischen Prozesses, durch den sich der Massenmittelpunkt des Körpers vom Körperschwerpunkt abkoppelt bzw. räumlich trennt, wodurch der Körper nach vorn auf das Sprunggelenk fällt (Halliday et al., 1998; Henriksson und Hirschfeld, 2005; Martin et al., 2002; Viton et al., 2000). Es wird allgemein angenommen, dass der Einleitungsprozess des Gehens aus 2 Phasen besteht, von denen die 1. die Vorbereitungsphase (Körperhaltung) und die 2. die Schrittphase (monopodal) ist (Fiolkowski et al., 2002; Mickelborough et al., 2004; Viton et al., 2000). In der Vorbereitungsphase beginnt der Körper mit dem Entkopplungsprozess, indem er die Schwerkraftresultierende zunächst in Richtung der schwingenden und dann in Richtung der stützenden Gliedmaße verlagert (Halliday et al., 1998). Die Schrittphase erstreckt sich von dem Punkt, an dem das Schwungbein den Boden nicht mehr berührt, bis zu dessen 1. Kontakt mit dem Boden (➤ Abb. 2.29).

Eine Pathologie, die besondere Probleme bei der Einleitung des Gehens verursacht, ist Morbus Parkinson; die Einleitung des Gehens bei dieser Erkrankung wurde von Halliday et al. (1998) untersucht. Das Gangbild bei Parkinson-Erkrankung wird in ➤ Kap. 6 („Beurteilung des Gangbildes bei neurologischen Störungen") näher erläutert.

Weniger erforscht ist die Beendigung des Gehens, obwohl dies eine größere Herausforderung für das neuronale Kontrollsystem zu sein scheint. Die Beendigung des Gehens umfasst auf der einen Seite eine Standphase, auf die keine Schwungphase folgt, und auf der anderen Seite eine verkürzte Schwungphase, wobei der sich bewegende Fuß neben dem stehenden Fuß platziert wird. Wenn das linke Bein das Schwungbein ist, werden die Kräfte zur Beendigung des Gehens vom rechten Fuß aufgebracht, der die Bodenreaktionskraft nach vorn und nach rechts lenkt und so eine nach hinten und nach links gerichtete Kraft auf den Körperschwerpunkt ausübt, die dessen Vorwärtsbewegung stoppt und ihn in die Mitte zwischen die Füße bringt. Der linke Fuß wird dann neben dem rechten auf den Boden gesetzt und das Gehen ist beendet.

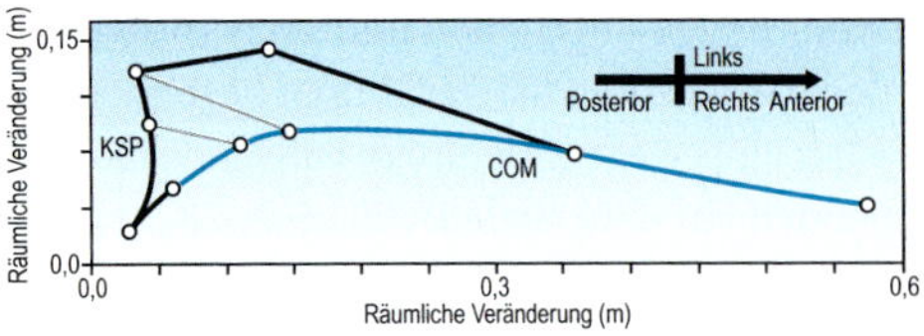

Abb. 2.29 Körperschwerpunkt (KSP) und Druckmittelpunkt (COP) bei der Einleitung des Gehens.

2.11 Andere Varianten des Gangbildes

Neben dem normalen Gehen kann der Mensch auch rückwärts gehen, hüpfen, laufen, Hänge erklimmen und Treppen hinauf- und hinuntersteigen, auch über Hindernisse hinweg, und dabei Lasten in den Händen, auf dem Rücken oder auf dem Kopf tragen. Diese anderen Arten der Fortbewegung wurden mehr oder weniger umfangreich untersucht, insbesondere weil Patienten mit abnormen neuromuskulären Systemen häufig größere Probleme mit einigen dieser Aktivitäten haben als mit dem Gehen an sich. Derartige Überlegungen gehen jedoch über den Rahmen des vorliegenden Textes hinaus.

2.12 Altersabhängige Veränderungen des Gangbilds

2.12.1 Gangmuster bei jungen Menschen

Obwohl eine Reihe von Studien die Entwicklung des Gehens bei Kindern beschrieben hat, ist die Publikation von Sutherland et al. (1988) immer noch eine der ausführlichsten. Im Folgenden werden die wichtigsten

Unterschiede zwischen dem Gangbild von Kleinkindern und dem von Erwachsenen aufgeführt:
1. Die Lauffläche ist breiter.
2. Die Schrittlänge und das Gehtempo sind geringer und die Zykluszeit kürzer (höhere Schrittfrequenz).
3. Kleine Kinder haben keinen Fersenauftritt, der erste Kontakt erfolgt mit dem flachen Fuß.
4. Die Kniebeugung in der Standphase ist sehr gering ausgeprägt.
5. In der Schwungphase wird das gesamte Bein nach außen gedreht.
6. Es gibt kein gegengleiches Armschwingen.

Diese Unterschiede im Gangbild gleichen sich in unterschiedlicher Geschwindigkeit dem Gangbild erwachsener Individuen an. Die in der vorstehenden Liste mit 3), 4) und 5) bezeichneten Merkmale haben sich bis zum Alter von 2 Jahren dem Gangmuster von Erwachsenen angeglichen, bei 1) und 6) erfolgt diese Reifung bis zum Alter von 4 Jahren. Die Zykluszeit, die Schrittlänge und die das Gehtempo ändern sich mit dem Wachstum weiter und erreichen im Alter von 15 Jahren normale Erwachsenenwerte.

Die meisten Kinder beginnen innerhalb von 3 Monaten um ihrem 1. Geburtstag herum zu laufen. Zuvor machen selbst kleine Babys schon Schrittbewegungen, wenn sie im in senkrechter Position gehalten und mit Bodenkontakt der Füße langsam nach vorn bewegt werden. Dies ist jedoch kein echtes Gehen, da sie kaum versuchen, die Beine zu belasten.

➤ Abb. 2.30, die auf Daten von Sutherland et al. (1988) basiert, zeigt die durchschnittliche Bewegung in der Sagittalebene an den Hüft-, Knie- und Sprunggelenken von 49 Kindern im Alter von 11–13 Monaten. Sie sollte mit verglichen werden. ➤ Abb. 2.5, die die gleichen Parameter für eine normale erwachsene Frau zeigt. Sutherland et al. gaben nur den Zeitpunkt des 1. Bodenkontakts und des Zehenabstoßes auf beiden Seiten an und verwendeten eine andere Definition des Hüftwinkels. Die Daten in ➤ Abb. 2.30 wurden um 15 Grad (Verlängerung) korrigiert, um sie mit den anderen Abbildungen in diesem Buch vergleichbar zu machen.

Das Muster der Hüftflexion und -extension unterscheidet sich vom Bewegungsmuster bei Erwachsenen dadurch, dass der Grad der Extension geringer ist und das Hüftgelenk am Ende der Schwungphase nicht so lange gebeugt bleibt. Das Kniegelenk wird nie ganz

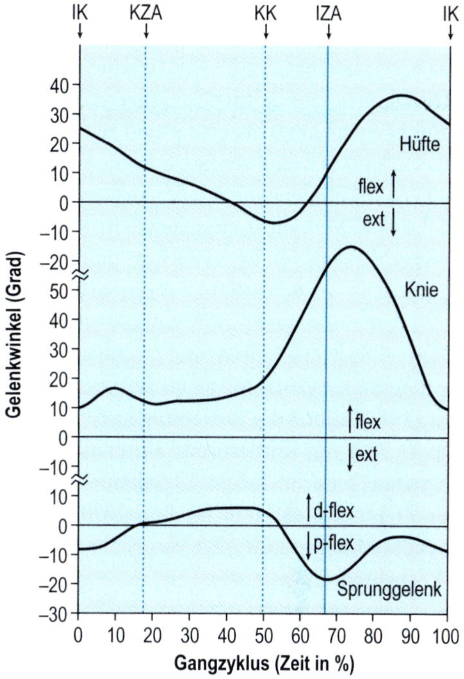

Abb. 2.30 Hüft-, Knie- und Sprunggelenkwinkel in der Sagittalebene bei 1-jährigen Kindern. Der Hüftwinkel wurde wurde um 15 Grad (Verlängerung) korrigiert, um den unterschiedlichen Messmethoden Rechnung zu tragen (Abkürzungen siehe ➤ Abb. 2.5; Vorzeichenkonventionen siehe Text) (Daten aus Sutherland et al., 1988).

durchgestreckt, aber das ist bei Sutherlands Daten in allen Altersstufen zu beobachten und könnte auf die Messmethode zurückzuführen sein. Bei Kleinkindern ist eine gewisse Beugung des Kniegelenks in der Standphase zu beobachten, die jedoch weniger stark ausgeprägt ist und früher einsetzt als bei Erwachsenen. Die Flexion des Knies in der Schwungphase ist im Alter von 1 Jahr ebenfalls etwas reduziert, und die meisten Erwachsenen haben eine stärkere Beugung in der Schwungphase als in ➤ Abb. 2.5 dargestellt.

Bei Kleinkindern erfolgt der 1. Bodenkontakt mit dem ganzen Fuß – der Fersenauftritt wird durch das Aufsetzens der ganzen Fußsohle ersetzt. Das Sprunggelenk ist beim 1. Bodenkontakt plantarflektiert und bleibt in dieser Stellung bis in die frühe Standphase, im Gegensatz zum Muster des Erwachsenen, bei dem das Sprunggelenk beim 1. Bodenkontakt ungefähr neutral ist, aber schnell in Plantarflexion geht. Das Muster der Dorsalflexion, gefolgt von der Plantarflexion während der restlichen Standphase, ist in allen Altersgruppen im Wesentlichen gleich.

Da Kinder kleiner sind als Erwachsene, ist es nicht verwunderlich, dass sie mit einer kürzeren Schrittlänge und in einem langsameren Tempo gehen. Sutherland et al. (1988) haben gezeigt, dass die Schrittlänge in engem Zusammenhang mit der Körpergröße steht und dass das Verhältnis zwischen Schrittlänge und Körpergröße dem von Erwachsenen ähnlich ist. Die Veränderung der Schrittlänge mit dem Alter spiegelt die Veränderung der Körpergröße wider, wobei bis zum Alter von 4 Jahren eine rasche und danach eine langsamere Zunahme zu verzeichnen ist. Todd et al. (1989) haben die Beziehungen zwischen der Körpergröße von Kindern und ihren allgemeinen Gangparametern untersucht. Kleinkinder gehen mit einer kurzen Zykluszeit (schnelle Schrittfrequenz), wobei der Mittelwert im Alter von 1 Jahr etwa 0,70 s (171 Schritte/min) beträgt.

Die Zykluszeit nimmt mit dem Alter zu, liegt aber im Alter von 7 Jahren immer noch bei etwa 0,85 s (141 Schritte/min) und damit deutlich unter den typischen Werten für Erwachsene von 1,06 s (113 Schritte/min) für Männer und 1,02 s (118 Schritte/min) für Frauen. Die kürzere Zykluszeit kompensiert teilweise die kurze Schrittlänge, und das Gehtempo reicht von 0,64 m/s im Alter von 1 Jahr bis 1,14 m/s im Alter von 7 Jahren; im Vergleich dazu die typischen Erwachsenenwerte: 1,46 m/s für Männer und 1,30 m/s für Frauen. Sutherland berichtete nicht über den Gang von Kindern, die älter als 7 Jahre waren, und unterschied nicht zwischen den Ergebnissen von männlichen und weiblichen Kindern. ➤ Tab. 2.1 zeigt die Normalbereiche für die allgemeinen Gangparameter bei Kindern, die zum Teil aus den Daten von Sutherland abgeleitet wurden. Werte, die allein auf dem Alter basieren, können jedoch irreführend sein; die Schrittlänge hängt von der Körpergröße und vom Gehtempo ab, die bei Kindern mit körperlicher Beeinträchtigung geringer sein können als bei gesunden Kindern desselben Alters.

Wie in ➤ Abb. 2.30 zu sehen ist, nimmt die Schwungphase bei sehr kleinen Kindern einen geringeren Anteil des Gangzyklus ein als bei Erwachsenen, wodurch die Zeit minimiert wird, die im weniger stabilen Zustand des einbeinigen Standes verbracht wird. Die relative Dauer der Schwungphase nimmt mit dem Alter zu und erreicht etwa im Alter von 4 Jahren Erwachsenenwerte. Die seitliche Symmetrie ist in jedem Alter gegeben. Sutherland et al. (1988) setzten die Breite der Lauffläche mit der Breite des Körpers am oberen Ende des Beckens in Beziehung, wobei sie das etwas verwirrende Verhältnis „Beckenspannweite/Knöchelspannweite" verwendeten. Ändert man die Maßeinheiten der Klarheit halber, so beträgt die Breite der Lauffläche im Alter von 1 Jahr etwa 70 % der Beckenbreite und sinkt bis zum Alter von 3,5 Jahren auf etwa 45 %, wo sie bis zum Alter von 7 Jahren verbleibt. Ein Durchschnittswert für Erwachsene ist nicht ohne Weiteres verfügbar, liegt aber wahrscheinlich unter 30 %.

In sehr jungem Alter zeigten EMG-Untersuchungen die Tendenz, die meisten Muskeln für einen größeren Teil des Gangzyklus zu aktivieren, im Gegensatz zu Erwachsenen, bei denen dies nicht der Fall ist. Mit Ausnahme des Triceps surae sind für die meisten Muskeln im Alter von 2 Jahren erwachsene Aktivitätsmuster etabliert. Sutherland et al. (1988) fanden heraus, dass Kinder in 2 Gruppen eingeteilt werden können, je nachdem, ob der Triceps surae in einem verlängert bestehenden (Säuglings-)Muster oder dem normalen (Erwachsenen-)Muster aktiviert wird. Mehr als 60 % der Kinder, die zum Untersuchungszeitpunkt jünger als 2 Jahre waren, wiesen das kindliche Muster auf; der Anteil sank bis zum Alter von 7 Jahren auf weniger als 30 %. Die Autoren vermuteten, dass dies mit einer verzögerten Myelinisierung der sensorischen Äste der peripheren Nerven zusammenhängen könnte.

Einen ausgezeichneten Überblick über die wichtigsten Veränderungen des Gangbildes in der Kindheit gibt Sutherland (1997). Das Gangbild von Kindern unter 2 Jahren wurde von Grimshaw et al. (1998) eingehend untersucht. Hallemans et al. (2005) führten Studien zu Gelenkmomenten und Kräften in dieser Altersgruppe durch.

2.12.2 Gangbild älterer Menschen

Cunha (1988) erörterte den Gang älterer Menschen und wies darauf hin, dass viele pathologische Gangstörungen fälschlicherweise für einen Teil des normalen Alterungsprozesses gehalten werden. Die Identifizierung einer zugrunde liegenden Ursache, die möglicherweise behandelbar ist, könnte die Lebensqualität des Patienten verbessern und das Risiko von

Stürzen und Knochenbrüchen verringern. Cunha hat die Ursachen für die Gangstörungen im Alter wie folgt klassifiziert: neurologische, psychologische, orthopädische, endokrinologische, allgemeine, medikamentöse, senile Gangstörungen und assoziierte Erkrankungen. Er beschrieb die Merkmale des Gangs bei vielen Erkrankungen, die ältere Menschen betreffen, und schlug einen Plan für die Diagnostik und die Behandlung dieser Patienten vor.

Es gibt eine Reihe von Untersuchungen über die Veränderungen des Gangbilds mit zunehmendem Alter; hier ist insbesondere die Studie von Murray et al. (1969) zu nennen, die den Gang von Männern bis zum Alter von 87 Jahren untersucht haben. Die folgende Beschreibung beschränkt sich auf die Auswirkungen des Alters auf das Gehen bei frei gewählter Geschwindigkeit, obwohl Murray et al. auch das schnelle Gehen untersucht haben. In einer begleitenden Arbeit (Murray et al., 1970) wurde der Gang von Frauen bis zum Alter von 70 Jahren untersucht. Sie lieferte nicht so viele Informationen über die Auswirkungen des Alters, bestätigte aber im Allgemeinen die Beobachtungen, die bei Männern gemacht worden waren.

Der Gang älterer Menschen unterliegt zwei Einflüssen: den Folgen des Alters selbst und den Auswirkungen pathologischer Zustände wie Arthrose und Erkrankungen, etwa Morbus Parkinson, die mit zunehmendem Alter per se häufiger auftreten. Unter der Voraussetzung, dass Patienten mit Pathologien konsequent ausgeschlossen werden, scheint der Gang älterer Menschen einfach eine „verlangsamte" Version des Gangs jüngerer Erwachsener zu sein. Murray et al. (1969) wiesen explizit darauf hin, dass das Gangbild älterer Männer keinem pathologischen Gang ähnelt.

Typischerweise treten altersbedingte Gangveränderungen in der Dekade zwischen dem 60. und 70. Lebensjahr auf. Es kommt zu einer reduzierten Schrittlänge, einer variablen, aber im Allgemeinen erhöhten Zykluszeit (mit reduzierter Schrittfrequenz) und einer Vergrößerung der Lauffläche. Es können darüber hinaus viele andere Veränderungen beobachtet werden, wie z. B. eine relative Zunahme der Dauer der Standphase als Prozentanteil des Gangzyklus, aber die meisten dieser Veränderungen sind den Veränderungen der Schrittlänge, der Zykluszeit und der Gehbasis geschuldet. Die Gehgeschwindigkeit (Schrittlänge geteilt durch die Zykluszeit) ist bei älteren Menschen

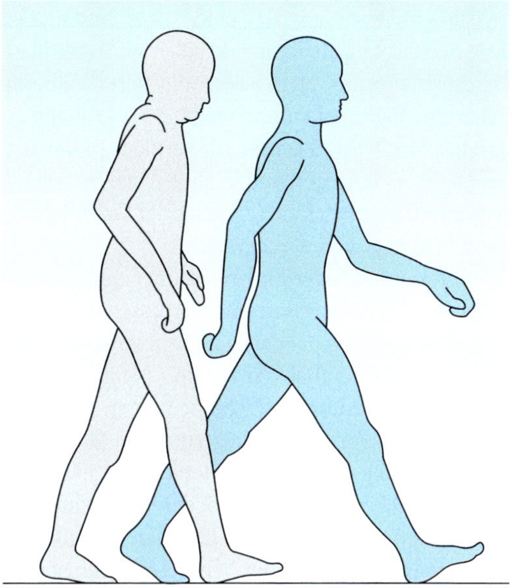

Abb. 2.31 Körperposition beim Erstkontakt des rechten Fußes bei älteren *(links)* und jüngeren Männern *(rechts)* (Murray et al., 1969).

fast immer reduziert. ➤ Tab. 2.1 zeigt die Normalbereiche für die allgemeinen Gangparameter bis zum Alter von 80 Jahren.

Einige der Unterschiede zwischen dem Gang junger und älterer Menschen sind in ➤ Abb. 2.31 zu sehen, die aus Murray et al. (1969) stammt. Diese Autoren nahmen an, die Gangänderungen bei älteren Menschen dazu dienen, die Sicherheit beim Gehen zu verbessern. Sowohl die Verringerung der Schrittlänge als auch die Vergrößerung der Lauffläche erleichtern es, beim Gehen das Gleichgewicht zu halten. Die Erhöhung der Zykluszeit (Verringerung der Kadenz) führt zu einer Verringerung des zeitlichen Anteils im Gangzyklus, in dem nur eine Stütze vorhanden ist, da die Erhöhung der Zykluslänge größtenteils durch eine Verlängerung der Standphase und damit der doppelten Stützzeit erreicht wird.

Zu den Veränderungen der Winkelauslenkungen der Gelenke bei älteren Menschen gehören eine Reduktion des Gesamtumfangs der Hüftbeugung und -streckung, eine Reduktion der Kniebeugung in der Schwungphase und eine Reduktion der Plantarflexion des Sprunggelenks während der Abstoßphase. Alle diese Werte hängen jedoch sowohl von der Zykluszeit als auch von der Schrittlänge ab und liegen wahrscheinlich im normalen Bereich, wenn diese Faktoren berücksichtigt werden. Nigg et al. (1994) bestätigten diese Beobachtungen in einer detaillierten Studie über dreidimensionale Gelenkbewegungsbereiche beim Gehen bei männlichen und weiblichen Probanden im Alter von 20 bis 79 Jahren. Die vertikale Bewegung des Kopfes ist verringert und seine seitliche Bewegung vergrößert, wahrscheinlich als Folge der Veränderung der Schrittlänge und der Lauffläche.

Die Raumbahn der Fußspitze über dem Boden ändert sich im Alter, was zu einer verbesserten Bodenfreiheit in der ersten Hälfte der Schwungphase führt. Dies ist wahrscheinlich ein weiterer Mechanismus, der zur Verbesserung der Sicherheit dient. Die Ferse hebt sich beim Vorschwung in geringerem Maße, und die Fußstellung ist beim 1. Bodenkontakt näher an der Horizontalen, was beides mit der Verkürzung der Schrittlänge zusammenhängt. Bei älteren Menschen nimmt darüber hinaus der Winkel der Zehenauswärtsstellung beim Gehen zu, und die Haltung und die Bewegungen der Arme verändern sich: Die Ellenbogen sind stärker gebeugt und die Schultern extendiert. Die Gründe für diese Unterschiede sind nicht bekannt.

Die Grenze zwischen normal und abnormal kann bei älteren Menschen schwer zu ziehen sein. Es wurde ein Zustand beschrieben, der als *idiopathische Gangstörung älterer Menschen* bezeichnet wird und im Wesentlichen eine Übertreibung der normalerweise mit dem Alter auftretenden Gangveränderungen darstellt; das Gangbild ist u. a. durch eine vorsichtige Haltung beim Gehen mit einer verlängerten Zykluszeit (niedrige Kadenz), einer kurzen Schrittlänge und einer erhöhten Schrittvariabilität gekennzeichnet. Eine umfassende Übersicht über die Veränderungen des Gangbildes mit zunehmendem Alter findet sich in Prince et al. (1997).

LITERATUR

Anderson, F.C., Pandy, M.G., 2003. Individual muscle contributions to support in normal walking. Gait Posture 17, 159–169.

Baker, R., Kirkwood, C., Pandy, M., 2004. Minimizing the vertical excursion of the center of mass is not the primary aim of walking. In: Eighth International Symposium on the 3-D Analysis of Human Movement. Tampa, Florida, USA, March 31–April 2, pp. 101–104.

Basmajian, J.V., De Luca, C.J., 1985. Muscles Alive: Their Functions Revealed by Electromyography. Lippincott Williams & Wilkins, Baltimore, MD.

Blanc, Y., Balmer, C., Landis, T., Vingerhoets, F., 1999. Temporal parameters and patterns of foot roll over during walking: normative data for healthy adults. Gait Posture 10, 97–108.

Bresler, B., Frankel, J.P., 1950. The forces and moments in the leg during level walking. American Society of Mechanical Engineers Transactions 72, 27–36.

Buczek, F.L., Sanders, J.O., Concha, M.C., et al., 2003. Inadequacy of an inverted pendulum model of human gait. In: Gait and Clinical Movement Analysis Society. Eighth Annual Meeting, Wilmington, Delaware, USA, pp. 185–186.

Burnfield, J.M., Tsai, Y.J., Powers, C.M., 2005. Comparison of utilized coefficient of friction during different walking tasks in persons with and without a disability. Gait Posture 22, 82–88.

Cavagna, G.A., Margaria, R., 1966. Mechanics of walking. J. Appl. Physiol. 21, 271–278.

Cham, R., Redfern, M.S., 2002. Changes in gait when anticipating slippery floors. Gait Posture 15, 159–171.

Cunha, U.V., 1988. Differential diagnosis of gait disorders in the elderly. Geriatrics 43, 33–42.

De Luca, C.J., 1997. The use of surface electromyography in biomechanics. J. Appl. Biomech. 13 (2), 135–163.

Della Croce, U., Riley, P.O., Lelas, J.L., et al., 2001. A refined view of the determinants of gait. Gait Posture 14, 79–84.

Fiolkowski, P., Brunt, D., Bishop, M., Woo, R., 2002. Does postural instability affect the initiation of human gait? Neurosci. Lett. 323 (3), 167–170.

Gage, J.R. (Ed.), 2004. The Treatment of Gait Problems in Cerebral Palsy. MacKeith Press, London.

Gard, S.A., Childress, D.S., 1997. The effect of pelvic list on the vertical displacement of the trunk during normal walking. Gait Posture 5, 233–238.

Grimshaw, P.N., Marques-Bruna, P., Salo, A., et al., 1998. The 3-dimensional kinematics of the walking gait cycle of children aged between 10 and 24 months: cross sectional and repeated measures. Gait Posture 7, 7–15.

Hallemans, A., De Clercq, D., Otten, B., et al., 2005. 3D joint dynamics of walking in toddlers. A crosssectional study spanning the first rapid development phase of walking. Gait Posture 22, 107–118.

Halliday, S.E., Winter, D.A., Frank, J.S., et al., 1998. The initiation of gait in young, elderly and Parkinson's disease subjects. Gait Posture 8, 8–14.

Henriksson, M., Hirschfeld, H., 2005. Physically active older adults display alterations in gait initiation. Gait Posture 21 (3), 289–296.

Hof, A.L., 2000. On the interpretation of the support moment. Gait Posture 12, 196–199.

Inman, V.T., Ralston, H.J., Todd, F., 1981. Human Walking. Williams & Wilkins, Baltimore, MD.

Kerrigan, C.D., 2003. Discoveries from quantitative gait analysis. Gait Posture 18 (Suppl. 1), S13.

Lamoth, C.J.C., Beek, P.J., Meijer, O.G., 2002. Pelvis-thorax coordination in the transverse plane during gait. Gait Posture 16, 101–114.

Macellari, V., Giacomozzi, C., Saggini, R., 1999. Spatial-temporal parameters of gait: reference data and a

statistical method for normality assessment. Gait Posture 10, 171–181.
Martin, M., Shinberg, M., Kuchibhatla, M., Ray, L., Carollo, J.J., Schenkman, M.L., 2002. Gait initiation in community-dwelling adults with Parkinson disease: comparison with older and younger adults without the disease. Phys. Ther. 82 (6), 566–577.
Mickelborough, J., van der Linden, M.L., Tallis, R.C., Ennos, A.R., 2004. Muscle activity during gait initiation in normal elderly people. Gait Posture 19 (1), 50–57.
Mueller, M.J., Sinacore, D.R., Hoogstrate, S., et al., 1994. Hip and ankle walking strategies: effect on peak plantar pressures and implications for neuropathic ulceration. Arch. Phys. Med. Rehabil. 75, 1196–1200.
Murray, M.P., 1967. Gait as a total pattern of movement. Am. J. Phys. Med. 46, 290–333.
Murray, M.P., Kory, R.C., Clarkson, B.H., 1969. Walking patterns in healthy old men. J. Gerontol. 24, 169–178.
Murray, M.P., Kory, R.C., Sepic, S.B., 1970. Walking patterns of normal women. Arch. Phys. Med. Rehabil. 51, 637–650.
Nene, A., Mayagoitia, R., Veltink, P., 1999. Assessment of rectus femoris function during initial swing phase. Gait Posture 9, 1–9.
Nigg, B.M., Fisher, V., Ronsky, J.L., 1994. Gait characteristics as a function of age and gender. Gait Posture 2, 213–220.
Oeffinger, D., Brauch, B., Cranfill, S., et al., 1999. Comparison of gait with and without shoes in children. Gait Posture 9, 95–100.
Paul, J.P., 1965. Bio-engineering studies of the forces transmitted by joints. (II) Engineering analysis. In: Kenedi, J.P. (Ed.), Biomechanics and Related Bioengineering Topics. Pergamon, Oxford, pp. 369–380.
Paul, J.P., 1966. Forces transmitted by joints in the human body.
Proceedings of the Institute of Mechanical Engineers 181, 8–15.
Pedotti, A., 1977. Simple equipment used in clinical practice for the evaluation of locomotion. IEEE Transactions on Biomedical Engineering BME-24 456–461 BME-24.
Perry, J., 1974. Kinesiology of lower extremity bracing. Clin. Orthop. Relat. Res. 102, 18–31.
Perry, J., 1992. Gait Analysis: Normal and Pathological Function. Slack Incorporated, Thorofare, NJ.
Prince, F., Winter, D.A., Stergiou, P., et al., 1994. Anticipatory control of upper body balance during human locomotion. Gait Posture 2, 19–25.
Prince, F., Corriveau, H., Hébert, R., et al., 1997. Gait in the elderly. Gait Posture 5, 128–135.
Radin, E.L., 1987. Osteoarthrosis: what is known about its prevention. Clin. Orthop. Relat. Res. 222, 60–65.
Richards, J., 2018. The Comprehensive Textbook of Clinical Biomechanics. Churchill Livingstone.
Rose, J., Gamble, J.G., 1994. Human Walking, second ed. Williams & Wilkins, Baltimore, MD.
Rose, J., Gamble, J.G., 2005. Human Walking, third ed. Lippincott Williams Wilkins.
Sadeghi, H., 2003. Local or global asymmetry in gait of people without impairments. Gait Posture 17, 197–204.
Saunders, J.B.D.M., Inman, V.T., Eberhart, H.S., 1953. The major determinants in normal and pathological gait. J. Bone Joint Surg. Am. 35, 543–558.
Sawatzky, B.J., Sanderson, D.J., Beauchamp, R.D., et al., 1994. Ground reaction forces in gait in children with clubfeet – a preliminary study. Gait Posture 2, 123–127.
Sekiya, N., Nagasaki, H., 1998. Reproducibility of the walking patterns of normal young adults: test-retest reliability of the walk ratio (step-length/step-rate). Gait Posture 7, 225–227.
Shiavi, R., 1985. Electromyographic patterns in adult locomotion: a comprehensive review. J. Rehabil. Res. Dev. 22, 85–98.
Siegel, K.L., Kepple, T.M., Stanhope, S.J., 2004. Joint moment control of mechanical energy flow during normal gait. Gait Posture 19, 69–75.
Sutherland, D.H., 1984. Gait Disorders in Childhood and Adolescence. Williams & Wilkins, Baltimore, MD.
Sutherland, D.H., 1997. The development of mature gait. Gait Posture 6, 163–170.
Sutherland, D.H., Olshen, R.A., Biden, E.N., et al., 1988. The Development of Mature Walking. MacKeith Press, London.
Todd, F.N., Lamoreux, L.W., Skinner, S.R., et al., 1989. Variations in the gait of normal children. J. Bone Joint Surg. Am. 71, 196–204.
Viton, J.M., Timsit, M., Mesure, S., Massion, J., Franceschi, J.P., Delarque, A., 2000. Asymmetry of gait initiation in patients with unilateral knee arthritis. Arch. Phys. Med. Rehabil. 81 (2), 194–200.
Wall, J.C., Charteris, J., Turnbull, G.I., 1987. Two steps equals one stride equals what? The applicability of normal gait nomenclature to abnormal walking patterns. Clin. Biomech. (Bristol, Avon) 2, 119–125.
Waters, R.L., Mulroy, S., 1999. The energy expenditure of normal and pathological gait. Gait Posture 9, 207–231.
Waters, R.L., Lunsford, B.R., Perry, J., et al., 1988. Energyspeed relationship of walking: standard tables. J. Orthop. Res. 6, 215–222.
Whittle, M.W., 1999. Generation and attenuation of transient impulsive forces beneath the foot: a review. Gait Posture 10, 264–275.
Winter, D.A., 1980. Overall principle of lower limb support during stance phase of gait. J. Biomech. 13, 923–927.
Winter, D.A., 1983. Energy generation and absorption at the ankle and knee during fast, natural and slow cadences. Clin. Orthop. Relat. Res. 175, 147–154.
Winter, D.A., 1991. The Biomechanics and Motor Control of Human Gait, second ed. University of Waterloo Press, Waterloo, Ontario.
Winter, D.A., 1995. Human balance and posture control during standing and walking. Gait Posture 3, 193–214.
Winter, D.A., Quanbury, A.O., Reimer, G.D., 1976. Analysis of instantaneous energy of normal gait. J. Biomech. 9.

KAPITEL

3

Michael Whittle, David Levine, Jim Richards

Pathologische und andere abnorme Gangbilder

Einleitung

Obwohl der normale Gang des Menschen eine gewisse Variabilität aufweist, insbesondere hinsichtlich des Muskeleinsatzes, gibt es ein erkennbares „normales Muster" des Gehens, und für alle messbaren Variablen kann ein „normaler Bereich" definiert werden. Pathologische Erkrankungen des Bewegungsapparates haben häufig ein eindeutig „abnormes" Gangbild zur Folge. Einige dieser Anomalien können mit bloßem Auge erkannt werden, andere lassen sich nur durch den Einsatz geeigneter Messsysteme feststellen.

Damit ein Mensch gehen kann, muss der Bewegungsapparat 4 Dinge leisten:

- Die Beine müssen abwechselnd in der Lage sein, das Körpergewicht jeweils allein zu tragen, ohne zusammenzubrechen.
- Das Gleichgewicht muss sowohl statisch als auch dynamisch während des Einbeinstandes gehalten werden können.
- Das Schwungbein muss in eine Position voran bewegt werden können, in der es die Stützfunktion übernehmen kann.
- Es muss genügend Kraft vorhanden sein, um die notwendigen Bewegungen der Gliedmaßen und die Vorwärtsbewegung des Rumpfes auszuführen.

Beim normalen Gehen wird all dies ohne erkennbare Schwierigkeiten und mit geringem Energieverbrauch geleistet. Bei vielen Formen des pathologischen Gangs kann die Vorwärtsbewegung des Rumpfes jedoch nur durch abnorme Bewegungen erreicht werden, die in der Regel den Energieverbrauch erhöhen, oder durch die Verwendung von Gehhilfen wie Gehstöcken, Krücken, Orthesen oder Schienen. Wenn auch nur eine dieser vier o. g. Voraussetzungen nicht erfüllt werden kann, ist der Betroffene nicht gehfähig.

Das Gangbild ist das Ergebnis einer komplexen Interaktion zwischen den zahlreichen neuromuskulären und strukturellen Elementen des Bewegungsapparates. Gangstörungen können durch eine Beeinträchtigung in jedem Teil dieses Systems, einschließlich Gehirn, Rückenmark, Nerven, Muskeln, Gelenken und Knochenskelett, verursacht werden. Ein abnormaler Gang kann auch aus Schmerzen resultieren, sodass eine Person zwar körperlich in der Lage ist, normal zu gehen, es aber als angenehmer empfindet, auf eine andere Art zu gehen.

Der Begriff „*Hinken*" wird häufig zur Beschreibung einer Vielzahl von abnormalen Gangbildern verwendet. Die Definitionen in Wörterbüchern sind jedoch wenig hilfreich, eine typische Definition lautet „Lahmheit". Da dieses Wort keine klar definierte wissenschaftliche Bedeutung hat, sollte es im Zusammenhang mit der Ganganalyse nur mit Einschränkung verwendet werden. Am ehesten wird der Begriff wohl für eine Ganganomalie verwendet, die ein gewisses Maß an Asymmetrie aufweist und für einen ungeübten Beobachter ohne Weiteres erkennbar ist.

Da der Gang das Endergebnis eines komplizierten Prozesses ist, können sich initial verschiedene Probleme in ein und derselben Gangabweichung manifestieren. Aus diesem Grund werden wir die abnormen Gangmuster getrennt von den Pathologien darstellen, die sie verursachen. Dieses Kapitel beginnt mit einer detaillierten Beschreibung der häufigsten abnormalen Gangmuster. Es folgt eine Skizzierung der Verwendung von Gehhilfen wie Stöcken und orthopädischen Gehhilfen sowie eine Beschreibung des Gehens auf dem Laufband.

3.1 Spezifische Ganganomalien

Die folgenden Abschnitte basieren auf einem von der New York University (1986) herausgegebenen Handbuch mit Unterrichtsmaterialien für angehende Orthopädietechniker. Obwohl das Handbuch schon fast 40 Jahre alt ist, enthält es eine sehr nützliche Liste von häufigen Ganganomalien, die alle mit bloßem Auge erkannt werden können. Das Handbuch kritisiert die gängige Praxis, Ganganomalien anhand ihrer pathologischen Ursache zu identifizieren. Beispielsweise suggeriert „hemiplegischer Gang", dass alle Hemiplegiker auf die gleiche Weise gehen, was bei Weitem nicht zutrifft. Ein weiterer Kritikpunkt ist die Vernachlässigung der Veränderungen des Gangs, die im Verlauf der Erkrankung oder auch oder als Folge der Behandlung auftreten können. Das Handbuch schlägt vor, besser rein beschreibende Begriffe zu verwenden, z. B. „übermäßiger medialer Fußkontakt". Dieses Vorgehen im Folgenden übernommen. Einige der in der Veröffentlichung der New York University beschriebenen Ganganomalien gelten nur für den Gang von Personen, die Orthesen tragen; diese Ausführungen wurden im vorliegenden Text weggelassen.

Die hier beschriebenen pathologischen Gangmuster können entweder allein oder in Kombination auftreten. In Kombination vorliegend, können sie sich gegenseitig beeinflussen, sodass die einzelnen Gangänderungen möglicherweise nicht genau den Beschreibungen entsprechen. Die folgende Darstellung erhebt keinen Anspruch auf Vollständigkeit; eine Person kann eine Variation eines der allgemeinen Musters oder andere, hier nicht aufgeführte Gangmuster nutzen. Bei der Untersuchung eines pathologischen Gangs, insbesondere eines Gangs, der nicht in eines der Standardmuster zu passen scheint, ist es hilfreich, sich daran zu erinnern, dass eine abnorme Bewegung zwei Gründen ausgeführt werden kann:

- Der Betroffene hat keine Wahl, denn die Art der Bewegung wird ihm durch Schwäche, Spastik oder Deformität „aufgezwungen".
- Die Bewegung ist eine Art Kompensation, mit der der Betroffene ein anderes Problem auszugleichen sucht, das demzufolge identifiziert werden muss.

3.1.1 Seitliche Rumpfbeugung

Die Beugung des Rumpfes zur Seite der stützenden Gliedmaße während der Standphase wird als *seitliche Rumpfbeugung*, ipsilaterale *Seitneigung* oder, allgemeiner, als *Trendelenburg-Gang* bezeichnet. Der Zweck dieses Manövers besteht im Allgemeinen darin, die Kräfte in den Abduktoren und im Hüftgelenk während des Einbeinstandes zu reduzieren.

Die seitliche Rumpfbeugung lässt sich am besten aus der Frontalansicht (koronale Ebene) beobachten. Während der Standphase ist der Rumpf im Allgemeinen aufrecht. Sobald aber das Schwungbein den Boden verlässt, neigt sich der Rumpf zur Seite des Standbeins und kehrt zu Beginn der nächsten Standphase auf beiden Beinen wieder in die aufrechte Haltung zurück. Die Rumpfbeugung kann *einseitig* (d. h. auf die Standphase eines Beins beschränkt) oder *beidseitig* (d. h. mit Schwanken des Rumpfes von einer Seite zur anderen) imponieren und zu einem Gangbild führen, das als *Watscheln* bezeichnet wird. In den folgenden Beispielen beträgt das Gewicht des Rumpfes 452 N, was einer Masse von 46 kg entspricht, während das Gewicht des rechten Beins 147 N beträgt, was einer Masse von 15 kg entspricht.

➤ Abb. 3.1 zeigt eine schematische Darstellung des Rumpfes, des Beckens und der Hüftgelenke beim beidbeinigen Stand. Die Abduktoren sind inaktiv, und das Gewicht des Rumpfes wird gleichmäßig auf die beiden Hüftgelenke verteilt. ➤ Abb. 3.2 zeigt, was

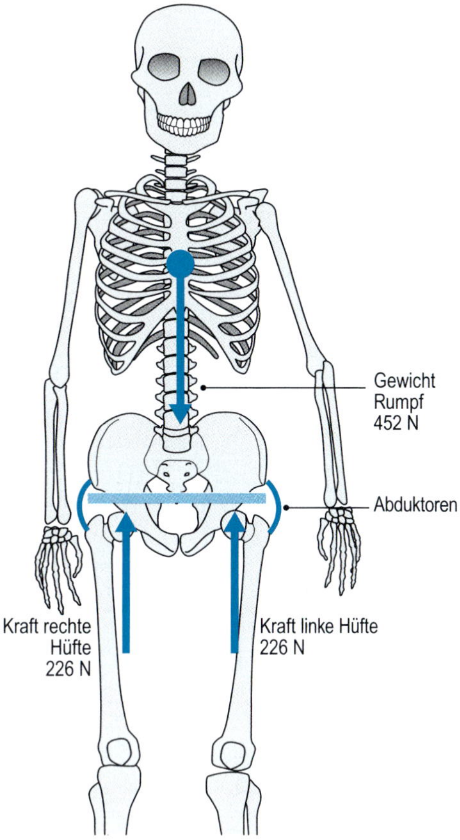

Abb. 3.1 Schematische Darstellung des beidbeinigen Standes. Die Kraft in jedem Hüftgelenk (226 N) ist halb so groß wie das Gewicht des Rumpfes (452 N). Die Abduktoren sind nicht kontrahiert.

bei einer gesunden Person passiert, wenn der rechte Fuß vom Boden abgehoben wird: Die Kraft durch das linke Hüftgelenk nimmt um das 6-Fache zu: von 226 N (23 kg) auf 1510 N (154 kg). Dieser Anstieg setzt sich aus 3 Komponenten zusammen:

- Das gesamte Gewicht des Rumpfes wird nun vom linken Hüftgelenk getragen, anstatt auf beide Hüften verteilt zu werden, was ein gegen den Uhrzeigersinn gerichtetes Kraftmoment erzeugt.
- Das Gewicht des rechten Beins wird nun von der linken Hüfte statt vom Boden getragen, was ebenfalls ein Kraftmoment gegen den Uhrzeigersinn erzeugt.
- Die linken Hüftabduktoren (vor allem der Gluteus medius) kontrahieren und erzeugen ein Kraftmoment im Uhrzeigersinn, das das Becken daran

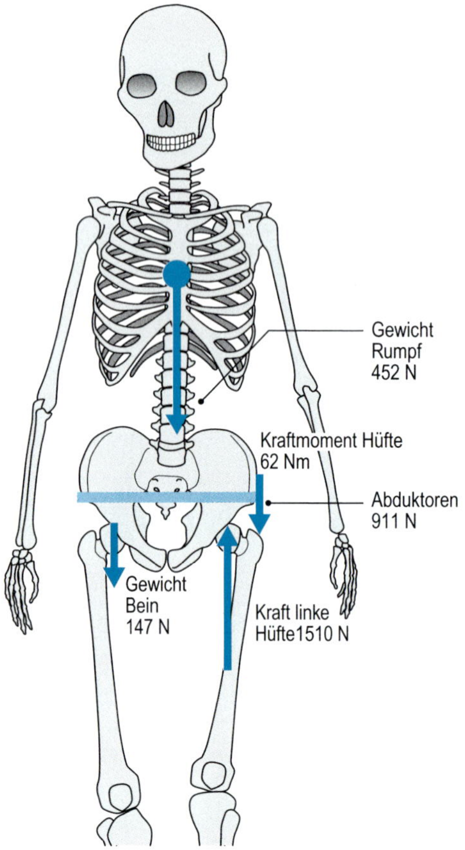

Abb. 3.2 Schematische Darstellung des einbeinigen Standes links (das rechte Bein wird hochgehalten und berührt den Boden nicht). Die Kraft in der linken Hüfte (1510 N) ist die Summe aus 1) dem Gewicht des Rumpfes (452 N), 2) dem Gewicht des rechten Beins (147 N) und 3) der Kontraktionskraft der Abduktoren (911 N).

hindert, auf die nicht gestützte Seite abzusinken. Die Reaktionskraft auf diese Kontraktion geht durch die linke Hüfte.

Diese 3 Komponenten tragen wie folgt zum erhöhten Kraftaufwand in der linken Hüfte bei:

- Die Gewichtskraft des Rumpfes erhöht sich von 226 N auf 452 N (23 kg), da sie nun nicht mehr geteilt wird.
- Das Gewicht des rechten Beins beträgt 147 N (15 kg).
- Die Kontraktion der Abduktoren erhöht sich auf 911 N (93 kg).

Das Ergebnis ist ein Anstieg von insgesamt 1284 N (131 kg).

Es sei darauf hingewiesen, dass dieses Beispiel zur Veranschaulichung erfunden wurde und die tatsächlichen Zahlen nicht allzu ernst genommen werden sollten!

Die 4 Bedingungen, die erfüllt sein müssen, damit dieser Vorgang zufriedenstellend funktioniert, sind:

1. keine signifikante Schmerzen bei Belastung,
2. ausreichende Kraft in den Hüftabduktoren,
3. ausreichend langer Hebelarm für die Hüftabduktoren und
4. Vorhandensein eines festen und stabilen Drehpunktes im oder um das Hüftgelenk.

Sollte eine oder mehrere dieser Bedingungen nicht erfüllt sein, kann die Person eine seitliche Rumpfbeugung vornehmen, um dies zu kompensieren. Die Auswirkung der seitlichen Rumpfbeugung auf die Gelenkkraft ist in ➤ Abb. 3.3 dargestellt. Auf die Komponenten 1) und 2) hat die erhöhte Kraft keine Auswirkung, aber wenn der Schwerpunkt des Rumpfes direkt über die linke Hüfte verlagert wird, entfällt das durch die Masse des Rumpfes erzeugte Kraftmoment gegen den Uhrzeigersinn. Die Abduktoren müssen nun nur noch mit einer Kraft von 363 N (37 kg) kontrahieren, um das durch das Gewicht des rechten Beins verursachte Kraftmoment gegen den Uhrzeigersinn auszugleichen. Die Kontraktionskraft der Abduktoren verringert sich somit um 548 N (56 kg) und die Gesamtgelenkkraft entsprechend von 1501 N auf 962 N. Die Zahlen in den Abbildungen beziehen sich auf den Stand; während der Standphase innerhalb des Gangzyklus sind aufgrund der vertikalen Beschleunigungen des Schwerpunkts, die dazu führen, dass die durch das Bein übertragene Kraft oberhalb und unterhalb des Körpergewichts schwankt, höhere Kräfte zu erwarten (siehe ➤ Abb. 2.20). Allerdings sind diese Schwankungen beim pathologischen Gang tendenziell geringer als beim normalen Gang, da die vertikalen Beschleunigungen des Schwerpunkts beim Gehen mit kürzerer Schrittlänge geringer sind. Die Zahlen setzen auch voraus, dass die Beugung des Rumpfes dessen Schwerpunkt genau über das Hüftgelenk bringt. Dies ist in der Praxis unwahrscheinlich, aber das Prinzip bleibt gleich, unabhängig davon, ob der Schwerpunkt nicht bis zum Hüftgelenk verlagert wird oder ob es sogar seitlich darüber hinausgeht. Es gibt eine Reihe von Bedingungen, unter denen sich diese Ganganomalie zeigt; sie werden in den folgenden Abschnitten erläutert.

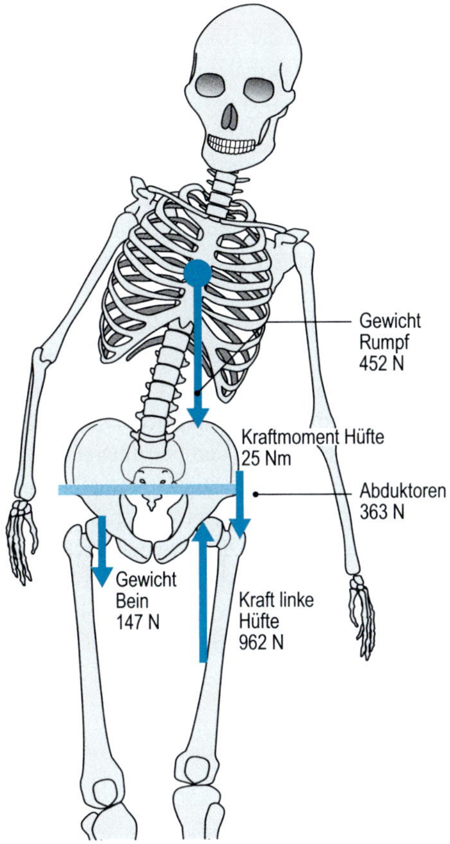

Abb. 3.3 Seitliche Rumpfbeugung. Wenn der Rumpf über die unterstützende Hüfte gebracht wird, verringern sich die gegen den Uhrzeigersinn gerichteten Kraftmomente um die linke Hüfte von 62 Nm auf 25 Nm, sodass das Beckenstabilisierung durch eine geringere Abduktorenkraft erreicht werden kann. Die Kraft in der linken Hüfte (962 N) ist die Summe aus 1) dem Gewicht des Rumpfes (452 N), 2) dem Gewicht des rechten Beins (147 N) und 3) der Kontraktionskraft der Abduktoren (363 N).

Schmerzhaftes Hüftgelenk

Wenn das Hüftgelenk schmerzt, wie es bei Arthrose und rheumatoider Arthritis der Fall ist, hängt die Stärke des Schmerzes in der Regel sehr stark von der Kraft ab, die durch das Gelenk übertragen wird. Da die seitliche Rumpfbeugung die Gesamtkraft des Gelenks reduziert, zeigt sich der Trendelenburg-Gang bei Menschen mit Hüftarthrose sehr häufig. Obwohl dies zu einer zweckdienlichen Verringerung der Kraft und damit der Schmerzen führt, sind die Kräfte immer noch beträchtlich (962 N in ➤ Abb. 3.3), und diese Kompensationen können zu einer Überlastung anderer Teile des Bewegungsapparats führen. Daher ist in der Regel die ursächliche Behandlung erforderlich.

Schwäche der Hüftabduktoren

Wenn die Hüftabduktoren geschwächt sind, können sie sich möglicherweise nicht mit ausreichender Kraft kontrahieren, um das Becken beim Einbeinstand zu stabilisieren. In diesem Fall kippt das Becken auf der Seite des Fußes, der vom Boden abgehoben wird (Trendelenburg-Zeichen, nicht zu verwechseln mit dem Trendelenburg-Gang). Um die Beanspruchung der geschwächten Muskulatur zu reduzieren, führt die Person in der Regel sowohl im Stehen als auch während des Gehens eine seitliche Rumpfbeugung aus, um das Gelenkmoment so weit wie möglich zu reduzieren (➤ Abb. 3.4). Eine Schwäche der Hüft-

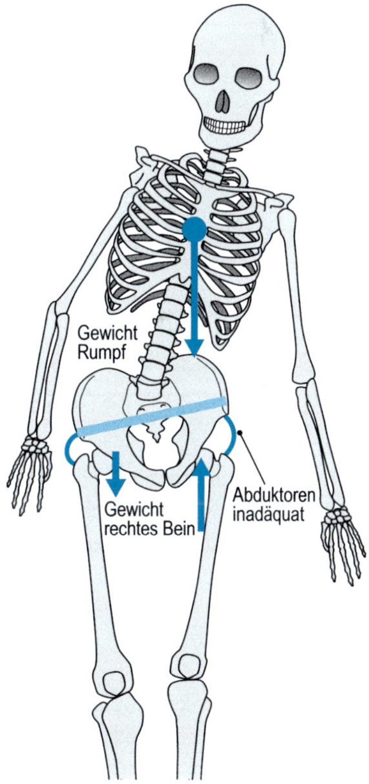

Abb. 3.4 Trendelenburg-Zeichen. Aufgrund unzureichender Kraft in den Hüftabduktoren fällt das Becken auf die nicht abgestützte Seite, wenn ein Fuß vom Boden abgehoben wird. Um dies auszugleichen, beugt die Person den Rumpf über die stützende Hüfte.

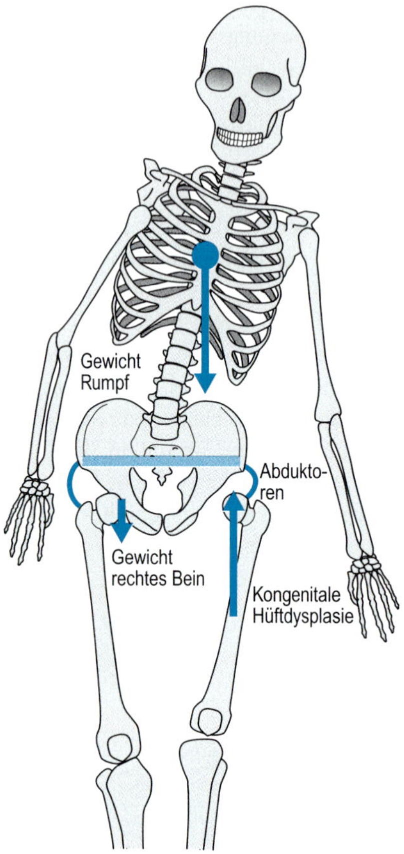

Abb. 3.5 Angeborene Hüftluxation. Sowohl die Arbeitslänge als auch der Hebelarm der Hüftabduktoren sind reduziert. Um dies auszugleichen, beugt die Person den Rumpf über die stützende Hüfte.

abduktoren kann durch Krankheit oder Trauma verursacht sein, wobei entweder die Muskeln selbst oder das Nervensystem, das sie steuert, beeinträchtigt sind.

Hüftgelenkanomalien

Im Bereich des Hüftgelenks führen 3 Erkrankungen zu Schwierigkeiten bei der Stabilisierung des Beckens mithilfe der Abduktoren: *angeborene Hüftluxation* (DDH, auch bekannt als „developmental dysplasia of the hip"; entwicklungsbedingte Hüftdysplasie), *Coxa vara* und *Epiphyseolysis capitis femoris*. In allen 3 Fällen ist die effektive Länge des Gluteus medius reduziert, weil sich der Trochanter major des Oberschenkels nach proximal, in Richtung Beckenrand, bewegt. Da der Muskel verkürzt ist, kann er nicht mehr effizient arbeiten und kontrahiert daher mit reduzierter Spannung. Bei der DDH und bei schweren Fällen von Femoralisdefekten besteht ein weiteres Problem darin, dass das normale Hüftgelenk durch ein falsches Hüftgelenk, eine Pseudarthrose, ersetzt wird. Dieses abnormale Gelenk liegt weiter lateral, wodurch sich der Hebelarm für die Abduktoren verringert, und es ist nicht in der Lage, den erforderlichen festen und stabilen Drehpunkt bilden. Die Kombination aus reduziertem Hebelarm und reduzierter Muskelkraft bewirkt bei den betroffenen Personen einen starken Impuls, mit seitlicher Rumpfbeugung zu gehen (➤ Abb. 3.5). In vielen Fällen, insbesondere bei älteren Menschen mit DDH, wird das falsche Hüftgelenk arthrotisch, und neben den anderen Problemen kommt es zusätzlich zur schmerzhaften Hüfte. Auch bei der Epiphyseolysis capitis femoris spielen Schmerzen häufig eine Rolle.

Breite Lauffläche

Wenn die Lauffläche ungewöhnlich breit ist, entstehen Probleme hinsichtlich des Gleichgewichts beim Einbeinstand. Anstatt den ganzen Körper zu kippen, um das Gleichgewicht zu halten, wie in ➤ Abb. 2.28a, wird die seitliche Beugung des Rumpfes genutzt, um den Körperschwerpunkt ungefähr über dem Standbein zu halten. In den meisten Fällen muss dies während der Standphase auf beiden Seiten geschehen, was beidseitig zu einer Rumpfbeugung und in der Folge zum Watschelgang führt.

Beinlängendifferenz

Beim Gehen mit Beinlängendifferenz kippt das Becken auf der Seite der verkürzten Gliedmaße nach unten, da das Körpergewicht auf diese Seite verlagert wird. Dies wird auch als „in ein Loch treten" beschrieben. Die Beckenkippung wird häufig von einer kompensatorischen Seitwärtsbeugung des Rumpfes begleitet.

Andere Ursachen

Perry (2010) nennt eine Reihe weiterer Ursachen für eine seitliche Rumpfbeugung, darunter Adduktorenkontraktur, Skoliose und ein gestörtes Körperbild, typischerweise nach einem Schlaganfall.

3.1.2 Rumpfvorneigung

Bei der Rumpfvorneigung beugt der Proband seinen Rumpf zu Beginn der Standphase nach vorn. Ist nur ein Bein betroffen, wird der Rumpf etwa zum Zeitpunkt des kontralateralen Erstkontakts mit dem Boden wieder aufgerichtet. Wenn jedoch beide Seiten betroffen sind, kann der Rumpf während des gesamten Gangzyklus vorgebeugt bleiben. Dies lässt sich am besten in der Seitansicht (Sagittalebene) erkennen.

Ein wichtiger Zweck dieses Gangbildes ist es, die unzureichende Kraft der Kniestrecker zu kompensieren. Das linke Bild in ➤ Abb. 3.6 zeigt, dass zu Beginn der Standphase die Wirkungslinie des Bodenreaktionskraftvektors normalerweise hinter der Achse des Kniegelenks verläuft und ein externes Moment erzeugt, das versucht, das Gelenk zu beugen. Dem steht die Kontraktion des Quadrizeps gegenüber, um ein internes Streckmoment zu erzeugen. Wenn der Quadrizeps geschwächt oder gelähmt ist,

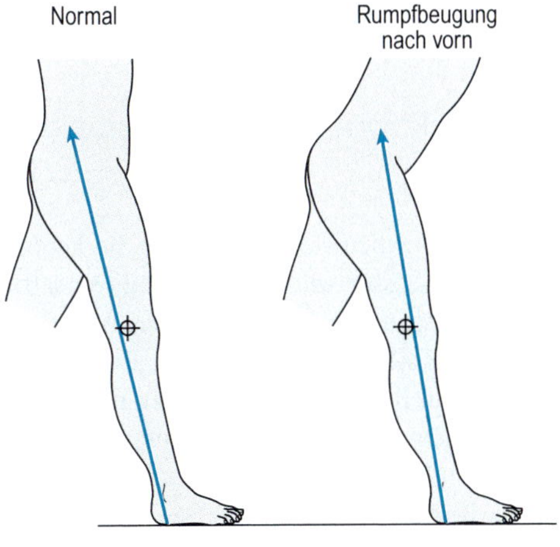

Abb. 3.6 Rumpfvorneigung. Beim normalen Gehen verläuft die Kraftlinie zu Beginn der Standphase hinter dem Knie; die Rumpfvorneigung bringt die Kraftlinie vor das Knie, um die Schwäche in den Kniestreckern zu kompensieren.

kann er dieses innere Moment nicht erzeugen, und das Knie neigt dazu zu kollabieren. Wie in der rechten Abbildung in ➤ Abb. 3.6 dargestellt, wird die Rumpfvorneigung genutzt, um den Körperschwerpunkt nach vorn zu verlagern, was dazu führt, dass die Kraftlinie vor der Achse des Knies verläuft und ein externes Extensions- (oder Hyperextensions-) Moment erzeugt. Zusätzlich zur vorderen Rumpfbeugung stützen die Betroffenen beim Gehen manchmal eine Hand auf den betroffenen Oberschenkel, um das Knie zusätzlich zu stabilisieren. Weitere Ursachen für eine Rumpfvorneigung sind Fußdeformitäten, eine Schwäche der Hüftstrecker und eine Hüftbeugekontraktur (Perry, 2010).

3.1.3 Rumpfrückneigung

Eine Form der Rumpfrückneigung ist im Wesentlichen eine umgekehrte Version der Rumpfvorneigung, bei der sich zu Beginn der Standphase der gesamte Rumpf in der Sagittalebene bewegt, diesmal jedoch nach hinten statt nach vorn. Auch dies ist am besten in der Sagittalebene zu erkennen. Mit der Rumpfrückneigung sollen ineffektive (schwache) Hüftstrecker kompensiert werden. Die Kraftlinie der Bodenreaktionskraft zu Beginn der Standphase verläuft normalerweise vor dem Hüftgelenk. Dadurch entsteht ein externes Moment, das versucht, den Rumpf im Hüftgelenk nach vorn zu beugen, und dem die Kontraktion der Hüftstrecker, insbesondere des Gluteus maximus, entgegenwirkt. Sollten diese Hüftstrecker schwach oder gelähmt sein, kann die Person dies durch eine Rückwärtsbewegung des Rumpfes kompensieren, indem sie die Wirkungslinie der äußeren Kraft hinter die Hüftgelenksachse bringt (➤ Abb. 3.7).

Eine andere Form der Rumpfrückneigung kann zu Beginn der Schwungphase auftreten, wenn die Person den Rumpf nach hinten bewegt, um das Schwungbein vorwärts zu bringen. Diese Methode wird meist eingesetzt, um eine Schwäche der Hüftbeuger oder eine Spastik der Hüftstrecker auszugleichen, die es erschweren, den Oberschenkel zu Beginn des Schwungs nach vorn zu beschleunigen. Ein solches Manöver kann auch angewendet werden, wenn das Knie nicht gebeugt werden kann, da in diesem Fall das gesamte Bein als Einheit nach vorn beschleunigt werden muss,

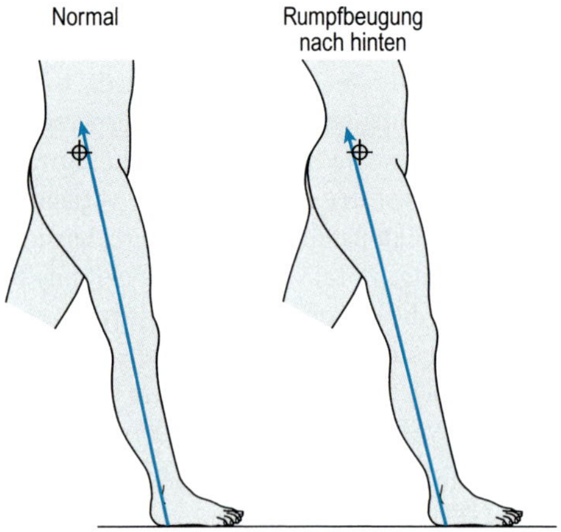

Abb. 3.7 Rumpfrückneigung. Beim normalen Gehen verläuft die Kraftlinie zu Beginn der Standphase vor der Hüfte; die Rumpfrückneigung bringt die Kraftlinie hinter die Hüfte, um die Schwäche der Hüftstrecker zu kompensieren.

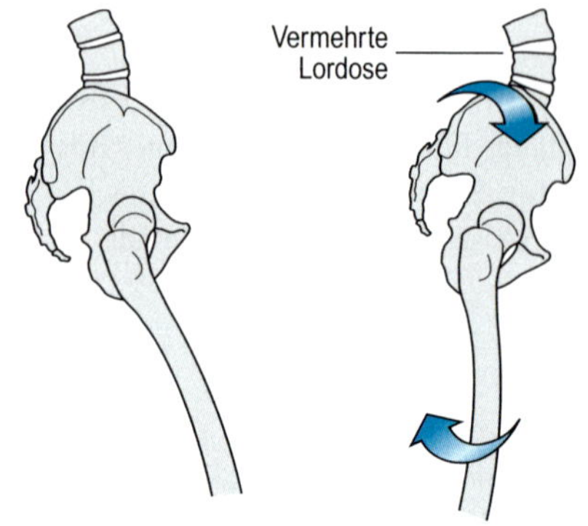

Abb. 3.8 Verstärkte Lendenlordose. Bei einer fixierten Flexionsdeformität der Hüfte (links) muss das gesamte Becken nach vorn kippen, damit sich der Oberschenkelknochen in eine vertikale Position bewegen kann (rechts), was zu einer Zunahme der Lendenlordose führt.

was die Anforderungen an die Hüftbeuger stark erhöht. Eine Rumpfrückneigung kann ebenfalls auftreten, wenn die Hüfte ankylosiert (versteift) ist, indem sich der Rumpf nach hinten neigt, während sich der Oberschenkel nach vorn bewegt.

3.1.4 Verstärkte Lendenlordose

Viele Menschen haben eine übermäßige Lendenlordose, die jedoch nur dann als Ganganomalie angesehen wird, wenn die Lordose in irgendeiner Weise zur Unterstützung des Gehens eingesetzt wird, was im Allgemeinen bedeutet, dass der Lordosegrad im Verlauf des Gangzyklus variiert. Eine verstärkte Lendenlordose ist in der Sagittalebene gut zu erkennen und erreicht im Allgemeinen am Ende der Standphase auf der betroffenen Seite ihr größtes Ausmaß.

Die häufigste Ursache für eine verstärkte Lendenlordose ist eine Beugekontraktur der Hüfte. Sie wird auch beobachtet, wenn das Hüftgelenk aufgrund einer Gelenksteife unbeweglich ist. Beide Deformitäten führen zu einer sehr kurzen Schrittlänge, da sich der Oberschenkelknochen nicht aus seiner im Hüftgelenk gebeugten Position nach hinten bewegen kann. Diese Einschränkung kann überwunden werden, indem der Oberschenkelknochen in die vertikale Position gebracht wird, und zwar nicht durch eine Beugung im Hüftgelenk wie üblich, sondern durch eine Ausdehnung der Bewegung auf die Lendenwirbelsäule, was zu einer Zunahme der Lendenlordose führt (> Abb. 3.8).

Die Ausrichtung des Beckens in der Sagittalebene wird durch die gegenläufigen Züge der oberen Rumpfmuskulatur und der Muskeln der unteren Gliedmaße aufrechterhalten. Liegt ein muskuläres Ungleichgewicht vor, z. B. eine Schwäche der Muskeln der vorderen Bauchwand, eine Schwäche der Hüftstrecker oder eine Spastik der Hüftbeuger, kann der Betroffene eine übermäßige *anteriore Beckenkippung* entwickeln, die wiederum zu einer Zunahme der Lendenlordose führt.

3.1.5 Funktionelle Beinlängendifferenz

Vier Ganganomalien – Zirkumduktion, Beckenhochstand, Steppergang und das Vaulting (einseitiger Zehenspitzengang) – sind insofern eng miteinander verwandt, als sie darauf abzielen, das Problem einer funktionellen Beinlängendifferenz zu überwinden. Eine Übersicht über das Thema Beinlängendifferenz wurde von Gurney (2002) veröffentlicht. Eine *anatomische* Beinlängendifferenz liegt vor, wenn die Beine tatsächlich unterschiedlich lang sind, gemessen mit einem Maßband oder, exakter, durch Röntgenaufnahmen der Beine. Eine *funktionelle* Beinlängendifferenz bedeutet, dass die Beine nicht notwendigerweise unterschiedlich lang sind (auch wenn dies der Fall sein kann), sondern dass eines oder beide Beine nicht in der Lage sind, sich an die adäquate Länge für eine bestimmte Phase des Gangzyklus anzupassen. Damit ein natürliches Gehen möglich ist, muss das Bein der Standphase „funktionell länger" sein als das Bein der Schwungphase. Ist dies nicht der Fall, wird das Schwungbein durch den Boden abgebremst und kann das Standbein nicht passieren. Die funktionelle „Verlängerung" eines Beins (für die Standphase) besteht in der Streckung von Hüfte und Knie und der Plantarflexion des Sprunggelenks. Umgekehrt wird ein Bein (für die Schwungphase) funktionell verkürzt, indem es in der Hüfte und im Knie gebeugt und im Knöchel dorsal gebeugt wird.

Wenn nicht alle erforderlichen Beugungen und Streckungen erreicht werden, führt dies wahrscheinlich zu einer funktionellen Beinlängendifferenz und damit zu einer der genannten Gangstörungen. Es handelt sich meist um die Folge eines neurologischen Problems. Eine Spastik der Streckmuskulatur oder eine Schwäche der Beugemuskulatur führt dazu, dass ein Bein in der Schwungphase zu lang ist für die funktionelle Bewegung. Gleiches passiert bei der mechanischen Blockierung eines Gelenks während der Streckung. Umgekehrt führt eine Spastik der Beugemuskulatur, eine Schwäche der Streckmuskulatur oder eine Beugekontraktur in einem Gelenk dazu, dass die Extremität für die Standphase zu kurz ist. Andere Ursachen für eine funktionelle Beinlängendifferenz sind muskuloskelettale Probleme wie eine Dysfunktion des Iliosakralgelenks.

Eine Zunahme der funktionellen Beinlänge ist besonders häufig nach einem Schlaganfall zu beobachten, wenn ein Absinken des Fußes (aufgrund einer Schwäche oder Lähmung der vorderen Schienbeinmuskulatur) von einer Zunahme des Tonus der Hüft- und Kniestrecker begleitet sein kann.

Die zur Überwindung des Problems angepassten Gangmodifikationen können entweder das Standbein verlängern oder das Schwungbein verkürzen, sodass ein normaler Schwung möglich wird. Sie schließen sich nicht gegenseitig aus und können bei einer Person auch kombiniert anzutreffen sein. Die von einem Individuum vorgenommene Veränderung des Gangbildes kann durch eine zugrunde liegende Pathologie erzwungen worden sein, oder sie ist zufällig entstanden. Zwei Menschen mit scheinbar identischen klinischen

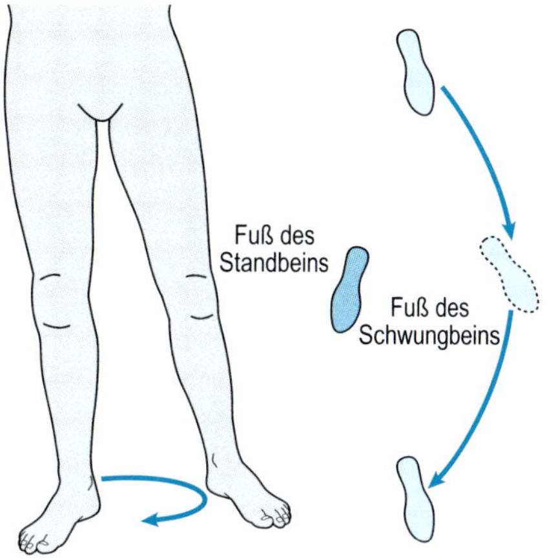

Abb. 3.9 Zirkumduktion. Das Schwungbein bewegt sich in einem Bogen und nicht geradeaus, um den Abstand zwischen Boden und Fuß des Schwungbeins zu vergrößern.

Bedingungen können unterschiedliche Lösungen für ihr Problem gefunden haben.

3.1.6 Zirkumduktion

Der Bodenkontakt des Schwungbeins kann vermieden werden, indem es nach außen geschwungen wird, eine Bewegung, die als Zirkumduktion bezeichnet wird (➤ Abb. 3.9). Die Schwungphase des anderen Beins ist normalerweise normal. Die Bewegung der Zirkumduktion ist am besten in der koronalen Ebene (Frontalebene) zu erkennen. Die Zirkumduktion kann auch eingesetzt werden, um das Schwungbein bei schwachen Hüftbeugern vorwärts zu bewegen, indem die Fähigkeit der Adduktoren verbessert wird, als Hüftbeuger zu fungieren, während das Hüftgelenk gestreckt ist.

3.1.7 Beckenheben oder Beckenhochstand

Das Beckenheben oder der Beckenhochstand ist eine Gangmodifikation, bei der das Becken durch Kontraktion der Wirbelsäulenmuskulatur und der seitlichen Bauchmuskulatur auf der Seite des Schwungbeins angehoben wird (➤ Abb. 3.10). Die Bewegung ist am besten in der Koronalebene (Frontalebene) zu erkennen.

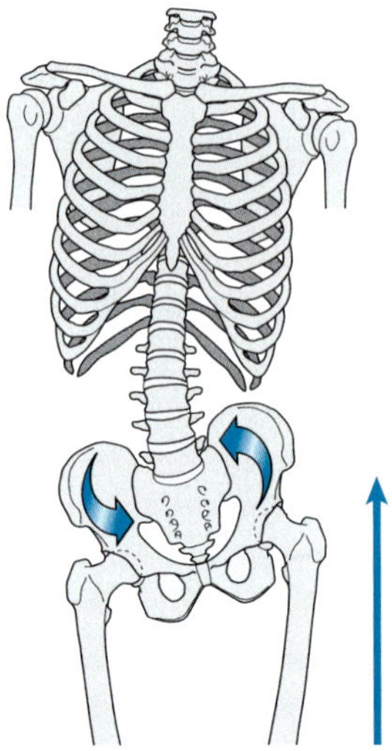

Abb. 3.10 Beckenheben oder Beckenhochstand. Das Bein wird in der Schwungphase durch Anheben des Beckens auf dieser Seite angehoben.

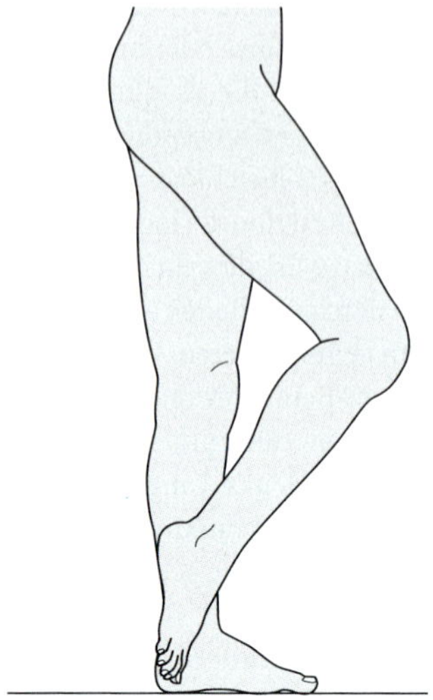

Abb. 3.11 Steppergang. Eine verstärkte Hüft- und Kniebeugung verbessert die Bodenfreiheit für das Bein in der Schwungphase, die in diesem Fall durch eine Plantarflexion des Sprunggelenks notwendig ist.

Indem das Becken auf der Seite des Schwungbeins nach oben gekippt wird, führt der Beckenhochstand zu einer Umkehrung der 2. Determinante des Gangs (Beckenschiefstand um eine anteroposteriore Achse). Beckenheben oder Beckenhochstand kann auch eine Übertreibung der 1. Determinante (Beckenrotation um eine vertikale Achse) beinhalten, um die Vorwärtsbewegung des Beins zu unterstützen. Die Vorwärtsbewegung des Beins kann auch durch eine Rumpfrückneigung zu Beginn der Schwungphase unterstützt werden.

Nach dem Handbuch der New York University (1986) wird der Beckenhochstand häufig beim langsamen Gehen bei Schwäche der rückseitigen Oberschenkelmuskulatur eingesetzt, da die Neigung besteht, das Knie vorzeitig zu strecken, was das Bein gegen Ende der Schwungphase zu lang macht. Diese Ganganomalie wird, wenn auch selten, zur Verlängerung der Gliedmaßen eingesetzt, wenn eine Plantarflexion im Sprunggelenk vorliegt.

3.1.8 Steppergang

Der Steppergang ist eine sehr einfache Modifikation der Schwungphase, die aus einer übertriebenen Knie- und Hüftbeugung besteht, um den Fuß höher als normal anzuheben und so die Bodenfreiheit zu erhöhen (➤ Abb. 3.11). Der Steppergang lässt sich am besten in der Sagittalebene beobachten. Diese Ganganomalie wird insbesondere eingesetzt, um eine Plantarflexion des *Sprunggelenks* zu kompensieren, die auf eine unzureichende Dorsalflexion und/oder mangelnde Kraft zurückzuführen ist und auf die später noch eingegangen wird.

3.1.9 Vaulting (einseitiger Zehenspitzengang)

Die Bodenfreiheit für das Schwungbein wird vergrößert, wenn sich die Person mit dem Standbein auf die Zehen stellt, eine Bewegung, die als Vaulting bezeichnet wird (➤ Abb. 3.12). Dies führt zu einer übertriebenen vertikalen Rumpfbewegung, die nicht nur unschön aussieht, sondern auch viel Energie verbraucht. Sie kann sowohl in der Sagittal- als auch in der Koronalebene betrachtet werden.

Das Vaulting ist eine Veränderung der Standphase, während die verwandten Ganganomalien Zirkumduktion, Beckenheben/Beckenhochstand und Steppergang Veränderungen der Schwungphase mit sich bringen. Aus diesem Grund kann das Vaulting eine besser geeignete Lösung für Probleme während der Schwungphase

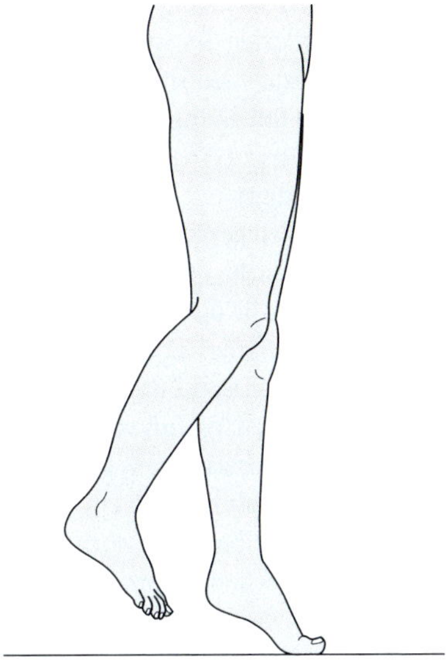

Abb. 3.12 Vaulting. Die Person stellt sich auf die Zehen des Standbeins, um die Bodenfreiheit für das Schwungbein zu vergrößern.

sein. Ebenso wie Beckenheben/Beckenhochstand wird Vaulting häufig bei Hamstringschwäche beim langsamen Gehen eingesetzt, wenn das Kniegelenk sich in der Schwungphase tendenziell zu früh streckt. Vaulting wird auch von Oberschenkelamputierten auf der gesunden Seite verwendet, wenn das Prothesenknie in der Schwungphase nicht ausreichend gebeugt werden kann.

3.1.10 Abnorme Hüftrotation

Da die Hüfte in der Lage ist, große Rotationsbewegungen in der Transversalebene auszuführen, die das Knie und das Sprunggelenk nicht kompensieren können, wirkt sich eine abnorme Rotation der Hüfte auf das gesamte Bein aus, wobei der Fuß eine abnorme Vorwärts- oder Rückwärtsbewegung durchführt. Das Gangbild kann sowohl die Stand- als auch die Schwungphase umfassen und lässt sich am besten in der Koronalebene beobachten.

Eine abnorme Hüftrotation kann eine der drei folgenden Ursachen haben:

- ein Problem mit den Muskeln, die die Hüftrotation erzeugen,
- ein Fehler in der Art und Weise, wie der Fuß den Boden berührt,
- als Kompensationsbewegung zur Überwindung eines anderen Problems wie Anteversion oder Retroversion des Oberschenkels.

Bei Problemen mit den Muskeln, die die Hüftrotation bewirken, handelt es sich in der Regel um Spastizität oder Schwäche derjenigen Muskeln, die den Oberschenkel um das Hüftgelenk rotieren. So kann zum Beispiel eine Überaktivität der medialen Hamstrings bei Zerebralparese Elemente der Innenrotation beinhalten. Ein Ungleichgewicht zwischen den medialen und lateralen Hamstrings ist eine häufige Ursache für die Rotation; eine Schwäche des M. biceps femoris oder eine Spastik der medialen Hamstrings führt zu einer Innenrotation des Beins. Umgekehrt führt eine Spastik des M. biceps femoris oder eine Schwäche der medialen Hamstrings zu einer Außenrotation.

Bei einer Reihe von Fußerkrankungen kommt es zu einer abnormen Rotation der Hüfte. Eine Inversion des Fußes, sei es aufgrund einer fixierten Inversion (Pes varus) oder einer Schwäche der Peronealmuskeln, führt zu einer Innenrotation der gesamten Gliedmaße, wenn diese belastet wird. Eine entsprechende Eversion des Fußes, ob feststehend (Pes valgus) oder aufgrund einer Schwäche der vorderen und hinteren Schienbeinmuskeln, führt zu einer Außenrotation der Hüfte.

Die Außenrotation kann als Ausgleich für die Schwäche des Quadrizeps eingesetzt werden, um die Richtung der Kraftlinie durch das Knie zu ändern. Dies kann alternativ oder zusätzlich zur Rumpfvorneigung eingesetzt werden. Die Außenrotation kann auch der Erleichterung der Hüftbeugung dienen, indem die Adduktoren als Beuger eingesetzt werden, wenn die eigentlichen Hüftbeuger sehr schwach sind. Personen mit schwachem M. triceps surae können das Bein auch nach außen rotieren, um die Peronealmuskeln als Plantarflexoren zu nutzen. Eine Anteversion oder Retroversion des Oberschenkels kann eine übermäßige Innen- bzw. Außenrotation der Hüfte bewirken.

3.1.11 Übermäßige Kniestreckung

Bei der Ganganomalie der übermäßigen Kniestreckung geht die normale Beugung des Knies in der Standphase verloren und wird durch eine vollständige Streckung oder sogar Hyperextension ersetzt, bei der das Kniegelenk überstreckt ist. Dies lässt sich am besten in der Sagittalebene erkennen.

Einige Ursachen für eine Überstreckung des Kniegelenks wurden bereits beschrieben: Eine Schwäche des Quadrizeps kann kompensiert werden, indem das Bein durch eine Rumpfvorneigung (➤ Abb. 3.6), eine Außenrotation des Beins oder beides vollständig gestreckt gehalten wird, um zu verhindern, dass die Linie der Bodenreaktionskraft hinter der Achse des Kniegelenks verläuft. Andere Möglichkeiten, das Knie ganz durchgestreckt zu halten, bestehen darin, den Oberschenkel beim Gehen mit einer Hand nach hinten zu drücken und die Hüftstrecker einzusetzen, um den Oberschenkel beim ersten Kontakt ruckartig nach hinten zu ziehen.

Eine Hyperextension des Kniegelenks, begleitet von einer Rumpfvorneigung, wird recht häufig bei Personen mit einer Lähmung des Quadrizeps nach einer Poliomyelitis beobachtet. Diese Ganganomalie ist für die Betroffenen von großem Wert, da sie ohne sie nicht gehen könnten. Dem externen Hyperextensionsmoment wird jedoch durch die Spannung der hinteren Gelenkkapsel entgegengewirkt, die sich allmählich ausdehnt, sodass das Knie eine Hyperextensionsdeformität entwickelt, die als *Genu recurvatum* bezeichnet wird. Als Folge dieser Verformung entwickelt sich im späteren Leben häufig eine Arthrose des Kniegelenks. Dies wird in ➤ Abb. 3.13 veranschaulicht, die die Hüft-, Knie- und Knöchelwinkel in der linken Sagittalebene während des Gehens bei einer 41-jährigen Frau zeigt, deren Quadrizeps seit einer Poliomyelitis im Alter von 12 Jahren beidseitig gelähmt ist. Sie ging sehr langsam und benutzte zwei Unterarmgehstützen (Zykluszeit 1,9 s; Trittfrequenz 63 Schritte/min; Schrittlänge 1,00 m; Geschwindigkeit 0,52 m/s). Das Knie war während der Belastung bis zu 32° überstreckt, während der Schwungphase jedoch normal bis zu 63° gebeugt. Die Hüfte ist stärker gestreckt als beim normalen Gangzyklus, da die Hyperextension des Knies das Kniegelenk weiter nach hinten verlagert als üblich, wodurch sich der Hüftwinkel verändert.

Beim normalen Gehen versucht ein externes Kraftmoment, das Knie in der Endstellung zu überstrecken. Diesem wird ein internes Beugemoment entgegengesetzt (siehe ➤ Abb. 2.7), das hauptsächlich vom Gastrocnemius erzeugt wird. Bei einer Schwäche des Gastrocnemius kann das Knie nach hinten in Hyperextension verlagert werden. Dies kann beim Gehen hilfreich sein, da die beim Vorschwung erforderliche Beinstreckung durch Streckung des Kniegelenks und nicht durch Plantarflexion des Sprunggelenks erreicht werden kann. Es besteht jedoch die Gefahr, dass das Knie über die volle Streckung hinaus in die Hyperextension kommt, was zu einer Schädigung der hinteren Gelenkkapsel führt.

Eine Hyperextension des Knies ist bei Spastik häufig. Eine typische Ursache ist eine Überaktivität des Quadrizeps, der das Knie direkt streckt. Eine weitere Ursache ist die Spastik des Triceps surae, der den Knöchel plantarflektiert und dafür sorgt, dass das Körpergewicht über den Vorfuß verlagert wird. Die daraus resultierende Vorwärtsbewegung des Vektors der Bodenreaktionskraft erzeugt ein externes Moment, das eine Übertreibung der normalen Plantarflexions- und Kniestreckungsmomente darstellt, was eine Hyperextension des Kniegelenks zur Folge hat.

Die Verkürzung eines Beins kann dazu führen, dass eine Person beim Stehen ihr gesamtes Gewicht auf das

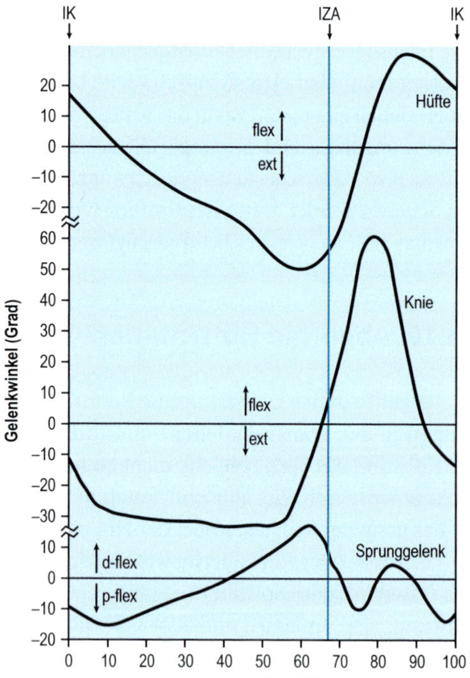

Abb. 3.13 Übermäßige Kniestreckung. Hüft-, Knie- und Sprunggelenkwinkel in der Sagittalebene bei einer Person mit gelähmtem Quadrizeps, die eine starke Hyperextension des Kniegelenks und eine verstärkte Extension der Hüfte aufweist. Abkürzungen wie in ➤ Abb. 2.5.

andere (längere) Bein verlagert, wobei das Knie überstreckt wird. Das liegt daran, dass es für diese Person unbequem ist, auf beiden Beinen zu stehen, da das Knie auf der längeren Seite gebeugt gehalten werden muss.

3.1.12 Übermäßige Beugung des Kniegelenks

Das Kniegelenk wird während des Gangzyklus zweimal in eine fast vollständig gestreckte Position gebracht: beim ersten Bodenkontakt und beim Anheben der Ferse. Bei der als exzessive Kniebeugung bekannten Ganganomalie bleiben eine oder beide dieser Bewegungen in die Streckung aus. Die Beugung und Streckung des Kniegelenks lässt sich am besten in der Sagittalebene erkennen.

Eine Beugekontraktur des Knies verhindert natürlich eine normale Streckung des Knies. Eine Beugekontraktur der Hüfte kann auch die Streckung des Knies verhindern, wenn die Hüftbeugung verhindert, dass der Oberschenkelknochen im letzten Teil der Standphase in eine senkrechte oder überstreckte Position gebracht wird (➤ Abb. 3.14). Durch die Verringerung der effektiven Beinlänge während der Standphase wird wahrscheinlich auch eine der Kompensationen für eine funktionelle Beinlängendiskrepanz erforderlich sein.

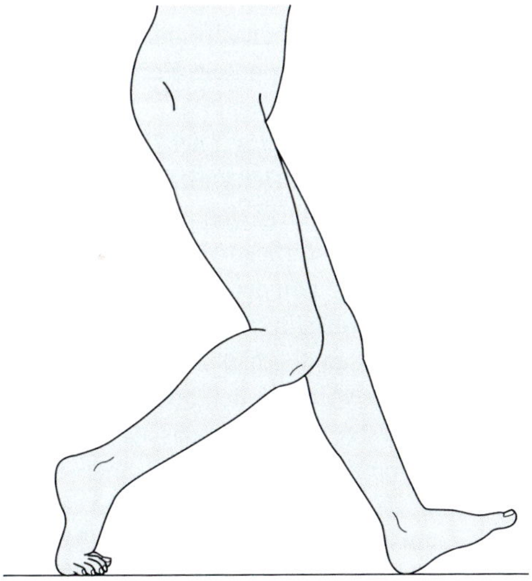

Abb. 3.14 Übermäßige Kniebeugung. In der späten Standphase kommt es zu einer verstärkten Kniebeugung, die durch eine Flexionskontraktur der Hüfte verursacht wird.

Eine Spastik der Kniebeuger kann ebenfalls das Gangbild einer übermäßigen Kniebeugung verursachen. Da die Kniebeuger in der Lage sind, den Quadrizeps zu überwinden, kann dies zu anderen Gangmodifikationen führen, z. B. zu einer Rumpfvorneigung, um eine relative Schwäche des Quadrizeps zu kompensieren. Das Kniegelenk kann sich nach dem ersten Bodenkontakt übermäßig beugen, wenn die normale Plantarflexion des Sprunggelenks während der Belastungsreaktion durch ein versteiftes Sprunggelenks oder eine Calcaneusdeformität verhindert wird, sodass sich der Kraftvektor nicht nach vorn unter den Fuß bewegen kann. Eine verstärkte Beugung des Kniegelenks kann auch Teil einer Kompensationsbewegung sein, entweder zur Verringerung der effektiven Gliedmaßenlänge bei funktioneller Beinlängendifferenz oder als Teil eines Musters übertriebener Hüft-, Knie- und Armbewegungen, um einen Mangel an Plantarflexorenkraft beim Abstoß des Fußes vom Boden auszugleichen.

3.1.13 Unzureichende Kontrolle der Dorsalflexion

Die Dorsalflexoren sind während des Gangzyklus zu zwei verschiedenen Zeitpunkten aktiv; daher kann eine unzureichende Kontrolle der Dorsalflexion zu zwei verschiedenen Ganganomalien führen. Bei der Belastungsreaktion leisten die Dorsalflexoren dem externen Plantarflexionsmoment Widerstand, sodass der Fuß sanft auf den Boden gesenkt werden kann. Wenn sie schwach sind, wird der Fuß abrupt abgesenkt, was zum *Fußklatschen („foot slap")* führt. Die Dorsalflexoren sind auch während der Schwungphase aktiv, wenn sie den Fuß anheben und Bodenfreiheit schaffen. Wird der Fuß während des Beginns der Schwungphase nicht ausreichend angehoben, kann dies dazu führen, dass der *Fuß* auf dem Boden stehen bleibt. Beide Probleme lassen sich am besten in der Sagittalebene beobachten und verursachen ein auffälliges Geräusch. Eine Person mit unzureichender Dorsalflexionskontrolle kann oft schon nach dem Gehör diagnostiziert werden, bevor sie überhaupt in Sichtweite ist!

Eine unzureichende Kontrolle der Dorsalflexion kann auf eine Schwäche oder Lähmung der vorderen Schienbeinmuskeln zurückzuführen sein oder darauf, dass diese Muskeln durch eine Spastik des Triceps surae überlastet sind. Die Unfähigkeit zur Dorsalflexion des Fußes während der Schwungphase führt zu einer funktionellen Beinlängendifferenz, für die bereits eine Reihe von Kompensationsmöglichkeiten beschrieben wurde. Das Schleifen des Fußrückens auf dem Boden wird nur beobachtet, wenn die Versuchsperson dies nicht aktiv ausgleicht. Das Schleifen des Fußrückens auf dem Boden kann auch auftreten, wenn zu Beginn der Schwungphase eine verzögerte Beugung des Hüft- oder des Kniegelenks trotz ausreichender Dorsalflexion im Sprunggelenk vorliegt.

Selbst wenn sie unter einer unzureichenden Kontrolle der Dorsalflexion leiden, sind Personen mit Spastik häufig zu einer Dorsalflexion während der Schwungphase in der Lage, da die Beugung im Hüft- und Kniegelenk häufig von einer reflexartigen Dorsalflexion des Sprunggelenks begleitet ist, einem primitiven Bewegungsmuster, das mit dem reflexhaften Rückzug der Beuger zusammenhängt.

3.1.14 Abnormaler Bodenkontakt des Fußes

Der Fuß kann abnormal belastet sein, sodass das Hauptgewicht auf nur einem seiner 4 Quadranten lastet. Die Belastung der Ferse oder des Vorfußes lässt sich am besten von der Seite beobachten, die Belastung der medialen oder lateralen Seite am besten in der Frontalebene, obwohl einige Experten behaupten, dass der Fuß immer von hinten betrachtet werden sollte. Wenn ein gläserner Laufsteg vorhanden ist, kann man den Fuß von unten begutachten und erhält so einen hervorragenden Eindruck von der Art der Fußbelastung.

Eine Belastung der Ferse tritt bei der als *Talipes calcaneus* (auch *Pes calcaneus* oder Hackenfuß) bezeichneten Deformität auf, bei der der Vorfuß in eine extreme Dorsalflexion gezogen wird (➤ Abb. 3.15), was in der Regel auf ein muskuläres Ungleichgewicht zurückzuführen ist, wie z. B. eine Spastik der vorderen Schienbeinmuskeln oder eine Schwäche des Triceps surae. Außer in leichten Fällen wird das Gewicht nie vom Vorfuß getragen, und die Dauer der Standphase wird durch den Verlust des terminalen Rockers bzw. der terminalen Abrollphase verkürzt. Die verkürzte Standphasendauer auf der betroffenen Seite reduziert die Schwungphasendauer auf der Gegenseite, was wiederum die kontralaterale Schrittlänge und die Gesamtschrittlänge verringert. Der Vektor der Bodenreaktionskraft bleibt nach hinten gerichtet, was zu einer verstärkten Flexion des Kniegelenks nach außen führt.

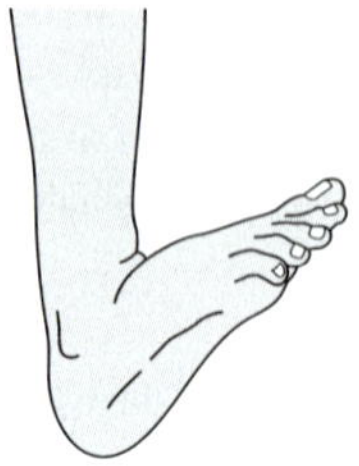

Abb. 3.15 Talipes calcaneus; Hackenfuß.

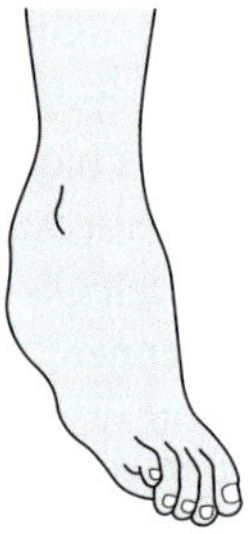

Abb. 3.16 Talipes equinus; Spitzfuß.

Bei der als *Talipes equinus* (oder *Pes equinus* bzw. Spitzfuß) bezeichneten Deformität (➤ Abb. 3.16) ist der Vorfuß in Plantarflexion fixiert, meist durch eine Spastik der Plantarflexoren. Bei einer leichten Equinusdeformität kann der Fuß flach auf den Boden aufgesetzt werden; in schwereren Fällen berührt die Ferse den Boden überhaupt nicht, und der erste Bodenkontakt wird von den Mittelfußköpfen in einem Gangmuster hergestellt, das als *„pimary toe strike“ (primärer Zehenauftritt)* bezeichnet wird. Da die Kraftlinie der Bodenstützreaktion nach vorn verlagert ist, entsteht ein erhöhtes externes Moment, was tendenziell zur Streckung des Knies führt (Assoziation Plantarflexion/Kniestreckung). Durch den Verlust des Beginns der Abrollphase verkürzt sich die Schrittlänge.

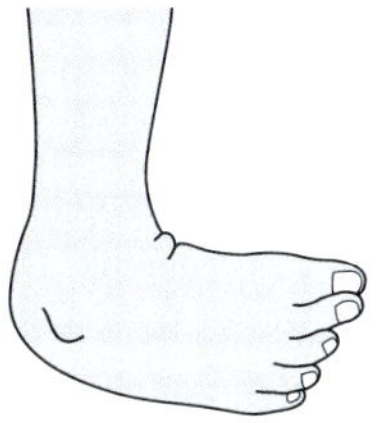

Abb. 3.17 Talipes equinovarus; Klumpfuß.

Ein übermäßiger medialer Kontakt tritt bei einer Reihe von Fußdeformitäten auf. Eine Schwäche der Innenrotatoren oder eine Spastik der Außenrotatoren des Fußes führt dazu, dass die mediale Seite des Fußes absinkt und den größten Teil des Gewichts trägt. Beim *Pes valgus* ist das Innengewölbe abgesenkt, sodass der mediale Rand des Fußes belastet wird. Ein betont medialseitiger Fußkontakt kann auch auf eine Valgusdeformität des Kniegelenks zurückzuführen sein.

Darüber hinaus kann der betont medialseitige Fußkontakt durch eine Fußdeformität entstehen, wenn der mediale Rand des Fußes angehoben oder der laterale Rand aufgrund von Spastizität oder Schwäche abgesenkt wird. Die als *Talipes equinovarus* (➤ Abb. 3.17) bekannte Fußdeformität kombiniert den Pes equinus mit dem Pes varus und führt zu einem gekrümmten Fuß, wobei die gesamte Last vom äußeren Rand des Vorfußes getragen wird. Obwohl der Begriff *Klumpfuß* für jede Fußdeformität in Gebrauch ist, wird er am häufigsten für Talipes equinovarus verwendet.

Eine weitere Form des abnormen Fußkontakts ist das *Trampeln* (Gehen mit stampfenden Schritten), das häufig mit einem Gefühlsverlust im Fuß einhergeht, wie er bei der Tabes dorsalis, dem Endstadium der Syphilis, auftritt. Der Proband erhält eine Rückmeldung über den Bodenkontakt durch die Vibrationen, die durch den Aufprall des Fußes auf den Boden verursacht werden.

3.1.15 Abnormale Fußrotation

Beim normalen Gangzyklus wird der Fuß etwa in Laufrichtung auf den Boden gesetzt, wobei die Zehen in der Regel ein paar Grad nach außen zeigen. Die pathologische Positionierung des Fußes kann durch Innen- oder Außenrotation der Hüfte, Torsion (Verdrehung) des Oberschenkelknochens oder des Schienbeins oder durch eine Verformung des Fußes selbst verursacht sein. Eine wichtige Folge einer abnormalen Fußrotation ist, dass die Bodenreaktionskraft in einer abnormalen Position im Verhältnis zum Rest des Beins liegt. Wenn der Fuß beispielsweise innenrotiert ist, wirkt die Bodenreaktionskraft medialer als normal, was externe Adduktorenmomente an Knöchel und Knie erzeugt. Sowohl bei der Innen- als auch bei der Außenrotation des Fußes ist die effektive Länge des Fußes in Progressionsrichtung reduziert, sodass die Bodenreaktionskraft am Ende der Standphase resp. Vorschwingen des Beins wahrscheinlich stärker nach hinten gerichtet ist als normal. Dadurch wird der Hebelarm für den Triceps surae zur Erzeugung eines internen Plantarflexionsmoments reduziert.

Dies ist ein Beispiel für ein Problem, das als *Hebelarmerkrankung* oder *Hebelarmdefizit* bekannt ist und bei dem Personen mit normaler Muskelkraft aufgrund einer Verkürzung des Hebelarms eines Muskels nicht in der Lage sind, ausreichende interne Gelenkmomente zu erzeugen. Dies ist besonders bei Personen mit zerebraler Lähmung zu beobachten, bei denen eine starke Innen- oder Außenrotation des Fußes vorliegt. Die daraus resultierende Verlagerung der Bodenreaktionskraft nach hinten erhöht das externe Kraftmoment, das das Knie beugt.

3.1.16 Unzureichender Abstoß

Beim normalen Gehen wird das Gewicht während des Abstoßens im Vorschwung vom Vorfuß getragen. Bei dem als unzureichender Abstoß bezeichneten Gangbild wird das Gewicht hauptsächlich auf die Ferse verlagert, und es gibt keine Abstoßphase, da der gesamte Fuß auf einmal vom Boden abgehoben wird. Dies lässt sich am besten in der Sagittalebene beobachten.

Die Hauptursache für einen unzureichenden Abstoß ist ein Problem mit dem Triceps surae oder der Achillessehne, das eine ausreichende Belastung des Vorfußes verhindert. Ein Achillessehnenriss und die Schwäche des Soleus und des Gastrocnemius sind typische Ursachen. Eine Schwäche oder Lähmung der intrinsischen Muskeln des Fußes kann es ebenfalls unmöglich machen, dass der Fuß die Belastung über den Vorfuß aufnimmt. Ein unzureichender Abstoß kann auch aus einer Fußdeformität resultieren, wenn die Anatomie so verändert ist, dass sie eine normale Belastung des Vorfußes verhindert. Eine Talipes-calcaneus-Deformität (➤ Abb. 3.15) macht es natürlich unmöglich, den Vorfuß angemessen zu belasten.

Eine weitere bedeutsame Ursache für einen unzureichenden Abstoß sind Schmerzen unter dem Vorfuß, deren Stärke vom Grad der Belastung abhängt (was in der Regel der Fall ist). Dies kann sowohl bei Metatarsalgie als auch bei Arthrose in den Zehengrundgelenken der Fall sein. Der Verlust der terminalen Abrollphase führt dazu, dass der Fuß den Boden vorzeitig verlässt, noch bevor die Hüfte vollständig gestreckt ist. Dadurch verringert sich die Dauer der Standphase auf der betroffenen Seite und damit auch die Dauer der Schwungphase und die Schrittlänge auf der kontralateralen Seite, was zu einer Asymmetrie des Gangbildes führt.

3.1.17 Abnormale Breite der Lauffläche

Die Lauffläche liegt in der Regel zwischen 50 und 130 mm. Beim pathologischen Gang kann er über diesen Bereich hinaus entweder erhöht oder erniedrigt sein. Obwohl sie idealerweise durch eine tatsächliche Messung bestimmt werden, können Veränderungen der Lauffläche auch nach Augenmaß, vorzugsweise von hinten, geschätzt werden.

Ein vergrößerter Fußabstand kann durch eine Deformität verursacht werden, z. B. ein abduziertes Hüft- oder ein valgisiertes Kniegelenk, was dazu führt, dass die Füße weiter voneinander entfernt als gewöhnlich auf dem Boden stehen. Eine Folge der vergrößerten Lauffläche ist, dass eine größere seitliche Bewegung des Rumpfes erforderlich ist, um das Gleichgewicht zu halten, wie in ➤ Abb. 2.28 gezeigt wurde.

Die andere wichtige Ursache für eine vergrößerte Standfläche ist die Instabilität und damit verbunden die Angst vor Stürzen, die dazu führt, dass die Füße weit auseinander gestellt werden, um die Auflagefläche zu erhöhen. Dies ermöglicht einen Spielraum bei der Positionierung des Körperschwerpunkts über den Füßen. Diese Ganganomalie liegt wahrscheinlich dann vor, wenn das Gefühl oder die Propriozeption der Beine gestört ist, sodass der Betroffene nicht genau weiß, wo sich seine Füße im Verhältnis zum Rumpf befinden. Dieses Gangmuster wird auch bei zerebellarer Ataxie eingesetzt, um die Sicherheit bei diesem schlecht koordinierten Gangbild zu erhöhen. Eine weitere wirksame Methode zur Verbesserung der Stabilität ist das Gehen mit einem oder zwei Stöcken.

Eine sehr schmale Lauffläche resultiert in der Regel aus einer Adduktionsfehlstellung an Hüfte oder einer Varusfehlstellung im Kniegelenk. Die Hüftadduktion kann dazu führen, dass das Bein in der Schwungphase die Mittellinie überquert, was als *Scherengang* bezeichnet wird und bei zerebraler Lähmung häufig auftritt. In leichteren Fällen kann das Bein der Schwungphase das Bein der Standphase überholen, bewegt sich dann aber quer und vor ihm. In schwerwiegenderen Fällen kann das Schwungbein das Standbein nicht passieren: Es bleibt dahinter stehen, wobei die Positionen der beiden Füße zueinander vertauscht sind. Es handelt sich eindeutig um ein sehr behinderndes Gangbild mit einer sehr kurzen Schrittlänge (insbesondere auf der betroffenen Seite) und negativen Werten für die Lauffläche.

3.1.18 Rhythmusstörungen

Gangstörungen können Anomalien im Timing des Gangzyklus beinhalten. Es lassen sich 2 Arten von Rhythmusstörungen unterscheiden: eine *asymmetrische* Rhythmusstörung zeigt einen Unterschied in der Gangart zwischen den beiden Beinen; eine *unregelmäßige* Rhythmusstörung zeigt Unterschiede zwischen einem Schritt und dem nächsten. Rhythmusstörungen lassen sich am besten von der Seite beobachten und können auch hörbar sein.

Bei einem *schmerzreduzierenden* oder antalgischen Gangbild handelt es sich um eine spezielle Gangmodifikation, die die Schmerzen beim Gehen reduziert. Der Begriff bezieht sich in der Regel auf eine rhythmische Störung, bei der möglichst wenig Zeit der Gewichtsbelastung auf der schmerzhaften Extremität und entsprechend mehr Zeit auf der schmerzfreien Seite verbracht wird. Das Muster ist *asymmetrisch* bezüglich der beiden Beine, aber im Allgemeinen *regelmäßig* von einem Zyklus zum nächsten. Ein ausgeprägter Beinlängenunterschied zwischen den beiden Seiten kann ebenfalls zu einer regelmäßigen Gangasymmetrie dieser Art führen, ebenso wie zahlreiche andere Unterschiede zwischen den beiden Seiten, z. B. Gelenkkontrakturen oder Ankylosen.

Unregelmäßige Gangrhythmusstörungen, bei denen sich das Timing von einem Schritt zum nächsten ändert, treten bei einer Reihe von neurologischen

Erkrankungen auf. Insbesondere führt die Kleinhirnataxie zum Verlust der Mustererzeugung, die für eine regelmäßige, koordinierte Abfolge von Schritten verantwortlich ist. Der Verlust der Wahrnehmung oder der Propriozeption kann ebenfalls eine rhythmische Störung verursachen, die auf eine allgemeine Unsicherheit bezüglich der Position und Orientierung der Gliedmaßen zurückzuführen ist.

3.1.19 Andere Ganganomalien

Verschiedene andere Ganganomalien können darüber hinaus beobachtet werden, entweder allein oder in Kombination mit einigen der zuvor beschriebenen Gangmuster. Dazu gehören:

- abnorme Bewegungen wie absichtliches Zittern und athetoide Bewegungen;
- abnormale Haltung oder Bewegungen der oberen Gliedmaßen, einschließlich einer Unfähigkeit, die Arme zu schwingen;
- abnorme Haltung oder Bewegungen von Kopf und Hals;
- Seitwärtsdrehung des Fußes nach dem Fersenauftritt;
- übermäßige Außenrotation des Fußes während des Schwungs, manchmal auch Peitsche genannt, sowie
- schnelle Ermüdung.

Dieser Beitrag konzentriert sich auf visuell wahrnehmbare Ganganomalien. Eine Reihe von Ganganomalien kann jedoch nur mit kinetischen/kinematischen Ganganalysesystemen festgestellt werden. Ein Beispiel dafür ist das Vorhandensein eines anormalen Kraftmoments, etwa das übermäßige interne Varusmoment, das im Knie von Kindern mit Myelomeningozele vorhanden sein kann und das sie für die Entwicklung von Osteoarthritis prädisponieren kann (Lim et al., 1998).

3.2 Gehhilfen

Die Verwendung von Gehhilfen kann das Gangbild erheblich verändern. Manche Menschen entscheiden sich für eine Gehhilfe, um sich das Gehen zu erleichtern (z. B. um die Schmerzen in einem Gelenk zu lindern), andere wären nicht in der Lage, ohne irgendeine Form von Hilfe zu gehen. Obwohl es viele detaillierte Variationen im Design gibt, können Gehhilfen, auch *Hilfsmittel* genannt, in drei Grundtypen eingeteilt werden: *Gehstöcke, Krücken* und *Schienen.* Bei allen 3 Gehhilfen wird ein Teil des Körpergewichts durch den Arm und nicht durch das Bein getragen. Es handelt sich zwar eine wirksame Methode, um die Unzulänglichkeiten der Beine auszugleichen, führt aber häufig zu Problemen mit den Hand- und Schultergelenken, die für die Übertragung großer Kräfte einfach nicht ausgelegt sind. Die Art und Weise, wie Gehhilfen genutzt werden, ist sehr unterschiedlich, und die Menschen nutzen sie oft auf eine Art und Weise, die nicht ganz den in den folgenden Abschnitten beschriebenen typischen Mustern entspricht.

3.2.1 Gehstöcke

Die einfachste Form der Gehhilfe ist der Stock, der auch als *Gehstock* bezeichnet wird und mit dem die Kraft über das Handgelenk und die Hand auf den Boden übertragen werden kann. Da die Unterarmmuskeln relativ schwach und die Gelenke des Handgelenks relativ klein sind, ist es unmöglich, mit einem Stock über längere Zeit große Kräfte zu übertragen. Das Kraftmoment, das auf das obere Ende des Stocks ausgeübt werden kann, ist durch die Griffstärke und die Form des Griffs begrenzt, da die Hand zum Abrutschen neigt. Aus diesem Grund verläuft die Hauptrichtung der Kraftübertragung entlang der Längsachse des Stocks. Stöcke können zu 3 Zwecken verwendet werden, die häufig kombiniert werden:

- zur Verbesserung der Stabilität,
- um ein Kraftmoment zu erzeugen,
- um ein Bein teilweise zu entlasten.

Verbesserung der Stabilität

Stöcke werden häufig von älteren und gebrechlichen Menschen zur Verbesserung der Stabilität benutzt. Dies wird dadurch erreicht, dass die Lauffläche vergrößert wird, sodass der Schwerpunkt nicht mehr auf der relativ kleinen Auflagefläche der Füße liegen muss. Personen, die nur geringe Stabilitätsprobleme haben, können einen einzelnen Gehstock verwenden. Dies bietet keine sichere Auflagefläche bei der einbeinigen Unterstützung, aber es erleichtert die Korrektur bei einem geringen Ungleichgewicht. Da der Stock in der Regel in einiger Entfernung von den Füßen auf den Boden gestellt wird und somit einen relativ langen Hebelarm hat, erzeugt eine geringe Kraft durch den Stock ein beträchtliches Moment, das jeden Positionierungsfehler ausgleicht. Um maximale Sicherheit zu gewährleisten, muss eine Person zwei Stöcke verwenden, sodass immer eine dreieckige Auflagefläche vorhanden ist. Die Unterstützung erfolgt mit 2 Gehstöcken und einem Fuß bei einseitiger Unterstützung und mit einem Stock und zwei Füßen bei beidseitiger Unterstützung. Wird nur ein einzelner Stock verwendet, so wird dieser in der Regel in der Standphase des sichereren Beins vorgeschoben. Wenn 3 Stöcke verwendet werden, werden sie in der Regel getrennt nacheinander vorgeschoben und aufgesetzt, um jederzeit maximale Stabilität zu gewährleisten.

Ein Kraftmoment erzeugen

Die Verwendung eines Gehstocks zur Erzeugung eines Kraftmoments ist in ➤ Abb. 3.18 dargestellt. Durch den Stock wird eine vertikale Kraft von 100 N (10 kg) ausgeübt, die ein Moment im Uhrzeigersinn erzeugt, das auf den Schultergürtel und damit auf das Becken wirkt. Dadurch verringert sich das Moment, das die Hüftabduktoren aufbringen müssen, um das Becken gerade zu halten. Die Kontraktion dieser Muskeln wird von 911 N (93 kg) auf 463 N (47 kg) reduziert, was einer Verringerung von 448 N (56 kg) entspricht. Die Gesamtkraft im Hüftgelenk reduziert sich um die Summe aus diesem Betrag und der Kraft, die der Stock auf den Boden ausübt. Damit dieser Mechanismus funktioniert, muss der Stock in der Hand gehalten werden, die der schmerzenden Hüfte gegenüberliegt. Ein Stock kann auch verwendet werden, um ein seitliches Kraftmoment am Knie zu erzeugen und die Belastung auf einer Seite des Gelenks zu verringern. Der Stock wird während der Schwungphase des zu entlastenden Beins vorgeschoben.

Die Gewichtskraft in der linken Hüfte (962 N) ist die Summe aus 1) dem Gewicht des Rumpfes (452 N), 2) dem Gewicht des rechten Beins (147 N) und 3) der Kontraktionskraft der Abduktoren (463 N), abzüglich 4) der Kraft durch den Gehstock (100 N) (s. dazu auch ➤ Abb. 3.2, Gewichtskraft in der linken Hüfte von 1510 N während des Einbeinstandes).

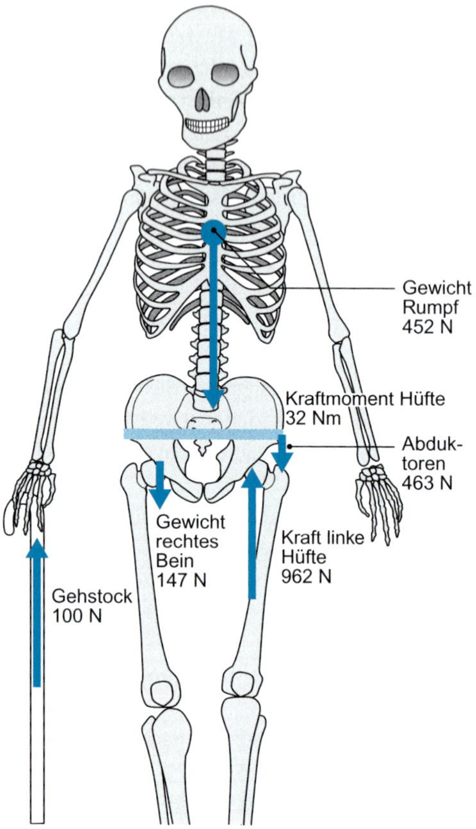

Abb. 3.18 Die Verwendung eines Gehstocks zur Erzeugung eines rechtsdrehenden Moments reduziert die Kontraktionskraft der Hüftabduktoren und damit die Kraft im Hüftgelenk während der Schwungphase des rechten Beins.

Reduktion der Belastung in der unteren Extremität

Wird ein Stock verwendet, um das Bein zu entlasten, wird er in der Regel in der gleichen Hand wie das betroffene Bein gehalten und in der Nähe des Fußes auf den Boden gestellt. Auf diese Weise kann eine Lastverteilung zwischen dem Bein und dem Stock erreicht werden, die sogar bis zur vollständigen Entlastung des Beins gehen kann. Der Stock folgt den Bewegungen des betroffenen Beins und wird während der Schwungphase auf dieser Seite vorgeschoben. Normalerweise lehnt sich die Person seitlich über den Stock, um die vertikale Belastung des Stocks zu erhöhen und damit die Belastung des Beins zu verringern. Ein Stock kann auf diese Weise eingesetzt werden, um Schmerzen in der Hüfte, im Knie, im Knöchel oder im Fuß zu lindern. Wenn der Stock in der anderen Hand gehalten wird, wie es oft empfohlen wird, kann das seitliche Schlingern vermieden werden, aber der Grad der Entlastung ist geringer.

Unabhängig davon, aus welchem dieser Gründe eine Person das Hilfsmittel Gehstock benutzt, hängt es vom Grad der Einschränkung ab, ob ein oder zwei Stöcke benutzt werden. Es kann beobachtet werden, dass Menschen einen Stock nicht in der Hand benutzen, in der man es erwarten würde. In einigen Fällen haben sie einfach nicht erkannt, dass sie davon stärker profitieren würden, wenn sie den Stock in die andere Hand nehmen würden, aber häufiger ist es so, dass der Beobachter nicht alle Kompensationen, die der Betroffene einsetzt, richtig einschätzen kann.

Es gibt eine Reihe von Möglichkeiten, den einfachen Stock zu modifizieren, darunter viele verschiedene Arten von Handgriffen. Eine besonders wichtige Variante des einfachen Stocks ist die 3- oder 4-Fuß-Gehilfe, die 3 (Tripod) oder 4 Füße (Tetrapod) haben kann. Der Unterschied zum einfachen Stock besteht darin, dass diese Gehhilfe aufrecht stehen bleibt und kleine horizontale Kraftkomponenten toleriert, solange der Gesamtkraftvektor innerhalb der Fläche seiner Basis bleibt. Sie ist besonders hilfreich beim Aufstehen aus der sitzenden Position. Die erhöhte Stabilität geht auf Kosten eines höheren Gewichts und vor allem der Auflagefläche, was zu Schwierigkeiten beim Durchschreiten von Türen führen kann.

3.2.2 Unterarmgehstütze/Achselstütze

Der Hauptunterschied in der Funktion zwischen einer Krücke und einem Gehstock besteht darin, dass eine Krücke in der Lage ist, erhebliche Kräfte in der horizontalen Ebene zu übertragen. Denn im Gegensatz zum Stock, der nur an einem einzigen Punkt am Körper fixiert ist, hat die Krücke 2 Fixierungspunkte: einen an der Hand und einen weiter oben am Arm, die einen Hebelarm für die Übertragung eines Kraftmoments bilden. Obwohl es viele verschiedene Formen gibt, lassen sie sich in zwei Kategorien einteilen: Achselstützen und Unterarmgehstützen. Wie beim Stock ist auch eine Tri- oder Tetrapod-Unterarmgehstütze möglich.

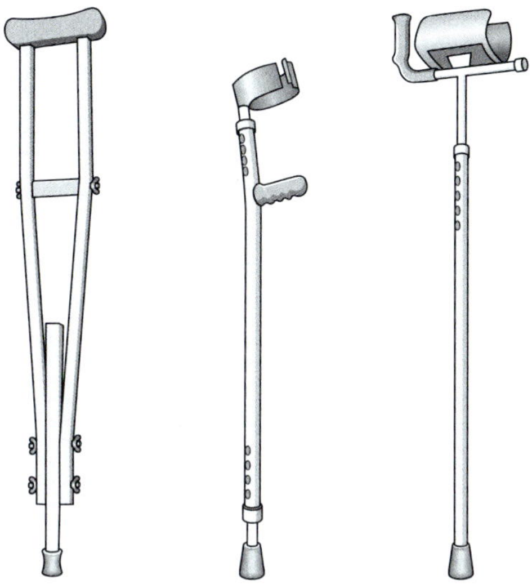

Abb. 3.19 Drei Arten von Gehstützen: Achselstützen *(links)*, Unterarmgehstütze *(Mitte)* und Gehstock mit Armauflage *(rechts)*.

Achselstützen (➤ Abb. 3.19, links) werden, wie der Name schon sagt, in der Achselhöhle (Axilla) platziert. Sie sind in der Regel einfach gestaltet, haben eine gepolsterte Stützfläche und einen Griff in der entsprechenden Position. Der Hebelarm zwischen der Achsel und der Hand ist relativ lang, und es kann genügend horizontale Kraft erzeugt werden, um das Gehen zu ermöglichen, wenn beide Beine gestreckt und funktionsunfähig sind. Ein Nachteil dieser Art von Gehhilfe ist, dass die Achselhöhle kein idealer Bereich für die Gewichtsbelastung ist und dass eine falsche Positionierung oder der längere Gebrauch die Blutgefäße und Nerven schädigen kann. Obwohl manche Menschen jahrelang Achselstützen benutzen, sind sie eher für den kurzfristigen Gebrauch geeignet, z. B. wenn bei einem Patienten ein gebrochenes Bein eingegipst wurde.

Es gibt viele verschiedene Arten von *Unterarmgehstützen*, auch *Ellenbogen-*, *Lofstrand-* oder *Kanadische Gehstützen* genannt (➤ Abb. 3.19, Mitte). Sie unterscheiden sich von Achselstütze dadurch, dass der obere Kontaktpunkt zwischen dem Körper und der

Gehhilfe entweder der Unterarm oder der Oberarm ist und nicht die Achselhöhle. Der Hebelarm ist daher kürzer als bei einer Achselstütze, was jedoch selten ein Problem darstellt, und sie bergen in der Regel ein geringeres Risiko von Gewebeschäden, sie sind leichter und kosmetisch akzeptabler. Bei der normalen Unterarmgehstütze wird der größte Teil der vertikalen Kraft über die Hand übertragen, aber durch die Verwendung einer Auflage für die Unterarme kann mehr Last vom Unterarm selbst aufgenommen werden (➤ Abb. 3.19, rechts).

3.2.3 Gehgestell, Gehwagen

Die stabilste Gehhilfe ist der *Gehrahmen,* auch *Gehbock* oder *Walker* genannt, die es dem Betroffenen ermöglicht, innerhalb der von Basis der Gehhilfe gebildeten Stützfläche zu stehen und zu gehen. Auf den Rahmen kann vertikal eine beträchtliche Kraft und horizontal eine mäßige Kraft ausgeübt werden, sofern der gesamte Kraftvektor innerhalb des Stützbereichs bleibt. Die übliche Methode des Gehens besteht darin, den Rahmen zuerst nach vorn zu stellen, dann mit jedem Fuß einen kurzen Schritt zu machen, dann den Rahmen weiterzubewegen usw. Das Gehen ist daher extrem langsam, mit einem Start-Stopp-Muster. Obwohl die Betroffenen aufgefordert werden, den Rahmen bei jedem Schritt nach vorn zu heben, schieben sie den Gehbock häufig einfach über den Boden.

Ein *Walker* ist eine Variante des Gehbocks, bei der die vorderen Füße durch Räder ersetzt sind. Dies erleichtert das Vorankommen, allerdings auf Kosten einer geringfügigen Verringerung der Stabilität in Bewegungsrichtung. Das Gehen mit Walker erfolgt ähnlich wie beim Gehbock, allerdings mit dem Unterschied, dass es einfacher ist, sich vorwärts zu bewegen, da das Vorwärtskippen des Gehwagens die hinteren (starren) Füße vom Boden anhebt. Häufig verwenden die Patienten den Walker falsch, indem sie ihn vorwärts schieben, anstatt ihn zu kippen und dann vorwärts zu rollen. Da dies oft vorkommt, werden inzwischen gern aufgeschnittene Tennisbälle auf die hinteren Füße des Walkers gesetzt, um das Schieben zu erleichtern. Eine weitere Variante ist der *Rollator,* ein Gehwagen mit 4 Rädern an allen 4 Enden, der mit Handbremsen ausgestattet ist. Rollatoren haben oft einen Sitz integriert, den der Betroffene benutzen kann, wenn er sich schnell hinsetzen muss, aber bei den meisten Modellen muss man sich zunächst umdrehen und in die entgegengesetzte Richtung schauen, bevor man sich hinsetzen kann. Es gibt noch viele andere Ausführungen von Rahmen und Gehhilfen, z. B. solche, die sich zusammenklappen lassen, solche mit Unterarmschienen, um das Körpergewicht über die Unterarme abzustützen, und solche, bei denen die rechte und die linke Seite nicht vorn, sondern hinten verbunden ist. Ein spezifisches Stopp-Start-Gangbild ist bei einigen Gehhilfen (insbesondere bei Gehhilfen mit Rahmen/Gehböcken) zu beobachten.

3.2.4 Gangmuster mit Gehhilfen

Es gibt verschiedene Arten des Gehens, wenn Gehhilfen benutzt werden. Die Terminologie variiert etwas in der Literatur; die folgenden Beschreibungen basieren auf dem gut illustrierten Text von Pierson (1994). Bei den Gangmuster Nr. 1–4 wird der Gang am stärksten durch die oberen Gliedmaßen unterstützt, und zwar mithilfe eines Gehbocks/Gehwagens/Rollators, von 2 Gehstützen oder 2 Stöcken. Die Gangmuster 5 und 6 erfordern weniger Unterstützung, wobei eine Gehstütze oder der Stock nur in einer Hand gehalten wird.

- Der 4-Punkt-Gang kann mit Stöcken oder Gehstützen umgesetzt werden. Der auch als *reziproker Gang* bezeichnete Gang beinhaltet die seitengetrennte und abwechselnde Bewegung beider Beine und der beiden Gehhilfen, z. B. linke Gehstütze – rechtes Bein – rechte Gehstütze – linkes Bein (➤ Abb. 3.20). Dieses Muster ist sehr stabil und erfordert wenig Kraft, aber es ist sehr langsam, sodass der Energieverbrauch (Sauerstoffverbrauch pro Streckeneinheit) höher sein kann als beim 3-Punkt-Gang, der im Folgenden beschrieben wird.
- Der 3-Punkt-Gang kommt dann zum Einsatz, wenn nur ein Bein belastet werden kann oder wenn sich die beiden Beine als Einheit bewegen. Es wird nur eine Gehstütze oder ein Gehstock verwendet. 2 Hauptformen des 3-Punkt-Gangs werden unterschieden: *Step-through* und *Step-to.* Diese Begriffe werden verwendet, wenn die Muskulatur der unteren Gliedmaßen in der Lage ist, Beinbewegung durchzuführen. Wenn die Beine gelähmt sind und die Fortbewegung

von den oberen Gliedmaßen und dem Rumpf übernommen wird, werden die Begriffe *Swing-Through* und *Swing-to* verwendet (Pierson, 1994). Beim Step-through bewegt sich der Fuß bzw. bewegen sich die Füße von hinter der gedachten Verbindungslinie der beiden Gehstützen bis vor diese Linie (➤ Abb. 3.21). Dieses Gangbild erfordert viel Kraft und eine gute Kontrolle des Gleichgewichts, kann aber recht schnell sein. Beim Step-to-Gang wird der Fuß bzw. werden die Füße bis kurz hinter die gedachte Verbindungslinie der Gehstützen vorgeschoben, die dann vorwärts bewegt werden, und der Vorgang wird wiederholt (➤ Abb. 3.22). Da die Schrittlänge kurz ist, ist die Gehgeschwindigkeit langsam, aber der Energie- und Stabilitätsbedarf ist nicht so hoch wie beim Step-through.

- Der modifizierte 3-Punkt-Gang (auch *3–1-Gang* genannt) ist dann sinnvoll, wenn ein Bein das volle Körpergewicht tragen kann, das andere jedoch nicht. Dies kann mit einem Gehbock oder mit zwei Unterarmgehstützen oder Stöcken geschehen. Die Gehhilfen und das betroffene Bein bewegen sich gemeinsam vorwärts, während das gesunde Bein entlastet wird. Dieses Bein wird nach vorn gesetzt, während gleichzeitig das betroffene Bein und die Gehhilfen entlastet werden. Dies sorgt für ein stabiles Gangbild, das wenig

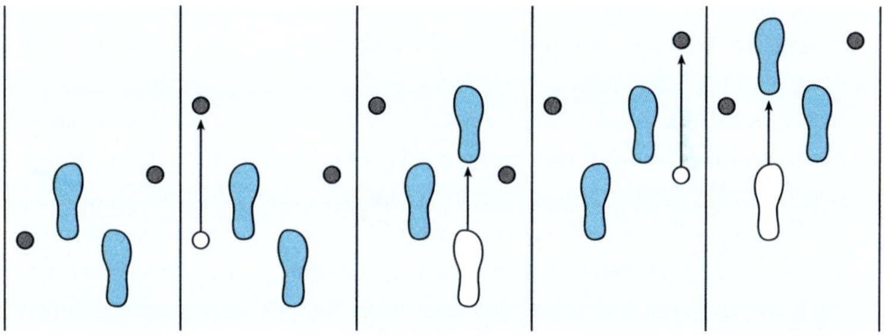

Abb. 3.20 4-Punkt-Gang. Es wird jeweils eine Gehstütze oder ein Bein nach dem Muster: linke Gehstütze – rechtes Bein – rechte Krücke – linkes Bein bewegt.

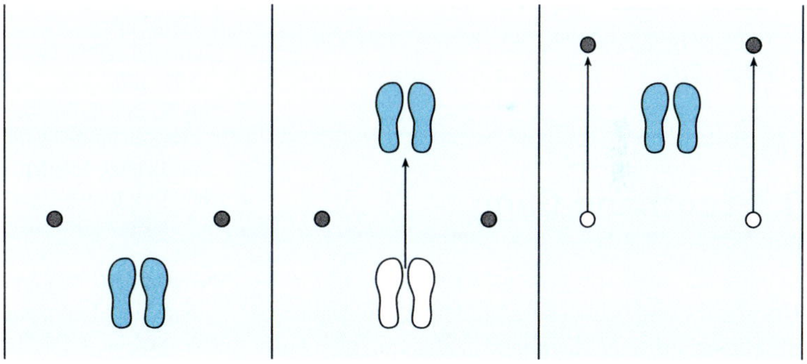

Abb. 3.21 3-Punkt-Gang bei einer Person, die beide Beine belastet. Die Beine werden gemeinsam vor die gedachte Verbindungslinie der Gehstützen geschoben, dann werden die Gehstützen gemeinsam vor die Beine gesetzt.

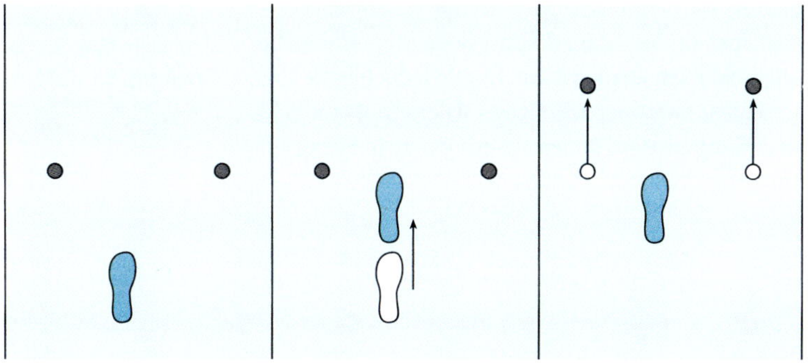

Abb. 3.22 3-Punkt-Gang bei einer Person, die nur ein Bein belastet. Das Bein wird bis hinter die Linie der Gehstützen vorgeschoben, die dann wieder nach vorn gesetzt werden.

Kraft und Energie erfordert, aber die Geschwindigkeit ist relativ gering.

- Der 2-Punkt-Gang ähnelt dem 4-Punkt-Gang, mit dem Unterschied, dass die Gehstütze oder der Stock auf der einen Seite gleichzeitig mit dem kontralateralen Bein nach vorn bewegt wird, z. B. linke Krücke/rechtes Bein – rechte Krücke/linkes Bein. Dieses Gangmuster erlaubt eine schnellere Fortbewegung als der 4-Punkt-Gang, ist trotzdem noch recht stabil und benötigt wenig Energie. Es erfordert jedoch eine gute Koordination bei der betroffenen Person.
- Beim modifizierten 4-Punkt-Gang wird die Gehhilfe in der kontralateralen Hand des betroffenen Beins gehalten. Dieses Gangmuster kommt typischerweise bei Halbseitenlähmung zum Einsatz, bei der ein Arm und das ipsilaterale Bein gelähmt sind. Eine typische Abfolge beim Gehen wäre: rechte Gehstütze – linkes Bein – rechtes Bein.
- Beim modifizierten 2-Punkt-Gang wird ebenfalls eine Gehhilfe auf der dem betroffenen Bein gegenüberliegenden Seite verwendet, aber die Gehhilfe und das betroffene Bein werden gemeinsam nach vorn bewegt, z. B. rechte Krücke/linkes Bein – rechtes Bein. Er erfordert eindeutig mehr Kraft und Koordination als der modifizierte 4-Punkt-Gang, ermöglicht aber eine höhere Geschwindigkeit.

3.3 Laufband-Gang

Oft ist der Gang bequemer zu untersuchen, während die Person auf einem Laufband geht als auf dem Fußboden, da der Raum, in dem die Messungen durchgeführt werden müssen, viel kleiner ist und die Versuchsperson bequem an Kabel oder Atemschläuche angeschlossen werden kann. Es gibt jedoch feine Unterschiede zwischen dem Gang auf dem Laufband und dem Gang auf dem Boden, insbesondere in Bezug auf die Gelenkwinkel. Der reduzierte Luftstrom, der den Körper einwirkt, ist wahrscheinlich kein wesentlicher Faktor, aber die Testperson kann sich der begrenzten Länge des Laufbandes bewusst sein, was sie dazu veranlassen könnte, ihre Schrittlänge zu verkürzen. Die wichtigsten Unterschiede sind jedoch wahrscheinlich auf Veränderungen in der Geschwindigkeit des Laufbandes zurückzuführen, da die Füße der Testperson das Band beim ersten Kontakt abbremsen und beim Abstoßen beschleunigen, wodurch Energie im Laufbandmotor gespeichert wird. Dieser Effekt wird durch die Verwendung eines großen Laufbandes mit einem starken Motor minimiert (Savelberg et al., 1998). Mit Kraftmessplatten ausgestattete Laufbänder wurden verwendet, um mögliche Unterschiede zwischen Gehen und Laufen auf dem Boden gegenüber der Bewegung auf dem Laufband zu untersuchen. Im Allgemeinen wurden in diesen Studien nur minimale Unterschiede zwischen dem Gehen/Laufen auf dem Laufband und dem Gehen/Laufen auf dem Boden festgestellt, sowohl bei den kinetischen als auch bei den kinematischen Parametern, vorausgesetzt, das Laufband war ausreichend stabil und die Probanden waren an das Gehen auf dem Laufband gewöhnt (Riley et al., 2008).

LITERATUR

Gurney, B., 2002. Leg length discrepancy. Gait Posture 15, 195–206.

Lim, R., Dias, L., Vankoski, S., et al., 1998. Valgus knee stress in lumbosacral myelomeningocele: a gait-analysis evaluation. J. Pediatr. Orthop. 18, 428–433.

New York University, 1986. Lower Limb Orthotics. New York University Postgraduate Medical School, New York, NY.

Perry, J., 2010. Gait Analysis: Normal and Pathological Function. Slack Incorporated, Thorofare, NJ.

Pierson, F. M., 1994. Principles and Techniques of Patient Care. WB Saunders, Philadelphia, PA.

Riley, P. O., Paolini, G., Croce, U. D., et al., 2008. A kinematics and kinetic comparison of overground and treadmill running. Med. Sci. Sports Exerc. 40 (6), 1093–1100.

Savelberg, H. H. C. M., Vorstenbosch, M. A. T. M., Kamman, E. H., et al., 1998. Intra-stride belt-speed variation affects treadmill locomotion. Gait Posture 7, 26–34.

KAPITEL

4 Methoden der Ganganalyse

Michael Whittle, Max Jordon, David Levine, Jim Richards

Einleitung

Das Gehen wird häufig durch neurologische und muskuloskelettale Pathologien beeinträchtigt und ist einer der Gesundheitsbereiche der Internationalen Klassifikation der Funktionsfähigkeit, Behinderung und Gesundheit (International Classification of Functioning, Disability and Health, ICF). Das Gehen ist ein Schlüsselaspekt in der Aktivitäts- und Partizipationskomponente der Mobilität und wird in der klinischen Praxis oft als Grundlage für die Bewertung der Mobilität verwendet. Daher ist es sehr wichtig, dass die Mitglieder eines interdisziplinären Teams einen Patienten auf einen Funktionsverlust beim Gehen untersuchen.

Die Ganganalyse wird zur direkten Behandlung des individuellen Patienten genutzt. Sie wird auch eingesetzt, um unser Verständnis des Gehens durch wissenschaftliche Analysen zu verbessern, d. h. durch Grundlagenforschung sowie klinische Forschung zum Gehen. Diese Themen werden detailliert in Kapitel 5 („Ganganalyse in der praktischen Anwendung") untersucht. Es liegt auf der Hand, dass es einzelne Analysemethode nicht gibt, die für ein so breites Spektrum von Anwendungen geeignet wäre. Infolgedessen wurde eine Reihe verschiedener Analyseverfahren entwickelt.

Bei der Betrachtung der in der Ganganalyse verwendeten Analysemethoden ist es sinnvoll, sie als Spektrum oder Kontinuum zu betrachten, das von der Abwesenheit technischer Hilfsmittel am einen Ende bis zur Verwendung komplizierter und teurer Geräte am anderen Ende reicht. In diesem Kapitel wird zunächst eine Ganganalysemethode vorgestellt, die keinerlei Ausrüstung erfordert, und anschließend werden die aufwendigeren Systeme beschrieben. Generell gilt:

Je aufwendiger das System ist, desto höher sind die Kosten, aber desto besser ist auch die Qualität der objektiven Daten, die bereitgestellt werden können.

Das bedeutet jedoch nicht, dass einige der einfacheren Techniken nicht von Nutzen wären. Vor allem im klinischen Bereich hat sich häufig gezeigt, dass der Einsatz von Hightech-Ganganalysen aufgrund des hohen Kosten-, Raum- und Zeitaufwands unangemessen ist, und dass einige klinische Probleme mit einfacheren Techniken angemessen beurteilt werden können.

4.1 Analyse des Gangbildes durch Beobachtung

Die Ganganalyse durch Beobachtung hat in manchen Settings Vorteile, in anderen kann sie die einzige verfügbare Form der Beurteilung sein. Es ist verlockend zu sagen, dass dies die einfachste Form der Ganganalyse ist, aber dies vernachlässigt natürlich die bemerkenswerte Fähigkeit des menschlichen Gehirns, die vom Auge empfangenen Daten zu verarbeiten. Obwohl die Ganganalyse durch Beobachtung in Wirklichkeit die vielseitigste Form der Analyse ist, die es gibt, hat sie ihre Grenzen:

- Sie ist vergänglich und hinterlässt keine bleibenden Aufzeichnungen.
- Das Auge kann Ereignisse mit hoher Geschwindigkeit nicht erfassen.
- Es ist nur möglich, Bewegungen zu beobachten, nicht jedoch Kräfte.
- Das Verfahren hängt ausschließlich von den individuellen Fähigkeiten des einzelnen Beobachters ab.
- Die Ganganalyse durch Beobachtung ist subjektiv, und es kann schwierig sein, die Voreingenommenheit des Bewerters zu verhindern, wenn der Patient in Behandlung ist.
- Die Versuchspersonen verhalten sich möglicherweise anders, wenn sie wissen, dass sie beobachtet werden, eine Situation, die manchmal als *Hawthorne-Effekt* bezeichnet wird.
- Eine Klinik- oder Laborumgebung kann sich stark von der realen Welt unterscheiden.

Die Reproduzierbarkeit von Gangbeobachtungen ist Gegenstand umfangreicher Untersuchungen, und wenn systematische Beobachtungen mithilfe von Checklisten, wie in ➤ Abb. 4.1, durchgeführt werden, kann eine Übereinstimmung zwischen den Beobachtern festgestellt werden, wenn ein Bewegungsmuster entweder als *vorhanden* oder *nicht vorhanden* notiert wird, oder wenn eine einfache 3-Punkte-Likert-Skala mit Optionen wie *vorhanden, vielleicht vorhanden* oder *nicht vorhanden* verwendet wird. Mit gezielten Fragen können die Prüfer auch genau auf das Vorhandensein oder Nichtvorhandensein einer Leis-

	Standphase					Schwungphase		
	IC	LR	MSt	Tst	PSw	ISw	MSw	TSw
Rumpf								
Vorneigung								
Rückneigung								
Seitneigung (rechts/links)								
Becken								
Keine Vorwärtsrotation (rechts/links)								
Kein kontralaterales Absinken (rechts/links)								
Beckenhochstand (rechts/links)								
Hüftgelenk								
Inadäquate Extension								
Zirkumduktion/Abduktion								
Kniegelenk								
Exzessive Flexion								
Unkontrollierte Extension								
Inadäquate Flexion								
Sprunggelenk/Fuß								
Fußklatschen								
Vorfußkontakt								
Sohlenkontakt								
Spätes Abheben der Ferse								
Kontralaterales Vaulting								

Abb. 4.1 Checkliste zur Ganganalyse. *IC,* Erstkontakt; *LR,* Belastungsreaktion; *MSt,* Mitte der Standphase; *Tst,* Ende der Standphase; *PSw,* Vor der Schwungphase; *ISw,* Beginn der Schwungphase; *MSw,* Mitte der Schwungphase; *TSw,* Ende der Schwungphase; Contralateral Vaulting = Zehenspitzenstellung des Fußes auf der Gegenseite während der Standphase des betroffenen Beins. © 2006 LAREI, Rancho Los Amigos National Rehabilitation Center, Downey, CA 90242.

4

ABNORMAL										
0	1	2	3	4	5	6	7	8	9	10
Kein Abstoß										Gerade eben abnormal
NORMAL										
0	1	2	3	4	5	6	7	8	9	10
Untergrenze										Obergrenze normal

Abb. 4.2 Bewertungsskala für Beobachterurteile. Adaptiert nach McGinley et al. (2003).

tungsbeeinträchtigung in einem bestimmten Gelenk schließen (McGinley et al., 2003). Dies zeigt den Wert einer Bewertungsskala von 0 bis 10 für eine Frage, die speziell auf einen Aspekt der Bewegung, hier: den Abstoß nach einem Schlaganfall, ausgerichtet ist, wobei ein Wert von 0 für eine Person mit einem schweren Funktionsdefizit und 10 für eine Person ohne Funktionsdefizit steht (➤ Abb. 4.2). In der Vergangenheit war dies bei der klinischen Beurteilung und Klassifizierung von Patienten mit einer Vielzahl von pathologischen Gangmustern sehr nützlich, jedoch ist es nicht möglich, zuverlässige Bewertungen der Gelenkwinkel zu erhalten.

4.2 Die Umgebung der Ganganalyse

Die erforderliche Mindestlänge für einen Gehweg zur Ganganalyse ist ein heiß diskutiertes Thema. Die Autoren sind der Meinung, dass 8 Meter das Minimum für die Ganganalyse bei fitten jungen Menschen sind, dass jedoch eine Mindestlänge von 12 Metern vorzuziehen sind, da dies schnellen Gehern erlaubt, ihren normalen Gang zu erreichen, bevor irgendwelche Messungen vorgenommen werden. Bei Individuen, die langsamer gehen, wie z. B. Menschen mit einer Gehbehinderung, sind kürzere Gehstrecken jedoch ausreichend. Die für die Analysestrecke erforderliche Breite hängt davon ab, ob und welche Geräte für die Messungen verwendet werden. Für die visuelle Ganganalyse können bereits 3 Meter genügen. Bei Videoaufnahmen muss die Kamera etwas weiter (etwa 4 Meter) vom Motiv entfernt positioniert werden. Für ein kinematisches System, das gleichzeitige Messungen von beiden Seiten des Körpers vornimmt, ist normalerweise eine Breite von mindestens 6 Metern erforderlich. ➤ Abb. 4.3 zeigt den Aufbau eines kleinen Ganglabors, in dem Gangbeobachtungen und Videoaufnahmen zur Messung grundlegender Gangparameter durchgeführt werden können.

Einige Forscher erlauben es den Probanden, ihre eigene Gehgeschwindigkeit zu wählen, während andere die Zykluszeit oder Kadenz kontrollieren, indem sie sie auffordern, im Takt eines Metronoms zu gehen. Der Grund für eine vorgegebene Schrittfrequenz liegt darin, dass viele der messbaren Parameter des Gangs mit der Gehgeschwindigkeit variieren, und die Kontrolle dieser Parameter bietet eine Möglichkeit, diese Variabilität zu verringern. Es ist jedoch unwahrscheinlich, dass Probanden auf ihre eigene, natürliche Art und Weise gehen, wenn sie versuchen, mit einem Metronom Schritt zu halten, und für Patienten mit Problemen bei der motorischen Kontrolle könnte es schwierig oder sogar unmöglich sein, in einem vor-

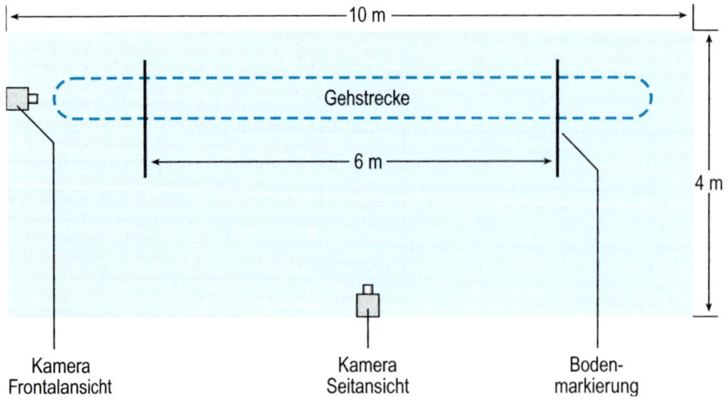

Abb. 4.3 Aufbau eines kleinen Ganglabors zur Gangbeobachtung, Videoaufzeichnung und Messung der allgemeinen Gangparameter.

gegebenen Rhythmus zu gehen. Die Lösung für dieses Dilemma besteht wahrscheinlich darin, die Tatsache zu akzeptieren, dass die Probanden mit unterschiedlichen Geschwindigkeiten gehen müssen, und die Daten entsprechend zu interpretieren.

4.3 Gangbeurteilung

Die bloße Beobachtung des Gangs und die Feststellung von Abnormitäten ist für sich genommen wenig aussagekräftig. Daran schließt sich die *Gangbeurteilung* an, die eine Synthese dieser Beobachtungen mit den aus der Anamnese und der körperlichen Untersuchung gewonnenen Informationen über den Probanden in Verbindung mit der Auffassungsgabe und der Erfahrung des Beobachters darstellt (Rose, 1983). Die Ganganalyse durch Beobachtung ist völlig subjektiv, und die Qualität der Analyse hängt von den Fähigkeiten der Person ab, die sie durchführt. Eine Ganganalyse an Menschen durchzuführen, die auf der Straße vorbeigehen, aber ohne ihre klinischen Details zu kennen, kann eine interessante Übung sein: Man kann sehr leicht falsch interpretieren, was mit ihnen nicht stimmt.

Bei jeder Art von Ganganalyse muss man sich stets vor Augen halten, dass man Wirkungen und nicht Ursachen beobachtet. Anders ausgedrückt: Das beobachtete Gangbild ist nicht das unmittelbare Ergebnis eines pathologischen Prozesses, sondern das Endergebnis eines pathologischen Prozesses und all der Versuche des Probanden, diesen Prozess zu kompensieren. Das beobachtete Gangbild ist „das, was übrig bleibt, nachdem die verfügbaren Kompensationsmechanismen ausgeschöpft wurden“(Rose, 1983).

4.3.1 Untersuchung mittels Videoaufzeichnung

In den 1990er-Jahren war die Verwendung von Videobändern zur Untersuchung des Gangs eines Patienten weit verbreitet. Heute wird die Aufzeichnung direkt auf einer Speicherkarte oder einem Computer gespeichert. Die Videoaufzeichnung ist eine der nützlichsten Verbesserungen der Ganganalyse im klinischen Umfeld über die Jahre, da sie dazu beiträgt, zwei der Einschränkungen der Gangbeobachtung zu überwinden: das Fehlen einer permanenten Aufzeichnung und die Schwierigkeit, Ereignisse mit hoher Geschwindigkeit zu beobachten. Darüber hinaus bietet die Videoaufzeichnung folgende Vorteile:

- Die Anzahl der für die Ganganalyse erforderlichen Wiederholungen wird reduziert.
- Ereignisse, Positionen und Bewegungen können Bild für Bild und in Zeitlupe analysiert werden.
- Das Gangbild kann über die Zeit und in verschiedenen Situationen verglichen werden.
- Aus den Aufzeichnungen lassen sich objektive Daten wie Kadenz, Gelenkwinkel und Koordination der Bewegungen gewinnen.
- Die Aufnahmen können mit anderen geteilt werden, um deren Meinung einzuholen.
- Das Gerät zeichnet den Gang einer Person dauerhaft auf.
- Die Aufnahmen können als Hilfsmittel beim Unterrichten oder Erlernen der Ganganalyse verwendet werden.
- Ein Gelenk oder ein anderes Merkmal von Interesse kann im Detail untersucht werden.

Zu den wichtigen Merkmalen, die bei der Auswahl eines Geräts zur Aufnahme von Videoaufnahmen für die Ganganalyse zu berücksichtigen sind, gehören der Autofokus, ein Zoomobjektiv und ein Hochgeschwindigkeitsmodus, der Bewegungsunschärfen eliminiert. Viele Ganglabors zeichnen Videodaten direkt im Computer auf. Dies ermöglicht die Synchronisierung der Daten mit von anderen Bewegungsanalysesystemen gesammelten Daten sowie die Wiedergabe und Analyse mithilfe von Standbildern, Einzelbildern und variabler Zeitlupe, was die Beobachtung von Bewegungen erleichtert, die für das Erkennen mit bloßem Auge zu schnell vonstatten gehen.

In einer Reihe von Studien wurde über die Bedeutung des Kamerawinkels in Relation zur Versuchsperson berichtet (Toro et al., 2007; Larsen et al., 2008; Birch et al., 2013). Üblicherweise werden zwei Kamerapositionen verwendet, die so eingestellt werden können, dass sie den gesamten Körper vom Kopf bis zu den Füßen zeigen, wobei eine Kamera die Person von der Seite der Gehstrecke aus betrachtet und eine Ansicht in der Sagittalebene aufnimmt und die andere die Person vom Ende der Gehstrecke aus betrachtet und eine Ansicht von vorn aufnimmt (➤ Abb. 4.3).

4

Der Gang der Versuchsperson wird aufgezeichnet, während sie die Gehstrecke der Länge nach abläuft, sich dann umdreht und zu ihrer Ausgangsposition zurückgeht. Auf diese Weise wird der Gang von beiden Seiten sowie von der Vorder- und Rückseite der Person aufgezeichnet. Durch die Videoaufzeichnungen braucht der Proband eine viel geringere Anzahl von Versuchen zu absolvieren, da die Person, die die Analyse durchführt, die Aufzeichnung so oft wie nötig ansehen kann.

Wenn möglich, sollte die Aufzeichnung überprüft werden, bevor die Testperson das Ganglabor verlässt, für den Fall, dass der Vorgang aus irgendeinem Grund wiederholt werden muss. Außerdem bietet dies die Gelegenheit, dem Probanden eine Videoaufnahme seines Gangs zu zeigen, was in vielen Fällen sehr hilfreich sein kann. Wenn ein Therapeut mit einer Person an der Korrektur einer Gangabweichung arbeitet, kann diese Person eine klarere Vorstellung davon bekommen, worum es dem Therapeuten genau geht, wenn sie ihren eigenen Gang von „außen" beobachten kann.

Die Analyse erfolgt durch Wiederholung der Videoaufzeichnung, Suche nach spezifischen Ganganomalien in den verschiedenen Ansichten und Interpretation des Gesehenen vor dem Hintergrund der Krankengeschichte und der körperlichen Untersuchung der Person. Besonders effektiv ist es, wenn zwei oder mehr Personen gemeinsam an der Analyse arbeiten. Obwohl die visuelle Ganganalyse mit einfachen Videoaufnahmen weitgehend subjektiv ist, hat sich gezeigt, dass die Verwendung einer zweidimensionalen Analysesoftware nützliche Messungen der Gelenkbewegungen in der Sagittalebene liefert und eine hohe Intrarater- und Interrater-Reliabilität (Übereinstimmung zwischen verschiedenen Beurteilern und innerhalb desselben Beurteilers) aufweist (Reinking et al., 2018).

4.3.2 Zeitliche und räumliche Parameter des Gangbildes

Zu den zeitlichen und räumlichen Parametern des Gangs, die manchmal auch als *allgemeine Gangparameter* bezeichnet werden, gehören die Zykluszeit, die Schrittlänge und die Geschwindigkeit. Sie stellen die einfachste Form der objektiven Gangbeurteilung dar (Robinson und Smidt, 1981) und können nur mit einer Stoppuhr und einem Maßband durchgeführt werden. Weitere zeitliche und räumliche Parameter des Gangs sind die Schrittzeit, die Dauer der Zweibeinstützphase, die Dauer der Einbeinstützphase, die Schrittlänge, die Breite der Lauffläche und der Fußwinkel. Diese Messungen erfordern den Einsatz von Spezialgeräten, die im nächsten Abschnitt beschrieben werden.

Zykluszeit, Schrittlänge und Gehgeschwindigkeit ändern sich bei den meisten Behinderungen des Bewegungsapparats gemeinsam. Das bedeutet, dass eine Person mit einer langen Zykluszeit in der Regel auch eine kurze Schrittlänge und eine niedrige Gehgeschwindigkeit hat (die Geschwindigkeit ist die Schrittlänge geteilt durch die Zykluszeit). Die allgemeinen Gangparameter geben einen Anhaltspunkt für die Gehfähigkeit einer Person, aber ansonsten wenig spezifische Informationen. Sie sollten immer in Bezug auf die erwarteten Werte für das Alter und das Geschlecht des Probanden interpretiert werden, wie sie in Kapitel 2 „Der normale Gang") beschrieben sind. ➤ Abb. 4.4 zeigt eine Möglichkeit, wie diese Daten dargestellt werden können; die Rauten stellen die 95 %-Konfidenzintervalle für eine gesunde Kontrollperson desselben Alters und Geschlechts wie die untersuchte Person dar. Obwohl die Zykluszeit in der Ganganalyse allmählich an die Stelle der Schrittfrequenz tritt, ist die Verwendung der Schrittfrequenz in Diagrammen dieser Art praktischer, da ein abnormal langsamer Gang Werte auf der linken Seite des Diagramms für alle drei allgemeinen Gangparameter ergibt.

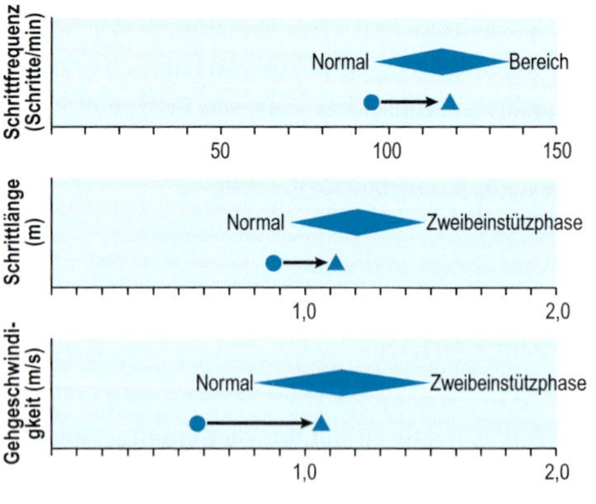

Abb. 4.4 Darstellung der allgemeinen Gangparameter mit alters- und geschlechtsadaptierten Normbereichen. Prä- und postoperative Werte bei einer 70-jährigen Patientin, die sich einer Kniegelenkersatzoperation unterzieht.

4.3.3 Zykluszeit oder Schrittfrequenz

Die Zykluszeit oder Schrittfrequenz kann mithilfe einer Stoppuhr gemessen werden, indem die Anzahl der einzelnen Schritte über eine bestimmte Zeitspanne gezählt wird. Es ist selten praktikabel, eine ganze Minute lang zu zählen, daher wird in der Regel ein Zeitraum von 10 oder 15 Sekunden gewählt. Der Verlust an Genauigkeit, der durch die Zählung über so kurze Zeiträume entsteht, dürfte in der Praxis kaum ins Gewicht fallen. Die Versuchsperson sollte aufgefordert werden, ganz natürlich zu gehen und ihre volle Gehgeschwindigkeit zu erreichen, bevor der Beobachter beginnt, die Schritte zu zählen. Die Zykluszeit wird nach der folgenden Formel berechnet:

$$\text{Zykluszeit (s)} = \mathit{Zeit}(\text{s}) \times 2/\mathit{gezählte\ Schritte}$$

Die 2 trägt der Tatsache Rechnung, dass 2 Schritte einen Schrittzyklus ausmachen. Die Schrittfrequenz wird nach der folgenden Formel berechnet:

$$\text{Schrittfrequenz } (\mathit{Schritte/min}) = \mathit{gezählte\ Schritte} \times 60/\mathit{Zeit}(\text{s})$$

Die 60 trägt der Tatsache Rechnung, dass 1 Minute 60 Sekunden hat.

4.3.4 Schrittlänge

Die Schrittlänge kann auf zwei Arten bestimmt werden: durch direkte Messung oder indirekt über die Geschwindigkeit und die Zykluszeit. Die einfachste direkte Messmethode besteht darin, die Schritte zu zählen, die die Testperson auf einer bekannten Strecke zurücklegt. Nützlichere Methoden sind das Aufkleben von Stempelkissen auf die Schuhsohlen der Versuchspersonen (Rafferty und Bell, 1995) oder das Anbringen von Markern an deren Schuhen (Gerny, 1983) und das anschließende Laufen auf Papier. Eine weniger exakte Variante wäre, die Versuchsperson mit beiden Füßen in eine flache Schale mit Talkumpuder treten zu lassen und dann auf einem Streifen farbigen Papiers entlangzugehen und eine Spur von Fußabdrücken zu hinterlassen. Die sich daraus ergebenden Abdrücke können, wie in ➤ Abb. 2.3 gezeigt, gemessen werden, um die jeweilige Länge des linken und des rechten Schrittes, die Länge eines Gangzyklus, die Lauffläche, den Außenrotationswinkel der Zehen und eine Vorstellung vom Fußkontaktmuster abzuleiten. Dies kann eine Menge nützlicher und überraschend genauer Informationen liefern, und das nur für ein paar Minuten Aufwischen des Bodens! Wenn sowohl die Zykluszeit als auch die Gehgeschwindigkeit gemessen wurden, kann die Schrittlänge nach folgender Formel berechnet werden:

$$\text{Länge eines Gangzyklus (m)} = \mathit{Gehgeschwindigkeit}(\mathit{m/s}) \times \mathit{Zykluszeit}(\text{s})$$

Die entsprechende Berechnung mit der Schrittfrequenz lautet:

$$\text{Länge des Gangzyklus (m)} = \frac{\text{Geschwindigkeit } (\mathit{m/s}) \times 2 \times 60}{\text{Schrittfrequenz } (\mathit{Schritte/min})}$$

Durch die Multiplikation mit 2 werden Schritte in einen Gangzyklus umgewandelt und durch die Multiplikation mit 60 werden Minuten in Sekunden umgerechnet. Um genaue Ergebnisse zu erzielen, sollten die Zykluszeit und die Gehgeschwindigkeit während desselben Durchgangs gemessen werden. Das gleichzeitige Zählen, Messen und Zeitnehmen könnte sich jedoch als zu schwierig erweisen, und die Fehler, die durch die Verwendung von Daten aus verschiedenen Durchgängen entstehen, sind wahrscheinlich nicht von Bedeutung, es sei denn, der Gang der Versuchsperson variiert von einem Durchgang zum anderen deutlich.

4.3.5 Gehgeschwindigkeit

Die Gehgeschwindigkeit kann gemessen werden, indem die Versuchsperson eine bekannte Strecke zurücklegt, z. B. zwischen zwei Markierungen auf dem Boden oder zwischen zwei Säulen in einem Korridor. Die zurückgelegte Entfernung ist eine Frage der Zweckmäßigkeit, aber eine Strecke von 6 bis 10 Metern ist wahrscheinlich ausreichend. Auch hier sollte die Versuchsperson aufgefordert werden, in ihrem natürlichen Tempo zu gehen, und sie sollte vor

Beginn der Messung in ihre normales Gangmuster erreicht haben. Die Gehgeschwindigkeit wird wie folgt berechnet:

$$\text{Gehgeschwindigkeit}\ (m/s) = \textit{Entfernung}(\text{m})/\textit{Zeit}(\text{s})$$

4.3.6 Allgemeine Gangparameter aus Videoaufzeichnungen

Die Bestimmung der allgemeinen Gangparameter aus einer Videoaufzeichnung der Person beim Gehen ist relativ einfach, solange die Aufnahme zeigt, wie die Person zwei Orientierungspunkte passiert, deren Positionen bekannt sind. Eine einfache Methode besteht darin, die Versuchsperson über zwei Linien auf dem Boden laufen zu lassen, die einen bekannten Abstand zueinander haben, z. B. Klebebandmarkierungen. Vor der ersten Linie sollte Raum für die Beschleunigung und nach der zweiten Linie für das Abbremsen vorgesehen werden. Bei der Wiedergabe der Aufzeichnung wird die Zeit gemessen, die für die zurückgelegte Strecke benötigt wird, und es werden die zurückgelegten Schritte gezählt. Am einfachsten ist es, den ersten Bodenkontakt *jenseits der Startlinie* für den Beginn der Zeitmessung und des Zählens und die erste Bodenberührung *jenseits der Ziellinie* als deren Ende zu verwenden. Der 1. Schritt über die Startlinie hinaus muss als 0 und nicht als 1 gezählt werden. Diese Messmethode ist nicht ganz exakt, da die Position des Fußes beim 1. Bodenkontakt eine unbekannte Entfernung jenseits der Start- und Ziellinie aufweist, aber die dadurch verursachten Fehler sind wahrscheinlich nicht signifikant. Wie bereits erwähnt, kann dieses Verfahren auch ohne Videoaufzeichnung angewendet werden. Da die Distanz, die Zeit und die Anzahl der Schritte bekannt sind, können die allgemeinen Gangparameter mithilfe der folgenden Formeln berechnet werden:

$$\text{Zykluszeit}\ (\text{s}) = \textit{Zeit}(\text{s}) \times 2/\textit{gezählte Schritte}$$

$$\text{Schrittfrequenz}\ (\textit{Schritte/min}) = \textit{gezählte Schritte} \times 60/\textit{Zeit}(\text{s})$$

$$\text{Länge des Gangzyklus}\ (\text{m}) = \textit{Distanz}(\text{m}) \times 2/\textit{gezählte Schritte}$$

$$\text{Geschwindigkeit}\ (m/s) = \textit{Entfernung}(\text{m})/\textit{Zeit}(\text{s})$$

4.4 Messung der zeitlichen und räumlichen Gangparameter

Eine Reihe von Systemen ist in der Lage, den zeitlichen Ablauf des Gangzyklus automatisch zu messen, manchmal auch als *zeitliche Gangparameter* bezeichnet. Diese Systeme lassen sich in zwei Hauptklassen unterteilen: Fußschalter und instrumentierte Laufstege.

4.4.1 Fußschalter

Fußschalter werden verwendet, um das Timing des Gangs aufzuzeichnen. Sie sind in der Regel an einen kleinen Sender oder ein tragbares Aufnahmegerät angeschlossen. Wenn ein Schalter unter der Ferse und einer unter dem Vorfuß angebracht wird, können die Zeitpunkte des 1. Bodenkontakts, von Beginn und Ende des Bodenkontakts der Fußsohle, des Anhebens der Ferse und des Zehenabstoßes sowie die Dauer der Standphase gemessen werden. Die Daten von 2 oder mehr Gangzyklen ermöglichen die Berechnung der Zykluszeit und der Dauer der Schwungphase. Sind die Schalter auf beiden Füßen montiert, kann auch die Dauer der Einbein- und der Zweibeinstützphase gemessen werden. Fußschalter werden am bequemsten in Schuhen verwendet, können aber auch direkt an der Unterseite des Fußes befestigt werden. Zusätzlich zu den grundlegenden Fersen- und Vorfußschaltern können weitere Schalter in anderen Bereichen des Fußes angebracht werden, um genauere Angaben zu den zeitlichen Mustern der Be- und Entlastung zu erhalten (➤ Abb. 4.5).

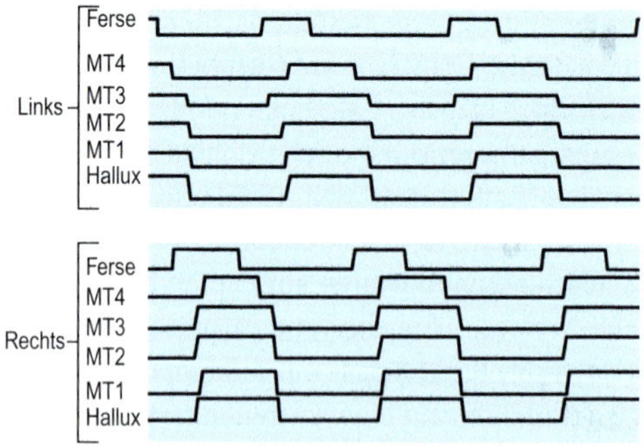

Abb. 4.5 Messwertausgabe von Fußschaltern unter der Ferse, den 4 Mittelfußknochen (*MT1* bis *MT4)* und der Großzehe beider Füße. Der Schalter ist eingeschaltet (d. h., die Fläche hat Bodenkontakt), wenn die Linie oben ist.

4.4.2 In die Gehstrecke integrierte Instrumente

Mithilfe von instrumentierten Gehstrecken können der Zeitpunkt von Bodenkontakten, die Position des Fußes auf dem Boden, das Fußaufsatzmuster mit Hilfsmitteln und viele andere zeitliche und räumliche Parameter bestimmt werden. Leitfähige Unterlagen sind mit einer elektrisch leitfähigen Substanz, z. B. einem Metallgitter oder -stäben, bedeckt oder bestehen aus leitfähigem Gummi. Geeignete elektrische Kontakte an den Schuhen der Testperson schließen einen Stromkreis und zeichnen die Position und den Zeitpunkt des Fußkontakts auf. Die Zeitinformationen der Fußkontakte werden zur Berechnung der Zykluszeit verwendet, und die Kombination aus Zykluszeit, Schritt- und Zykluslänge kann zur Berechnung der Geschwindigkeit herangezogen werden.

Eine andere Möglichkeit besteht darin, dass die Unterlage selbst eine große Anzahl von Schaltkontakten enthält. Es gibt eine Reihe kommerzieller Systeme zur Durchführung dieser Messungen, von denen einige auch Informationen über die Beträge der zwischen dem Fuß und dem Boden herrschenden Kräfte liefern. Ein solches System, das heute häufig verwendet wird, ist der GAITRite, der zur Beurteilung einer Vielzahl von Patientengruppen eingesetzt wurde (➤ Abb. 4.6) (Bilney et al., 2003).

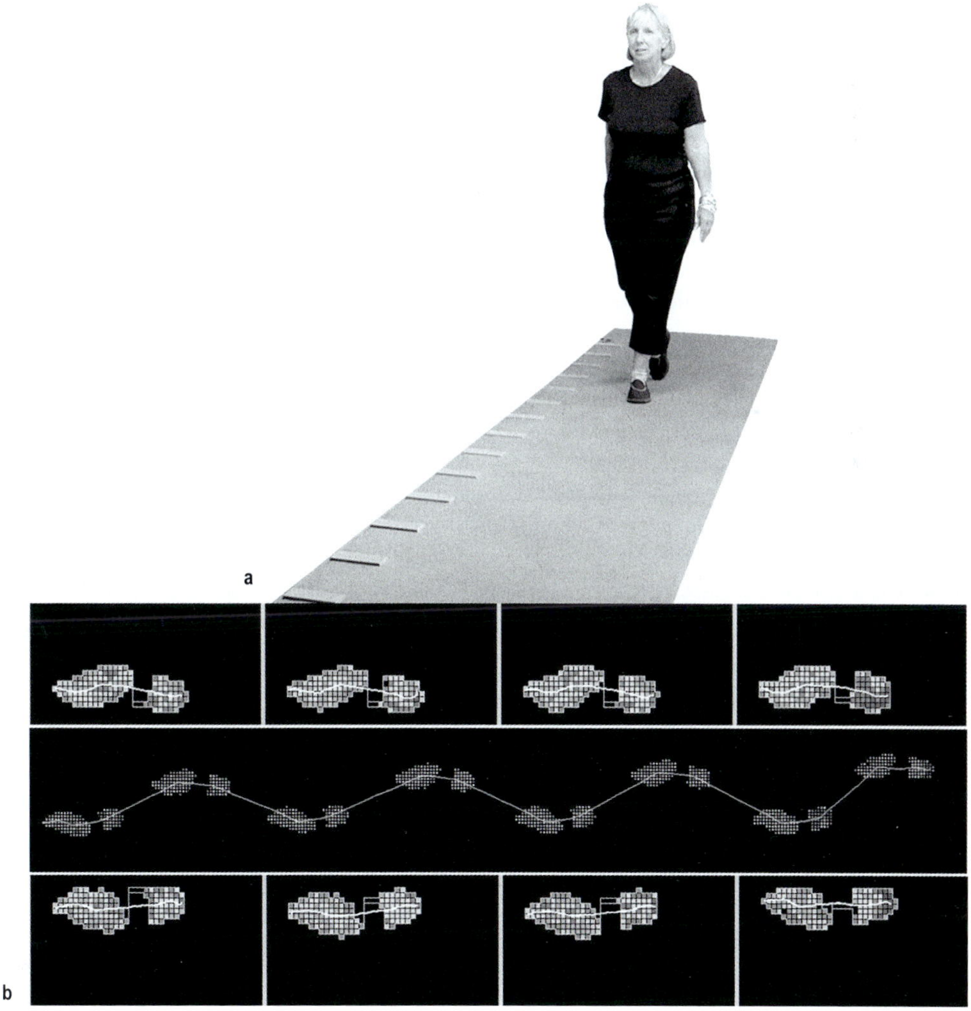

Abb. 4.6 GAITRite-System (a) und typische Ausgabe der Messergebnisse (b).

4.5 Kamerabasierte Bewegungsanalyse

Kinematik bezieht sich auf die Messung von Bewegungen oder, genauer gesagt, auf die geometrische Beschreibung von Bewegungen. Kinematische Systeme werden in der Ganganalyse eingesetzt, um die Position und Orientierung der Körpersegmente, die Gelenkwinkel und die entsprechenden linearen und Winkelgeschwindigkeiten und Beschleunigungen zu erfassen.

Nach den Pionierarbeiten von Marey und Muybridge in den 1870er-Jahren blieb die Fotografie rund 100 Jahre lang die Methode der Wahl für die Messung menschlicher Bewegungen, bis sie durch elektronische Systeme ersetzt wurde. Zwei grundlegende fotografische Techniken kamen zum Einsatz: die *Schmalfilmfotografie* und die *Mehrfachbelichtung*. Bei der Schmalfilmfotografie wird eine Reihe von Einzelaufnahmen in schneller Folge geschossen. Die Mehrfachbelichtungsfotografie hat im Laufe der Jahre viele verschiedene Formen angenommen. Sie basiert auf der Verwendung eines einzigen Fotos oder eines Filmstreifens, auf dem eine Reihe von Bildern übereinander gelegt werden, manchmal mit einer horizontalen Verschiebung zwischen den einzelnen Bildern. In den 1960er- und 1970er-Jahren wurden Ganganalysesysteme auf der Grundlage *optoelektronischer Techniken* entwickelt, darunter auch kamerabasierte Systeme, die heute die fotografischen Methoden abgelöst haben. Die allgemeinen Grundsätze der Bildanalyse gelten für alle Systeme und werden erörtert, bevor einzelne Systeme im Detail betrachtet werden.

4.5.1 Allgemeine Prinzipien

Kinematische Messungen können sowohl in zwei- als auch dreidimensional durchgeführt werden. Dreidimensionale Messungen erfordern in der Regel den Einsatz von zwei oder mehr Kameras, es wurden jedoch auch Methoden entwickelt, bei denen eine einzelne Kamera für begrenzte dreidimensionale Messungen verwendet werden kann.

Die einfachsten kinematischen Messungen werden mit einer Einzelkamera in einem unkalibrierten System durchgeführt. Solche Messungen sind ziemlich ungenau, können aber für bestimmte Zwecke durchaus nützlich sein. Ohne Kalibrierung ist es unmöglich, Abstände genau zu messen, daher wird ein solches System in der Regel nur zur Bestimmung von Gelenkwinkeln in der Sagittalebene eingesetzt. Die Kamera wird im rechten Winkel zur Bewegungsebene und so weit wie möglich vom Motiv entfernt positioniert, um die perspektivischen Verzerrungen zu minimieren. Um ein Bild von angemessener Größe und mit einem großen Abstand zwischen Kamera und Objekt zu erhalten, wird häufig ein Teleobjektiv (lange Brennweite) verwendet. Die aufgrund des Bildes bestimmten Winkel sind Projektionen von dreidimensionalen Winkeln auf eine zweidimensionale Ebene, und jeder Anteil des Winkels, der außerhalb dieser Ebene liegt, wird ignoriert. Obwohl mit Ein-Kamera-Systemen ungefähre Distanzmessungen vorgenommen werden können, wenn eine Art Kalibrierung verwendet wird, geht die Messgenauigkeit bei jeder Bewegung auf die Kamera zu oder von ihr weg verloren.

Um eine angemessene Genauigkeit bei kinematischen Messungen zu erreichen, ist es notwendig, ein geeichtes dreidimensionales System zu verwenden, bei dem Messungen von mehr als einem Standpunkt aus vorgenommen werden. Einen detaillierten Überblick über die technischen Aspekte der dreidimensionalen Messung menschlicher Bewegungen geben Cappozzo et al. (2005), Chiari et al. (2005), Leardini et al. (2005) und Della Croce et al. (2005) in 4 Artikeln. Obwohl es zwischen Schmalfilmfotografie, Videoaufzeichnung, Kamerasystemen und optoelektronischen Systemen erhebliche Unterschiede in Bezug auf Komfort und Genauigkeit gibt, ist die Datenverarbeitung für die verschiedenen Bilderfassungstechniken ähnlich.

Die meisten kommerziellen kinematischen Systeme verwenden entweder eine dreidimensionale Kalibrierung oder einen Stab mit Markierungen an bekannten Punkten, der von allen Kameras gleichzeitig betrachtet wird. Mithilfe einer Software wird die Beziehung zwischen den bekannten dreidimensionalen Positionen der Markierungen auf dem Kalibrierungsobjekt und den zweidimensionalen Positionen der Markierungen in den Sichtfeldern der verschiedenen Kameras berechnet. Eine alternative Kalibrierungsmethode verwendet das Codamotion-System, dessen optoelektronische Sensoren sich in einer festen Position zueinander befinden, sodass das System bereits im Werk kalibriert werden kann.

Wenn eine Person vor den Kameras läuft, wird der Kalibrierungsprozess umgekehrt, und es werden dreidimensionale Positionen für die an den Gliedmaßen der Person befestigten Marker berechnet, sofern diese für mindestens 2 Kameras sichtbar sind. Die Daten werden in einer Reihe von Zeitintervallen erfasst, die als *Frames* bezeichnet werden. Die meisten Systeme haben ein Intervall zwischen den Bildern von 20 ms, 16,7 ms oder 5 ms, was einer Datenerfassungsfrequenz von 50 Hz, 60 Hz oder 200 Hz entspricht; einige Systeme bieten jedoch Bildfrequenzen von bis zu 500 Hz und mehr.

In technischen Beschreibungen kinematischer Systeme werden die Begriffe *Auflösung, Präzision* und *Genauigkeit* verwendet und manchmal auch missbraucht. In der Praxis bedeutet Auflösung die Fähigkeit des Systems, kleine Änderungen der Markerposition zu messen. Die Präzision ist ein Maß für das Systemrauschen, das auf der Schwankungsbreite zwischen einem Datenframe und dem nächsten basiert. Für die meisten Nutzer ist der wichtigste Parameter die Genauigkeit, d. h. das Verhältnis zwischen der tatsächlichen Position der Marker und der vom System angegebenen Position.

Die meisten handelsüblichen Systeme sind ausreichend genau, um die Positionen der Gliedmaßen und die Winkel der Gelenke zu messen. Die Berechnung von linearen oder Winkelgeschwindigkeiten erfordert jedoch eine mathematische Differenzierung der Positionsdaten, wodurch Messfehler vergrößert werden. Zur Bestimmung der Beschleunigung ist eine zweite Differenzierung erforderlich, und ein geringes Rauschen in den Originaldaten kann zu unbrauchbaren Ergebnissen für die Beschleunigung führen. Die übliche Methode zur Vermeidung dieses Problems ist die Verwendung eines Tiefpassfilters zur Glättung der Positionsdaten vor der Differenzierung. Dadurch wird zwar das gewünschte Ziel erreicht, aber das Erfassen wirklich hohen Beschleunigungen, wie z. B. beim Fersenauftritt, gehen möglicherweise verloren. So sind kinematische Systeme gut für die Messung der Position, aber weniger für die Bestimmung der Beschleunigung geeignet, da es schwierig ist, selbst leicht verrauschte Daten zu unterscheiden. Umgekehrt können Beschleunigungsmesser zwar die Beschleunigung gut messen, aber die Position nur schlecht einschätzen. Hochpräzise Daten könnten durch die Kombination der beiden Methoden gewonnen werden, indem die eine zur Korrektur der anderen verwendet und die Geschwindigkeit aus beiden berechnet wird. Einige Forschungsstudien wurden mit diesem kombinierten Ansatz durchgeführt.

Zusätzlich zu den Fehlern, die bei der Messung der Position der Marker auftreten, gibt es weitere Fehler, da zwischen einem Marker auf der Haut und dem darunter liegenden Knochen erhebliche Bewegungen auftreten können. Wie groß der dadurch verursachte Fehler im Endergebnis ist, hängt davon ab, welcher Parameter gemessen wird. So hat beispielsweise die Bewegung des Markers nur geringe Auswirkungen auf den Kniewinkel in der Sagittalebene, da sie nur eine kleine relative Änderung der Länge relativ langer Körpersegmente bewirkt, kann aber bei Messungen in der Transversalebene oder bei Messungen mit kürzeren Körpersegmenten, wie z. B. am Fuß, erhebliche Fehler verursachen. Hautbewegungen können ebenfalls zu Fehlern bei der Berechnung von Gelenkmomenten und -kräften führen. Aus diesen Gründen steht die Entwicklung von Markersätzen und anatomischen Modellen an der Spitze der Entwicklung der Ganganalyse, ebenso wie die Fähigkeit neuer Bewegungsanalysesysteme, mit einer größeren Anzahl von Markern umzugehen.

4.5.2 Kamerabasierte Systeme zur Bewegungsanalyse

Neben der Ergänzung der Ganganalyse durch Beobachtung können Videoaufnahmen auch als Grundlage für ein kinematisches System verwendet werden. Dies hat erhebliche Vorteile in Bezug auf Kosten, Bequemlichkeit und Geschwindigkeit, obwohl das Verfahren aufgrund der geringeren Auflösung eines Videobildes und der Abtastfrequenz im Vergleich zu den von Bewegungsanalysekameras erfassten Daten nicht so genau ist. Ein weiterer großer Vorteil ist jedoch die Möglichkeit, den Digitalisierungsprozess mithilfe der digitalen Bildverarbeitung zu automatisieren, insbesondere wenn Hautmarkierungen verwendet werden, die sich deutlich vom Hintergrund abheben. Es gibt eine Reihe kommerzieller Systeme, die entweder als zweidimensionales System mit einer Einzelkamera oder als dreidimensionales System mit 2 oder mehr Kameras verwendet werden können. Die meisten Systeme dieser Art verwenden herkömmliche

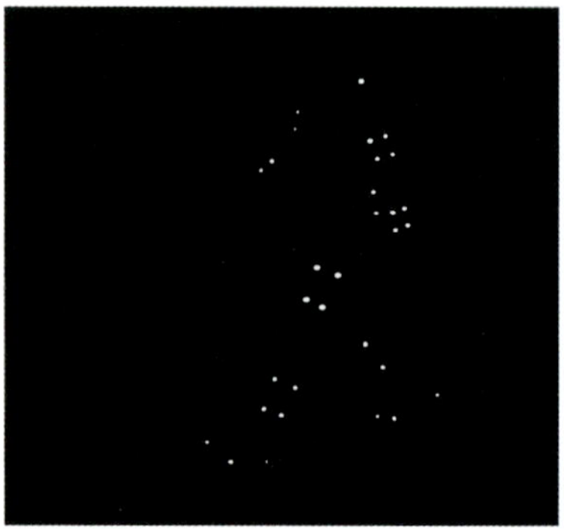

Abb. 4.7 Erfasste Daten von einem kamerabasierten System.

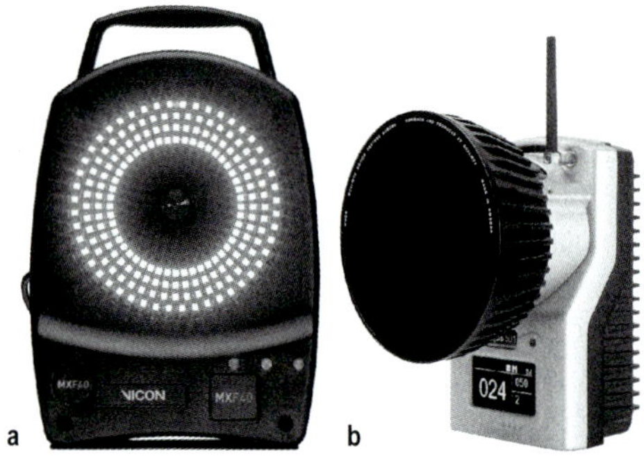

Abb. 4.8 Kamerasysteme: (A) VICON; (B) Oqus Qualisys.

Videokameras, die inzwischen mit für die meisten Bewegungsaufgaben ausreichend hohen Bildraten aufzeichnen können.

Im Laufe der Jahre wurde eine Reihe verschiedener kamerabasierter Bewegungserfassungssysteme entwickelt. Obwohl sich die Systeme im Detail unterscheiden, ist die folgende Beschreibung typisch. An den Gliedmaßen der Versuchsperson werden reflektierende Markierungen angebracht, entweder in der Nähe der Gelenkzentren oder an Gliedmaßenabschnitten, um deren Position und Ausrichtung zu erkennen. In der Nähe des Objektivs jeder Kamera befindet sich eine Infrarot- oder sichtbare Lichtquelle, die die Markierungen als sehr helle Punkte erscheinen lässt (➤ Abb. 4.7). Die Markierungen sind in der Regel mit Scotchlite beschichtet, dem Material, das Straßenschilder im Scheinwerferlicht hell erstrahlen lässt. Um das Verwischen zu vermeiden, das auftritt, wenn sich der Marker bewegt, wird nur eine kurze Belichtungszeit gewählt. Dies kann folgendermaßen erreicht werden:

- stroboskopische Beleuchtung,
- mechanischer Verschluss an der Kamera und/oder
- Verwendung einer CCD-Kamera („charge-coupled device"), die es ermöglicht, innerhalb jedes Bildes ein Bild für einen kurzen Zeitraum aufzunehmen.

Für normale Zwecke werden Bildwiederholfrequenzen zwischen 50 und 200 Hz verwendet, obwohl die meisten Systeme inzwischen in der Lage sind, Daten mit Bildwiederholfrequenzen von bis zu 500 Hz ohne Verlust der Pixelauflösung zu erfassen. Die Kameras werden entweder über eine spezielle Schnittstellenkarte (z. B. VICON) angeschlossen oder in Reihe geschaltet (z. B. Qualisys) (➤ Abb. 4.8); bei beiden Methoden kann jedes Bild synchronisiert werden. Die meisten handelsüblichen Systeme lokalisieren den *Schwerpunkt* oder *geometrischen Mittelpunkt* jeder Markierung innerhalb des Kamerabildes, das in der Regel anhand der Ränder aller hellen Punkte im Sichtfeld berechnet wird. Da eine große Anzahl von Kanten zur Berechnung der Position des Schwerpunkts herangezogen wird, kann dessen Position mit größerer Genauigkeit bestimmt werden als die horizontale und vertikale Auflösung des Bildes. Dies wird als Messung mit *Subpixelgenauigkeit* bezeichnet. Der Mittelpunkt der Markierung kann auch anhand der optischen Dichte aller Pixel im Bild und nicht nur der Markierungsränder berechnet werden, was ebenfalls zu einer Verbesserung der Genauigkeit führt.

Der Computer speichert die Positionen der Markermittelpunkte aus jedem Datenbild für jede Kamera. Der Prozess der Identifizierung, um welches Markerbild es sich handelt, und die Nachverfolgung der Marker von einem Datenbild zum nächsten wird als *Tracking* bezeichnet (➤ Abb. 4.9). Die Geschwindigkeit und der Komfort dieses Prozesses variieren von System zu System erheblich. In der Vergangenheit war dies der am wenigsten zufriedenstellende Aspekt von Bewegungserfassungssystemen, aber viele Systeme sind jetzt in der Lage, Marker in Echtzeit zu identifizieren, was eine viel einfachere und schnellere Analyse ermöglicht. Unabhängig davon, welche Methode verwendet wird, ist das Endergebnis der Nachverfolgung eine dreidimensionale Rekonstruktion der Position jedes Markers.

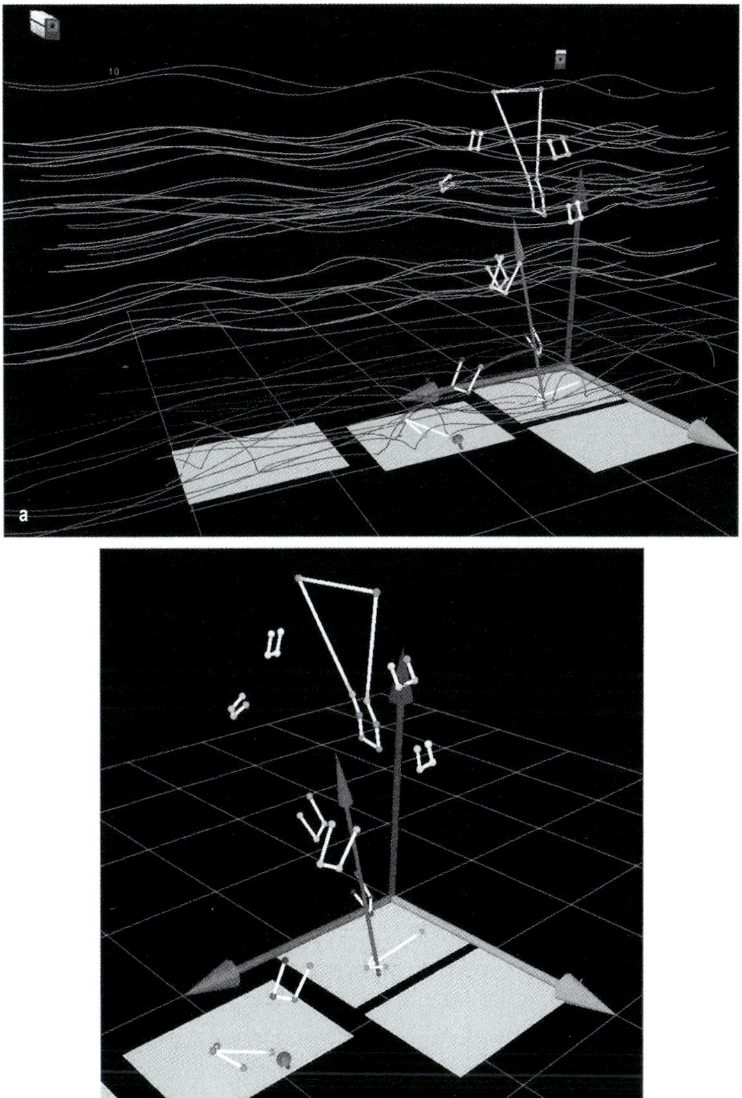

Abb. 4.9 a), b) Automatische Digitalisierung eines Ganzkörper-Markersets der Calibrated Anatomical System Technique (CAST) mit dem Qualisys Track Manager.

4.5.3 Übliche Markersätze

Um eine genaue Gelenkkinetik zu berechnen, muss das Rotationszentrum durch die Definition eines anatomischen Rahmens basierend auf Wiederholung bestimmt werden. Dieses Problem wurde von Della Croce et al. (1999) hervorgehoben, die die Fehler im Zusammenhang mit falschen Definitionen des anatomischen Rahmens aufzeigten. Daher ist die Identifizierung und Modellierung von Gelenkzentren der Schlüssel zur Bewertung von Gelenkwinkeln, Momenten und Kräften. Die Gelenkzentren werden in der Regel anhand tastbarer anatomischer Orientierungspunkte gefunden, um die medial-laterale Achse des Gelenks zu bestimmen. Ausgehend von diesen anatomischen Landmarks wird das Rotationszentrum im Allgemeinen auf 2 Arten berechnet: durch die Verwendung von Regressionsgleichungen auf der Grundlage von Standard-Röntgenaufnahmen oder einfach als prozentualer Versatz von der ana-

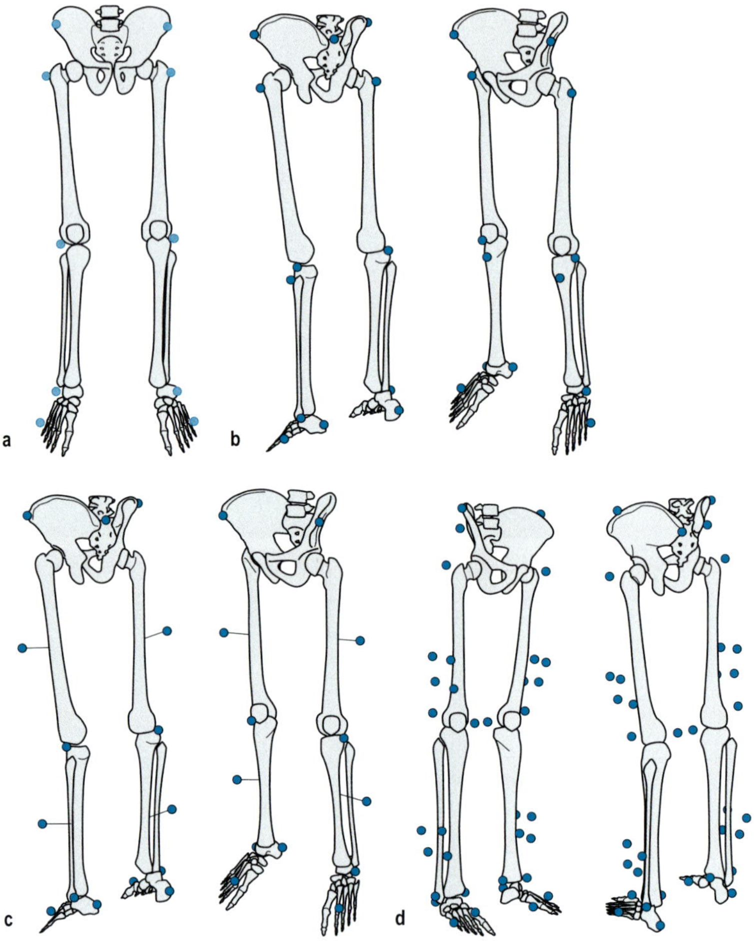

Abb. 4.10 Übliche Markersätze. a) Einfacher Markersatz; b) Vaughan-Markersatz; c) Helen Hayes-Markersatz; d) Calibrated Anatomical System Technique (CAST).

tomischen Markierung auf der Grundlage einer Art anatomischer Orientierungspunkte (Bell et al., 1990; Cappozzo et al., 1995; Davis et al., 1991; Kadaba et al., 1989).

Heute sind verschiedene Markersets gebräuchlich, was darauf hindeutet, dass es immer wieder zu Verbesserungen gekommen ist. Beim einfachsten Markerset werden die Marker direkt auf der Haut über einer knöchernen anatomischen Landmarke in der Nähe des Rotationszentrums eines Gelenks angebracht. Die Position und Ausrichtung des Gliedmaßensegments wird dann durch eine gerade Linie zwischen den beiden Markern definiert (➤ Abb. 4.10a). Diese Methode erfordert weniger Marker und stört daher theoretisch weniger die Bewegungsausführung, erlaubt aber keine Berechnung der axialen Rotation der Körpersegmente. Als anatomische Orientierungspunkte werden in der Regel der Kopf des 5. Mittelfußknochens, der Außenknöchel, der seitliche Epikondylus des Oberschenkels, der Trochanter major und die vorderer oberer Darmbeinstachel (Spina iliaca anterior superior) verwendet.

Der Vaughan-Markersatz besteht aus 15 Markern an den unteren Gliedmaßen und dem Becken (➤ Abb. 4.10b). Dies ermöglicht eine genauere Lokalisierung des Kniegelenkzentrums, indem eine Markierung in der koronalen Ebene auf der Tuberositas tibiae angebracht wird. Die Einbeziehung der

Fersenmarkierung ermöglicht es, eine geeignetere funktionelle Referenz für die Längsachse des Fußes zwischen dieser und den Mittelfußköpfen zu bestimmen, wobei der Drehpunkt des Fußes durch die Markierungen an den Malleoli festgelegt wird. Die Einbeziehung des Sakralmarkers ermöglicht auch eine funktionellere Referenz für die Beckenkippung in der Sagittalebene und eine aussagekräftige Messung der Beckenkippung. Die verwendeten anatomischen Landmarken sind der Kopf des 5. Mittelfußknochens, der Außenknöchel, die Ferse, das Tuberculum tibiale, der Epicondylus femoralis lateralis, der Trochanter major, der vordere obere Darmbeinstachel (Spina iliaca anterior superior) und das Kreuzbein.

Das konventionelle Gangmodell (CGM), das manchmal auch als Helen-Hayes-Markersatz bezeichnet wird (➤ Abb. 4.10c), umfasst auch einen Fersenmarker und den Sakralmarker, um eine angemessenere funktionelle Referenz für den Fuß und das Becken zu erhalten. Darüber hinaus umfasst es Tibia- und Femurstäbe mit jeweils einem einzelnen Marker an einem kurzen Stab, der an einem mit Klebeband oder einer Bandage am Körpersegment befestigten Klebepad angebracht ist. Diese werden nicht in einer bestimmten anatomischen Position platziert, und es kamen Variationen in Bezug auf die Länge und Positionierung der Stäbe (anterior oder lateral) zum Einsatz. Die Einbeziehung dieser Stäbe ermöglicht die Quantifizierung der femoralen und der tibialen Rotation. Die Gelenkmarkierungen werden an anatomischen Orientierungspunkten wie dem Kopf des 2. Mittelfußknochens, dem Außenknöchel, der Ferse, dem Epicondylus femoralis lateralis, dem vorderen oberen Darmbeinstachel und entweder dem Kreuzbein oder dem hinteren oberen Darmbeinstachel angebracht.

Das Becken kann man sich als gleichseitiges Dreieck vorstellen, dessen vordere Kante durch die Linie zwischen den Markierungen des vorderen oberen Darmbeinstachels und dem Mittelpunkt des hinteren oberen Darmbeinstachels gebildet wird. Das Zentrum des Hüftgelenks wird in Bezug auf dieses Dreieck an einer mithilfe von Regressionsgleichungen (Bell et al., 1990) ermittelten Position als feststehend angenommen. Das Oberschenkelsegment kann man sich als ein weiteres gleichseitiges Dreieck vorstellen, dessen Spitze zwischen dem Hüftgelenkmittelpunkt und dem Mittelpunkt der Basis auf der Kniegelenkachse liegt. Es wird davon ausgegangen, dass diese durch das Knie in der Ebene verläuft, die durch eine seitliche Kniemarkierung, eine Oberschenkelmarkierung und einen Hüftgelenkmittelpunkt definiert ist. Das Zentrum des Kniegelenks ist als Punkt definiert, der sich entlang dieser Achse in der Hälfte der Kniebreite vom Kniemarker entfernt befindet. Das Schienbeinsegment wird auf ähnliche Weise modelliert wie der Oberschenkelknochen. Der Fuß wird anhand der Linie zwischen dem Mittelpunkt des Sprunggelenks und der Zehenmarkierung definiert. Diese Methode erfordert keine Einbeziehung von Gelenkmarkern auf der medialen Seite und kann daher potenziell anfällig für Fehler bei der Bestimmung der Rotationsachse sein, da sie eine mediale Projektion sowohl der Knie- als auch der Knöchelmarker verwendet.

Die Calibrated Anatomical System Technique (CAST, ➤ Abb. 4.10d) wurde erstmals von Cappozzo et al. (1995) vorgestellt, um zur Standardisierung von Bewegungsbeschreibungen in Forschungslabors und klinischen Zentren für die Segmente des Beckens und der unteren Gliedmaßen beizutragen. Bei dieser Methode wird für jedes Körpersegment ein anatomischer Rahmen mithilfe von anatomischen Landmarken und Segment-Tracking-Markern oder Markerclustern identifiziert. Anatomische Markierungen werden sowohl an der lateralen als auch an der medialen Seite der Gelenke angebracht, um die Bestimmung der Gelenkzentren weiter zu verbessern. Auf jedem Körpersegment werden Markercluster platziert. Die genaue Positionierung der Cluster spielt keine Rolle, obwohl die Platzierung im distalen Drittel des Körpersegments typisch ist. Es sind mindestens 3 Marker erforderlich, um die Position und Ausrichtung jedes Segments in 6 Freiheitsgraden nachzuverfolgen (Cappozzo et al., 2005); es wurden jedoch auch bis zu 9 Marker verwendet. In der Regel werden 4 oder 5 Marker pro Cluster verwendet, sodass 1 oder 2 Marker verloren gehen können. Dies wird manchmal auch als *Markerredundanz* bezeichnet: Wenn während der Nachverfolgung 1 Marker verloren geht, funktioniert das Modell trotzdem. Bei dieser Methode werden die Position und die Ausrichtung jedes Körpersegments separat bestimmt, sodass jedes Gelenk in 6 Freiheitsgraden bewertet werden kann. 6 Freiheitsgrade lassen sich am besten mit 3 Rotationsrichtungen (d. h. Flexion/Extension, Abduktion/Adduktion und Innen-/

Außenrotation) und 3 Translationsrichtungen (d. h. anterior-posteriore und medial-laterale Translation sowie Kompression und Distraktion) beschreiben, wobei die Translationsbewegungen anfälliger für Weichteilbewegungsartefakte sind.

4.5.4 Aktive Markersysteme

Eine andere Art von kinematischem System verwendet aktive Marker, in der Regel Leuchtdioden (LEDs), und eine Reihe von optoelektronischen Fotodioden. Ein solches System ist Codamotion (➤ Abb. 4.11a). Codamotion führt eine Korrelation zwischen dem Schatten, den eine Schattenmaske aus Linien auf das Array wirft, wenn die LED blinkt, und einer Softwareschablone des Schattens durch. Dabei werden die Informationen aller Fotodioden im Array verwendet, um die dreidimensionalen Markerpositionen zu berechnen. Aktive Marker erzeugen Infrarotlicht mit einer bestimmten Frequenz, sodass diese Systeme nicht beleuchtet werden müssen und die Marker daher leichter identifiziert und aufgezeichnet werden können (Chiari et al., 2005). Die LEDs werden wie passive Marker an einem Körpersegment angebracht, allerdings mit einer zusätzlichen Stromquelle und einem Steuergerät für jede LED. Aktive Marker können eine eigene spezifische Frequenz haben, mit der sie automatisch erkannt werden. Dies führt zu einer realitätsgetreuen dreidimensionalen Bewegungskurve in Echtzeit, da benachbarte Marker nicht verwechselt werden können. Ein zusätzlicher Vorteil aktiver Marker ist, dass sie im Freien verwendet werden können, während passive Markersysteme in der Regel nur in Innenräumen einsetzbar sind, da sie empfindlich auf Glühlampenlicht und Sonneneinstrahlung reagieren. Die LEDs sind so konfiguriert, dass sie sich nacheinander ein- und ausschalten, sodass immer nur eine leuchtet. Die Fotodioden sind somit in der Lage, jede Markierung der Reihe nach zu lokalisieren, ohne dass ein Tracking-Verfahren erforderlich ist, um zu identifizieren, um welche Markierung es sich handelt. Der Nachteil, den man sich mit dieser Bequemlichkeit erkauft, besteht darin, dass die Testperson ein kleines Netzteil mit Kabeln zu jedem Marker mit sich führen muss. Dabei kann es sich sowohl um einzelne Marker als auch um Markercluster handeln (➤ Abb. 4.11b), und daher können alle im vorigen Abschnitt beschriebenen Modelle verwendet werden.

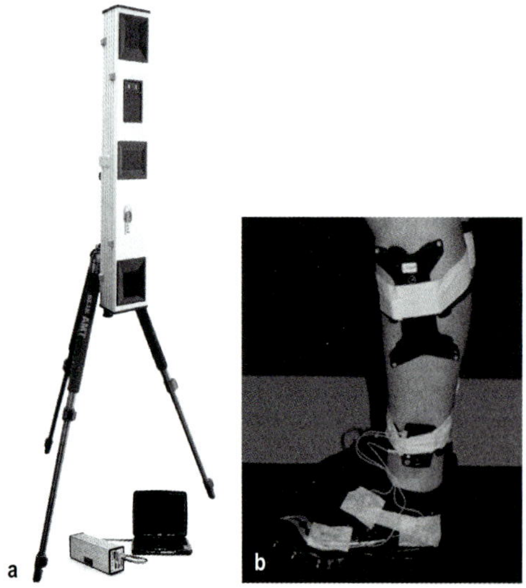

Abb. 4.11 a) Das opto-elektronische Bewegungsanalysesystem Codamotion (Charnwood Dynamics). b) Codamotion Active LED-Markierungscluster (Charnwood Dynamics).

4.6 Elektrogoniometer und Potentiometer

Elektrogoniometer und Potentiometer sind Geräte zur kontinuierlichen Messung von Gelenkwinkeln. Die Ergebnisse werden in der Regel als Diagramm des Gelenkwinkels gegen die Zeit aufgetragen, wie in ➤ Abb. 2.5 dargestellt. Wurden jedoch Messungen an zwei Gelenken vorgenommen (typischerweise an der Hüfte und am Knie), können die Daten als *Winkel-Winkel-Diagramm,* auch *Zyklogramm* genannt, wiedergegeben werden (➤ Abb. 4.12). Dieses Format ermöglicht es, die Interaktion zwischen zwei Gelenken in einem Diagramm darzustellen und charakteristische Muster zu erkennen, auch wenn diese manchmal schwer zu interpretieren sind.

4.6.1 Drehpotentiometer

Ein Drehpotentiometer ist ein variabler Widerstand, der ähnlich wie ein Lautstärkeregler am Radio ver-

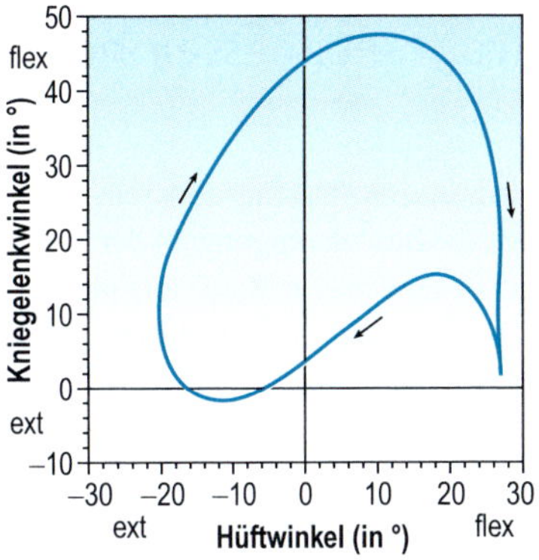

Abb. 4.12 Winkel-Winkel-Diagramm des Hüftwinkels in der Sagittalebene *(horizontale Achse)* und des Kniegelenkwinkels *(vertikale Achse)*. Der erste Kontakt befindet sich unten rechts. Gesunde Person; gleiche Daten wie in ➤ Abb. 2.5.

wendet wird, und bei dem das Drehen der zentralen Spindel eine Änderung des elektrischen Widerstands bewirkt, die von einem externen Schaltkreis gemessen werden kann. Das Drehpotentiometer kann zur Messung eines Gelenkwinkels verwendet werden, indem es so befestigt wird, dass das Gerätegehäuse an dem einen Gliedmaßensegment und die Spindel an dem anderen fixiert ist. Der elektrische Ausschlag hängt also von der Gelenkposition ab, und das Gerät kann kalibriert werden, um den Gelenkwinkel in Grad zu messen.

Obwohl Potentiometer zur Messung der Bewegung jedes beliebigen Gelenks verwendet werden können, werden sie am häufigsten am Knie- und seltener am Sprunggelenk und der Hüfte eingesetzt. Die Fixierung erfolgt durch Manschetten, die oberhalb und unterhalb des Gelenks um das Gliedmaßensegment geschlungen werden. Die Position des Potentiometers wird so eingestellt, dass es sich möglichst nahe an der Gelenkachse befindet. Ein einzelnes Potentiometer führt nur Messungen in einer Achse des Gelenks durch, aber 2 oder 3 Geräte können in verschiedenen Ebenen angebracht werden, um multiaxiale Messungen durchzuführen (➤ Abb. 4.13). Es wurden Bedenken hinsichtlich der Messgenauigkeit solcher Geräte und der Tatsache geäußert, dass sie umständlich anzuwenden sein können. Aufgrund dieser Probleme sind flexible Dehnungsmessstreifen-Elektrogoniometer in Klinik und Forschung immer beliebter geworden.

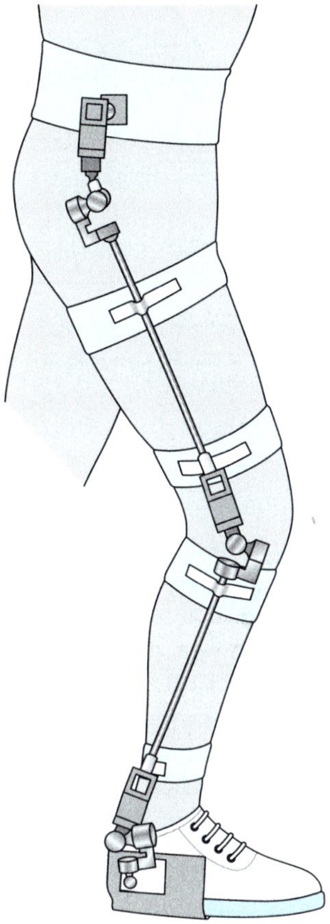

Abb. 4.13 Proband mit Triaxialgoniometern an Hüfte, Knie und Knöchel (adaptiert nach der Herstellerpublikation [Chattecx Corporation]).

4.6.2 Elektrogoniometer

Flexible Dehnungsmessstreifen-Elektrogoniometer bestehen aus einem dünnen, flachen Metallstreifen, deren Enden auf beiden Seiten des zu untersuchenden Gelenks an der Gliedmaße befestigt wird (➤ Abb. 4.14). Die Biegung des Metalls bei der Bewegung des Gelenks wird mit Dehnungsmessstreifen und der dazugehörigen Elektronik gemessen. Aufgrund der Art und Weise, wie Metallbänder auf Biegung reagieren, hängt die Leistung einfach vom Winkel zwischen den beiden Enden ab, wobei die lineare Bewegung ignoriert wird. Elektrogoniometer lassen sich einfach und schnell mit doppelseitigem Klebeband über einem Gelenk befestigen; sie messen

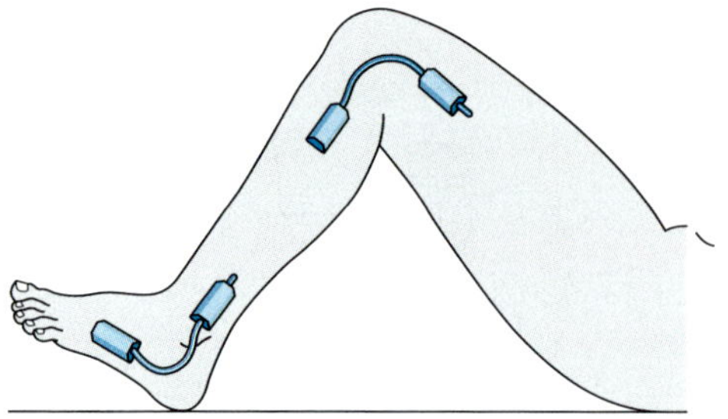

Abb. 4.14 Proband mit flexiblen Dehnungsmessstreifen-Elektrogoniometern an Knie und Knöchel (adaptiert nach der Herstellerpublikation [Biometrics]).

in der Regel in einer Achse, können aber bei Verwendung von 2- oder 3-Achsen-Elektrogoniometern auch Bewegungen in mehr als einer Achse untersuchen. Andere Konstruktionen, die in der Vergangenheit verwendet wurden, sind Konstrukte aus Quecksilber in Gummi, bei denen sich der elektrische Widerstand einer Quecksilbersäule in einem elastischen Rohr ändert, wenn das Rohr über ein Gelenk gedehnt wird, und ein optisches System, das als Goniometer mit polarisiertem Licht bezeichnet wird.

Shamsi et al. (2019) zeigten eine hohe Intrarater-Reliabilität bei der Untersuchung der aktiven Kniebeugung mit einem flexiblen Dehnungsmessstreifen-Elektrogoniometer und wiesen einen Intraclass-Korrelationskoeffizienten (ICC) von 0,99 mit einem Standardmessfehler von 2,16° auf. Andere Studien haben auch gezeigt, dass Elektrogoniometer eine hohe Zuverlässigkeit bei der Bewertung des Bewegungsumfangs des Sprunggelenks (ICC = 0,954) (Bronner et al., 2010a) und des Hüftgelenks (ICC = 0,983) (Bronner et al., 2010b) haben. Darüber hinaus weisen Elektrogoniometer im Vergleich zu Motion-Capture-Systemen für den Bewegungsumfang von Hüft- (ICC = 0,949), Knie- (ICC = 0,991) und Sprunggelenk (ICC = 0,954) eine hohe Übereinstimmung auf (Bronner et al., 2010b). Aufgrund der zunehmenden Verwendung kamerabasierter Systeme werden Elektrogoniometer immer seltener eingesetzt. Sie sind jedoch nach wie vor eine praktikable Alternative für die Bewegungsanalyse, wenn die Kosten für kamerabasierte kinematische Systeme zu hoch sind.

4.7 Beschleunigungsaufnehmer und Trägheitsmesseinheiten

Beschleunigungsaufnehmer messen, wie ihr Name schon sagt, die Beschleunigung. In der Vergangenheit enthielten sie eine kleine Masse, die mit einer steifen Feder verbunden war, und ein elektrisches Mittel zur Messung der Federauslenkung, wenn die Masse beschleunigt wurde. Heute bestehen sie in der Regel aus elektronischen Mikrochip-Sensoren mit einem eingebauten triaxialen Festkörper-Beschleunigungsmesser. Sie sind in der Regel sehr klein, wiegen nur wenige Gramm und sind von großem Wert für die Ganganalyse, um Rückmeldungen und Bewertungen der Bewegung in Settings außerhalb von Laborbedingungen zu liefern. In der Regel werden Beschleunigungssensoren für die Ganganalyse auf zwei Arten verwendet: entweder zur Messung transienter Ereignisse oder zur Messung der Bewegung der Gliedmaßen.

4.7.1 Messung von transienten Ereignissen mit Beschleunigungsaufnehmern

Beschleunigungsaufnehmer eignen sich für die Messung kurzer Ereignisse mit hoher Beschleunigung, wie z. B. die Abbremsung des Beins beim Fersenauftritt, manchmal auch als *Fersenauftrittstransiente* bezeichnet. Die Hauptschwierigkeit bei dieser Art der Messung besteht darin, eine angemessene mechanische Verbindung zwischen dem Beschleunigungsaufnehmer und dem Skelett herzustellen, da Bewegungen zusätzlich sowohl in der Haut als auch im Unterhautgewebe stattfinden. In einigen wenigen Fällen wurden Experimente mit Beschleunigungsaufnehmern durchgeführt, die auf Stiften montiert waren, die direkt in die Knochen der Probanden geschraubt wurden, was jedoch für den allgemeinen Gebrauch nicht akzeptabel ist.

4.7.2 Messung der Bewegung mit Beschleunigungsaufnehmern

Die Verwendung von Beschleunigungsaufnehmern für die kinematische Analyse von Gliedmaßenbewegungen ist seit Morris' ersten Untersuchungen im Jahr 1973 unzählige Male untersucht worden (Morris, 1973). Wenn die Beschleunigung eines Gliedmaßensegments bekannt ist, ergibt eine einzige mathematische Integration seine Geschwindigkeit und eine zweite Integration seine Position, vorausgesetzt, dass sowohl Position als auch Geschwindigkeit zu einem bestimmten Zeitpunkt während der Messperiode bekannt sind. Diese Anforderungen in Verbindung mit der Drift, die bei Beschleunigungsaufnehmern häufig auftritt, haben jedoch verhindert, dass diese Geräte für diesen Zweck weit verbreitet sind. Wenn die Gliedmaße nicht nur rotiert, sondern auch seine Position ändert, was in der Regel der Fall ist, sind weitere Sensoren zur Messung der Winkelgeschwindigkeit erforderlich, um die Genauigkeit dieser Messungen zu verbessern. Die häufigste Verwendung von Beschleunigungsaufnehmern ist jedoch die Messung der Schrittzahl, und da inzwischen alle Smartphones über eingebaute Beschleunigungsmesser verfügen und die Algorithmen weiterentwickelt wurden, ist die Bewertung des Aktivitätsniveaus nun weithin möglich.

4.7.3 Trägheitsmesseinheiten

Mit dem Aufkommen neuerer Technologien haben Forscher die Kinematik und Kinetik des Gangs mithilfe von Trägheitsmessgeräten (IMU) gemessen. Trägheitsmesseinheiten integrieren Beschleunigungsaufnehmer, Gyroskope und Magnetometer, um Bewegungen im dreidimensionalen Raum zu verfolgen (Seel et al. 2014). Trägheitsmesseinheiten, die weniger kosten als dreidimensionale Kamerasysteme zur Bewegungserfassung, erfreuen sich zunehmender Beliebtheit als Mittel zur Messung von Gelenkwinkeln. Da sie tragbar sind, können sie zur Bewertung einer Vielzahl von körperlichen Aktivitäten eingesetzt werden und haben sogar das Potenzial, Bewegungen in der Öffentlichkeit zu erfassen (Fennema et al. 2019). Mehrere Studien haben die Validität und Zuverlässigkeit von Trägheitsmesseinheiten bei der Bewertung der Funktion der unteren Extremitäten als zufriedenstellend bewertet. Leardini et al. (2014) untersuchten beispielsweise die Genauigkeit eines Trägheitsmesseinheitensystems bei der Messung von Thorax- und Kniewinkeln während gangspezifischer Rehabilitationsübungen. Sie verglichen ein Trägheitsmesseinheitensystem mit einem dreidimensionalen Bewegungserfassungssystem und stellten fest, dass der durchschnittliche Unterschied in der Messung weniger als 5° betrug.

In einer anderen Studie, in der Trägheitsmesseinheiten mit einem dreidimensionalen Bewegungserfassungssystem verglichen wurden, stellten Seel et al. (2014) fest, dass der durchschnittliche Fehler in der Sagittalebene etwa 3° am Knie und nur 1° am Knöchel beträgt. Darüber hinaus haben Fennema et al. (2019) die Zuverlässigkeit von Trägheitsmesseinheiten untersucht, indem sie sie an einem Phantombein anbrachten, das von einer Robotersteuerung bewegt wurde. Bei einer geführten fixierten Bewegung betrug die maximale Abweichung zwischen wiederholten Messungen ± 2,3°. Da Trägheitsmesseinheiten eine gute Zuverlässigkeit und Validität aufweisen, weniger kostspielig sind als dreidimensionale Bewegungserfassungssysteme und ein größeres Potenzial für die Untersuchung von Patienten außerhalb von Laboratorien bieten, ist klar, warum sie zu einer immer beliebteren Methode für die Messung von Gelenkwinkeln wurden.

4.7.4 Motion-Capture-Anzüge (Bewegungserfassungsanzüge)

In den letzten 10 Jahren wurden bei den Motion-Capture-Anzügen erhebliche Fortschritte erzielt. Ursprünglich fanden Motion-Capture-Anzüge vor allem für Computerspiele und Animationen Verwendung. Heute sind sie empfindlich und zuverlässig genug, um in der Biomechanik und der Ganganalyse eingesetzt zu werden. Ein solches System ist der XSENS MVN Motion Capture Suit (➤ Abb. 4.15). Dieser Anzug verwendet kleine, dreidimensionale Gyroskope, Beschleunigungsaufnehmer und Magnetometer. Da keine Kameras oder Markierungen erforderlich sind, kann er unabhängig von den Lichtverhältnissen in Innenräumen und im Freien eingesetzt werden. Die Kombination der 3 Sensortypen ermöglicht die Erfassung von bis zu 17 Körpersegmenten bzw. Gelenken in 6 Freiheitsgraden. Obwohl diese Systeme manchmal unter Drift leiden und es oft schwierig ist, globale Referenzwerte zu erhalten, was verhindert, dass sie mit Kraftmessplatten verbunden werden, hat sich gezeigt, dass die relative Bewegung eines Körpersegments im Verhältnis zu einem anderen auf diese Weise exakt bestimmt werden kann.

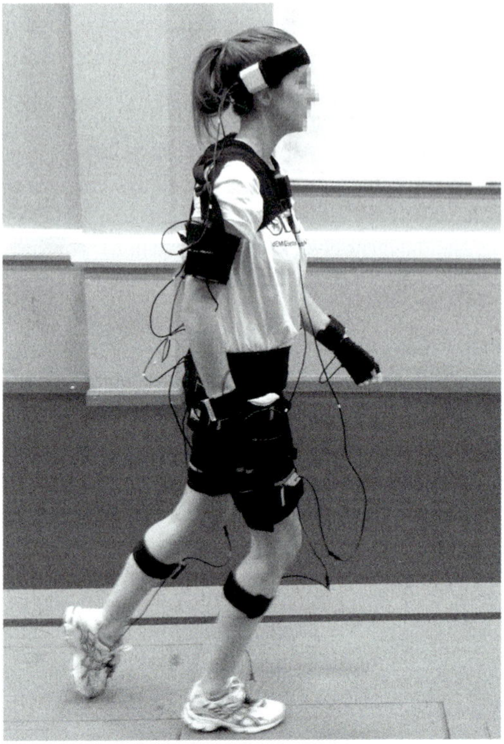

Abb. 4.15 XSENS MVN Motion Capture Suit.

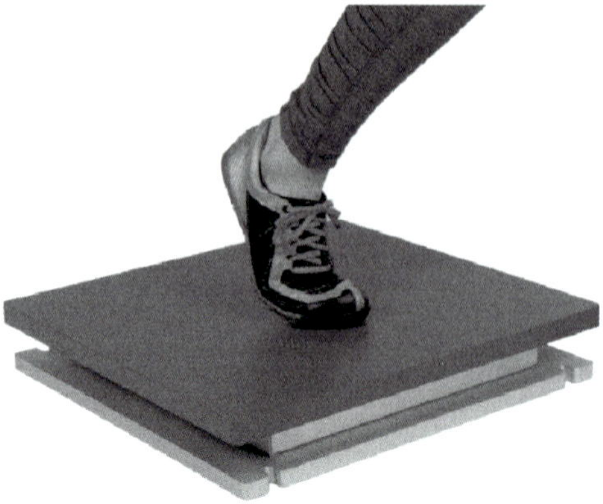

Abb. 4.16 AMTI Mehrachsige Optima-Kraftmessplatte (Modell: HPS464508, Advanced Mechanical Technology, Inc. [AMTI]).

4.8 Messen von Kraft und Druck

4.8.1 Kraftmessplatten

Die *Kraftmessplatte,* auch als *Kraft (mess)plattform* bezeichnet, dient zur Messung der Bodenreaktionskraft, wenn eine Versuchsperson darüber geht (➤ Abb. 4.16). Obwohl im Laufe der Jahre viele spezielle Typen von Kraftmessplatten entwickelt wurden, verwenden die meisten klinischen Labors eine handelsübliche Plattform, die in der Regel etwa 100 mm hoch ist und eine flache rechteckige Oberseite von 400 × 600 mm aufweist. Die Oberseite besteht aus einem großen Metallstück oder einer leichten Wabenstruktur, sodass sie extrem steif ist. Innerhalb der Plattform ist eine gewisse Anzahl von Messwertaufnehmern eingesetzt, die bei Krafteinwirkung winzige Verschiebungen in allen 3 Achsen erfassen. Der elektrische Ausgang der Plattform kann entweder mit 8 oder mit 6 Kanälen ausgestattet sein. Ein 8-kanaliger Ausgang besteht aus:

- 4 vertikalen Signalen von Transducern in der Nähe der Ecken der Plattform;
- 2 Vorwärts-Rückwärts-Signale von den Seiten der Platte und
- 2 seitliche Signale von der Vorder- und Rückseite der Platte.

Ein 6-Kanal-Ausgang besteht im Allgemeinen aus:

- 3 Kraftvektoren und
- 3 Drehmomentaufnehmern um den Mittelpunkt der Platte.

Die Ausgangssignale der Kraftmessplatten werden über einen Analog-Digital-Wandler direkt in einen Computer eingespeist. Die vertikalen, anterior-posterioren und medial-lateralen Kräfte werden zusammen mit der Position des Druckzentrums auf der Kraftmessplatte berechnet, die dann für biomechanische Analysen und die Integration in Kamerasysteme verwendet werden können.

Idealerweise sollte eine Kraftmessplatte unterhalb des Bodenniveaus montiert werden, wobei die Oberseite bündig mit dem Bodenniveau abschließen sollte. Wenn dies nicht möglich ist, kann ein leicht erhöhter Laufweg gebaut werden, um die Dicke der Platte auszugleichen. Es ist äußerst ungünstig, die Versuchsperson auf die Plattform hinauf- und wieder hinuntersteigen zu lassen, da ein solcher Schritt auf keinen Fall als normales Gehen angesehen werden kann. Kraftmessplatten reagieren sehr empfindlich auf Gebäudevibrationen, und viele frühe Ganglabore wurden in Kellern installiert, um diese Form der Störung zu reduzieren. Die Autoren sind der Meinung, dass dieses Problem überbetont wird, da die Gebäudeschwingungen zwar in den Daten der Kraftmessplatte zu sehen, aber vernachlässigbar sind im Vergleich zu den Signalen, die von dem auf der Plattform stattfindenden Gang aufgezeichnet werden.

Ein Problem, das bei der Verwendung von Kraftmessplatten auftreten kann, betrifft das genaue *Zielen*. Um verlässliche Daten zu erhalten, muss der gesamte Fuß der Versuchsperson auf der Plattform aufsetzen. Es ist verlockend, der Versuchsperson zu sagen, wo sich das Podest befindet, und sie aufzufordern, darauf zu achten, dass ihr Schritt genau darauf landet. Dies wird jedoch wahrscheinlich zu einem künstlichen Gangbild führen, da die Person auf die Plattform zusteuert. Wenn möglich, sollte die Kraftmessplatte so getarnt werden, dass sie sich vom Rest des Bodens optisch nicht unterscheidet, und die Versuchsperson sollte nicht über ihre Anwesenheit informiert werden. Dies kann es erforderlich machen, dass eine gewisse Anzahl von Gehversuchen unternommen werden muss, bevor saubere Treffer auf der Kraftmessplatte zu sehen sind, und dass geringfügige Anpassungen der Startposition vorgenommen werden müssen, bevor akzeptable Daten erfasst werden können.

Wenn das Gangmuster von beiden Füßen aufgezeichnet werden soll, kann die relative Positionierung von zwei Kraftmessplatten ein erhebliches Problem darstellen. Es gibt keine einheitliche Anordnung, die für alle Probanden zufriedenstellend ist, und einige Labore haben Systeme entwickelt, bei denen eine oder beide Plattformen bewegt werden können, um sie an den Gang der einzelnen Probanden anzupassen und die Untersuchung anderer Aktivitäten wie Laufen und Springen zu ermöglichen. ➤ Abb. 4.17 zeigt die in einer Reihe von Laboren verwendete Anordnung, die einen vernünftigen Kompromiss für Untersuchungen an Erwachsenen darstellt, aber nicht zufriedenstellend ist, wenn die Schrittlänge entweder sehr kurz oder sehr lang ist. Bei Personen, die eine sehr kurze Schrittlänge haben, wie z. B. Kinder oder Patienten mit Erkrankungen wie Multipler Sklerose, können bessere Ergebnisse erzielt werden, wenn die Plattformen mit der kürzeren Abmessung in Laufrichtung montiert werden. Aus diesem Grund verwenden viele Laboratorien 4 oder mehr Kraftmessplatten mit nur geringem Abstand zwischen ihnen. Allerdings ist es oft nicht möglich, den einen Fuß ganz auf die eine und den anderen Fuß ganz auf die andere Kraftmessplattform zu setzen, ohne dass es zu unerwünschten zusätzlichen Schritten auf einer der Plattformen kommt. Bis zu einem gewissen Grad können die Daten mithilfe von Computersoftware entschlüsselt werden, wenn beide Füße eine Plattform betreten haben, aber in der Regel können jeweils nur die Daten von einem Fuß verwendet werden.

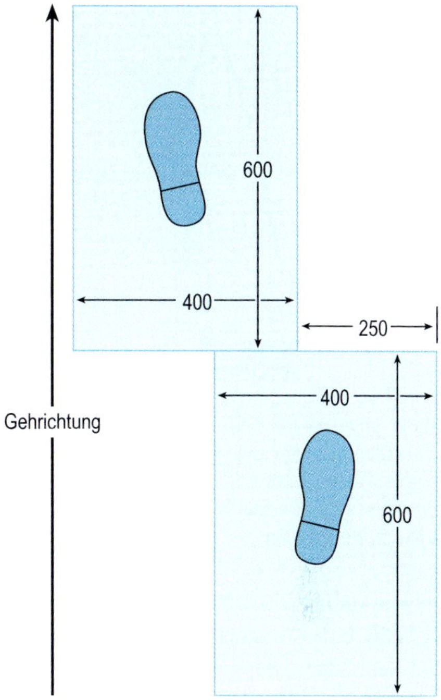

Abb. 4.17 Typische Anordnung von zwei Kraftmessplatten zur Verwendung in Studien an Erwachsenen (Abmessungen in mm).

Die üblichen Methoden zur Anzeige von Kraftplattformdaten sind:

- einzelne Komponenten, aufgetragen gegen die Zeit (siehe ➤ Abb. 2.20),
- Schmetterlingsdiagramm (siehe ➤ Abb. 2.9), und
- Druckzentrum (siehe ➤ Abb. 2.21).

Bei der Interpretation der Daten von Kraftmessplatten müssen einige Dinge beachtet werden. Erstens: Obwohl der Fuß der einzige Körperteil ist, der mit der Plattform in Berührung kommt, ergeben sich die vom Fuß übertragenen Kräfte aus der Masse und Trägheit des gesamten Körpers. Die Kraftmessplatte wird als „Ganzkörperbeschleunigungsaufnehmer“ bezeichnet, dessen Ausgang die Beschleunigung des Körper-

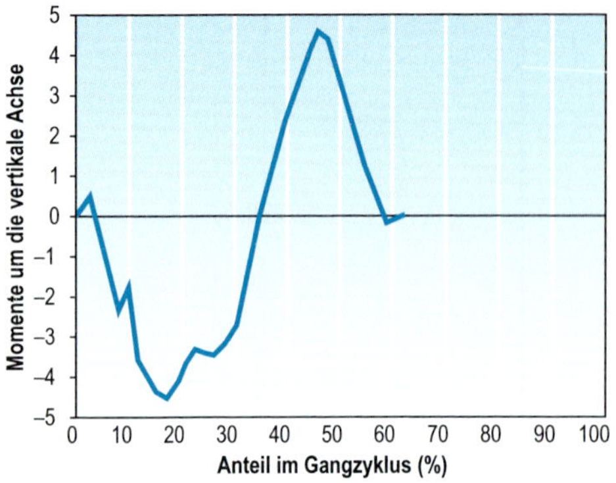

Abb. 4.18 Momente um die vertikale Achse im unmittelbaren Druckzentrum während der Standphase des Gangs (gesunde Testperson, rechtes Bein). Ein positives Moment entsteht, wenn der Fuß versucht, sich relativ zum Boden im Uhrzeigersinn zu bewegen.

schwerpunkts im dreidimensionalen Raum misst, einschließlich des Beins, das auf dem Boden steht, und des Beins, das in der Luft schwingt. Dies bedeutet, dass Änderungen der Gesamtkörperträgheit kleine Änderungen der Bodenreaktionskraft aufgrund von Ereignissen innerhalb des Fußes überlagern können. So werden beispielsweise während der Standphase des Gangs relativ hohe Momente um die vertikale Achse gemessen (➤ Abb. 4.18). Diese können zwar durch lokale Ereignisse innerhalb des Fußes leicht verändert werden, ergeben sich aber hauptsächlich aus der Beschleunigung und Verzögerung des kontralateralen Beins während der Schwungphase. Die Reaktionen auf die Kräfte, die für diese Beschleunigung und Verzögerung verantwortlich sind, werden über das Bein der Standphase auf den Boden übertragen und erscheinen in der Ausgabe der Kraftmessplatte, hauptsächlich als Drehmoment um die vertikale Achse.

Kraftmessplattformen wurden auch zur Prüfung des Gleichgewichtsinns und zur Feststellung einer schwankenden Haltung verwendet, was für einige klinische Beurteilungen wichtig ist, aber für sich genommen nur einen begrenzten Wert für die Ganganalyse besitzt. Dennoch nutzen einige Labore die Daten empirisch, indem sie zum Beispiel nach bestimmten Mustern im Schmetterlingsdiagramm suchen (Rose, 1985). Durch Vergleich der verschiedenen positiven und negativen Peaks können sie für Verlaufsbeobachtungen im Rahmen einer Intervention verwendet werden.

Auch aus den Kurvenformen der einzelnen Kraftkomponenten lassen sich einige Rückschlüsse ziehen. So gibt es beispielsweise einen Zusammenhang zwischen der Beugung des Kniegelenks in der Standphase und einem Absinken der vertikalen Kraftkomponente in der Mitte der Standphase. Der tatsächliche Wert der Kraftmessplatte wird jedoch erst deutlich, wenn die Daten der Bodenreaktionskraft mit kinematischen Daten in Zusammenhang gebracht werden. Diese Kombination liefert eine viel umfassendere biomechanische Beschreibung des Gangs als jeder Datensatz für sich und ermöglicht die Berechnung von Gelenkmomenten und -kräften.

Es wurde eine Reihe von Geräten entwickelt, die keine Kraftmessplatten sind, aber die gleiche Funktion haben. Sie bestehen in der Regel aus einer Reihe von Kraftsensoren, die an der Sohle eines Schuhs befestigt sind. Während die Person geht, zeigt der elektrische Output ein Maß für die Bodenreaktionskraft und das Druckzentrum an. In der Regel wird nur die vertikale Komponente der Bodenreaktionskraft gemessen, obwohl mindestens ein 3-achsiges schuhbasiertes Kraftsystem beschrieben worden ist. Als Vorteile werden genannt:

- die Fähigkeit, mehrere Schritte zu messen,
- keine Probleme beim Treffen der Kraftmessplatte,
- kein Risiko, die Platte mit beiden Füßen zu betreten und
- keine Gefahr, die Platte ganz oder teilweise zu verfehlen.

Der Nachteil ist das Vorhandensein der Kraftsensoren unter den Füßen und die damit verbundene Verkabelung. Außerdem bewegt sich das Koordinatensystem für die Kraftmessungen mit dem Fuß, im Gegensatz zu dem raumbezogenen Koordinatensystem, das für die kinematischen Daten verwendet wird. Dies macht es sehr schwierig, Kraft- und kinematische Daten zu kombinieren, um eine vollständige biomechanische Analyse durchzuführen.

4.8.2 Druckmessung unter dem Fuß

Die Messung des Drucks unter dem Fuß ist eine spezielle Form der Ganganalyse, die vor allem bei zu hohem Druck, wie z. B. bei diabetischer Neuropathie und rheumatoider Arthritis, von Nutzen sein kann. Fußdruckmesssysteme können entweder am Boden oder in Form einer Einlegesohle im Schuh angebracht sein. Die SI-Einheit für Druck ist Pascal (Pa), was einem Druck von 1 Newton pro Quadratmeter (N/m^2) entspricht. Das Pascal ist unpraktischerweise sehr klein, und Messungen werden in der Praxis im Allgemeinen in Kilopascal (kPa) oder Megapascal (MPa) vorgenommen. Für Umrechnungen zwischen verschiedenen Maßeinheiten siehe hintere Umschlaginnenseite.

Lord et al. (1986) wiesen darauf hin, dass es bei Messungen unter der Fußsohle wichtig ist, zwischen Kraft und Druck (Kraft pro Flächeneinheit) zu unterscheiden. Einige Systeme messen die Kraft (oder Last) über eine bekannte Fläche, aus der der mittlere Druck über diese Fläche berechnet werden kann. Der mittlere Druck kann jedoch viel niedriger sein als der Spitzendruck in dem Areal, wenn hohe Druckgradienten vorhanden sind, die häufig durch subkutane Knochenvorsprünge wie die Mittelfußköpfe verursacht werden. Bei der Messung des Drucks unter den Füßen ist zu bedenken, dass die Testperson es in der Regel vermeiden wird, eine schmerzhafte Stelle beim Gang zu belasten. So kann ein Bereich des Fußes, der zuvor einem hohen Druck ausgesetzt war und nun schmerzt, bei der Prüfung niedrige Druckwerte zeigen. Dies ist jedoch nicht der Fall, wenn an der Fußsohle keine Schmerzen verspürt werden, wie dies häufig bei diabetischer Neuropathie vorkommt. In einem solchen Fall können sehr hohe Drücke auftreten, die zu Geschwüren führen.

Der typische Druck unter dem Fuß beträgt 80–100 kPa beim Stehen, 200–500 kPa beim Gehen und bis zu 1500 kPa bei einigen sportlichen Aktivitäten. Bei diabetischer Neuropathie wurden Drücke von bis zu 3000 kPa gemessen. Zum Vergleich: Der normale systolische Blutdruck, der im Stehen an den Füßen gemessen wird, beträgt weniger als 33 kPa (250 mmHg); ein höherer Druck verhindert, dass das Blut das Gewebe erreicht.

4.8.3 Untersuchung mittels Glasplatte

Einige nützliche semiquantitative Informationen über den Druck unter dem Fuß können gewonnen werden, indem die Versuchsperson auf einer Glasplatte steht oder darüber läuft, die mithilfe eines Spiegels oder einer Videokamera von unten betrachtet wird. Es ist leicht zu erkennen, welche Bereiche der Fußsohle mit der Lauffläche in Berührung kommen, und die helle Färbung der Haut gibt einen Eindruck von dem ausgeübten Druck. Die Inspektion der medialen und lateralen Seite des Schuhs eines Probanden liefert ebenfalls nützliche Informationen über die Art und Weise, wie der Fuß beim Gehen benutzt wird. Daher ist es eine gute Idee, die Patienten zu bitten, ihre ältesten Schuhe zu tragen, wenn sie zur Untersuchung kommen, nicht ihre neuesten!

4.8.4 Direkte Druckaufzeichnung

Im Laufe der Jahre wurde eine Reihe einfacher Methoden zur Schätzung des Drucks unter dem Fuß beschrieben. Die Harris- oder Harris-Beath-Matte besteht aus dünnem Gummi, dessen Oberseite aus einem Muster von unterschiedlich hohen Rillen besteht. Vor der Benutzung wird sie mit Druckfarbe bestrichen und mit einem Blatt Papier abgedeckt; anschließend wird die Versuchsperson aufgefordert, darüber zu gehen. Die obersten Rillen werden bei relativ geringem Druck komprimiert, während die unteren Rillen zur Kompression einen immer höheren Druck erfordern, sodass die Druckfarbe in den Bereichen mit dem höchsten Druck am intensivsten auf das Papier übertragen wird. So entsteht eine semiquantitative Karte der Druckverteilung unter dem Fuß. Es wurden auch andere Systeme beschrieben, bei denen die Testperson auf einer druckempfindlichen Folie, einem Blatt Aluminiumfolie oder Kohlepapier läuft.

4.8.5 Pedobarograf

Der Pedobarograf verwendet eine elastische Matte, die auf eine an den Kanten beleuchtete Glasplatte gelegt wird. Wenn die Testperson auf der Matte läuft, wird sie auf das Glas gedrückt, das dadurch sein Reflexionsvermögen verliert und mit zunehmendem Druck immer dunkler wird. Diese Verdunkelung ermöglicht eine quantitative Messung. Die Unterseite der Glasplatte wird in der Regel mit einer Videokamera betrachtet, wobei das monochrome Bild so verarbeitet wird, dass eine Fehlfarbendarstellung entsteht, bei der die verschiedenen Farben den unterschiedlichen Druckstufen entsprechen.

4.8.6 Kraftsensorsysteme

Es wurde eine Reihe von Systemen beschrieben, bei denen die Testperson über eine Reihe von Kraftsensoren läuft, von denen jeder die vertikale Kraft unter einem bestimmten Bereich des Fußes misst. Dividiert man die Kraft durch die Fläche des Areals, erhält man den mittleren Druck unter dem Fuß in diesem Bereich. Es wurden viele verschiedene Arten von Kraftsensoren verwendet, darunter resistive und kapazitive Dehnungsmessstreifen, leitfähiges Gummi, piezoelektrische Materialien und photoelastische optische Systeme. Für die Darstellung der Ergebnisse solcher Systeme wurden verschiedene Methoden verwendet, darunter die in ➤ Abb. 4.19 gezeigte Darstellung.

4.8.7 Im Schuh getragene Geräte

Viele Forschungsgruppen haben sich mit dem Problem der Messung des Drucks im Schuh befasst, und es gibt viele kommerzielle Systeme, die klinisch und wissenschaftlich nützliche Daten liefern können. Die größten Herausforderungen, die solche Systeme zu bewältigen versuchen, sind die Krümmung der Oberfläche, der Platzmangel für die Messwertaufnehmer und die Notwendigkeit, eine große Anzahl von Drähten vom Inneren des Schuhs zur Messausrüstung zu verlegen.

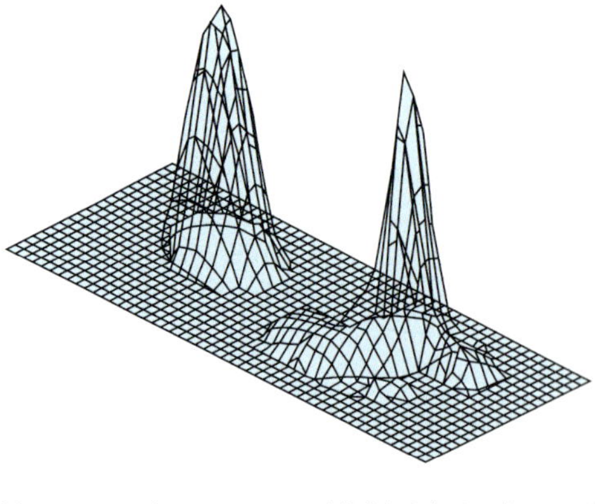

Abb. 4.19 Druck unter einem Hohlfuß bei der Landung nach einem Sprung (EM Hennig, 5th Biennial Conference, Canadian Society for Biomechanics/Société Canadienne de Biomécanique, 1988).

4.9 Messung der Muskelaktivität

4.9.1 Elektromyografie (EMG)

Die Elektromyografie ist die Messung der elektrischen Aktivität von Muskeln, die oft als Aktionspotenzial der motorischen Einheit (engl. „motor unit action potential", MUAP) bezeichnet wird. Da es sich um eine Messung der elektrischen und nicht der mechanischen Aktivität handelt, kann das EMG nicht zur Unterscheidung zwischen konzentrischen, isometrischen und exzentrischen Kontraktionen verwendet werden. Außerdem ist die Beziehung zwischen der EMG-Aktivität und der Kraft der Kontraktion alles andere als eindeutig. Das umfassendste Lehrbuch über EMG ist *Muscles Alive: Their Functions Revealed by Electromyography* (Basmajian und De Luca, 1974), und ein neueres Lehrbuch, *The Comprehensive Textbook of Clinical Biomechanics* (Richards, 2018), enthält ein nützliches zusammenfassendes Kapitel von De Luca und Kollegen.

Das EMG kann im Rahmen der Ganganalyse wertvolle Erkenntnisse liefern, einschließlich Informationen über die Entladungssequenzen verschiedener Muskeln, indem der Beginn und das Ende der Aktivierung bestimmter Muskeln berücksichtigt wird (➤ Abb. 4.20). EMG-Signale haben sowohl eine Amplitude als auch eine Frequenz. Der Frequenzbereich des nutzbaren EMG-Signals liegt zwischen 1 Hz und 500 Hz, und die Amplitude des EMG-Signals variiert zwischen 1 µV und 1 mV. Das Konzept von Amplitude und Frequenz kann auf jedes Signal angewandt werden, aber am besten lässt sich dies anhand der Parallele zu Schallwellen veranschaulichen. Die Amplitude einer Schallwelle gibt an, wie laut das Signal ist, und die Frequenz ist die Tonhöhe. Beim EMG bezieht sich die Amplitude des Signals auf die Höhe der elektrischen Aktivität während der Muskelaktivierung und die Frequenz auf die durchschnittliche Entladungsrate aller erfassten motorischen Einheiten. Es gibt 3 gängige Methoden zur Aufzeichnung von EMG-Daten:

- Oberflächenelektroden,
- feine Drahtelektroden und
- Nadelelektroden.

Bei der Ganganalyse werden in der Regel Oberflächen-EMG-Elektroden verwendet, es sei denn, tiefer

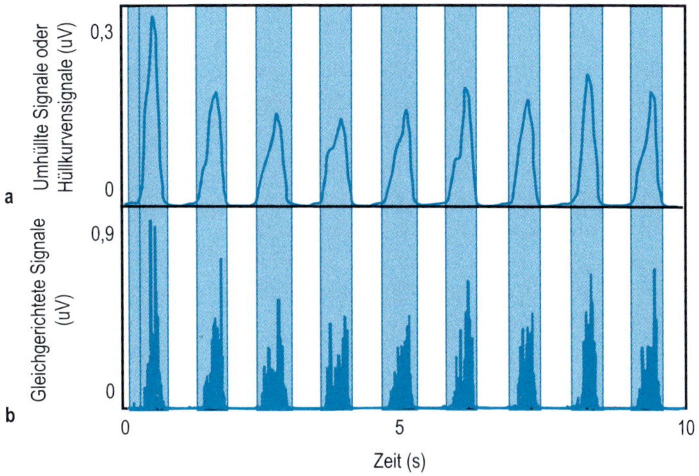

Abb. 4.20 Beginn und Ende der EMG-Signale des M. gastrocnemius während des Gehens mit (a) umhüllten und (b) gleichgerichteten Signalen.

liegende Muskeln sind von Interesse; in diesem Fall können feine Drahtelektroden erforderlich sein.

4.9.2 Oberflächenelektroden

Das Oberflächen-EMG ist die bei Weitem am häufigsten verwendete Methode zur Ganganalyse. Oberflächenelektroden werden auf der Haut über dem Muskel befestigt, und das EMG wird als Spannungsdifferenz zwischen zwei Elektroden aufgezeichnet. In der Regel ist auch eine Erdungselektrode erforderlich, entweder in der Nähe oder an einer anderen Stelle des Körpers. Da das Aktionspotenzial des Muskels die Elektroden durch die dazwischen liegenden Schichten von Faszien, Fett und Haut erreicht, ist die Spannung des Signals relativ gering und wird in der Regel in der Nähe der Elektroden oder direkt an den Elektroden verstärkt.

Das von den Oberflächenelektroden aufgenommene EMG-Signal ist die Summe der Muskelaktionspotenziale von vielen motorischen Einheiten innerhalb des oberflächlichsten Muskels oder der oberflächlichsten Muskeln. Der größte Teil des Signals kommt aus einem Bereich von 25 mm unter der Hautoberfläche, sodass diese Art der Aufzeichnung für tief liegende Muskeln wie den Iliopsoas nicht geeignet ist. Wenn wir auf das EMG eines bestimmten Muskels abzielen, nehmen wir manchmal Aktivitäten von benachbarten Muskeln auf; dies wird als *Übersprechen oder Signalübersprechen* bezeichnet. Daher ist es manchmal am sichersten, das Signal von Oberflächenelektroden zu betrachten als von Muskelgruppen und nicht von einzelnen Muskeln abgeleitet, obwohl Õunpuu et al. (1997) zeigten, dass Oberflächenelektroden bei Kindern zufriedenstellend zwischen den 3 oberflächlichen Muskelbäuchen des Quadrizeps unterscheiden können. Häufig ändert sich die elektrische Basislinie, wenn sich die Person bewegt *(Bewegungsartefakt)*, und es kann auch zu elektromagnetischen Störungen kommen, z. B. durch elektrische Geräte in der Nähe. Die Autoren empfehlen, die zahlreichen Informationen zu studieren, die in den SENIAM-Leitlinien (www.seniam.org) und auf der Delsys-Website (www.delsys.com) zur Verfügung stehen.

4.9.3 Feine Drahtelektroden

Feine Drahtelektroden werden mit einer Injektionsnadel direkt in einen Muskel eingeführt, die dann zurückgezogen wird, wobei die Drähte an Ort und Stelle verbleiben. Sie können sehr unangenehm oder sogar schmerzhaft sein. Der Draht ist bis auf wenige Millimeter an der Spitze isoliert. Das EMG-Signal kann auf 3 verschiedene Arten aufgezeichnet werden:

- zwischen einem Paar von Drähten, die mit einer einzigen Nadel eingeführt werden,
- zwischen 2 feinen Drähten, die getrennt eingesetzt werden,
- zwischen einem einzelnen feinen Draht und einer Masseelektrode.

Die im Muskel aufgezeichnete Spannung ist im Allgemeinen höher als die von Oberflächenelektroden, insbesondere wenn separate Drähte verwendet werden, und es gibt weniger Störungen durch Bewegung und elektromagnetische Felder. Das Signal wird von einem relativ kleinen Bereich eines einzelnen Muskels abgeleitet, im Allgemeinen von nur wenigen motorischen Einheiten, was bei der Interpretation der Daten berücksichtigt werden muss. Da es sich um eine unangenehme und invasive Technik handelt, wird das Feinnadel-EMG in der Regel nur bei ausgewählten Muskeln von Patienten durchgeführt, wenn ein hoher potenzieller Nutzen zu erwarten ist.

4.9.4 Nadelelektroden

Nadelelektroden eignen sich im Allgemeinen eher für die physiologische Forschung als für die Ganganalyse. Bei dieser Technik wird eine Injektionsnadel verwendet, die einen isolierten zentralen Leiter enthält, der das EMG-Signal von einem sehr lokalisierten Bereich innerhalb des Muskels aufzeichnet, in den er eingeführt wird, und nur eine kleine Anzahl von motorischen Einheiten aufzeichnen kann, die möglicherweise nicht die Aktivierung des gesamten Muskels darstellen.

4.9.5 Signalverarbeitung von EMG-Signalen

Rohes EMG-Signal

EMG-Signale haben eine niedrige Spannung und können durch andere elektrische Störungen überdeckt werden. Daher müssen EMG-Signale verstärkt werden, um die Auswirkungen dieses Rauschens zu reduzieren, in der Regel um das 1000- bis 10.000-Fache, um ein messbares Signal zu erhalten. Um elektrische Interferenzen zu verringern, können die Verstärker in der Nähe der Elektroden positioniert werden, wodurch die Länge des Kabels, das Interferenzen aufnehmen kann, reduziert wird.

Häufig oszilliert das EMG-Signal auf beiden Seiten einer variablen Referenzlinie; dies wird als *Niederspannung, Gleichstrom-Offset* oder *Vorspannung* bezeichnet. Der Gleichstrom-Offset wird entfernt, indem der Mittelwert des gesamten Signals ermittelt und dann vom ursprünglichen Signal subtrahiert wird, wodurch die Daten auf eine „Nullposition" gezogen werden. Der Schwellenwert des Signals kann dann so eingestellt werden, dass er Aufschluss darüber gibt, ob der Muskel elektrische Aktivität entlädt oder nicht, was zu einer Ein/Aus-Messung der Muskelaktivität führt, die als Onset und Offset der Muskelaktivität bezeichnet wird.

Wenn sich eine Person schnell bewegt, können manchmal Bewegungsartefakte im EMG-Signal zu sehen sein. Diese Artefakte können durch eine Filterung des Signals bei 20 Hz minimiert werden. Dadurch werden Frequenzen unter 20 Hz entfernt, wo die meisten mit Gliedmaßenbewegungen verbundenen Frequenzen zu finden sind. Beim Auftreten des Fußes sind manchmal höherfrequente Bewegungsartefakte zu sehen, die einen Hochpassfilter für höhere Frequenzen erfordern können. Dadurch kann jedoch auch ein Teil des EMG-Signals herausgefiltert werden, sodass darauf geachtet werden muss, die Dämpfung der niederfrequenten Komponenten zu minimieren und gleichzeitig die Auswirkungen auf das EMG-Signal so gering wie möglich zu halten.

Gleichgerichtete, umhüllte und integrierte Elektromyografie

Eine Gleichrichtung ist erforderlich, da das gleichspannungsbereinigte EMG-Signal auf beiden Seiten der Nulllinie zwischen positiv und negativ oszilliert. Wenn wir also versuchen würden, den Mittelwert zu berechnen, würden wir 0 erhalten. Durch die Gleichrichtung werden alle negativen Werte des Signals positiv. Man kann dies erreichen, indem das Signal zunächst quadriert und dann die Quadratwurzel gezogen wird (➤ Abb. 4.21a). Dies wird manchmal bevorzugt, wenn es darum geht, den Schwellenwert für den Beginn und das Ende von Muskelkontraktionen zu bestimmen (➤ Abb. 4.20b).

Das umhüllte EMG ist eine gängige Methode zur Darstellung der Muskelaktivität, bei der das EMG-Signal gefiltert oder verarbeitet wird. Es wird ein Tiefpassfilter verwendet, der die tieferen Frequenzen durchlässt und die höheren Frequenzen unterdrückt. In der Praxis führt dies zu einem Glättungseffekt, ähnlich dem, der bei der kinematischen Analyse verwendet wird. Es wird viel darüber diskutiert, wie stark EMG-Signale mit Tiefpassfiltern geglättet wer-

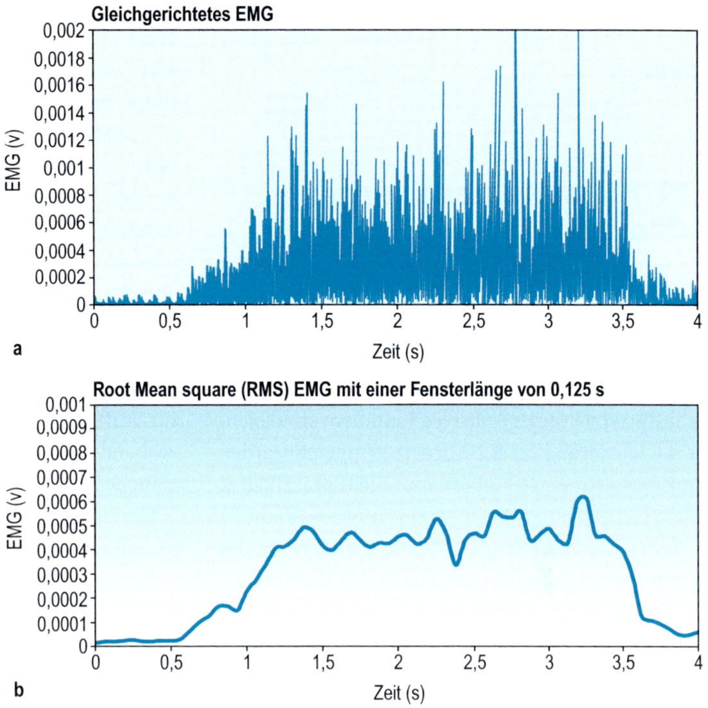

Abb. 4.21 a) Gleichgerichtetes EMG. b) „Root mean square (RMS) EMG" mit einer Fensterlänge von 0,125 s.

den sollten, wobei die in der Literatur verwendeten typischen Werte für die Filterung der Grenzfrequenz zwischen 6 Hz und 25 Hz liegen. Eine andere Filtermethode verwendet den quadratischen Mittelwert, der anhand eines Fensters mit gleitendem Durchschnitt berechnet wird. Die Berechnung besteht aus 3 Schritten:

- Quadrieren Sie jeden Datenpunkt des Signals.
- Nehmen Sie die Quadratwurzel (➤ Abb. 4.21a), die im Wesentlichen das Signal gleichrichtet.
- Führen Sie einen gleitenden Durchschnitt über eine bestimmte Fensterlänge (z. B. 0,125 Sekunden) durch (➤ Abb. 4.21b).

Das integrierte EMG (iEMG) bezieht sich auf die Fläche unter der vollständig gleichgerichteten EMG-Kurve. iEMG wurde als Indikator für die vom Muskel geleistete Arbeit verwendet. Daraus lässt sich der Umfang der relativen Arbeit ermitteln, die eine Muskelgruppe während des Abstoßens beim Gehen verrichtet, wenn die Ereignisse zu Beginn und am Ende des Abstoßens ermittelt werden. Daher sollte uns das iEMG einen einzigen Wert für diesen Zeitraum liefern.

Grenzen der Elektromyografie

Das EMG kann wichtige Informationen über das Ausmaß und den Zeitpunkt der Muskelaktivierung liefern, aber kein direktes Maß für die Muskelkraft in einzelnen Muskeln. Im Laufe der Jahre wurden viele Versuche unternommen, die Muskelkräfte mittels EMG zu bestimmen, alle mit begrenztem Erfolg. Bei der Ganganalyse wird das EMG-Signal in der Regel so verarbeitet, dass der Beginn und das Ende der Muskelaktivität sowie das Ausmaß der Muskelaktivität sichtbar werden. Diese Informationen über die Muskelaktivierung und das Aktivitätsniveau können bei der Beurteilung des Gangs von großem Wert sein. Eine Form der Behandlung der Zerebralparese besteht beispielsweise darin, die Sehne eines Muskels an eine andere Stelle zu verlagern, wodurch die Wirkung des Muskels verändert wird. Wenn solch eine Operation in Erwägung gezogen wird, ist es wichtig, zunächst das EMG zu auszuwerten, um sicherzustellen, dass das Timing der Muskelkontraktion für dessen neue Rolle geeignet ist. Es ist auch möglich, die relativen Veränderungen in der Aktivität zu bestimmen, die auf die unmittelbare Behandlung zurückzuführen sind (z. B. die Verwendung von Orthesen, Taping und Schienung).

4.10 Messung des Energieaufwands

Die genaueste Methode zur Messung der Gesamtenergiemenge, die bei einer Aktivität wie dem Gehen verbraucht wird, ist die *Ganzkörperkalorimetrie,* bei der die Testperson in einer isolierten Kammer verbleibt, in der die Wärmeabgabe des Körpers gemessen werden kann. Das ist natürlich überhaupt nicht praktikabel, außer für Forschungszwecke. Die gängigste Methode zur Schätzung des Energieverbrauchs basiert auf der Messung des Sauerstoffverbrauchs des Körpers. Es gibt auch weniger direkte Methoden, die entweder mechanische Berechnungen oder die Messung der Herzfrequenz verwenden.

4.10.1 Sauerstoffverbrauch

Die Messung des Sauerstoffverbrauchs basiert auf einer Analyse der von der Testperson ausgeatmeten Luft. Wenn sowohl das Volumen der ausgeatmeten Luft als auch ihr Sauerstoffgehalt gemessen werden, kann die Menge des in einer bestimmten Zeit verbrauchten Sauerstoffs berechnet werden. Die Menge des produzierten Kohlendioxids kann auch als Verhältnis des produzierten Kohlendioxids zum verbrauchten Sauerstoff bestimmt werden, auch bekannt als *respiratorischer Quotient,* der Aufschluss über die Art des stattgehabten Stoffwechsels gibt, entweder aerob oder anaerob. Außer unter anormalen Umweltbedingungen ist es nicht notwendig, den Sauerstoff- oder Kohlendioxidgehalt der eingeatmeten Luft zu messen, da diese nahezu konstant sind.

Die klassische Methode zur Messung des Sauerstoffverbrauchs und der Kohlendioxidproduktion besteht darin, der Versuchsperson eine Nasenklemme und ein Mundstück zu verpassen und die gesamte ausgeatmete Luft in einem großen Douglas-Beutel aus Kunststoff oder gummiertem Segeltuch aufzufangen, oder, was noch üblicher ist, einen tragbaren Atemgasanalysator zu verwenden. Nach Korrektur von Temperatur, Luftdruck und Luftfeuchtigkeit lässt dieses Verfahren eine sehr genaue Schätzung des Sauerstoffverbrauchs zu. Die Verwendung eines tragbaren Systems mit einer Gesichtsmaske ist in einigen Ganganalysezentren Routine; selbst Kinder akzeptieren es gut. Gelegentlich werden Bewegungsstudien mit einem Spirometer durchgeführt, einem mit Sauerstoff gefüllten, geschlossenen System, in das die Testperson ausatmet und das das ausgeatmete Kohlendioxid absorbiert. Da Spirometer in der Regel nicht tragbar sind, ist das Verfahren nur praktikabel, wenn die Testperson auf einem Laufband geht. Das Tragen der Gerätschaften zur Aufnahme des Exspirats kann jedoch für den Probanden unangenehm sein, sodass Spirometer für manche Patienten ungeeignet sind.

Der Sauerstoffverbrauch kann auf 2 Arten dargestellt werden:

- Energieaufwand pro Zeiteinheit und
- Energieaufwand pro Streckeneinheit.

Der Energieverbrauch pro Zeiteinheit (*Ew*) zeigt die Zunahme der von einer Person verbrauchten Energie mit dem Quadrat der Gehgeschwindigkeit, die normalerweise als Kalorien pro Minute oder Joule pro Sekunde (Watt) angegeben wird. Dieses Procedere kann durch die Kontrolle für die Körpermasse weiterentwickelt werden, was einen Vergleich des Energieverbrauchs pro Kilogramm bei Personen mit unterschiedlicher Masse ermöglicht (➤ Abb. 4.22).

Die Messung der Energie pro zurückgelegter Strecke (*Em*) ist ein quantitatives Maß für einen ökonomischen Energieeinsatz. ➤ Abb. 4.23 zeigt, wie der Energieaufwand pro gelaufenem Meter mit der Gehgeschwindigkeit variiert. Wenn dieser Wert am niedrigsten ist, bewegt sich die Person mit ihrer effi-

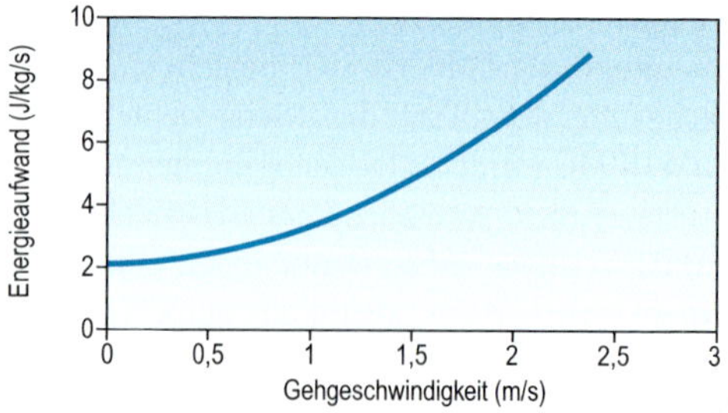

Abb. 4.22 Energieaufwand pro Sekunde (*Ew*) in Abhängigkeit von der Gehgeschwindigkeit.

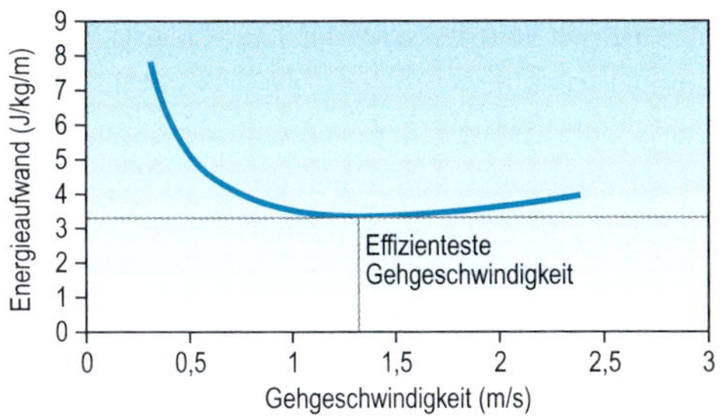

Abb. 4.23 Energieaufwand pro Meter (*Em*) in Abhängigkeit von der Gehgeschwindigkeit.

zientesten Geschwindigkeit vorwärts. Daraus lässt sich ableiten, dass die effizienteste Gehgeschwindigkeit für gesunde, kräftige Menschen 1,33 Meter pro Sekunde, 80 Meter pro Minute, 4,7 Kilometer pro Stunde (2,9 Meilen pro Stunde) beträgt. Jede Erhöhung oder Verringerung der Gehgeschwindigkeit führt zu einem Anstieg des Energieaufwands pro zurückgelegter Streckeneinheit und zu einer Verringerung der Effizienz (Corcoran, 1970; Ralston, 1958). Mit dieser Methode wird die effizienteste Gehgeschwindigkeit für eine bestimmte Person ermittelt, was ein nützliches Ergebnis bei der Untersuchung des pathologischen Gangs darstellt.

4.10.2 Überwachung der Herzfrequenz

Rose (1983) stellte fest, dass die Überwachung der Herzfrequenz ein guter Ersatz für die Messung der Sauerstoffaufnahme ist, da eine Reihe von Studien im Laufe der Jahre gezeigt haben, dass es eine überraschend enge Beziehung zwischen den beiden Parametern gibt. Eine Methode zur Aufzeichnung der Herzfrequenz besteht darin, die elektrische Aktivität des Herzens mithilfe von auf der Brust angebrachten Elektroden zu messen. Die Entwicklung und Kommerzialisierung von tragbaren Herzfrequenzmessgeräten hat diesen Bereich auch für das persönliche Monitoring erschlossen. In der Regel hängt der Energieverbrauch mit der Differenz zwischen der Herzfrequenz im Ruhezustand und der während der Belastung gemessenen Herzfrequenz zusammen. Anstatt zu versuchen, die Veränderung der Herzfrequenz direkt mit dem Energieverbrauch in Beziehung zu setzen, verwenden einige Forscher den *physiologischen Kostenindex* (PCI), der angeblich weniger empfindlich auf individuelle Unterschiede reagiert (Steven et al., 1983). Der PCI kann wie folgt berechnet werden:

PCI = (Herzfrequenz beim Gehen – Herzfrequenz in Ruhe)/*Geschwindigkeit*

Die Berechnung muss in konsistenten Einheiten erfolgen, wobei die Herzfrequenz in Schlägen pro Minute und die Geschwindigkeit in Metern pro Minute oder die Herzfrequenz in Schlägen pro Sekunde und die Geschwindigkeit in Metern pro Sekunde angegeben werden. Die Maßeinheit für den PCI ist Netto-Beats pro Meter. Da die Herzfrequenz in der Regel etwas schwankt, sind kleine Änderungen des PCI möglicherweise nicht signifikant; der PCI ergibt jedoch ein dem Energieverbrauch pro Meter (*Em*) vergleichbares Muster.

4.10.3 Mechanische Berechnungen des Energieaufwands

Der Verbrauch von Stoffwechselenergie führt nicht zur Erzeugung einer gleichwertigen Menge an mechanischer Arbeit. In der Tat wird bei exzentrischer Muskelaktivität die Stoffwechselenergie eher zur Aufnahme als zur Erzeugung mechanischer Energie verwendet. Selbst wenn Muskelkontraktionen zur Verrichtung von Arbeit genutzt werden, ist die Effizienz der Umwandlung relativ gering, variabel und schwer abzuschätzen. Aus diesen Gründen ist es im Allgemeinen unbefriedigend, die gesamte metabolische Energie, die bei einer komplizierten Aktivität wie dem Gehen verbraucht wird, anhand mechanischer Berechnungen zu schätzen. Dennoch wird diese Methode zur Ermittlung des Energieverbrauchs in einigen Laboren verwendet (Gage et al., 1984) und ist als *geschätzte externe Arbeit beim Gehen* („estimated external work of walking", EEWW) bekannt. Berechnungen dieser Art sind zuverlässiger für Tätigkeiten, bei denen das Verhältnis zwischen Muskelkontraktion und mechanischer Leistung sehr einfach ist, wie z. B. bei der konzentrischen Kontraktion eines einzelnen Muskels.

Auch wenn mechanische Berechnungen für die Ermittlung des Gesamtenergieverbrauchs des Körpers im Allgemeinen nicht zufriedenstellend sind, kann die Messung der Energieerzeugung und -übertragung an einzelnen Gelenken bei der Ganganalyse durch eine Kombination aus kinetischen und kinematischen Messungen von großem Nutzen sein.

Schlussbemerkungen

Klinische Ganglabore kombinieren in der Regel kinematische (Bewegung) mit kinetischen (Kraft) Daten. Die Aussagekraft der kombinierten Daten ist größer als die der Summe der einzelnen Datensätze. Der Grund dafür ist, dass es möglich ist, das Verfahren der inversen Dynamik durchzuführen, wenn die Beziehung zwischen den Gliedmaßensegmenten und dem Vektor der Bodenreaktionskraft bekannt ist, was die Berechnung von Gelenkmomenten und -kräften ermöglicht. Solche Berechnungen erfordern die Kenntnis der Massen der Gliedmaßen, der Trägheitsmomente und der Position ihrer Schwerpunkte. Direkte Messungen dieser Werte sind natürlich nicht möglich, aber veröffentlichte Daten, die an die Anthropometrie des Probanden angepasst werden, bieten einen akzeptablen Näherungswert. Bei solchen Berechnungen ist es üblich, den Fuß als ein einziges starres Objekt zu betrachten, obwohl diese Vereinfachung zweifellos zu Fehlern bei der Berechnung der Sprunggelenkkraft führt, und es wurden Modelle inverser Dynamik für mehrere Fußsegmente vorgeschlagen, um bestimmte Forschungsfragen zu beantworten.

Von einem voll ausgestatteten klinischen Ganglabor kann erwartet werden, dass es mindestens über ein kombiniertes kinetisches/kinematisches System mit drahtlosen EMG- und Videoaufzeichnungsmöglichkeiten verfügt. Es können auch Geräte zur Messung der Sauerstoffaufnahme oder des Drucks unter den Füßen vorhanden sein. Wenn das Labor auch für Forschungszwecke genutzt wird, können weitere Einrichtungen und Geräte vorhanden sein. Eine der Herausforderungen bei voll ausgestatteten klinischen Ganglaboren besteht jedoch darin, dass sie eine solche Fülle von Daten liefern, dass es sehr schwierig sein kann, zwischen den wichtigen und den unwichtigen Messungen zu unterscheiden. Zur Lösung dieses Problems wurde eine Reihe von mathematischen, statistischen und rechnerischen Verfahren eingesetzt, von denen einige in Kapitel 5 ausführlicher behandelt werden.

LITERATUR

Basmajian, J.V., De Luca, C.J., 1985. Muscles Alive: Their Functions Revealed by Electromyography. Lippincott Williams & Wilkins, Baltimore, MD.

Bell, A., Pederson, D., Brand, R., 1990. A comparison of the accuracy of several hip centre location predication methods. J. Biomech. 23 (6), 617–621.

Bilney, B., Morris, M., Webster, K., 2003. Concurrent related validity of the GAITRite walkway system for quantification of the spatial and temporal parameters of gait. Gait Posture 17, 68–74.

Birch, I., Raymond, L., Christou, A., Fernando, M.A., Harrison, N., Paul, F., 2013. The identification of individuals by observational gait analysis using closed circuit television footage. Sci. Justice 53 (3), 339–342.

Bronner, S., Agraharasamakulam, S., Ojofeitimi, S., 2010a. Reliability and validity of a new ankle electrogoniometer. J. Med. Eng. Technol. 34 (5–6), 350–355.

Bronner, S., Agraharasamakulam, S., Ojofeitimi, S., 2010b. Reliability and validity of electrogoniometry measurement of lower extremity movement. J. Med. Eng. Technol. 34 (3), 232–242.

Cappozzo, A., Catani, F., Croce, U.D., Leardini, A., 1995. Position and orientation in space of bones during movement: anatomical frame definition and determination. Clin. Biomech. 10 (4), 171–178.

Cappozzo, A., Della Croce, U., Leardini, A., et al., 2005. Human movement analysis using stereophotogrammetry. Part 1: Theoretical background. Gait Posture 21, 186–196.

Chiari, L., Della Croce, U., Leardini, A., et al., 2005. Human movement analysis using stereophotogrammetry. Part 2: Instrumental errors. Gait Posture 21, 197–211.

Corcoran, B., 1970. Oxygen uptake in normal and handicapped subjects, in relation to speed of walking beside velocity controlled cart. Arch. Phys. Med. Rehabil. 51, 78–87.

Davis, R., Ounpuu, S., Tyburski, D., Gage, J., 1991. A gait data collection and reduction technique. Hum. Mov. Sci. 10, 575–587.

Della Croce, U., Cappozzo, A., Kerrigan, D.C., 1999. Pelvis and lower limb anatomical landmark calibration precision and its propagation to bone geometry and joint angles. Med. Biol. Eng. Comput. 37 (2), 155–161.

Della Croce, U., Leardini, A., Chiari, L., et al., 2005. Human movement analysis using stereophotogrammetry. Part 4: Assessment of anatomical landmark misplacement and its effects on joint kinematics. Gait Posture 21, 226–237.

Fennema, M.C., Bloomfield, R.A., Lanting, B.A., Birmingham, T.B., Teeter, M.G., 2019. Repeatability of measuring

knee flexion angles with wearable inertial sensors. The Knee 26 (1), 97–105.
Gage, J.R., Fabian, D., Hicks, R., et al., 1984. Preand postoperative gait analysis in patients with spastic diplegia: a preliminary report. J. Pediatr. Orthop. 4, 715–725.
Gerny, K., 1983. A clinical method of quantitative gait analysis. Phys. Ther 63, 1125–1126.
Kadaba, M.P., Ramakrishnan, H.K., Wootten, M.E., Gainey, J., Gorton, G., Cochran, G.V., 1989. Repeatability of kinematic, kinetic, and electromyographic data in normal adult gait. J. Orthop. Res. 7 (6), 849–860.
Larsen, P.K., Simonsen, E.B., Lynnerup, N., 2008. Gait analysis in forensic medicine. J. Forensic Sci 53 (5), 1149–1153.
Leardini, A., Chiari, L., Della Croce, U., et al., 2005. Human movement analysis using stereophotogrammetry. Part 3: Soft tissue artifact assessment and compensation. Gait Posture 21, 212–225.
Leardini, A., Lullini, G., Giannini, S., Berti, L., Ortolani, M., Caravaggi, P., 2014. Validation of the angular measurements of a new inertial-measurement-unit based rehabilitation system: comparison with state-of-the-art gait analysis. J. Neuroeng. Rehabil. 11, 136.
Lord, M., Reynolds, D.P., Hughes, J.R., 1986. Foot pressure measurement: a review of clinical findings. J. Biomed. Eng. 8, 283–294.
McGinley, J.L., Goldie, P.A., Greenwood, K.M., Olney, S.J., 2003. Accuracy and reliability of observational gait analysis data: judgments of push-off in gait after stroke. Phys. Ther 83 (2), 146–160.
Morris, J.R.W., 1973. Accelerometry – a technique for the measurement of human body movements. J. Biomech. 6, 729–736.
Õunpuu, S., DeLuca, P.A., Bell, K.J., et al., 1997. Using surface electrodes for the evaluation of the rectus femoris, vastus medialis and vastus lateralis in children with cerebral palsy. Gait Posture 5, 211–216.
Professional Staff Association of Rancho Los Amigos Medical Center, 1989. Observational Gait Analysis Handbook. Rancho Los Amigos Medical Center, Downey, CA.
Rafferty, D., Bell, F., 1995. Gait analysis – a semiautomated approach. Gait Posture 3 (3), 184.
Ralston, H.J., 1958. Energy speed relation and optimal speed during level walking. Int. Z. Angew. Physiol 17, 277.
Reinking, M.F., Dugan, L., Ripple, N., Schleper, K., Scholz, H., Spadino, J., et al., 2018. Reliability of two-dimensional videobased running gait analysis. Int. J. Sports Phys. Ther. 13 (3), 453–461.
Richards, J., 2018. The Comprehensive Textbook of Clinical Biomechanics. Churchill Livingstone, London.
Robinson, J.L., Smidt, G.L., 1981. Quantitative gait evaluation in the clinic. Phys. Ther 61, 351–353.
Rose, G.K., 1983. Clinical gait assessment: a personal view. J. Med. Eng. Technol. 7, 273–279.
Rose, G.K., 1985. Use of ORLAU-Pedotti diagrams in clinical gait assessment. In: Whittle, M., Harris, D. (Eds.), Biomechanical Measurement in Orthopaedic Practice. Clarendon Press, Oxford, UK, pp. 205–210.
Seel, T., Raisch, J., Schauer, T., 2014. IMU-based joint angle measurement for gait analysis. Sensors 14 (4), 6891–6909.
Shamsi, M., Mirzaei, M., Khabiri, S.S., 2019. Universal goniometer and electro-goniometer intra-examiner reliability in measuring the knee range of motion during active knee extension test in patients with chronic low back pain with short hamstring muscle. BMC Sports Sci. Med. Rehabil. 11, 4.
Steven, M.M., Capell, H.A., Sturrock, R.D., et al., 1983. The physiological cost of gait (PCG): a new technique for evaluating nonsteroidal antiinflammatory drugs in rheumatoid arthritis. Br. J. Rheumatol. 22, 141–145.
Toro, B., Nester, C.J., Farren, P.C., 2007. The development and validity of the Salford Gait Tool: an observation-based clinical gait assessment tool. Arch. Phys. Med. Rehabil. 88 (3), 321–327.

KAPITEL

5

Michael Whittle, Hannah Shepherd, Gabor Barton, Jim Richards

Ganganalyse in der praktischen Anwendung

Einleitung

Dieses Kapitel gibt einen Überblick über einige der derzeitigen Einsatzszenarien der Ganganalyse und wirft einen Blick auf die zukünftigen Möglichkeiten. Es ist nicht konzipiert, die Leserinnen und Leser zu Experten für Ganganalyse zu machen. Aus diesem Grund raten wir allen, die Ganganalysen für die klinische Entscheidungsfindung nutzen wollen, an Kursen teilzunehmen und sich in der Interpretation von Ganganalysedaten schulen zu lassen, und, wenn möglich, einige Zeit in einem klinischen Ganglabor zu hospitieren oder zu arbeiten. Mehrere nationale und internationale Gesellschaften sind auf Kurse und Schulungen zur Ganganalyse spezialisiert, darunter die European Society for Movement Analysis in Adults and Children (ESMAC), die Gait and Clinical Movement Analysis Society (GCMAS) und die Clinical Movement Analysis Society (CMAS).

Die Anwendungen der Ganganalyse lassen sich in zwei Hauptkategorien unterteilen: *klinische Gangbeurteilung* und *Gangforschung*. Die klinische Beurteilung des Gangs zielt darauf ab, einzelnen Patienten direkt zu helfen, während die Gangforschung darauf abzielt, unser Verständnis des Gangs zu verbessern, entweder um der Kenntnisse selbst willen oder um medizinische Diagnosen zu verbessern oder Informationen für zukünftige Behandlungen zu erhalten. Es gibt natürlich einige Überschneidungen, da viele, die klinische Ganganalysen durchführen, die Ergebnisse ihrer Analysen als Grundlage für Forschungsstudien verwenden. Es gibt jedoch einige Unterschiede, die beachtet werden sollten. In der

Gangforschung kann es durchaus akzeptabel sein, mehrere Stunden mit der Vorbereitung der Teilnehmer und der Durchführung von Messungen zu verbringen, wobei die Datenverarbeitung zu einem späteren Zeitpunkt erfolgt, während die Patienten im klinischen Umfeld oft leicht ermüden und die Ergebnisse in der Regel so schnell wie möglich benötigt werden.

5.1 Klinische Bewertung des Gangbildes

Die klinische Gangbeurteilung zielt darauf ab, die Art und Weise zu beschreiben, wie eine Person geht. Dies kann ausreichend sein, wenn es lediglich darum geht, den aktuellen Status zu dokumentieren. Die klinische Gangbeurteilung kann aber auch nur ein Schritt in einem fortlaufenden Prozess sein, wie z. B. in der Therapieplanung oder bei der Überwachung der Fortschritte im Verlauf einer Behandlung. Rose (1983) unterscheidet zwischen Ganganalyse und Gangbeurteilung. Er betrachtete die Ganganalyse als „Datensammlung" und die Gangbeurteilung als „die Integration dieser Daten in Informationen aus anderen Quellen für die Zwecke der klinischen Entscheidungsfindung". Die Beurteilung des Gangbildes im klinischen Umfeld basiert auf drei Komponenten: der Anamnese, der körperlichen Untersuchung des Patienten und speziellen Tests. In diesem Zusammenhang kann die Ganganalyse als ein solcher spezieller Test betrachtet werden, dessen Ergebnisse andere Untersuchungen wie Röntgenberichte und Magnetresonanztomografie (MRT) ergänzen.

Die einfachste Form der Gangbeurteilung wird jeden Tag in Arztpraxen, Rehabilitationskliniken, Orthesen- und Prothesenkliniken, Sportzentren und vielen anderen Einrichtungen auf der ganzen Welt praktiziert. Jedes Mal, wenn ein Arzt eine Person beobachtet, die durch einen Raum geht, führt er eine Gangbewertung dieses Patienten durch. Eine solche Beurteilung ist jedoch oft unsystematisch, und man kann höchstens hoffen, einen allgemeinen Eindruck davon zu erhalten, wie gut der Patient geht, und vielleicht eine Vorstellung von ein oder zwei Hauptproblemen im Zusammenhang mit seinem Gang zu bekommen. Dies könnte man als eine *informelle* Gangbeurteilung bezeichnen.

Eine *formelle* Gangbeurteilung erfordert eine sorgfältige Untersuchung mit einem systematischen Ansatz, der nach Möglichkeit durch objektive Messungen ergänzt wird und in der Regel in einen schriftlichen Bericht mündet. Es gibt sehr unterschiedliche Techniken, die bei der klinischen Gangbeurteilung eingesetzt werden; sie richten sich nach dem klinischen Zustand des Patienten und nach dessen Fähigkeiten sowie dem verfügbaren Instrumentarium der Einrichtung. Im Allgemeinen wird eine klinische Gangbeurteilung jedoch aus einem der drei folgenden Gründe durchgeführt: Sie kann die Grundlage für eine klinische Entscheidungsfindung bilden, sie kann bei der detaillierten Analyse eines abnormalen Gangs helfen, oder sie kann dazu dienen, den Patientenzustand zu einem bestimmten Zeitpunkt zu dokumentieren.

5.2 Klinische Entscheidungsfindung

Sowohl Rose (1983) als auch (Gage 1983; Gage 2009) schlugen vor, dass die klinische Entscheidungsfindung in Fällen von Ganganomalien drei klare Phasen umfassen sollte: Gangbeurteilung, Hypothesenbildung und Überprüfung der Hypothesen.

5.2.1 Gangbeurteilung

Die Gangbeurteilung beginnt mit einer vollständigen Anamnese des Patienten und aller anderen Beteiligten wie Ärzten und anderen medizinischen Fachkräften oder Familienmitgliedern. Wurde der Patient zuvor operiert, sollten die Einzelheiten des Eingriffs, wenn möglich, in den Operationsunterlagen eingesehen werden. Es folgt eine körperliche Untersuchung mit Schwerpunkt auf dem neuromuskuloskelettalen System des Patienten. In vielen Labors wird die körperliche Untersuchung sowohl von einem Arzt als auch von einem Physiotherapeuten durchgeführt. Schließlich findet eine formale Ganganalyse statt.

5.2.2 Hypothesenbildung

Die Entwicklung der Hypothesen hinsichtlich der Ursache (n) der beobachteten Ganganomalien sollte sich an den spezifischen Fragen des überweisenden Arztes orientieren. Es ist von großer Bedeutung, diese Hypothesen zusammen mit den Daten der Gangbeurteilung in einem gemeinsamen Gespräch in einem multidisziplinären Team zu überprüfen. Dies wird von Rose (1983) hervorgehoben, der betonte, dass das Gangbild des Patienten nicht ausschließlich das direkte Resultat der Pathologie ist, sondern das Endergebnis des ursprünglichen Problems plus der Fähigkeit des Patienten, dieses zu kompensieren. Daher ist die Einbeziehung von Ärzten und Angehörigen anderer Gesundheitsfachberufe in die klinische Entscheidungsfindung zur Berücksichtigung dieser Aspekte von entscheidender Bedeutung.

5.2.3 Überprüfung der Hypothese

Diese Phase wird manchmal übersprungen, wenn kaum Zweifel an der Ursache der beobachteten Anomalien bestehen. Bestehen jedoch Zweifel, kann die Hypothese auf zwei verschiedene Arten geprüft werden: entweder durch eine andere Messmethode oder durch den Versuch, den Gang des Patienten in irgendeiner Weise zu verändern. Einige Labors verwenden routinemäßig ein recht umfangreiches Standardprotokoll, das Videoaufnahmen, kinematische Messungen, Kraftplattformmessungen und Oberflächen-Elektromyografie (EMG) umfasst. Weitere Messungen, wie z. B. Feindraht-EMG, werden hinzugefügt, wenn dies zur Überprüfung einer bestimmten Hypothese erforderlich ist. Andere Labors beginnen die Ganganalyse mit einer einfachen Methode, z. B. einer Videoaufzeichnung, und schließen Techniken wie EMG oder die Verwendung einer Kraftplattform nur dann an, wenn sie eindeutig sachdienlich sind. Rose (1983) sprach sich gegen die Verwendung eines Standardprotokolls für alle Patienten aus, da sich einige der Verfahren als unnötig herausstellten und die Gefahr eines am Ende „erschöpften, schmerzgeplagten Patienten" bestehe.

Die andere Methode zur Überprüfung einer Hypothese ist die erneute Untersuchung des Gangs nach dem Versuch einer Intervention, typischerweise durch die Anwendung einer Orthese zur Bewegungseinschränkung, eines Medikaments wie Botulinumtoxin zur Verringerung der Spastik, durch die Anästhesierung eines Muskels oder durch die Veränderung des Gangs als Ergebnis einer Operation oder physiotherapeutischen Behandlung.

Verschiedene Ganganalysesysteme liefern unterschiedlich viele technische Daten über den Gang des Patienten, und die Prüfung der Daten kann ein langwieriger und aufwendiger Prozess sein. Einer der wichtigsten Module der Bewertung ist die Feststellung von Abweichungen vom Normalzustand, wobei Details wie Fußstellung, Gelenkwinkel, Kräfte, Kraft- und Drehmomente sowie EMG-Daten häufig einbezogen werden. Informationen über das Timing der Fußbewegungen können nützlich sein, um Asymmetrien zu erkennen, sie können auf Probleme mit dem Gleichgewicht, der Stabilität und auf Schmerzen hinweisen, während Gelenkwinkel das Ausmaß der Bewegung in den verschiedenen Ebenen messen und Gelenkmomente anzeigen, welche Strukturen belastet werden, und eine Abschätzung des Belastungsausmaßes ermöglichen. Die Gelenkkräfte können helfen, zwischen konzentrischen und exzentrischen Muskelkontraktionen zu unterscheiden oder festzustellen, ob Weichteile passiv oder aktiv belastet werden. Die EMG-Analyse kann ebenfalls zu diesem Prozess beitragen, indem sie feststellt, welche Muskeln aktiv sind und somit für die Bereitstellung von Kraft zu verschiedenen Zeiten während des Gangzyklus zur Verfügung stehen, und sie kann wichtige Informationen über funktionelle Defizite, Bewegungsmuster und die motorische Kontrolle liefern.

Sobald der vorläufige Bericht über die Ganganalyse erstellt sind, trifft sich das Team, um den Fall zu besprechen. Die Zusammensetzung des Teams ist von Einrichtung zu Einrichtung sehr unterschiedlich, aber in der Regel besteht es aus einem Arzt, einem Physiotherapeuten und einem Kinesiologen oder Biomechaniker, optional auch aus anderen medizinischen Fachkräften wie Prothesenspezialisten, Orthopädietechnikern und Podologen. Jeder, der ein Interesse an der bestmöglichen Versorgung der Patienten hat, kann in das Team aufgenommen werden.

Nach einer detaillierten Bewertung der funktionellen Probleme des Patienten entscheidet das Team über eine geeignete Form der Intervention, die Physiotherapie, Orthesenversorgung, chirurgische Eingriffe, die medikamentöse Behandlung oder eine Kombination dieser Maßnahmen umfassen kann. Am Ende der Intervention oder nach einer angemessenen Erholungsphase nach einem chirurgischen Eingriff wird der Patient häufig erneut untersucht, um die Wirksamkeit und Effektivität der Maßnahme zu festzustellen und zu entscheiden, ob weitere Interventionen erforderlich sind. Dies gibt dem klinischen Team auch die Möglichkeit, die ursprüngliche Diagnose und den Behandlungsplan kritisch zu überprüfen, um zu beurteilen, ob die richtigen Entscheidungen getroffen wurden.

Ein weiterer Nutzen der erneuten Beurteilung besteht darin, den Patienten und/oder seine Angehörigen aufzuzeigen, dass Fortschritte erzielt wurden, obwohl sie dies nicht glauben. Eine objektive Form der Fortschrittskontrolle ist besonders wichtig für die Bewertung neuartiger und umstrittener Behandlungsmethoden, bei denen der Enthusiasmus der Prüfer bekanntermaßen zu Fehleinschätzungen führt.

Die Beurteilung des Gangbildes kann Teil der Gesamtdokumentation einer Reihe von Erkrankungen sein, die den Bewegungsapparat betreffen. Eine Verschlechterung des Gangbildes im Laufe der Zeit kann frühzeitig erkannt werden, sodass Abhilfemaßnahmen ergriffen werden können. Die Beurteilung des Gangbildes kann auch klinische Anzeichen aufzeigen, auf die bei anderen Patienten mit der gleichen Erkrankung geachtet werden sollte, insbesondere wenn diese Erkrankung sehr selten ist.

Obwohl die klinische Entscheidungsfindung der direkteste Weg ist, um einem einzelnen Patienten zu helfen, gibt es auch Fälle, in denen eine einfache Dokumentation des aktuellen Zustands des Gangs eines Patienten von Nutzen sein kann. Im Rahmen der Gesamtbeurteilung eines Patienten mit Behinderung kann ein Arzt genauere Angaben darüber benötigen, wie gut der Patient gehen kann. Diese Art der Gangbeurteilung kann direkt für die klinische Entscheidungsfindung genutzt werden, wird aber manchmal auch spekulativ durchgeführt, falls sie eine behandelbare Ursache für die Gehstörung des Patienten aufdeckt.

5.3 Diagnose von Ganganomalien

Bei den meisten Patienten, die sich einer Gangunteruntersuchung unterziehen, wurde die hauptsächliche Erkrankung bzw. der Befund, der ihren Gang beeinträchtigt, bereits diagnostiziert. In solchen Fällen wird die Untersuchung durchgeführt, um die funktionellen Probleme in Bezug auf den exakten Zustand bestimmter Gelenke und Muskeln genauer zu analysieren. Eine Methode zur Darstellung von Ganganomalien innerhalb häufiger Gangstörungen, ihrer möglichen Ursachen und der Art der Beweise, die sie bestätigen oder widerlegen, ist in ➤ Tab. 5.1 dargestellt. Gelegentlich stellt sich jedoch ein Patient vor, bei dem die Ursache für eine Gangstörung nicht klar ist.

Zahlreiche scheinbar abnorme Gangmuster sind in Wirklichkeit Angewohnheiten und nicht das Ergebnis einer zugrunde liegenden Pathologie, wobei Ganganalyseverfahren nützlich sein können, um diese zu identifizieren. Da jede Pathologie, die den Bewegungsapparat betrifft, die Fähigkeiten einer Person einschränkt, ihr Gangbild zu verändern, kann ein variabler Gang auf eine Angewohnheit und ein zuverlässig reproduzierbarer Gang auf einen pathologischen

Tab. 5.1 Häufige Ganganomalien, ihre möglichen Ursachen und die zur Bestätigung erforderlichen Nachweise.

Fußaufschlag/Fußklatschen bei Fersenkontakt	**Unterdurchschnittliche Aktivität der Dorsalflexoren bei Fersenkontakt**	**EMG des M. tibialis anterior oder Dorsalflexor-Moment bei Fersenkontakt unterhalb des Normalwerts**
Anfangskontakt von Vorfuß oder Fußsohle	(a) Hyperaktive Plantarflexor-Aktivität im späten Anteil der Schwungphase	(a) Oberhalb des normalen Plantarflexor-EMGs im späten Anteil der Schwungphase
	(b) Strukturelle Verminderung des Bewegungsumfangs des Knöchels	(b) Verminderter Bewegungsumfang der Dorsalflexoren
	(c) Kurze Schrittlänge	(c) Siehe a–d direkt darunter

Tab. 5.1 **Häufige Ganganomalien, ihre möglichen Ursachen und die zur Bestätigung erforderlichen Nachweise.** *(Forts.)*

Kurzer Schritt	(a) Schwacher Abstoß vor dem Schwung	(a) Unterhalb des normalen Plantarflexor-Moments oder der normalen Kraftentwicklung oder des EMGs beim Abstoß
	(b) Schwache Hüftbeuger beim Absetzen der Zehen und in der frühen Schwungphase	(b) Unterdurchschnittliches Kraftmoment der Hüftbeuger oder unterdurchschnittliches EMG in der späten Abstoßphase und der frühen Schwungphase
	(c) Übermäßige Verlangsamung des Beins im späten Anteil der Schwungphase	(c) EMG der Kniesehne oder Kniebeugemoment oder Kraftaufnahme im späten Anteil der Schwungphase über dem Normalwert
	(d) Überdurchschnittliche Aktivität der kontralateralen Hüftstrecker bei kontralateralem Stand	(d) Hyperaktivität im EMG der kontralateralen Hüftstreckmuskeln
Steifbeiniges Tragen von Lasten	Überdurchschnittliche Streckaktivität im Sprung-, Knie- oder Hüftgelenk zu Beginn der Standphase[a]	Überdurchschnittliche EMG-Aktivität oder Drehmomente in den Hüftstreckern, Kniestreckern oder Plantarflexoren zu Beginn der Standphase
Standphase mit gebeugtem, aber starrem Knie	Überdurchschnittliche Aktivität der Streckmuskeln in der frühen und mittleren Standphase am Knöchel und an der Hüfte, jedoch mit reduzierter Aktivität der Kniestrecker	Überdurchschnittlich hohe EMG-Aktivität oder Drehmomente in den Hüftstreckern und Plantarflexoren in der frühen und mittleren Standphase
Schwacher Push-off begleitet von beobachtbarem Pull-off	Schwache Aktivität der Plantarflexoren beim Abstoßen; normale oder überdurchschnittliche Aktivität der Hüftbeuger in der späten Abstoßphase und der frühen Schwungphase	EMG, Drehmoment oder Kraft der Plantarflexoren beim Abstoßen unter dem Normalwert; EMG, Drehmoment oder Kraft der Hüftbeuger in der späten Abstoß- und frühen Schwungphase normal oder über dem Normalwert
Kompensatorisches Anheben der Hüfte in der Schwungphase (mit oder ohne Zirkumduktion der unteren Extremität)	(a) Schwache Aktivität der Hüft-, Knie- oder Knöchel-Dorsalflexoren während der Schwungphase (b) Synergie der Streckmuskeln während der Schwungphase überaktiv	(a) EMG des Tibialis anterior oder der Hüft- oder Kniebeuger während der Schwungphase unterhalb des Normalwerts (b) EMG der Hüft- oder Kniestrecker oder Drehmoment während der Schwungphase über dem Normalwert
Trendelenburg-Gang	(a) Schwache Hüftabduktoren	(a) Unterdurchschnittliche EMG-Werte in den Hüftabduktoren: Gluteus medius und minimus, Tensor fascia lata
	(b) Überaktive Hüftadduktoren	(b) EMG der Hüftadduktoren, des Adductor longus, magnus und brevis sowie des Gracilis über dem Normalwert

EMG, Elektromyografie.
[a] Anmerkung: Die Streckkräfte in einem Gelenk können unter dem Normalwert liegen, jedoch nur bei abnorm hohen Streckkräften in einem oder beiden anderen Gelenken. (mit freundlicher Genehmigung der University of Toronto Press; aus: Winter, D.A., Concerning the scientific basis for the diagnosis of pathological gait and for rehabilitation protocols. 1985, Physiotherapy, Canada 37: 245–252)

Prozess hindeuten. Daher müssen bei der Bewertung viele andere Faktoren berücksichtigt werden, einschließlich der Möglichkeit eines pathologischen Prozesses, der Elemente von Variabilität beinhaltet, etwa Ataxie oder Athetose. Eine unübliche Anwendung der Ganganalyse ist die Unterscheidung zwischen einer Normabweichung, die auf eine echte neuromuskuläre Ursache zurückzuführen ist, und einer psychogenen Ursache, wie sie in Fällen von Simulantentum vorkommen kann (Wesdock et al., 2003).

Ein Beispiel für den Einsatz der Gangbeurteilung zur Unterscheidung zwischen einem pathologischen

Gangmuster und Gewohnheitsmustern ist die Diagnose des Zehengehens. Manche Kinder laufen lieber auf den Zehen als auf dem ganzen Fuß, ein Muster, das als *idiopathischer Zehengang* bekannt ist. Es ist wichtig, aber auch recht schwierig, zwischen dieser relativ harmlosen und selbstlimitierenden Eigenart und ernsteren Erkrankungen wie der Zerebralparese zu unterscheiden.

Hicks et al. (1988) stellten fest, dass frühere Versuche, diese Diagnose allein mittels EMG zu stellen, nicht erfolgreich waren. In ihrer Studie verglichen sie die Gangkinematik von sieben idiopathischen Zehengängern und sieben Kindern mit leichter spastischer Diplegie. Es gab einen deutlichen Unterschied zwischen den beiden Gruppen im Bewegungsmuster der Knie- und Sprunggelenke in der Sagittalebene. Beide Gruppen hatten den ersten Bodenkontakt entweder mit dem flachen Fuß oder mit den Zehen; bei den Zehengängern war dies auf die Plantarflexion des Knöchels zurückzuführen, bei den Kindern mit Zerebralparese hingegen auf die Kniebeugung. Es gab auch andere Unterschiede zwischen den beiden Gruppen, was darauf hindeutet, dass die Gangbeurteilung bei der Erstellung einer Differenzialdiagnose von Nutzen sein kann.

5.4 Befunde, die von einer Beurteilung des Gangbildes profitieren

Eine Vielzahl von Krankheiten beeinträchtigt das neuromuskuläre und das muskuloskelettale System und kann daher zu Gangstörungen führen. Zu den wichtigsten gehören:

- zerebrale Lähmung,
- Morbus Parkinson,
- Muskeldystrophie,
- Arthrose,
- rheumatoide Arthritis,
- Amputation einer unteren Gliedmaße,
- Schlaganfall,
- Schädel-Hirn-Trauma,
- Rückenmarkverletzungen,
- myelodysplastische Syndrome und
- Multiple Sklerose.

Es ist zwar möglich, dass eine Gangbeurteilung für eine Person, die von einer dieser Erkrankungen betroffen ist, von Nutzen ist, doch ist klar, dass bei einigen Pathologien ein größerer Nutzen möglich ist als bei anderen. Bei der der klinischen Gangbeurteilung wurde schon vielfach festgestellt, dass es aufgrund der ausgeführten Bewegungskompensationen schwierig ist, von den beobachteten Ganganomalien auf eine zugrunde liegende Ursache zu schließen. Da Gangmuster selten eindeutig sind, können Beurteilungssysteme im Allgemeinen nicht auf festen Regeln basieren, sondern müssen die Fähigkeit zur Adaption besitzen, um Muster in komplexen Datensätzen zu erkennen. Einige der neuesten Techniken werden im nächsten Abschnitt behandelt.

5.5 Neue Entwicklungen in der Ganganalyse

5.5.1 Fortschrittliche Techniken für wenig erforschte Pathologien

Die Ganganalyse ist ein wichtiges Instrument im klinischen Bereich und für Forschungszwecke. Die Untersuchung des Gangbildes wird zur Identifizierung von Mechanismen, zur Charakterisierung von Klassifizierungen und für klinische Entscheidungen bei einer Vielzahl bekannter Pathologien wie Zerebralparese, Schlaganfall und Osteoarthritis genutzt. Es gibt jedoch noch einige andere, weniger bekannte Krankheiten, die schwerwiegende Auswirkungen auf den Gang und die Mobilität haben, aber oft übersehen werden. Eine Krankheit oder Funktionsstörung gilt als selten, wenn ihre Prävalenz unter 1:2.000 liegt (Europäische Kommission, 2022); schätzungsweise gibt es 7.000 bekannte seltene Krankheiten (Wakap et al., 2020). Bei den seltenen Krankheiten, die die Mobilität beeinträchtigen, kann es sich um Muskel-Skelett-Erkrankungen handeln, wie z. B. Alkaptonurie, Osteogenesis imperfecta und Achondroplasie, oder um neuromuskuläre Krankheiten, wie z. B. funktionelle neurologische Störungen, Duchenne-Muskeldystrophie und die Huntington-Krankheit. Aufgrund der Seltenheit dieser Krankheiten mangelt es Ärzten leider oft an Wissen und Sensibilisierung für diese Krankheiten. Hinzu kommt, dass die finanziellen Mittel oft begrenzt sind, und der eingeschränkte Zugang zu spezialisierten Untersuchungen und Unterstützung der Betroffenen bedeutet, dass die weniger bekannten Krankheiten in der Forschungsgemeinschaft oft vernachlässigt werden.

Da die Forschung über seltene Krankheiten und ihre Auswirkungen auf den Gang und die Mobilität nur begrenzt stattfindet, ist ein Beginn von Grund auf notwendig. Daher sollten bei der Erforschung noch nicht ausreichend untersuchter Pathologien fortschrittliche Techniken und innovative Technologien zum Einsatz kommen, um bisher nicht erkannte Probleme zu lösen und den Gang und dessen Funktion und letztlich die Lebensqualität von Patienten mit seltenen Krankheiten zu verbessern. In diesem Abschnitt wird der Prozess, Verständnis für das Gangbildes zu entwickeln, bei einer wenig erforschten Krankheit namens Alkaptonurie (AKU) erläutert. Bei der AKU handelt es sich um eine Erbkrankheit, die zu einem Prozess namens *Ochronose* führt, der eine dunkle Verfärbung des faserigen Bindegewebes zur Folge hat und die strukturelle Integrität des Gelenks verändert, so dass es brüchig wird. Am stärksten betroffen von diesem Prozess sind die Gelenke, die anatomisch gesehen die größte mechanische Belastung erfahren, wie Knie, Hüfte und Wirbelsäule. Zu den Symptomen der AKU gehören Gelenkverschleiß, Schmerzen und vorzeitige Arthrose; im Alter von nur 50 Jahren haben sich mehr als 50 % der AKU-Patienten mindestens einer totalen Gelenkarthroplastik unterzogen (Ranganath et al., 2013). Um den Gang in dieser speziellen Bevölkerungsgruppe zu verstehen, gibt es innovative Techniken und Instrumente, die uns dabei helfen können, das Fortschreiten der Krankheit über die gesamte Lebensspanne zu verfolgen, die Gangmechanismen erstmals zu charakterisieren und zu beschreiben und, was am wichtigsten ist, Informationen für die Planung von Behandlungen und Interventionen bereitzustellen.

5.5.2 Selbstorganisierende Merkmalskarten und einzelne zusammenfassende Maßnahmen

Eine dreidimensionale Ganganalyse liefert eine Fülle hochkomplexer und voneinander abhängiger Daten von mehreren Gelenken, die in drei Bewegungsebenen über einen kompletten Gangzyklus hinweg gesammelt werden. Technologien zur Datenreduktion helfen dabei, die großen Datenmengen der Gangdatensätze zu bewältigen, die es uns ermöglichen, Gangmuster zu erkennen, die Entwicklung des Gangs im Verlauf zu beobachten oder die Auswirkungen einer Krankheit auf den Gang zu quantifizieren.

Eine Methode ist das Clustern von Techniken, die selbstorganisierende Merkmalskarten („self-organising maps", SOMs) verwenden (Kohonen, 2001). SOMs verwenden ein neuronales Netz, das Eingaben wie Markerpositionen danach klassifiziert, wie sie innerhalb eines Eingaberaums gruppiert sind, wobei alle Cluster innerhalb des vorhandenen Datensatzes auf der Grundlage von Ähnlichkeiten kategorisiert werden. Die Ergebnisse können auf einer *n-dimensionalen* Merkmalskarte visualisiert werden, zur einfacheren Interpretation werden sie jedoch normalerweise in einer ein-, zwei- oder dreidimensionalen topologischen Karte dargestellt. Wenn innerhalb der Ergebnisse eine deutliche Clusterbildung auftritt, deutet dies darauf hin, dass sich die Gangdaten der Patientengruppe von denen nicht beeinträchtigter Patienten unterscheiden. Clusterbildung zeigt darüber hinaus an, ob es innerhalb der Gangdaten der Patienten gemeinsame und ähnliche Gangmuster gibt.

Eine weitere Möglichkeit, die Komplexität und die Dimensionen der Gangdaten zu reduzieren, besteht darin, eine einzige zusammenfassende Gangkennzahl zu erstellen. Bekannte Methoden sind der Gillette Gait Index (GGI) (Schutte et al., 2000), der Gait Deviation Index (GDI) (Schwartz und Rozumalski, 2008), der Gait Profile Score (GPS) (Baker et al. 2009) und das Movement Deviation Profile (MDP) (Barton et al., 2012) (➤ Abb. 5.1). Die heute in der klinischen Praxis regelmäßig verwendeten zusammenfassenden Gangmaße ermöglichen es uns, auf einfache Weise zu erkennen, wann Gangstörungen im Laufe des Lebens auftreten, und den Schweregrad anhand eines einzigen Wertes zu quantifizieren.

Bei AKU ging man ursprünglich davon aus, dass Ochronose und andere Symptome im Alter von etwa 30 Jahren beginnen (Ranganath und Cox, 2011). Als jedoch das MDP eingesetzt wurde, um die natürliche Progression von Gangabweichungen bei AKU-Patienten im Alter zwischen 16 und 70 Jahren abzubilden, stellte man fest, dass die Gangabweichungen bereits im Alter von 16 Jahren begannen (Barton et al., 2015; Cox et al., 2019) (➤ Abb. 5.2). Dies ging einher mit anderen subklinischen Befunden wie Schmerzzunahme und Pigmentierung im Gelenk. Diese Ergeb-

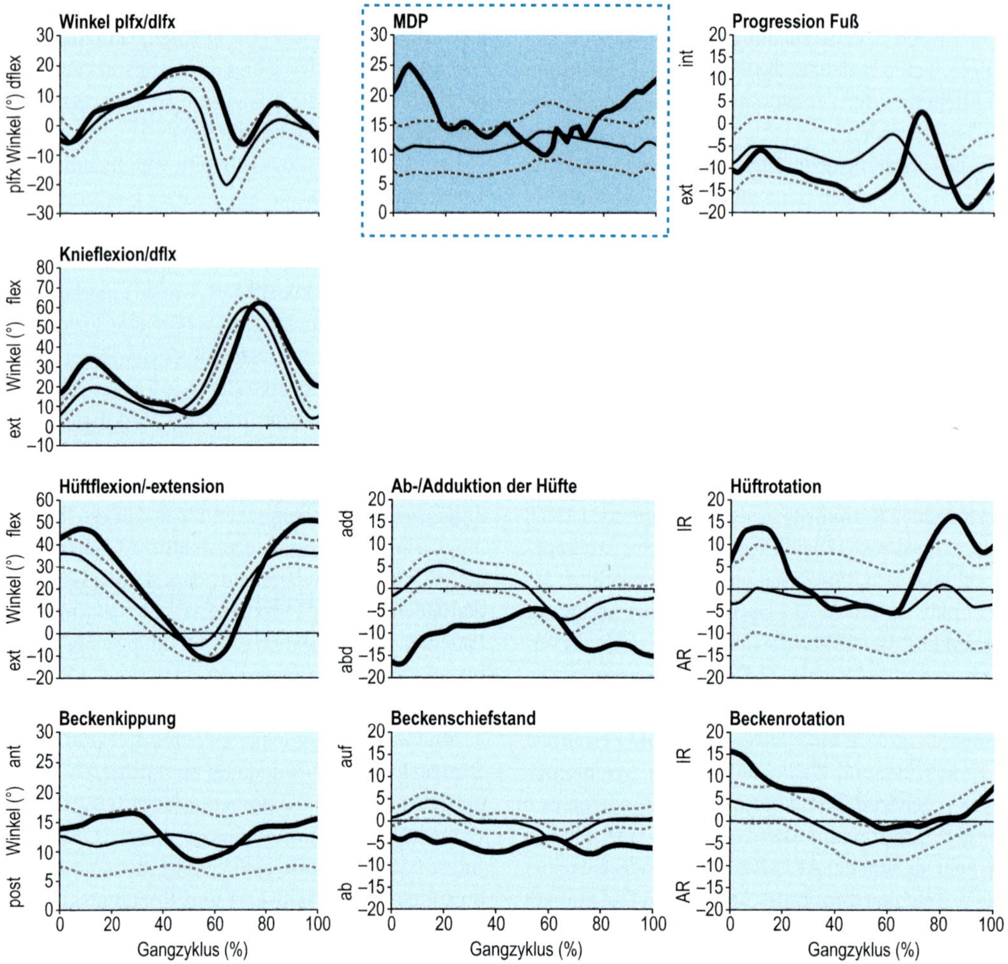

Abb. 5.1 Movement Deviation Profile (MDP), eingefügt in die konventionelle Darstellung der Gangkinematik. Zu beachten ist, dass die Achsen und die Darstellung der MDP-Kurve eines Patienten gegenüber dem Mittelwert und der SD der Kontrollen identisch mit den anderen Kurven sind. Das MDP-Diagramm *(umgeben von gepunkteten Linien)* fasst die anderen neun Winkelkurven *(fette Linien)* zusammen und zeigt den Zeitpunkt und das Ausmaß der Abweichungen von der Normalität *(magere Linien)* während des Gangzyklus (abd = Abduktion, add = Adduktion, ant = anterior, AR = Außenrotation, dflex = Dorsalflexion, ext = Extension, flex = Flexion, IR = Innenrotation, MDP = Movement Deviation Profile, plfx = Plantarflexion, post = posterior) (Barton et al., 2012).

nisse deuten darauf hin, dass die Gangprobleme bei jüngeren Erwachsenen mit AKU beginnen, was zu Überlegungen hinsichtlich der Behandlung in einem früheren Alter als bisher führte. Durch den Einsatz intelligenter Datenreduktionstechniken wie selbstorganisierende Merkmalskarten und zusammenfassende Gangkennzahlen ist es möglich, die Interpretation von Gangdaten zu vereinfachen, das Fortschreiten der Krankheit und ihre Auswirkungen auf den Gang im Verlauf zu beobachten und die Wirksamkeit von Interventionen zu messen, die durch eine Annäherung der MDP-Kurve an diejenige von gesunden Kontrollpersonen bestimmt werden kann.

5.5.3 Identifizierung gelenkspezifischer Mechanismen

Damit Kliniker Gangmechanismen erkennen und verstehen und klinische Interventionen oder Behand-

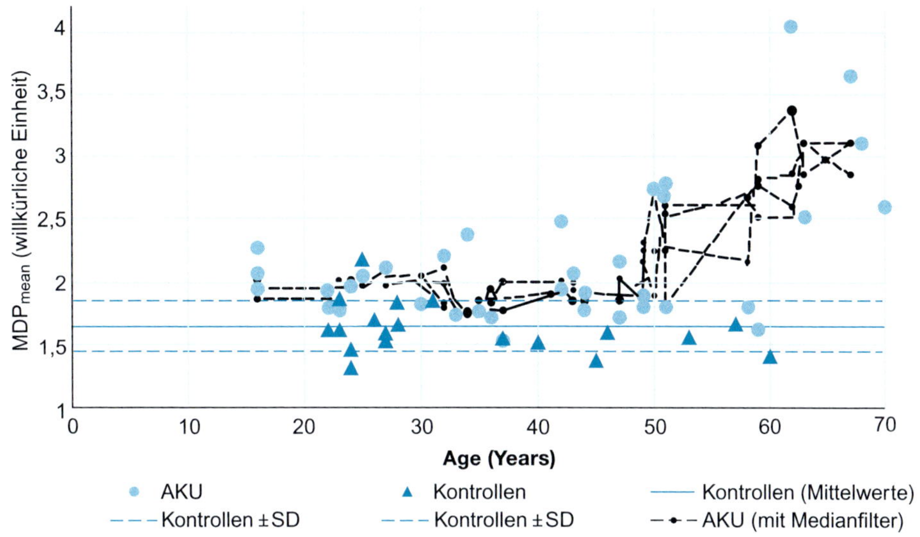

Abb. 5.2 Gangabweichungen ($_{MDPmean}$) von AKU-Patienten und Kontrollen in Abhängigkeit vom Alter (Shepherd, 2020).

lungen verschreiben können, müssen sie in der Lage sein, den Gang auf der Gelenkebene zu interpretieren. Traditionelle Ansätze neigen dazu, vorgegebene, separate skalare Gangparameter wie Spitzen, Täler oder Bewegungsbereiche zu extrahieren. Diese Einzelparameter werden dann auf statistisch signifikante Unterschiede zwischen einem pathologischen Gang und einem gesunden Referenzgang untersucht. Die auf diese Weise extrahierten Einzelparameter sind jedoch äußerst anfällig für regionale Verzerrungen, beschränken sich auf bestimmte Ereignisse während des Gangzyklus und vernachlässigen jegliche kontinuierlichen Gegebenheiten. Bei der Untersuchung von Pathologien ist oft nicht bekannt, welche Gangparameter zu welchem Zeitpunkt des Gangzyklus in einem starken Zusammenhang mit dem klinischen Erscheinungsbild stehen.

Berücksichtigt man unser Verständnis des Gangs bei AKU, muss eine vollständige Ganganalyse erfolgen, um gelenkspezifische Unterschiede im Vergleich zu gesunden, altersgleichen Kontrollpersonen zu finden, und die Gangmechanismen müssen erstmals statistisch robust identifiziert werden. Eine Methode, mit der viele dieser Probleme überwunden werden können, bietet das Statistical Parametric Mapping (SPM) (Friston et al., 2007). SPM fand ursprünglich für die Analyse multidimensionaler MRT-Informationen Verwendung, wurde aber in letzter Zeit aufgrund seiner Eignung zur Analyse von Wellenformen auch für die Verarbeitung biomechanischer Daten eingesetzt (Castro et al., 2015; Pataky, Vanrenterghem und Robinson, 2015). Anstatt bestimmte Datenpunkte zu festgelegten Zeitpunkten des Gangzyklus statistisch zu vergleichen, ermöglicht SPM die Analyse des gesamten Gangzyklus und zeigt an, wo im Zyklus signifikante Unterschiede zwischen den jeweiligen Datensätzen bestehen. Dies hat sich als effektiv erwiesen, um Unterschiede zwischen Personen mit einer Pathologie und denen in einer Kontrollgruppe festzustellen (Pataky, 2012); darüber hinaus kann SPM verwendet werden, um die Wirkung von Interventionen zu bestimmen (Klein et al., 2021). Diese Analysemethode beseitigt die bereits erwähnten statistischen Fehler, hilft aber auch in Fällen, in denen derzeit keine vorgegebenen Parameter existieren.

Die SPM-Methode wurde bei 36 AKU-Patienten angewandt, die in drei Altersgruppen eingeteilt wurden:

- jung (16–29 Jahre),
- mittleres Alter (30–49 Jahre) und
- alt (≥ 50 Jahre);

basierend auf den registrierten Veränderungen des MDP-Mittelwerts über die Lebensspanne (Cox et al., 2019). Das Gangbild der AKU-Patienten wurde mit dem einer geschwindigkeitsangepassten Kontrollgruppe verglichen, und die gesamte Kinematik und Kinetik der unteren Gliedmaßen wurde analysiert. Die Ergebnisse lassen in den drei Altersgruppen gelenkspezifische Mechanismen erkennen, die einige interessante Muster aufweisen. Mit zunehmendem Alter kam es zu einer offensichtlichen Verlagerung der Gelenkabweichungen von der Sagittalebene in die Frontal- und Transversalebene, was zeigt, dass der AKU-Gang in allen drei Bewegungsebenen während des gesamten Gangzyklus beeinträchtigt ist. Darüber hinaus gab es in der jüngeren Gruppe potenziell beeinträchtigende, bisher nicht identifizierte Gangabweichungen sowie in der älteren Gruppe mehrere Gangmechanismen, die zu einer Verringerung des Knie-Drehmoments in der Frontalebene beitrugen. Interessanterweise war das Kniegelenk in allen drei Altersgruppen betroffen, was darauf hindeutet, dass es ein bedeutsames Gelenk ist, auf das man sich bei künftigen klinischen Interventionen konzentrieren sollte, in der Hoffnung, das Fortschreiten der Krankheit zu verzögern (Shepherd et al., 2022).

Durch den Einsatz von SPM zum Vergleich von Gangdaten konnten bei dieser Patientengruppe erstmals für AKU spezifische Gelenkmechanismen identifiziert und beschrieben werden (➤ Abb. 5.3). Diese Forschung kann weiter ausgebaut werden, indem die direkten Zusammenhänge zwischen den Merkmalen des Krankheitsverlaufs wie Gelenkschäden und den ermittelten Gangmechanismen untersucht werden.

5.5.4 Modellierung von Muskelkräften und EMG-gestützte Modelle

Die Ganganalyse hat sich erheblich weiterentwickelt, seit Gelenkmomente und -kräfte routinemäßig verfügbar sind. Noch wertvoller wäre es, wenn man die wirkenden Kräfte in den verschiedenen Strukturen innerhalb der Gelenke und in deren Umgebung kennen würde. Mithilfe mathematischer Modelle können die Kräfte in den Sehnen und Bändern und auf den Gelenkflächen abgeschätzt werden. Leider gibt es dabei viele unbekannte Faktoren, insbesondere die von den verschiedenen Muskeln erzeugten internen Momente und das Ausmaß der Ko-Kontraktion durch antagonistische Muskeln. Aus diesem Grund können solche Berechnungen nur näherungsweise durchgeführt werden. Sie können dennoch äußerst wertvoll sein, insbesondere in der klinischen und biomechanischen Forschung. Ein Beispiel ist das Human Body Model von Motek, das mehrere Muskelkräfte in Echtzeit aus dreidimensiona-

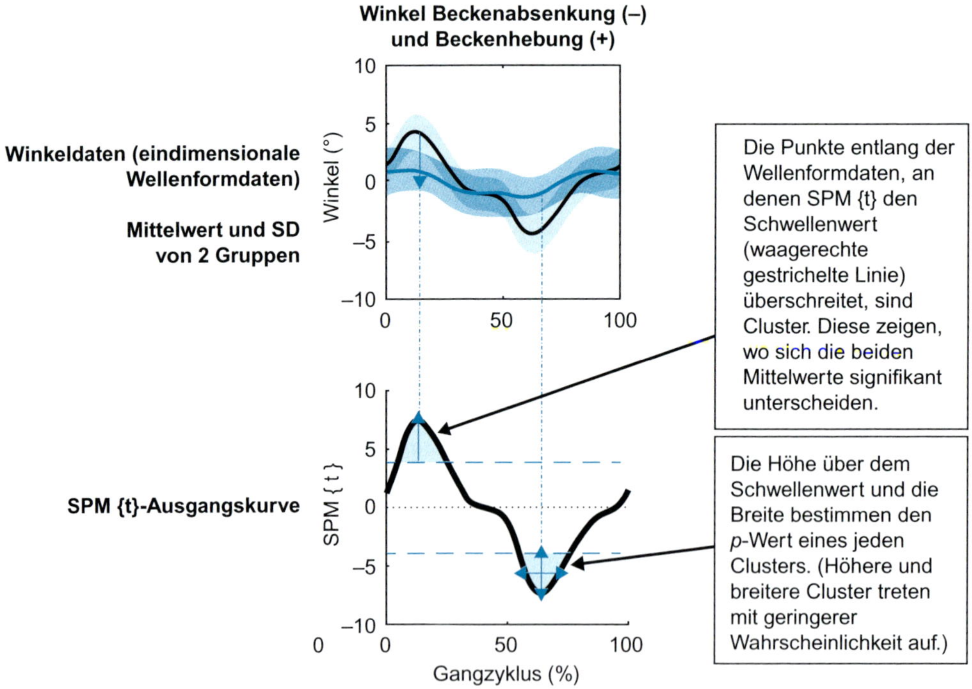

Abb. 5.3 Ein Beispiel für die SPM {t}-Ausgangskurve beim Vergleich von Winkeldaten (Beckenwinkel in der Frontalebene) zwischen zwei Gruppen (oben: Alkaptonurie-Patienten blau, Kontrollen schwarz).

len kinematischen Daten und den Daten dualer Kraftmessplatten berechnet (van den Bogert et al., 2013). Bei dieser Methode wird die inverse Dynamik mit der Optimierung durch neuronale Netze kombiniert.

Die Ergebnisse der mathematischen Modelle können mithilfe der Elektromyografie weiter verfeinert werden. Die meisten Modelle bieten eine Reihe möglicher Lösungen, die auf der Kombinationen verschiedener Muskelaktivitäten basieren. Auch wenn es im Allgemeinen nicht möglich ist, EMG-Signale direkt in Muskelkontraktionskräfte umzurechnen, können durch das Wissen, ob ein Muskel entweder inaktiv, geringfügig kontrahiert oder stark kontrahiert ist, zumindest einige der möglichen Modelllösungen eliminiert und damit die Zuverlässigkeit der Ergebnisse verbessert werden. Diese Modelle versuchen, Veränderungen der Muskellänge, der Geschwindigkeit und der elektrischen Aktivität bei konzentrischen und exzentrischen Kontraktionen mehrerer Muskeln zu berücksichtigen und diese mit den Gelenkmomenten zu korrelieren.

Die Ergebnisse sind von Gelenk zu Gelenk sehr unterschiedlich, wobei das Sprunggelenk die besten Korrelationen von bis zu 0,91 für den normalen Gang gesunder Probanden (Lloyd und Besier, 2003; Bogey et al., 2005) und zwischen 0,87 und 0,92 für Schlaganfallpatienten (Shao et al., 2009) aufweist. Betrachtet man jedoch die proximaleren Gelenke wie Knie und Hüfte, so sind die Korrelationen geringer. Die meisten Autoren befürworten die Verwendung dieses Ansatzes zur Abschätzung der Muskelkräfte während des Gehens, doch ist die Forschung, die solche Modellierungstechniken verwendet, noch in der Minderheit. Dies liegt vor allem daran, dass wir nicht immer die internen Kräfte in den Sehnen- und Bandstrukturen berücksichtigen müssen, da sie nur selten die primären Messgrößen bei der Gangbeurteilung sind.

5.5.5 Messungen außerhalb des Labors: Verlagerung der Untersuchungen in die Umwelt

Trägheitsmessgeräte

Vollständig optoelektronische Systeme gelten als Goldstandard für die Erfassung genauer Gangdaten sowohl in klinischen als auch in Forschungseinrichtungen. Diese Systeme sind jedoch oft teuer, erfordern geschultes Fachpersonal und haben ein begrenztes Messvolumen, das auf eine Laborumgebung beschränkt ist. Die Möglichkeit, genaue Gangdaten außerhalb des Labors zu akquirieren, ist seit vielen Jahren Ziel. Um dieses Problem zu lösen, wurden Trägheitsmessgeräte wie Kreiselinstrumente (Gyroskope), Beschleunigungssensoren (Akzellometer) und Magnetometer entwickelt. Vergleiche zwischen Intertial Measurement Units (IMU) zur Messung trägheitsbezogener Bewegungen und optoelektronischen Systemen zeigen eine gute Übereinstimmung (Nüesch et al., 2017), wobei die Hauptfehler zwischen den beiden Messungen mit den Unterschieden zwischen den verwendeten Modellen, Protokollen und Kalibrierungen assoziiert sind (Robert-Lachaine et al., 2017).

Ein großer Nachteil von Intertial Measurement Units ist das Fehlen von dreidimensionalen Messungen der Bodenreaktionskräfte und des Druckzentrums, was bedeutet, dass wichtige Informationen zum Gang wie Momente und Kräfte mithilfe der inversen Dynamik nicht berechnet werden können. Die Erfassung von GRF-Daten (Ground Reaction Force; Bodenreaktionskraft) ist besonders wichtig bei Krankheiten wie AKU und Arthrose, bei denen eine erhöhte oder abnormale Belastung zum Fortschreiten der Krankheit beitragen kann, oder bei der Durchführung von belastungsreduzierenden Eingriffen. Um diese Probleme zu überwinden, wurden smarte Lösungen entwickelt, die künstliche neuronale Netze nutzen, um die Kinetik aus den kinematischen Daten der Intertial Measurement Units vorherzusagen. Künstliche neuronale Netzwerke benötigen große Datenmengen, um das Netz zu trainieren und valide Ergebnisse zu erzielen. Durch die kontinuierliche Entwicklung und Validierung von Intertial Measurement Units und GRF-Vorhersagen wird jedoch eine einfache Datenerfassung der Bewegung und ihrer Ursachen (Kraft-, Drehmomente) in realen Umgebungen möglich. Solche Systeme hätten auch das Potenzial, Biofeedback in Echtzeit zu liefern, um Interventionen zur Veränderung des Gangbildes in der häuslichen Umgebung zu ermöglichen und so die Notwendigkeit von Laborbesuchen zu verringern.

Markerlose Tracking-Systeme

Seit Kurzem ist es möglich, dreidimensionale Bewegungen mithilfe einer Reihe kommerzieller Videokameras zu analysieren, die die Bewegung aufzeichnen und tiefe neuronale Netzwerke zur Verarbeitung der

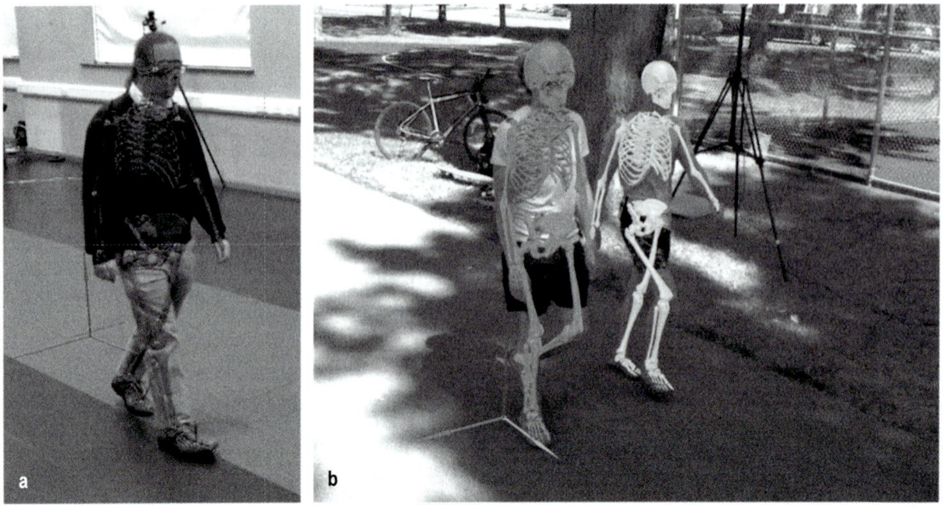

Abb. 5.4 Markerloses Tracking von Standard-Videokameras mit Theia3D (a) im Labor und (b) im Freien (Theia Markerless, Inc., Kanada)

Videobilder einsetzen. Dieser Ansatz der Bewegungserfassung beruht nicht auf Markern oder Sensoren auf Hautniveau, daher der Begriff *markerloses Tracking*. Stattdessen kommt ein auf Deep-Learning-Algorithmen basierender Ansatz zur markerlosen Bewegungserfassung zum Einsatz, der auf das Erkennen der Gelenkzentren im menschlichen Körper trainiert ist (Mathis et al., 2020). Der Ansatz des neuronalen Netzwerks erfordert, dass das System so trainiert wird, dass es menschliche Bewegungen in einer Vielzahl von Situationen erkennen kann, z. B. wenn die Testpersonen verschiedene Arten von Kleidung tragen und unterschiedliche Aktivitäten ausführen. Das Training des neuronalen Netzwerks anhand der anatomischen Merkmale des menschlichen Körpers und seiner Bewegungen resultiert in einer Wahrscheinlichkeitsverteilung für die Bestimmung der wahrscheinlichsten Positionen der Gelenkzentren. Auf diese Weise wird eine dreidimensionale Schätzung der Position und Ausrichtung jedes Segments erstellt, wodurch ein Ganzkörpermodell entsteht (➤ Abb. 5.4).

Hinsichtlich der Durchführung einer Bewegungsanalyse an einem Probanden bietet dies aufregende neue Möglichkeiten, da durch die markerlose Bewegungserfassung zur Messung der Gelenkkinematik die Abhängigkeit von auf der Haut angebrachten Sensoren entfällt und kein erfahrener Untersucher mehr benötigt wird, um anatomische Orientierungspunkte zu identifizieren und die Sensoren zu platzieren, wodurch die Datenerfassungszeit verkürzt wird und die Probanden Kleidung ihrer Wahl tragen können. Das Verfahren eröffnet darüber hinaus die Möglichkeit, Daten außerhalb des Labors zu erheben, in realen Umgebungen, die dem konkreten Umfeld besser entsprechen. Ein aktuelles Problem dieser Technologien ist, dass die mittleren absoluten Fehler in der Regel höher sind als bei herkömmlichen Bewegungserfassungssystemen.

Schlussfolgerung

Die Ganganalyse hat eine lange Geschichte und war eine überwiegend akademische Disziplin mit nur geringer praktischer Anwendung. Diese Situation hat sich inzwischen geändert, und der Wert dieser Untersuchungsmethode ist bei vielen Erkrankungen des Bewegungsapparats und der Neurologie eindeutig nachgewiesen worden. Wir können beobachten, dass die Kosten sinken und die Benutzerfreundlichkeit einer immer größeren Vielfalt von kinematischen Systemen zunimmt, während die Ergebnisse von Ganganalysen eine immer breite Akzeptanz bei Ärzten finden. Es bleibt zu hoffen, dass sich dieser Trend fortsetzt und die Anwendung dieser Technologien weiter zunimmt, sowohl bei solchen Erkrankungen, bei denen der Wert bereits anerkannt ist, als auch bei anderen, weniger untersuchten Erkrankungen.

LITERATUR

Baker, R., McGinley, J. L., Schwartz, M. H., et al., 2009. The gait profile score and movement analysis profile. Gait Posture 30, 265–269.

Barton, G. J., Hawken, M. B., Scott, M.A., Schwartz, M. H., 2012. Movement deviation profile: a measure of distance from normality using a self-organizing neural network. Hum. Mov. Sci. 31 (2), 284–294.

Barton, G. J., King, S. L., Robinson, M.A., Hawken, M. B., Ranganath, L. R., 2015. Age related deviation of gait from normality in alkaptonuria. JIMD 24, 39–44.

Bogey, R.A., Perry, J., Gitter, A. J., 2005. An EMG-to-force processing approach for determining ankle muscle forces during normal human gait. IEEE Trans Neural Syst Rehabil Eng 13 (3), 302–310.

Castro, M. P., Pataky, T. C., Sole, G., Vilas-Boas, J. P., 2015. Pooling sexes when assessing ground reaction forces during walking: statistical parametric mapping versus traditional approach. J. Biomech. 48 (10), 2162–2165.

Cox, T., Psarelli, E. E., Taylor, S., et al., 2019. Subclinical ochronosis features in alkaptonuria: a cross-sectional study. BMJ Innov 5, 82–91.

European Commission., 2022. Rare diseases. Available at: https://ec.europa.eu/info/research-and-innovation/research-area/health-research-and-innovation/rare-diseases_en#:~:text=In%20the%20European%20Union%2C%20a (Accessed 7 Jul. 2022).

Friston, K. J., Ashburner, J.T., Kiebel, S. J., Nichols, T. E., Penny, W. D. (Eds.), 2007. Statistical Parametric Mapping: The Analysis of Functional Brain Images. Elsevier, London.

Gage, J. R., 1983. Gait analysis for decision-making in cerebral palsy. Bull. Hosp. Jt. Dis. Orthop. Inst. 43, 147–163.

Gage, J. R., Schwartz, M. H., Koop, S. E., Novacheck, T. F., 2009. The Identification and Treatment of Gait Problems in Cerebral Palsy. John Wiley & Sons, United Kingdom.

Hicks, R., Durinick, N., Gage, J. R., 1988. Differentiation of idiopathic toe-walking and cerebral palsy. J. Pediatr. Orthop. 8, 160–163.

Klein, T., Lastovicka, O., Janura, M., Svoboda, Z., Chapman, G. J., Richards, J., 2021. The immediate effects of sensorimotor foot orthoses on foot kinematics in healthy adults. Gait Posture 84, 93–101.

Kohonen, T., 2001. Self-Organizing Maps. Springer, Berlin.

Lloyd, D. G., Besier, T. F., 2003. An EMG-driven musculoskeletal model to estimate muscle forces and knee joint moments in vivo. J. Biomech. 36, 765–776.

Mathis, A., Schneider, S., Lauer, J., Mathis, M.W., 2020. A primer on motion capture with deep learning: principles, pitfalls, and perspectives. Neuron 108, 44–65.

Nüesch, C., Roos, E., Pagenstert, G., Mündermann, A., 2017. Measuring joint kinematics of treadmill walking and running: comparison between an inertial sensor based system and a camera-based system. J. Biomech. 57, 32–38.

Pataky, T. C., 2012. One-dimensional statistical parametric mapping in Python. Computer Methods Biomech. Biomed. Engin. 15, 295–301.

Pataky, T. C., Vanrenterghem, J., Robinson, M.A., 2015. Zero vs. one-dimensional, parametric vs. non-parametric, and confidence interval vs. hypothesis testing procedures in one-dimensional biomechanical trajectory analysis. J. Biomech. 48 (7), 1277–1285.

Ranganath, L. R., Cox, T. F., 2011. Natural history of alkaptonuria revisited: analyses based on scoring systems. J. Inherit. Metab. Dis. 34 (6), 1141–1151.

Ranganath, L. R., Jarvis, J. C., Gallagher, J.A., 2013. Recent advances in management of alkaptonuria (invited review; best practice article). J. Clin. Pathol. 66 (5), 367–373.

Robert-Lachaine, X., Mecheri, H., Larue, C., Plamondon, A., 2017. Validation of inertial measurement units with an optoelectronic system for whole-body motion analysis. Med. Biol. Eng. Comput. 55 (4), 609–619.

Rose, G. K., 1983. Clinical gait assessment: a personal view. J. Med. Eng. Technol. 7, 273–279.

Schutte, L. M., Narayanan, U., Stout, J. L., et al., 2000. An index for quantifying deviations from normal gait. Gait Posture 11, 25–31.

Schwartz, M. H., Rozumalski, A., 2008. The gait deviation index: a new comprehensive index of gait pathology. Gait Posture 28, 351–357.

Shao, Q., Bassett, D. N., Manal, K., et al., 2009. An EMG-driven model to estimate muscle forces and joint moments in stroke patients. Comput. Biol. Med. 39 (12), 1083–1088.

Shepherd, H., 2020. The development and evaluation of an individualised gait modification intervention to improve movement function in alkaptonuria patients. PhD thesis, John Moores University, Liverpool.

Shepherd, H. R., Robinson, M.A., Ranganath, L. R., Barton, G. J., 2022. Identifying joint specific gait mechanisms causing impatied gait in alkaptonuria patients. Gait Posture 91, 312–317.

van den Bogert, A. J., Geijtenbeek, T., Even-Zohar, O. E., Steenbrink, F., Hardin, E. C., 2013. A real-time system for biomechanical analysis of human movement and muscle function. Med Biol Eng Comput 51, 1069–1077.

Wakap, N. S., Lambert, D. M., Olry, A., Rodwell, C., Gueydan, C., Lanneau, V., et al., 2020. Estimating cumulative point prevalence of rare diseases: analysis of the Orphanet database. Eur. J. Hum. Genet. 28 (2), 165–173.

Wesdock, K., Blair, S., Masiello, G., et al., 2003. Psychogenic gait: when it is and when it isn't – correlating the physical exam with dynamic gait data. In: Gait and Clinical Movement Analysis Society, Eighth Annual Meeting, Wilmington, Delaware, USA, pp. 279–280.

KAPITEL

6 Beurteilung des Gangbilds bei neurologischen Störungen

Michael Whittle, Richard Baker, Nancy Fell, Derek Liuzzo, Jim Richards, Cathie Smith

Einleitung

Ziel dieses Kapitels ist es, anhand von Beispielen zu zeigen, wie die Ganganalyse eingesetzt werden kann, um den Schweregrad, den Verlauf und die Wirksamkeit der nicht-chirurgischen, chirurgischen und medikamentösen Behandlung neurologischer Erkrankungen zu untersuchen. In diesem Kapitel werden einige häufige neurologische Erkrankungen und deren Behandlung thematisiert, darunter Zerebralparese, Schlaganfall, Parkinson-Erkrankung und Muskeldystrophie.

6.1 Beurteilung des Gangbilds bei Zerebralparese

Richard Baker

6.1.1 Definition, Ursachen und Prävalenz

Die Zerebralparese ist definiert als eine Gruppe von dauerhaften Störungen der Bewegungs- und Haltungsentwicklung, die auf eine Hirnschädigung des Fetus oder des Neugeborenen bzw. Säuglings zurückzuführen sind (Rosenbaum et al., 2007). Die Erkrankung unterscheidet sich von anderen Formen der Hirnschädigung wie Schlaganfall oder Schädel-Hirn-Trauma, da sie noch während der Gehirnentwicklung auftritt und die spätere neurologische und muskuloskelettale Entwicklung des Kindes beeinträchtigt. Die motorischen Störungen der Zerebralparese gehen häufig mit Störungen der Empfindung, der Wahrnehmung, der Kognition, der Kommunikation und des Verhaltens einher. Die Zerebralparese ist die häufigste Ursache für körperliche Behinderungen bei Kindern in der entwickelten Welt mit einer Prävalenz von etwa 2 Fällen pro 1000 Lebendgeburten (Stanley et al., 2000).

Die Hirnschädigung tritt bei Frühgeborenen wesentlich häufiger als bei Reifgeborenen auf, jedoch ist die genaue Ursache in den meisten Fällen unbekannt. Letztendlich resultiert eine Unterbrechung der Sauerstoffzufuhr zu einem Bereich des sich entwickelnden Gehirns, was die Folge von Schäden an den Blutgefäßen, wie z. B. Blutungen oder Embolien, oder ein allgemeines Absinken des fetalen Blutdrucks sein kann. Die einmal eingetretene Hirnschädigung ist statisch, wird sich also weder verbessern noch schlechter werden. Die klinischen Symptome entwickeln und verändern sich jedoch mit dem Wachstum und der Reifung des Kindes. Dies gilt insbesondere für die muskuloskelettale Manifestation der Zerebralparese, die sehr großen Einfluss darauf hat, ob und wie der Mensch mit dieser Erkrankung laufen wird.

6.1.2 Klassifikation

Klassifizierungssystem für grobmotorische Funktionen

Das wichtigste Tool zur Klassifizierung von Kindern mit Zerebralparese ist das Gross Motor Function Classification System (GMFCS)(Palisano et al., 1997, 2000), eine 5-stufige Skala, die den Schweregrad der Erkrankung in Bezug auf die motorischen Funktionen wiedergibt. Es gibt unterschiedliche Definitionen für verschiedene Altersgruppen. Für die Ganganalyse am wichtigsten ist die Definition für 6- bis 12-Jährige (➤ Tab. 6.1). Es zeigt sich, dass die meisten Kinder, die für eine Ganganalyse in Frage

Tab. 6.1 Klassifizierungssystem der grobmotorischen Funktionen (Gross Motor Function Classification System, GMFCS) für Kinder im Alter von 6–12 Jahren

Stufe I	Die Kinder können drinnen und draußen gehen und ohne Einschränkungen Treppen steigen. Die Kinder verfügen über grobmotorische Fähigkeiten wie Laufen und Springen, aber Gehgeschwindigkeit, Gleichgewichtsfähigkeit und Koordination sind beeinträchtigt.
Stufe II	Kinder können drinnen und draußen gehen und Treppen steigen, indem sie sich am Geländer festhalten. Sie haben jedoch Probleme beim Gehen auf unebenem Untergrund und an Steigungen sowie beim Gehen in Menschenmengen oder auf engem Raum und bei langen Strecken.
Stufe III	Die Kinder gehen drinnen und draußen auf einer ebenen Fläche mit einer Mobilitätshilfe und können Treppen steigen, indem sie sich an einem Geländer festhalten. Kinder können einen Rollstuhl benutzen, wenn sie längere Strecken zurücklegen oder sich im Freien auf unebenem Gelände bewegen.
Stufe IV	Kinder nutzen Fortbewegungsmethoden, die normalerweise die Hilfe von Erwachsenen erfordern. Sie können zu Hause weiterhin kurze Strecken mit körperlicher Unterstützung zurücklegen, sind aber im Freien, in der Schule und in Gesellschaft auf Mobilität auf Rädern angewiesen (sie werden von einem Erwachsenen geschoben oder bedienen einen elektrischen Rollstuhl).
Stufe V	Körperliche Beeinträchtigungen schränken die willkürliche Bewegungskontrolle und die Fähigkeit zur Aufrechterhaltung einer schwerkraftfreien Kopf- und Rumpfhaltung ein. Alle Bereiche der motorischen Funktion sind eingeschränkt. Die Kinder haben keine Möglichkeit, sich selbstständig fortzubewegen; der Transport erfolgt ausschließlich durch Erwachsene.

kommen, in Stufe I–III einzuteilen sind. Auch für 12- bis 18-Jährige wurden Beschreibungen erstellt (Palisano et al., 2008), die den Charakteristika in ➤ Tab. 6.1 ähneln, jedoch eine gewisse Verschlechterung der motorischen Fähigkeiten berücksichtigen, die in der späten Kindheit auftreten. Obwohl die Ganganalyse am häufigsten bei betroffenen Kindern eingesetzt wird, ist zu bedenken, dass die Zerebralparese eine lebenslange Erkrankung ist, bei der in 25–50 % der Fälle im frühen Erwachsenenalter eine weitere Verschlechterung der Gehfähigkeit festgestellt wird (Day et al., 2007; Jahnsen et al., 2004; Murphy et al., 1995).

Klassifizierung nach motorischer Störung und Topografie

Die Hirnschädigung, die die Zerebralparese verursacht, kann das Nervensystem auf verschiedene Weise beeinträchtigen. Bei etwa 85 % der Betroffenen ist die größte Einschränkung die Spastizität mit Überaktivität bestimmter Muskeln. Weitere 7 % sind dyskinetisch (dystonisch-athetoid) mit einem gemischten Muskeltonus (zu hoch oder zu niedrig), der zu langsamen, gewundenen Bewegungen führt, die das beabsichtigte Bewegungsmuster überlagern. Weitere 5 % haben eine Ataxie, die zu schnellen, ruckartigen Bewegungen führt und die Gleichgewichtsfähigkeit und die Tiefenwahrnehmung beeinträchtigt. Menschen mit Dyskinesie oder Ataxie neigen zu sehr variablen Gangmustern, was den Nutzen der klinischen Ganganalyse einschränken kann. Die Ergebnisse orthopädischer Operationen bei Menschen mit Dyskinesie können unvorhersehbar sein. Bei den meisten Kindern, die zur klinischen Ganganalyse kommen, handelt es sich daher um Kinder mit einem überwiegend spastischen Bewegungstyp.

Vor der Einführung des GMFCS wurden Kinder mit Zerebralparese in erster Linie nach den am stärksten betroffenen Körperregionen eingeteilt. *Hemiplegie* bedeutet, dass eine Seite des Körpers betroffen ist, einschließlich eines Arms und eines Beins auf derselben Seite. *Diplegie* bedeutet, dass beide Beine betroffen sind, *Tetraplegie,* dass alle vier Extremitäten betroffen sind. Viele Kinder lassen sich nicht genau in diese Kategorien einordnen, und die Unterscheidung zwischen Tetraplegie und Diplegie ist selten eindeutig. Häufig sind Diplegiker auf einer Seite stärker als auf der anderen betroffen. Diese Probleme haben dazu geführt, dass in letzter Zeit empfohlen wurde, diese Begriffe so lange nicht mehr zu verwenden, bis eine genauere Definition vorliegt. *Unilaterale* und *bilaterale motorische Beeinträchtigung* sind heute die bevorzugt verwendeten Begriffe für Kinder, die laufen können, während für Kinder, die nicht laufen können, die Bezeichnung *Ganzkörperbeteiligung* in Gebrauch ist. Dennoch sind die älteren Begriffe immer noch weit verbreitet.

Klassifizierung nach Gangbild

Es hat mehrere Versuche gegeben, die Zerebralparese anhand des Gangbildes zu klassifizieren (Dobson et al., 2007). Eine gewisse Verwirrung ist dadurch entstanden, dass mehrere Autoren Begriffe, die in früheren Publikationen verwendet wurden, neu definiert haben, und es nicht immer klar ist, auf welches Klassifizierungssystem Bezug genommen wird. Es wurden zwei Einteilungen für spastische halbseitige Lähmungen vorgeschlagen (Hullin et al., 1996; Winters et al., 1987), wobei diejenige von Winters et al. am häufigsten verwendete ist. Sie wird in ➤ Abb. 6.1 und ➤ Tab. 6.2 beschrieben, allerdings herrscht einige Verwirrung darüber, wie sie klinisch angewendet wird. Die ursprüngliche Arbeit bezieht ausschließlich die Sagittalebene in die Klassifizierung ein und basiert ausschließlich auf dem Gangbild. Es ist durchaus nicht ungewöhnlich, dass Kliniker bei der Klassifizierung von Kindern Überlegungen zur Transversalebene (ins-

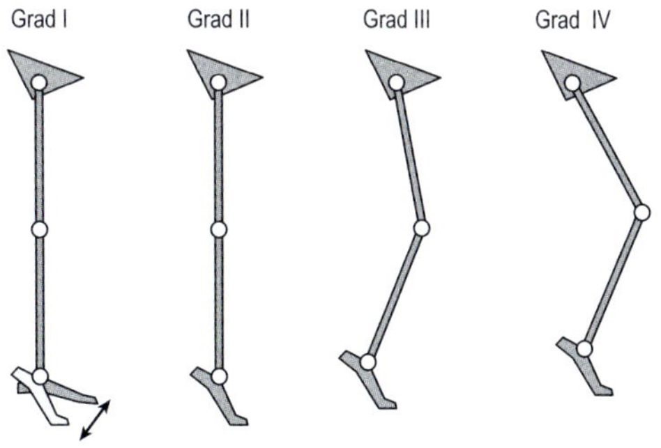

Abb. 6.1 Häufige Gangmuster bei hemiplegischer Zerebralparese. (Nachdruck mit Genehmigung und Copyright © der British Editorial Society of Bone and Joint Surgery.[Rodda et al., 2004].)

6

Tab. 6.2 Klassifizierung der Gangbilder bei Hemiplegie[a]

Grad I	Spitzfußstellung in der Schwungphase des Gangs aufgrund einer zu geringen Aktivität der Dorsalflexoren im Sprunggelenk im Verhältnis zu den Plantarflexoren.
Grad II	Plantarflexion während der gesamten Stütz- und Schwungphase durch statische oder dynamische Kontraktion des Triceps surae. Das Kniegelenk wird in der mittleren oder späten Standphase oft in eine leichte Hyperextension gezwungen.
Grad III	Befund wie Grad II mit eingeschränktem Bewegungsumfang der Flexion/Extension im Kniegelenk. Die Untergruppen IIIa (reduzierte Kniestreckung in der Standphase) und IIIb (Hyperextension in der Standphase und reduzierte Flexion in der Schwungphase) werden inzwischen zusammengefasst.
Grad IV	Befund wie Grad III mit Beteiligung der Hüftmuskulatur.[b]

[a] Zusammenfassung des Originals von Winters et al. (1987) bei Thompson et al. (2002).
[b] In der Originalarbeit, in der die Messungen auf die Sagittalebene beschränkt waren, wurde dies auf die Beteiligung der Flexoren und Adduktoren zurückgeführt. Eine dreidimensionale Analyse hätte mit ziemlicher Sicherheit eine erhöhte Innenrotation ergeben.

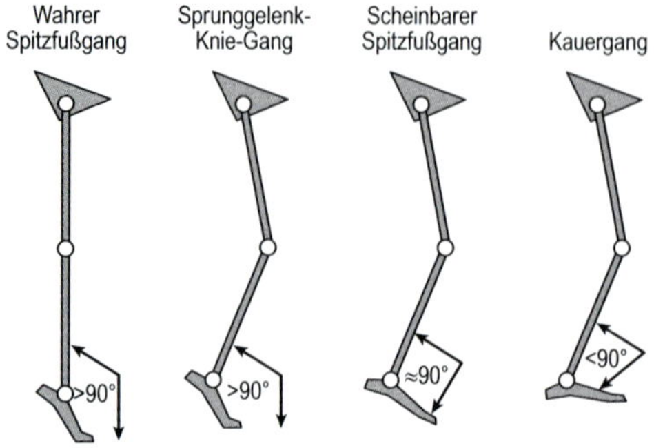

Abb. 6.2 Häufige Gangmuster bei spastischer diplegischer Zerebralparese (Rodda et al., 2004).

Tab. 6.3 Häufige Gangmuster bei spastischer diplegischer Zerebralparese (Rodda et al., 2004)

Grad I	Das Sprunggelenk verursacht eine Spitzfußstellung. Das Kniegelenk ist vollständig gestreckt oder geht in ein leichtes Recurvatum über. Die Hüfte ist vollständig gestreckt, die Beckenstellung befindet sich im normalen Bereich oder ist nach vorn gekippt.
Grad II	Das Sprunggelenk verursacht eine Spitzfußstellung, insbesondere am Ende der Standphase. Knie und Hüfte sind in der frühen Standphase übermäßig gebeugt und extendieren dann in der späten Standphase in unterschiedlichem Maß, erreichen aber nie die volle Streckung. Die Beckenstellung befindet sich im normalen Bereich oder ist nach vorn gekippt.
Grad III	Das Sprunggelenk hat einen normalen Bewegungsradius, aber Knie und Hüfte sind während des gesamten Standes übermäßig gebeugt. Die Beckenstellung ist normal oder nach vorn gekippt.
Grad IV	Das Sprunggelenk ist während der gesamten Standphase übermäßig dorsalflektiert; Knie- und Hüftgelenk sind übermäßig gebeugt. Die Beckenstellung liegt im normalen Bereich oder ist nach hinten gekippt.

besondere an der Hüfte) anstellen und Rückschlüsse auf die Art der zugrunde liegenden Pathologie (und nicht nur auf das Gangbild) ziehen. Die Akzeptanz der Kliniker hinsichtlich der Anwendung dieser Klassifizierung ist groß (Dobson et al., 2006). Eine neuere populationsbezogene Studie deutet darauf hin, dass Grad I, II und IV weitaus häufiger vorkommen als Grad III.

Die Klassifizierung der Gangmuster bei spastischer Diplegie ist weniger eindeutig. Ein Beispiel ist die Klassifizierung von Rodda et al. (2004), in der das gesamte Gangbild beschrieben wird (➤ Abb. 6.2 und ➤ Tab. 6.3). Besondere Verwirrung herrscht bei einer Reihe von Begriffen, die von verschiedenen Autoren unterschiedlich definiert wurden. Sutherland und Davids (1993) beispielsweise definierten „*Jump*“ als ein Muster, bei dem das Knie in der Anfangsposition gebeugt ist, aber schnell auf eine Art gestreckt wird, die an einen Sprung erinnert. Rodda et al. (2004) verwendeten denselben Begriff für eine Haltung mit gebeugtem Knie und plantarflektiertem Fußgelenk in der späten Standphase. Der *Kauergang* ist ein weiterer Begriff, der von einer Reihe von Autoren unterschiedlich definiert wurde. In vielen Studien wird der Begriff verwendet, um ein Gangbild zu bezeichnen, bei dem die Kniebeugung während der gesamten Standphase einen bestimmten Wert nicht unterschreitet (üblicherweise werden 30° genannt). Gage et al. (2009) nutzten eine kinetische Definition für Muster, bei denen während der gesamten Standphase ein internes Streckmoment des Knies vorhanden ist, während Rodda et al. (2004) sowohl eine Dorsalflexion des Knöchels als auch eine Kniebeugung forderten.

Die Klassifizierung nach dem Gangbild liefert kein vollständiges Bild. Die beiden am häufigsten verwendeten Schemata basieren ausschließlich auf Daten aus der Sagittalebene (Rodda et al., 2004; Winters et al., 1987). Winters et al. schlugen ihr Klassifizierungssystem für Menschen vor, die noch keinen orthopädischen Eingriff hatten, und es ist nicht klar, wie viel Aussagekraft das Schema für Menschen hat, die bereits operiert wurden. Rodda et al. gingen hingegen nicht darauf ein, wie sich Operationen oder andere Eingriffe auf die Klassifizierung anhand des Gangbilds auswirken würden. Innerhalb der Gruppen gibt es beträchtliche Unterschiede, und bei einigen Personen sind eindeutig Muster an der Grenze zwischen den einzelnen Gradeinteilungen zu erkennen. Zwei Studien, die Daten enthalten, die Rückschlüsse auf das Vorhandensein natürlicher Gruppierungen zulassen (Dobson, 2007; Rozumalski und Schwartz, 2009), deuten im Gegenteil darauf hin, dass die Gangmuster kontinuierlich über ein mehrdimensionales Spektrum variieren und Gradeinteilungen immer nur einen groben Anhaltspunkt für das allgemeine Bewegungsmuster darstellen. Sie können aber dennoch nützlich sein, um einen Gesamteindruck vom Gangbild der Person zu erhalten, insbesondere wenn keine vollständige instrumentierte Ganganalyse zur Verfügung steht. Eine vollständige Ganganalyse ist jedoch nach wie vor unerlässlich, wenn wir genau wissen wollen, wie eine Person geht und was sie dazu veranlasst, auf eine bestimmte Art und Weise zu gehen.

Schädigungen, Beeinträchtigungen

Eine *Schädigung* ist etwas, das mit den Körperstrukturen einer Person oder ihrer Funktionsweise nicht stimmt (Weltgesundheitsorganisation [WHO], 2001). Primäre Beeinträchtigungen bei Menschen mit Zerebralparese sind die direkte Folgen der Hirnschädigung und betreffen somit die neurologische Funktion, während sekundäre Beeinträchtigungen indirekte Folgen sind, die sich aus den Auswirkungen der veränderten Neurologie auf andere Strukturen über einen langen Zeitraum hinweg ergeben. So kann es zu Muskelkrämpfen oder Misalignment von Knochen kommen. Die Beeinträchtigungen lassen sich im Allgemeinen in 4 übergeordnete Kategorien einteilen: Spastizität, Muskelschwäche, Muskelkontrakturen und knöcherne Fehlstellungen.

Spastizität

Der Begriff *Spastizität* hat für verschiedene Menschen unterschiedliche Bedeutungen. Die meisten Kliniker, die mit Menschen mit Zerebralparese arbeiten, neigen dazu, den Begriff zu verwenden, um sich auf eine sehr spezifische geschwindigkeitsabhängige Zunahme der tonischen Dehnungsreflexe zu beziehen, wobei übertriebene Sehnenzuckungen aus einer Übererregbarkeit des Dehnungsreflexes resultieren (Lance, 1980). Mit anderen Worten: Wenn eine Sehne schnell gedehnt wird, wird ihr Muskel aktiv. Je nach Schweregrad der Spastik kann dies für einen kurzen Zeitraum der Fall sein, und der Muskel kann daher eine phasische, aber unangemessene Aktivität zeigen und während des gesamten Gangzyklus aktiv sein. Dieser Dehnungsreflex ist bei jedem Menschen vorhanden, wird aber bei den meisten Individuen durch Signale unterdrückt, die vom Gehirn ausgehend entlang Wirbelsäule laufen (absteigende Kontrolle). Bei Menschen mit Zerebralparese ist die Fähigkeit, solche Signale zu senden, durch die Schädigung des Gehirns eingeschränkt, die Reflexe sind hier praktisch außer Kontrolle geraten. Obwohl man häufig von *spastischen Muskeln* spricht, ist die Spastik in Wirklichkeit eine Eigenschaft des Nervensystems.

Bei Zerebralparese betrifft die Spastik häufig einige Muskeln stärker als andere. Insbesondere die biartikulären und multiartikulären Muskeln scheinen am anfälligsten zu sein (Gage et al., 2009). Spastizität findet sich daher häufig im Gastrocnemius, in den Hamstrings, im Rectus femoris und im Psoas. Bei schwerer betroffenen Kindern stellt die Spastik der monoartikulären Hüftadduktoren ein besonderes Problem dar. Spastizität ist nicht die einzige Veränderung der neurologischen Funktion, und bei einigen, insbesondere bei den am schwersten betroffenen Menschen kann es auch ohne Willkürbewegung zu einer unangemessenen Muskelaktivität kommen, die allgemein als *Ruhetonus* bezeichnet wird.

Muskelkontrakturen

Spastizität tritt bei einer Vielzahl von Erkrankungen auf, und bei den meisten dieser Erkrankungen sind die betroffenen Muskeln anfällig für die Entwicklung von *Kontrakturen*. Bei Kontrakturen ist die passive Länge des Muskels und seiner Sehne reduziert, was zu einer Einschränkung des Bewegungsumfangs des Gelenks führt. Die meisten Kinder mit Zerebralparese haben bei der Geburt und im Säuglingsalter so gut wie keine Kontrakturen und entwickeln diese dann im Laufe der Kindheit. Kontrakturen werden üblicherweise nach der Position benannt, in der sie fixiert sind: Eine Beugekontraktur des Kniegelenks bedeutet beispielsweise, dass das Knie in einer gewissen Beugung gehalten wird und nicht vollständig gestreckt werden kann. Die häufigsten Kontrakturen betreffen die Kniebeugung, die Plantarflexion des Sprunggelenks und die Hüftbeugung.

Die Mechanismen, durch die Kontrakturen entstehen, sind noch nicht vollständig geklärt. Bei Kindern mit Zerebralparese wird häufig von Kontrakturen als Störung des normalen Wachstums gesprochen, bei der der Knochen weiterwächst, der Muskel jedoch nicht. Dies gibt nicht die ganze Wahrheit wieder, da einige Kinder, insbesondere solche mit Hemiplegie, innerhalb kurzer Zeit Kontrakturen entwickeln können, die zu schwerwiegend sind, als dass sie einfach durch Wachstumsstörungen erklärt werden könnten. Dies wird durch einige frühe klinische und tierexperimentelle Arbeiten gestützt, die darauf hindeuten, dass dadurch die Länge der Muskelfasern verringert wird (Shortland et al., 2002). Neuere Arbeiten deuten darauf hin, dass eine Verringerung der Muskelbauchlänge durch Verkürzung der Aponeurosen viel bedeutender ist als eine Verringerung der Faserlänge (Shortland et al., 2002), aber es bisher wurde bisher keine Erklärung dafür gefunden. Zusammenfassend lässt sich festhalten, dass die Entstehung von Kontrakturen wahrscheinlich mit Wachstumsstörungen, Immobilisierung und den Folgen von Spastizität zusammenhängt, aber wie viel jeder dieser Faktoren zur Entwicklung beiträgt, ist unbekannt.

Muskelschwäche

Erst seit relativ kurzer Zeit ist der Effekt von Muskelschwäche auf den Gang von Menschen mit Zerebralparese vollständig anerkannt. Wiley und Damiano (1998) untersuchten die Kraft von Kindern mit Zerebralparese und zeigten, dass auch die Gesäßmuskulatur geschwächt ist, wobei die Plantarflexoren im Vergleich zu gleichaltrigen gesunden Kindern besonders schwach sind. Muskelschwäche kann entweder durch die Anatomie und Physiologie der Muskeln oder durch eine verminderte Nervenaktivität zur Stimulierung der Kontraktion entstehen. Obwohl es sich bei der Zerebralparese im Wesentlichen um ein neurologisches Problem handelt, gab es bisher nur wenige Untersuchungen, die den relativen Anteil der muskulären und neurologischen Komponenten der Schwäche ermittelten.

Die Muskelschwäche wird im Allgemeinen auf den verringerten Muskelquerschnitt und die geringe Länge des Muskelbauchs zurückgeführt und kann daher eng mit der Entwicklung von Kontrakturen sowohl bei spastischer Hemiplegie als auch bei Diplegie verknüpft sein (Elder et al., 2003; Fry et al., 2007). Das klinische Bild stimmt jedoch nicht immer mit diesen Überlegungen überein, denn manche Muskeln scheinen recht schwach zu sein, ohne dass eine Kontraktur vorliegt. Jüngste Erkenntnisse deuten darauf hin, dass sich die geschilderten von solchen Veränderungen unterscheiden, die einfach durch chronische Stimulation oder Nichtgebrauch entstehen (Foran et al., 2005), aber wie bei der Entwicklung von Kontrakturen sind die zugrunde liegenden Mechanismen nicht bekannt. Während der Bewegung kommt noch hinzu, dass Kontrakturen oder bestimmte Gangmuster dazu führen können, dass die Muskelfasern nicht in ihrer für die Erzeugung der kontraktilen Kraft optimalen Länge arbeiten. Das klinische Bild scheint darin zu bestehen, dass die Muskeln im Vergleich zu denen von Kindern ohne Zerebralparese mit zunehmendem Alter eine immer größere Schwäche zeigen. Ein besonderes Problem ergibt sich in der späten Kindheit und frühen Jugend, wenn das Gewicht schnell zunimmt und die relative Schwäche überdeutlich wird.

Knöcherne Fehlstellung (und Kapselkontraktur)

Kinder mit Zerebralparese sind auch anfällig für die Entwicklung knöcherner Fehlstellungen. Die Anteversion des Oberschenkels ist das häufigste Beispiel. Dabei handelt es sich im Wesentlichen um eine Verdrehung irgendwo entlang des Femurschafts, die dazu führt, dass der Oberschenkelhals im Verhältnis zur Kniegelenkachse zu weit nach vorn zeigt. Obwohl sie gemeinhin als Entwicklungsdeformität bezeichnet wird, handelt es sich in Wirklichkeit um eine Persistenz der ursprünglichen knöchernen Ausrichtung. Bei der Geburt haben die meisten Kinder eine Anteversion von etwa 40°, die sich jedoch bei normalem Wachstum bis zur Skelettreife auf etwa 10° verringert. Bei vielen Kindern mit Zerebralparese tritt diese Verringerung nicht ein. Es ist nicht ungewöhnlich, dass das Schienbein entlang seines Schafts nach außen verdreht ist, ein Zustand, der als *Tibiatorsion* bekannt ist; eine Fehlausrichtung der Fußknochen, insbesondere des Fersenbeins, ist ebenfalls häufig. Bei schwerer betroffenen Kindern sind Deformationen der Wirbelsäule, der Brustwirbelsäule und der oberen Extremität ebenfalls häufig zu finden.

Wie bei den anderen Beeinträchtigungen sind die genauen Mechanismen unklar, aber es müssen mindestens 3 Faktoren berücksichtigt werden. Die Knochen wachsen in der Länge an den *Wachstumsfugen*. Die meisten Röhrenknochen haben proximal und distal eine Wachstumsfuge. Die Geschwindigkeit, mit der die Knochen wachsen, wird durch die Belastung der Wachstumsfuge bestimmt. In Bereichen der Wachstumsfuge, auf die große Druckspannungen einwirken, wird das Längenwachstum unterdrückt, während das Wachstum an anderer Stelle angeregt werden kann. Ein normales Knochenwachstum erfordert also eine normale Spannungsverteilung. Man geht davon aus, dass das Gehen ein wichtiger Faktor für diese Belastungen ist, und wenn Kinder nicht normal gehen, wachsen auch die Knochen nicht normal. Ein weiterer Faktor ist das *Remodelling*. Nach dem Ende des Längenwachstums eines Knochens wird das Knochenmaterial ständig ersetzt, was zu einer Veränderung der Knochenform führen kann. Interessanterweise gilt hier das umgekehrte Gesetz: Hohe Druckspannungen regen die Knochenbildung an, während niedrigere Spannungen sie unterdrücken. Der 3. Faktor ist, dass Knorpelgewebe tatsächlich mechanisch verformt werden kann, was besonders bei den Füßen von Bedeutung sein kann, wo einige Knochen bis zum Alter von etwa 10 Jahren nicht vollständig kalzifiziert sind.

Eine weitere bedeutsame Beeinträchtigung ist die Kontraktur der Gelenkkapsel. Dies ist besonders häufig am Kniegelenk der Fall, kann aber auch die Streckung und Innen-/Außenrotation der Hüfte einschränken. Sie entsteht durch eine Kontraktur der Bänder, die die Gelenkkapsel bilden, und unterscheidet sich somit von einer Kontraktur des Muskels. Sie ist bei knöchernen Deformitäten mit beteiligt, da die Kapsel eine Tiefenstruktur ist und chirurgisch nur schwer zugänglich ist. Die Behandlung von Gelenkkontrakturen erfolgt daher häufig durch knöcherne Operationen, ähnlich wie bei Operationen zur Behandlung von knöchernen Fehlstellungen.

6.1.3 Klinisches Management

Natürlicher Verlauf

Betroffene Kinder, bei denen eine Ganganalyse durchgeführt wird, weisen in der Regel Verzögerungen bei den motorischen „Meilensteinen der Entwicklung" in der Anamnese auf, etwa dem Alter, in dem sie zum ersten Mal saßen, krabbelten oder liefen. Spastizität kann schon sehr früh auftreten, und Muskelschwäche (vor allem im Hüftbereich) ist in der frühen Kindheit ebenfalls häufig. Kontrakturen und knöcherne Fehlstellungen sind jedoch im sehr jungen Alter weniger offensichtlich; sie entwickeln sich meist in der mittleren und späten Kindheit. Obwohl Schwäche schon in jungen Jahren ein großes Problem sein kann, wird sie mit der raschen Zunahme des Körpergewichts in der Jugendzeit noch sehr viel bedeutsamer.

Management der Spastik

Der Schwerpunkt der Behandlung in der frühen Kindheit liegt im Allgemeinen auf dem Versuch, die Spastizität zu verringern. Es gibt eine Reihe entsprechender Optionen. Obwohl es einige Einzelberichte über Reaktionen auf Stammzellenimplantate gibt, liegen bisher kaum wissenschaftliche Beweise dafür vor, dass irgendetwas getan werden kann, um die ursprünglichen Hirnschäden zu reparieren. *Botulinumtoxin* ist eine Chemikalie, die die neuromuskuläre Verbindung unterbricht und so verhindert, dass der neurale Stimulation eines Muskels diesen Muskel aktiviert. Wird Botulinumtoxin in den Muskel injiziert, wird es selektiv von diesen Verbindungsstellen absorbiert und unterdrückt die Muskelaktivität. Die direkte

Wirkung des Toxins lässt über einen Zeitraum von 3–9 Monaten nach (Eames et al., 1999). Dies kann genutzt werden, um die Wirkung solcher Injektionen zu testen, ohne das Risiko dauerhafter Schäden einzugehen, es bedeutet aber auch, dass die Behandlung im Erfolgsfall wiederholt werden muss. Bei Kindern mit Zerebralparese, die in der Lage sind zu gehen, wird das Botulinumtoxin am häufigsten in die Gastrocnemius-Muskeln injiziert (Baker et al., 2002; Eames et al., 1999). Bei schwerer Spastik kann es jedoch wirksamer sein, bestimmte Muskeln chirurgisch dauerhaft zu lösen, anstatt wiederholte Injektionen durchzuführen.

Wenn die Spastik viele Muskeln betrifft, ist eine lokale Intervention wie die Injektion von Botulinumtoxin weniger geeignet. Die *selektive dorsale Rhizotomie* (SDR) ist ein chirurgischer Eingriff an der Wirbelsäule, bei dem ein Teil der Nerven in den dorsalen Wurzeln der Wirbelsäule durchtrennt wird, typischerweise in der Lenden- und Sakralwirbelsäule. Dies reduziert die Nervenaktivität im Reflexbogen und damit die Spastik in allen Muskeln, die von dieser Ebene der Wirbelsäule aus innerviert werden. Das Wort *selektiv* in der SDR bezieht sich auf die Verwendung der Elektromyografie (EMG) während des Eingriffs zur Identifikation, welche und wie viele Wurzeln durchtrennt werden sollen. Die SDR ist nur für eine kleine Anzahl von Kindern geeignet und erfordert hochspezialisierte Operationsteams. Ein anderer Ansatz ist die Verwendung von Baclofen, das ein Analogon eines natürlich vorkommenden hemmenden Neurotransmitters ist und somit die Spastik generell unterdrückt. Es kann oral eingenommen werden, aber nur ein geringer Anteil passiert die Blut-Hirn-Schranke und gelangt in den Liquor; daher sind hohe Dosen erforderlich. Eine weitere Option ist die intrathekale Baclofen-Therapie (ITB), bei der das Medikament über eine chirurgisch eingeführte Pumpe direkt in den intrathekalen Raum der Wirbelsäule abgegeben wird. Die ITB wird in der Regel nur bei schwerer betroffenen Kindern eingesetzt (gelegentlich bei GMFCS Grad III, am häufigsten jedoch bei GMFCS Grad IV und V).

Operationen an Muskeln und Sehnen

Mit zunehmendem Alter der Kinder nehmen die Muskelkontrakturen im Allgemeinen zu. Da die Kontrakturen keine direkte Folge der neuronalen Aktivität sind, werden sie von keiner der Techniken zur Verringerung der Spastizität beeinflusst. Daher sind verschiedene chirurgische Eingriffe an Muskeln oder Sehnen erforderlich. Die vielleicht häufigste ist die Gastrocnemius-Rezession, bei der die Sehne, die den Muskel mit der Achillessehne verbindet, durchtrennt wird. Dies wird auch als Achillessehnenverlängerung bezeichnet. Es können darüber hinaus Teilentlastungen von Muskeln, etwa der Hamstrings, des M. psoas und der Hüftadduktoren, durchgeführt werden, um einen physiologischeren Gang und eine bessere Haltung zu ermöglichen. Wenn der M. rectus femoris kontrahiert ist, kann es sinnvoll sein, ihn nicht nur zu entlasten, sondern seinen Ansatz von der Patella (wo er als Kniestrecker fungiert) auf die Rückseite der proximalen Tibia zu verlagern (wo er als Kniebeuger fungieren kann). Die langen Sehnen des M. tibialis anterior und posterior können in Längsrichtung geteilt und ein Teil der Sehne auf die andere Seite des Fußes verlagert werden, um einen „Steigbügel" zu bilden, der das Sprunggelenk und das Subtalargelenk in der Koronalebene stabilisieren kann.

Knochenchirurgische Eingriffe

Die Anteversion des Oberschenkels und die Tibiatorsion sind Rotationsdeformitäten des Knochens und können durch chirurgische Eingriffe korrigiert werden, z. B. durch eine Querteilung des Knochens, die Entwringung des Schafts und Fixierung mittels einer Metallplatte mit Schrauben, die den Knochen während der Heilung in dieser neuen Ausrichtung hält. Eine externe Fixierung kann ebenfalls zur Korrektur von Rotationsdeformitäten verwendet werden. Knöcherne Fußfehlstellungen können durch verschiedene Osteotomien an den Fußknochen korrigiert werden. Die häufigste ist die Fersenbeinverlängerung, bei der der Calcaneus durchtrennt und ein Knochentransplantat in die Lücke eingesetzt wird, um den Knochen zu verlängern und den Fuß nach innen zu rotieren.

Auch Gelenkkapselkontrakturen können durch knochenchirurgische Eingriffe verbessert werden. So können schwere Kniegelenkkapselkontrakturen korrigiert werden, indem ein Keil aus der Vorderfläche des distalen Oberschenkels herausgetrennt wird. Leichtere Kontrakturen können durch *geführtes Wachstum* behandelt werden. Dabei werden Klammern oder Achterplatten über der Vorderseite der Wachstumsfuge des distalen Femurs eingesetzt. Dies verhindert, dass der Knochen im anterioren Teil wächst, während das posterior stattfindende Wachstum die Wirkung der Kapselkontraktur aufhebt. Durch das Anbringen von Klammern anterior und posterior kann jegliches Längenwachstum verhindert und eine Beinlängendiskrepanz korrigiert werden.

In der Vergangenheit neigte man dazu, verschiedene chirurgische Eingriffe zu unterschiedlichen Zeitpunkten durchzuführen. In jüngster Zeit und insbesondere mit dem wachsenden Selbstvertrauen und der Expertise seitens der Chirurgen besteht die Tendenz, in ein und derselben Operation eine Reihe verschiedener Eingriffe an Knochen und Muskeln vorzunehmen. Dies wird oft als *Single-Event-Multilevel-Chirurgie (SEMLS)* bezeichnet, da nur ein einziger Eingriff erforderlich ist.

6.1.4 Krafttraining

Seitdem die Bedeutung von Schwäche bei Zerebralparese anerkannt ist, gibt es umfangreiche Forschungsarbeiten bezüglich Physiotherapieprogrammen zur aktiven Stärkung der Muskeln (Damiano und Abel, 1998; Damiano et al., 1995, 2002; Dodd und Taylor, 2005; Dodd et al., 2002, 2003). Dabei wurden in der Regel die Prinzipien des progressiven Widerstandstrainings angewandt, die bei Kindern mit Zerebralparese nachweislich zu einer Steigerung der Muskelkraft um bis zu 25 % führen, was mit der Anwendung bei vielen anderen Erkrankungen übereinstimmt. Derartige Programme werden inzwischen immer häufiger eingesetzt.

6.1.5 Klinische Ganganalyse

Die offensichtlichste Anwendung der klinischen Ganganalyse ist die Planung komplexer, mehrstufiger orthopädischer Operationen. In den meisten Fällen weiß der Chirurg bereits, dass eine chirurgischer Therapie erforderlich ist, und das Ziel der Ganganalyse besteht darin, genau zu bestimmen, welche Kombination von chirurgischen Eingriffen für das einzelne Kind am vorteilhaftesten ist. Viele Zentren führen auch Nachuntersuchungen durch, oft im Zeitraum von 1–2 Jahren nach der Operation, um die Ergebnisse im Rahmen eines klinischen Audits zu bewerten. Auf diese Weise kann das klinische Team von der Erfahrung im Umgang mit jedem einzelnen Kind profitieren, was für die Aufrechterhaltung und Verbesserung des Leistungsniveaus wichtig ist. Die Ganganalyse kann auch bei der Planung von Botulinumtoxin-Injektionen, Physiotherapie/Krankengymnastik, orthopädischen Eingriffen und der allgemeinen Verlaufskontrolle hilfreich sein. Leider schließen die Kosten, die geringe Verfügbarkeit und der hohe Zeitaufwand für die Analyse ihre Verwendung für klinische Routinezwecke häufig aus.

Wir werden uns nun darauf konzentrieren, auf welche Weise die klinische Ganganalyse chirurgische Entscheidungen unterstützen kann. Die Ganganalyse ist nur ein Teil dieses Prozesses, der auch die Erfassung von Gangdaten, eine umfassende körperliche Untersuchung und eine biomechanische Analyse der Ergebnisse umfasst. Die eigentliche Entscheidung, ob eine Operation erforderlich ist und welche Verfahren in Betracht gezogen werden sollten, erfordert die Berücksichtigung einer Reihe weiterer Aspekte, wie z. B. die medizinische Bildgebung, die Krankengeschichte und der psychosoziale Hintergrund des Patienten sowie die Kompetenzen des Chirurgen und das Maß an postoperativer Unterstützung im häuslichen Umfeld, die den Rahmen dieses Buches sprengen würden. Die klinische Ganganalyse arbeitet innerhalb eines Rahmens klinischer Governance, der gewährleistet, dass die für die Patienten erbrachten Leistungen sowohl sicher als auch von höchster Qualität sind. Dazu gehört auch das Bekenntnis zu einer evidenzbasierten Praxis, die voraussetzt, dass alle verwendeten Techniken gut etabliert und Gegenstand valider Forschung sind.

6.1.6 Datenerfassung

Die meisten klinischen Dienste konzentrieren sich auf die Gewinnung qualitativ hochwertiger kinematischer und kinetischer Daten auf der Grundlage der gemessenen Positionen von retroreflektierenden Markern unter Verwendung von Techniken, die an anderer Stelle in diesem Buch beschrieben sind. Das konventionelle Gangmodell (CGM)(Baker und Rodda, 2003; Davis et al., 1991; Kadaba et al., 1990; Ounpuu et al., 1996) ist der bei weitem am besten dokumentierte und am häufigsten verwendete Ansatz (siehe ➤ Kap. 4, „Methoden der Ganganalyse“). Es werden auch andere Modelle verwendet, aber es ist fraglich, ob sie in der klinischen Praxis bereits ausreichend validiert sind, um den strengen Anforderungen der klinischen Governance zu genügen. In vielen Zentren werden EMG-Daten gleichzeitig mit kinematischen Daten erfasst.

Im Allgemeinen werden die Kinder aufgefordert, zunächst barfuß und mit minimalen Gehhilfen hin und her zu gehen, um ein passables Gangbild zu erreichen. Diese Informationen geben den besten Hinweis darauf, wozu ihr Körper in der Lage ist. Sie können dann gebeten werden, mit ihren Knöchel-Fuß-Orthesen (AFO) und anderen üblichen Gehhilfen zu gehen, um einen Hinweis darauf zu erhalten, wie sie sich normalerweise fortbewegen. Neben der Erfassung vollständiger dreidimensionaler Ganganalysedaten ist es wichtig, standardisierte Videoaufnahmen von guter Qualität vom Gangmuster des Kindes zu machen.

6.1.7 Klinische Untersuchung

Neben der Ganganalyse wird auch eine vollständige klinische Untersuchung durchgeführt. Der Bewegungsumfang der verschiedenen Gelenke wird beurteilt, um Muskel- und Gelenkkontrakturen zu erkennen. In der Regel werden Muskeltests durchgeführt, bei denen die Muskelfunktion auf der herkömmlichen Fünf-Punkte-Skala (Kendall und Kendall, 1949) eingestuft wird. Häufig wird gleichzeitig der Grad der

	Links	Rechts
Hüftextensoren (Umfang) (Thomas)	7° ext	8° ext
Hüftflexoren (Kraft)	5 (2)	5 (2)
Hüftextensoren (Kraft) (Knie 0°)	5 (2)	5 (2)
Hüftextensoren (Kraft) (Knie 90°)	5 (2)	5 (2)
Hüftabduktion (Umfang) (Hüfte 0°, Knie 0°)	44° abd	53° abd
Hüftabduktion (Umfang) (Hüfte 0°, Knie 90°)	k.A.	k.A.
Hüftabduktion (Kraft)	5 (2)	5 (2)
Hüfte Innenrotation (Umfang)	41° int	33° int
Hüfte Außenrotation (Umfang)	31° ext	42° ext

	Links	Rechts
Anteversion Femur	11° int	12° int

	Links	Rechts
Knieextensoren (Umfang; Kapsel)	5° hyp	10° hyp
Poplitealwinkel	27° flex	26° flex
Wahrer Poplitealwinkel	20° flex	25° flex
Dynamischer Poplitealwinkel	43° flex	40° flex
Knieflexoren (Kraft)	5 (2)	5 (2)
Knieextensoren (Kraft)	5 (2)	5 (2)
Quadrizeps-Lag/Defizit der Quadrizepsmuskulatur	0° flex	0° flex
Duncan-Ely-Test (schnell)	keine	keine
Duncan-Ely-Test (langsam)	keine	keine

	Links	Rechts
Dorsaflexoren (Kraft)	4 (2)	4 (2)
Abweichung (±)	neg	neg
Dorsalflexoren (Knie 90°)	5° pf	4° df
Dorsalflexoren (Knie 0°)	5° pf	4° df
Plantarflexoren Spastizität (Tardieu)	10° pf	3° df
Plantarflexoren Tonus (Ashworth)	0	0
Plantarflexoren (Kraft) (Knie 90°)	4 (2)	4 (2)
Inversion (Kraft)	5 (2)	5 (2)
Eversion (Kraft)	4+ (2)	4 (2)

	Links	Rechts
Tibiale Torsion	20° ext	13° ext

	Links	Rechts
Thigh-Hindfoot Angle (Winkel zw. Unterschenkel und Rückfuß)	0°	2° ext
Hindfoot-Forefoot Angle (Winkel zw. Vor- und Rückfuß)	14° int	16° int
Winkel zw. Equinus und Kalkaneus	mild Equinus	neutral
Rückfuß valgus/varus	neutral	mild varus
Planus/cavus	neutral	mild planus
Vorfuß abd./add.	mod add	mod add

Körpergewicht (kg)	31 kg	
Größe (cm)	133 cm	
Tatsächliche Beinlänge (cm)	69 cm	69 cm
Scheinbare Beinlänge (cm)	75 cm	75 cm

Abb. 6.3 Typische körperliche Untersuchung für die klinische Ganganalyse. Der Bewegungsumfang ist in den weißen Kästen angegeben, die Muskelkraft in den grauen Kästen, neurologische Anzeichen in den mittelblauen Kästen und knöcherne oder kapsuläre Deformationen in den dunkelblauen Kästen.

Selektivität bewertet, mit der das Kind die Muskelaktivierung kontrollieren kann. Der Tardieu-Test (Boyd und Graham, 1999) wird zur Messung der Spastizität verwendet, und die modifizierte Ashworth-Skala (Bohannon und Smith, 1987) wird zwar oft als Maß für die Spastizität bezeichnet, sollte aber wahrscheinlich eher als Maß für den Ruhetonus betrachtet werden. Auch knöcherne Fehlstellungen wie die femorale Anteversion und die Tibiatorsion werden erfasst. Ein Beispiel für die Ergebnisse einer solchen klinischen Untersuchung ist in ➤ Abb. 6.3 dargestellt. Die Ergebnisse der klinischen Untersuchung liefern zusätzliche Informationen, die bei der Interpretation der Ganganalysedaten helfen, um genau herauszufinden, welche Schädigungen das Gangbild am stärksten beeinträchtigen. Dieser Prozess kann in 4 Phasen unterteilt werden: Orientierung, Aufbereitung, Gruppierung und Dokumentation.

Orientierung

Als Erstes muss sich der Arzt einen allgemeinen Eindruck von dem Kind und seinem Gang verschaffen. Dies erfordert die Kenntnis der Diagnose (hier wird von einer Zerebralparese ausgegangen), des motorischen

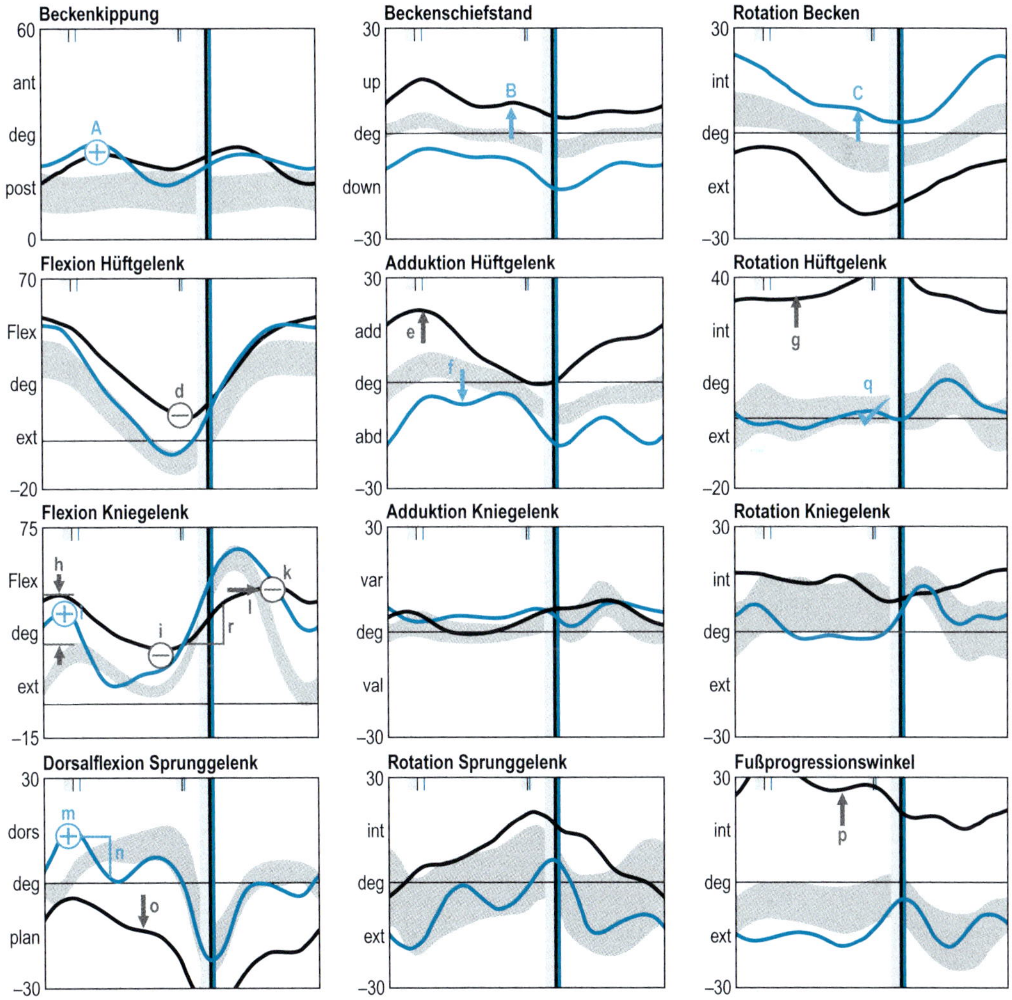

Abb. 6.4 Repräsentative Grafik zur Identifizierung von Merkmalen eines Gangbildes.

6

Tab. 6.4 Symbole für Markierungen

⊖	Zu wenig (während einer bestimmten Phase des Gangzyklus)
⊕	Zu viel (während einer bestimmten Phase des Gangzyklus)
↓	Zu wenig (während des gesamten Gangzyklus)
↑	Zu viel (während des gesamten Gangzyklus)
⊥↕⊤	Erhöhter Umfang
↓↑	Verringerter Umfang
▽ oder ◿	Abnormale Steigerung
→	Zu spät
←	Zu früh
↔	Verlängerte Dauer
►◄	Verkürzte Dauer
✓	Innerhalb normaler Grenzen
?	Mögliches Artefakt
⬭	Anderes Merkmal (Merkmal eingekreist)

Die Symbole werden auf den Diagrammen in blauer Farbe für die rechte und in schwarzer Farbe für die linke Körperseite angegeben. Großbuchstaben kennzeichnen bilaterale Merkmale (einschließlich derjenigen des Beckens).

Typs, der GMFCS-Klassifikation und der topografischen Verteilung. Skalen, die das allgemeine Funktionsniveau des Kindes anzeigen, wie der Functional Assessment Questionnaire (Novacheck et al., 2000) oder die Functional Mobility Scale (Harvey et al., 2007), können ebenfalls nützlich sein. Es ist wichtig, den Überblick über die medizinische und chirurgische Vorgeschichte des Kindes zu haben und den genauen Grund für die Überweisung zur Ganganalyse zu kennen. Der letzte Teil der Orientierung besteht darin, sich das Video anzusehen, um einen Gesamteindruck des Gangbildes zu erhalten. Während der Untersuchung sollte das Kind oder die Familie gefragt werden, ob das bei der Analyse angenommene Gehmuster repräsentativ für die Art und Weise ist, wie sie normalerweise gehen.

Datenaufbereitung

In einem nächsten Schritt werden die Daten ausgewertet und *Gangmerkmale* ermittelt. Dies sind Bereiche der Kurven, die sich von den Referenzdaten einer Population ohne neuromuskuloskelettale Beeinträchtigungen unterscheiden. Viele Ganganalytiker führen dies nur im Kopf durch, aber es kann äußerst nützlich sein, die Graphen tatsächlich zu kommentieren, um diese Merkmale mit Symbolen zu kennzeichnen (➢ Abb. 6.4 und ➢ Tab. 6.4).

Tab. 6.5 Liste einiger der in ➢ Abb. 6.3 identifizierten Merkmale und ergänzenden Daten, die darauf hindeuten, dass das Kind eine Femur-Anteversion hat

Eigenschaften	Kommentare		
g.	Zu viel *Hüftinnenrotation* links während des gesamten Zyklus		
p.	Zu viel *Fußprogression nach innen* während des gesamten Zyklus		
c.	Zu starke *Hüftaußenrotation* des Beckens links während des gesamten Zyklus Teilweise Ausgleich für *Hüftinnenrotation*		
Ergänzende Daten	**Links**	**Rechts**	**Kommentar**
Umfang Innenrotation Hüftgelenk	50°	35°	
Umfang Außenrotation Hüftgelenk	0°	30°	
Anteversion Femur	30°	10°	Klinische Untersuchung
Beeinträchtigung: **Anteversion Femur links** Evidenz: **eindeutig** Auswirkungen auf das Gehen: **erheblich**			

Gruppierung

Nach der Identifizierung der Gangmerkmale besteht der nächste Schritt darin, die Merkmale zu gruppieren, von denen man annimmt, dass sie auf das Vorhandensein einer bestimmten Beeinträchtigung hinweisen, und diese mit den relevanten Aspekten der klinischen Untersuchung in Beziehung zu setzen. Es kann sinnvoll sein, die Nachweise für eine bestimmte Beeinträchtigung aufzulisten, wie in ➤ Tab. 6.5 dargestellt.

Dokumentation

Zuletzt muss ein Bericht über die Ergebnisse an den überweisenden Arzt verfasst werden. Wenn der zuvor beschriebene Prozess eingehalten wurde, kann dies recht einfach sein und nur die Auflistung der Beeinträchtigungen und das Nennen der Evidenz sowie der markierten Gangspuren zur Untermauerung der Analyse enthalten.

KERNAUSSAGEN

- Die Zerebralparese wird durch eine Hirnschädigung verursacht, die jedoch zu einer Vielzahl von Beeinträchtigungen führt, darunter Spastizität, Muskelschwäche, Muskel- und Gelenkkontrakturen und knöcherne Fehlstellungen.
- Zu den häufigen Gangabweichungen in der Schwungphase gehören der Spitzfuß, die übermäßige Beugung von Knie und Hüfte sowie der Fallfuß.
- Zu den häufigen Gangabweichungen während der Standphase gehören ein nur minimaler oder fehlender Fersenkontakt und übermäßige Hüft- und Kniebeugung.
- Jedes Kind mit Zerebralparese hat ein ganz eigenes und einzigartiges Gangbild, das von seinen Beeinträchtigungen und deren Kompensation abhängt.
- Es gibt eine Vielzahl von Möglichkeiten, die Gehfähigkeit zu verbessern und eine Verschlechterung zu verhindern, darunter Botulinumtoxin-Injektionen, selektive dorsale Rhizotomie, intrathekale Baclofen-Gabe, Physiotherapie, Orthesen, Kräftigungsprogramme und orthopädische Chirurgie.
- Die Ganganalyse kann zur Planung komplexer orthopädischer Eingriffe verwendet werden. Ziel ist es, anhand von Merkmalen in den Gangdaten und der klinischen Untersuchung zu erkennen, welche Beeinträchtigungen sich am stärksten auf das Gangbild auswirken.

6.2 Beurteilung des Gangbilds bei Schlaganfall

Nancy Fell

6.2.1 Definition, Ursachen und Prävalenz

Schlaganfall ist ein Begriff, der sich im weitesten Sinne auf eine Reihe von Gefäßerkrankungen des zentralen Nervensystems bezieht, die zum Absterben von Gehirn-, Rückenmark- oder Netzhautzellen führen. Zu den häufigen vaskulären Pathologien gehören der *ischämische Schlaganfall* aufgrund einer Thrombose und der *nichttraumatische hämorrhagische Schlaganfall* im Parenchym des Gehirns oder Rückenmarks, in den Hirnhäuten oder im Ventrikelsystem (Sacco et al., 2013). Weltweit erleiden 25 % der Erwachsenen über 25 Jahren im Laufe ihres Lebens einen Schlaganfall. Jedes Jahr kommt es bei 13,7 Millionen Menschen zu einem 1. Schlaganfall (World Stroke Organization, 2021). 5 Millionen der davon Betroffenen bleiben dauerhaft behindert (WHO, 2021). In den Vereinigten Staaten sind Millionen von Menschen von einer Behinderung durch einen Schlaganfall betroffen, jährlich gibt es über 795.000 neue Fälle. US-Statistiken zeigen, dass der Schlaganfall eine der häufigsten Todesursachen und die häufigste Ursache für schwere Langzeitbehinderungen ist. Die Behandlung von Schlaganfällen kostet die USA jährlich schätzungsweise 46 Milliarden US-Dollar (Centers for Disease Control and Prevention, 2019).

Gangstörungen nach einem Schlaganfall sind weit verbreitet und ergeben sich aus den primären Beeinträchtigungen, die mit dem neurologischen Ereignis einhergehen, sowie aus sekundären kardiovaskulären und muskuloskelettalen Folgen von Inaktivität und Bewegungsmangel. Muskelschwäche, Tonusstörungen, Beeinträchtigungen der motorischen Kontrolle, verringerte Flexibilität des Weichteilgewebes und reduzierte kardiovaskuläre Funktionen sind die Hauptursachen (Carr und Shepherd, 2003). Das Gehen wird als wichtig für die Rückkehr in ein unabhängiges Leben und den vollen Zugang zur Gemeinschaft angesehen. Daher bieten Rehabilitationsfachleute, wann immer möglich, Ganguntersuchungen und Rehabilitationsmaßnahmen als Teil der Behandlung nach einem Schlaganfall an.

6.2.2 Zeitliche und räumliche Parameter

Das Gangbild nach einem Schlaganfall ist häufig durch Langsamkeit und Asymmetrie (Hesse et al., 1997; Olney und Richards, 1996; Roth et al., 1997; Woolley, 2001) sowie eine reduzierte Schrittfrequenz (Woolley, 2001) gekennzeichnet, und es besteht eine erhebliche intra- und interindividuelle Variabilität (Olney und Richards, 1996; Woolley, 2001). In Anbetracht der Heterogenität von Gangmustern nach einem Schlaganfall ist ein standardisierter Satz von Leistungsmessungen erforderlich. Die Gehgeschwindigkeit mit dem 10-Meter-Gehtest (Tyson und Connell, 2009; Lewek und Sykes, 2019) und die zurückgelegte Strecke/Zeit mit dem 6-Minuten-Gehtest (Fulk und He, 2018) sind wichtige klinische Ganguntersuchungen nach einem Schlaganfall. Diese Werte können für die Prognose besonders wichtig sein. Jarvis und Kollegen (2019) dokumentierten, dass junge erwachsene Schlaganfallüberlebende deutlich langsamer und weniger effizient gehen als gesunde, altersgleiche Kontrollpersonen. Sie stellten fest, dass die Rückkehr an den Arbeitsplatz nach dem Schlaganfall nur in geringem Maße (23 %) möglich war, wobei die Gehgeschwindigkeit der stärkste Prädiktor war. Personen, die in der Lage waren, mit einer Geschwindigkeit von mehr als 0,93 m/s zu gehen, hatten eine signifikant höhere Wahrscheinlichkeit, nach einem Schlaganfall an ihren Arbeitsplatz zurückzukehren, als Personen mit langsamer Gehgeschwindigkeit (Jarvis et al., 2019). Awad und Kollegen (2019) untersuchten die klinische Vorhersage der Gehfähigkeit von Schlaganfallüberlebenden und fanden heraus, dass eine gemeinsame Bewertung der entfernungsbedingten Veränderungen der Gehgeschwindigkeit während des 6-Minuten-Gehtests (6MWT) und der insgesamt zurückgelegten Strecke die beste Vorhersage lieferte. Die Gesamtdistanz, die während des 6MWT gelaufen wurde, erklärte 41 % der Varianz der Schritte pro Tag der Schlaganfallüberlebenden. Durch Hinzufügen der Veränderung der in den ersten und letzten Minuten des Tests zurückgelegten Strecke ($\Delta 6MWT_{min6-min1}$) wurde die Vorhersage auf 71 % der Varianz erweitert. Weitere Analysen zeigten, dass eine Abnahme der Gehgeschwindigkeit von der ersten bis zur letzten Minute um ≥ 0,10 m/s positiv mit signifikant weniger Schritten pro Tag korrelierte.

Mehrere Autoren weisen darauf hin, dass hemiparetische Gangabweichungen mit einer verminderten Gehgeschwindigkeit zusammenhängen können (Carlsoo et al., 1974; Lehmann et al., 1987; Roth et al., 1997; Woolley, 2001). Roth und Kollegen (1997) untersuchten die Korrelation zwischen der Gehgeschwindigkeit und 18 anderen zeitbezogenen Gangparametern bei 25 Personen nach einem Schlaganfall. Da die Gehgeschwindigkeit nach dem Schlaganfall mit den meisten, aber nicht mit allen anderen zeitbezogenen Gangmerkmalen zusammenhing, regen die Autoren an, dass die klinische Ganguntersuchung die Gehgeschwindigkeit mit Beschreibungen der Asymmetrie sowie Dauer und zeitlichen Anteilen der Stand- und Schwungphase der gelähmten Extremitäten einschließen muss. Viele andere räumlich-zeitliche Parameter ändern sich häufig nach einem Schlaganfall, einschließlich einer längeren Zeit für die Zweibeinstützphase, einer längeren Stützzeit des nicht gelähmten Beins, einer verkürzten Schrittlänge des gelähmten Beins, einer mäßig breiteren Lauffläche und eines etwas größeren Zehenwinkels (Carr und Shepherd, 2003; Olney und Richards, 1996; Perry, 1969; Shumway-Cook und Woollacott, 2007; Woolley, 2001; Vistamehr et al., 2018).

Balasubramanian et al. (2009) untersuchten zeitliche und räumliche Gangcharakteristika bei einer altersgleichen gesunden Kontrollgruppe und bei Personen nach Schlaganfall mit unterschiedlichem Schweregrad der Beeinträchtigung (schwer, mittel, leicht), Schrittsymmetrie (länger, kürzer, symmetrisch) und Sturzrisiko (Dynamic Gait Index [DGI] ≤ 19 und DGI > 19). Die Autoren bestätigten eine erhöhte Variabilität der Schrittlänge, der Schwungphase, der Vorbereitung auf die Schwungphase sowie der Zykluszeiten beim Gehen von Hemiparetikern im Vergleich zu gesunden Personen. Bei Probanden nach einem Schlaganfall war die zeitliche Variabilität der Schwungphase des paretischen Beins während des Gehens im Vergleich zu dem nicht-paretischen Bein erhöht. Unterschiede zwischen den Beinen in der Variabilität für andere räumlich-zeitliche Merkmale wurden bei den Studienteilnehmern mit den größten Leistungseinbußen festgestellt. Langsamere Geher (Geschwindigkeit < 0,4 m/s) zeigten im Vergleich zu altersgleichen Kontrollpersonen eine signifikant geringere Schrittbreitenvariabilität.

Patla et al. (2002) hatten zuvor darauf hingewiesen, dass die Anpassung von Schrittlänge, -höhe und Breite der Lauffläche eine wichtige Gangstrategie ist, die von

Personen nach einem Schlaganfall eingesetzt wird, um Hindernissen auszuweichen und das Gleichgewicht zu halten. Balasubramanian und Kollegen (2009) untersuchten die Auswirkungen der Gangmerkmale auf die Funktion, indem sie die Gangmerkmale zwischen den Gruppen verglichen. Sie fanden heraus, dass die Gruppen nach dem Schlaganfall mit erhöhter Schrittlängenvariabilität und reduzierter Schrittbreitenvariabilität auch schlechte Leistungsergebnisse aufwiesen (schwere Hemiparese, asymmetrischer Gang und DGI-Wert von $\leq$ 19). Die Autoren kommen zu dem Schluss, dass das Vorhandensein einer verringerten Schrittbreitenvariabilität sowie ein Anstieg der Variabilität anderer Gangparameter stark mit einer beeinträchtigten Gehleistung korrelieren.

6.2.3 Kinematik

In der Literatur sind häufige Gangabweichungen nach einem Schlaganfall beschrieben worden. Für das gelähmte Bein sind dies in der Standphase unter anderem:
- verringerte Vorwärtsbewegung;
- Vorbeugung des Rumpfs mit Schwächen bezüglich der Hüftstreckung und/oder einer Hüftbeugekontraktur, die insbesondere zu einer mangelnden Hüftstreckung in der Endphase des Standes beiträgt;
- verringerte oder erhöhte seitliche Verschiebung des Beckens;
- schlechte Hüftstellung bei der Hüftadduktion und/oder -flexion;
- Trendelenburg-Hinken, verursacht durch schwache Hüftabduktoren;
- Beinschere, die durch spastische Hüftadduktoren und/oder muskuläre Kompensation für schwache Hüftbeuger verursacht wird;
- übermäßige Kniebeugung in der frühen und/oder späten Standphase;
- Hyperextension des Kniegelenks bei der Vorwärtsbewegung in der mittleren Standphase;
- Spitzfußstellung mit fehlendem oder unzureichendem Fersenauftritt;
- Varusstellung des Fußes;
- verminderte Dorsalflexion bei Vorwärtsbewegung in der Mitte der Standphase;
- unzureichende Plantarflexion des Sprunggelenks beim Zehenabdruck;
- unregelmäßige Schrittlänge.

Für das gelähmte Bein sind dies in der Schwungphase unter anderem:
- übertriebene Rumpfaufrichtung;
- unzureichende Vorwärtsrotation des Beckens;
- Vaulting (einseitiger Zehenspitzengang) auf dem nicht betroffenen Bein in der Standphase;
- unzureichende und/oder verzögerte Hüftbeugung mit abnormaler Kompensation wie Zirkumduktion des Beckens, Beckenhochstand, Außenrotation und/oder Adduktion der Hüfte;
- übermäßige Hüftflexion;
- unzureichende Kniegelenkflexion in der frühen Schwungphase;
- verzögerte Kniebeugung des Beins in der Schwungphase;
- schlecht kontrollierte Kniestreckung, insbesondere vor dem Fersenauftritt;
- persistierender Spitzfuß (Equinus) oder Spitzklumpfuß (Equinovarus);
- Fußabsenkung/Zehenschleifen oder übertriebene Dorsalflexion;
- übermäßiger Schwung, der zur Unkontrollierbarkeit des Schwungs führt.

Van Criekinge et al. (2020) untersuchten die Beziehungen zwischen der Biomechanik der Extremitäten und des Rumpfes beim Gehen nach einem subakuten Schlaganfall. Sie kamen zu dem Schluss, dass Beeinträchtigungen der unteren Extremitäten zwar zu abnormalen Rumpfbewegungen beitragen können, aber nicht als alleinige oder gar primäre Ursache angesehen werden sollten, und dass es wahrscheinlich intrinsische Defizite im Rumpf gibt, die weitere Untersuchungen erfordern. Moseley et al. (1993) und Moore et al. (1993) stellen gemeinsam die Hypothese auf, dass Abweichungen sowohl in der Stütz- als auch in der Schwungphase das Ergebnis einer Unfähigkeit zur selektiven Aktivierung und Koordination der Muskelaktivität und/oder einer maladaptiven Muskelverkürzung sein können.

Olney und Kollegen (1991) dokumentierten bilateral die Gelenkwinkel der Beine von Personen nach einem Schlaganfall, die mit langsamer, mittlerer und schneller Geschwindigkeit gingen. Gelenkwinkelamplituden oder Gelenkbewegungsumfänge wichen von der Norm ab und waren bei allen Gehgeschwindigkeiten vorhanden. Als klinisch wichtig wurden die verringerten Amplituden der Kniegelenkflexion während der Schwungphase und der Hüftstreckung während der Standphase für die paretische Extremität angesehen. Es wurde auch eine Korrelation zwischen der Gehgeschwindigkeit und der maximalen Plantarflexion des Knöchels auf der nicht-paretischen Seite dokumentiert.

Hesse und Kollegen (1997) beschrieben erstmals signifikante Unterschiede im Timing, in der Schrittlänge, in der mediolateralen Verschiebung des Druckzentrums und in den Bewegungsgeschwindigkeitsmustern des Massenschwerpunkts, wenn Personen nach einem Schlaganfall den Gang mit der betroffenen gegenüber der nicht betroffenen Extremität einleiten. Bensoussan et al. (2006) erweiterten die Arbeit von Hesse, um die kinetischen und kinematischen Merkmale der Gangeinleitung von drei Probanden mit spastischem Fuß equinovarus nach Schlaganfall und drei Kontrollpersonen zu untersuchen. Sie stellten fest, dass die Probanden nach dem Schlaganfall asymmetrische Bewegungsstrategien an den Tag legten, wie z. B. eine verringerte Standphase des paretischen Beins, wenn das nicht-paretische Bein den Gang einleitete; eine asymmetrische Verteilung des Körpergewichts, wobei das nicht-paretische Bein mehr Gewicht aufnahm; ausgeprägtere Antriebskräfte in der nicht-paretischen im Vergleich zum paretischen Bein; eine erhöhte Kniebeugung während des Beginns der Schwungphase, um den Klumpfuß auszugleichen; und eine flache Fußstellung beim 1. Bodenkontakt des paretischen Beins.

Lu et al. (2010) untersuchten den Gang über 8 Meter sowie das Überqueren von Hindernissen in 3 verschiedenen Höhen für beide Beine bei hochfunktionalen Personen mit chronischem Schlaganfall (Personen, die in der Lage waren, 100 Meter ohne Hilfsmittel zu gehen, und Berg Balance Score > 50). Hochfunktionale Personen nach einem Schlaganfall wiesen im Vergleich zu einer altersangepassten gesunden Kontrollgruppe signifikant unterschiedliche Gelenkkinematiken auf, einschließlich einer größeren Zehenfreiheit des führenden Fußes beim Überwinden eines Hindernisses, einer größeren Distanz der Zehen des nachfolgenden Fußes zum Hindernis und einer stärkeren rückwärtigen Beckenkippung, unabhängig von der führenden Extremität. Bei der Gehgeschwindigkeit wurden keine signifikanten Unterschiede festgestellt. Die Autoren kommen zu dem Schluss, dass Menschen nach einem Schlaganfall, die zu einer hohen Funktionalität in der Lage sind, eine spezifische bilaterale symmetrische Strategie entwickeln, die eine stärkere rückwärtige Beckenkippung und eine Anhebung der Zehen in der Schwungphase beinhaltet. Diese Strategie führt wahrscheinlich dazu, dass das hintere Bein weiter hinten platziert wird, wodurch der Abstand zwischen den Zehen und dem Hindernis beim Überwinden vergrößert und ein Stolpern verhindert wird.

6.2.4 Kinetik

Ähnlich wie die raum-zeitlichen Merkmale des Gangs sind auch die Kraftmuster nach einem Schlaganfall von Person zu Person sowie zwischen den paretischen und nicht-paretischen Extremitäten sehr unterschiedlich. Nach einem Schlaganfall wurde sowohl für das gelähmte als auch das nicht gelähmte Bein eine geringere vertikale Belastung und eine erhebliche Variabilität der Belastung beim 1. Bodenkontakt dokumentiert (Marks und Hirschberg, 1958; Wortis et al., 1951). Hesse und Kollegen (1993) dokumentierten einen Anstieg der vertikalen Belastung nach dem 1. Bodenkontakt der paretischen Extremität im Vergleich zur nicht-paretischen Extremität sowie eine verzögerte Belastung nach dem 1. Bodenkontakt, eine vorzeitige Entlastung und eine verringerte vertikale Abstoßkraft am Ende der Standphase. Iida und Yamamuro (1987) berichteten nach Schlaganfall über eine signifikant größere medial-laterale Verlagerung des Körperschwerpunktes beim Gehen im Vergleich zu gesunden Kontrollpersonen. Sie beschrieben auch, dass diese Unterschiede bei Personen nach einem schwereren Schlaganfall noch stärker ausgeprägt sind.

Die Aktivierungsmuster der Gangmuskulatur wurden bei Personen nach einem Schlaganfall eingehend untersucht. Es ist bekannt, dass es nach einem Schlaganfall eine große Variabilität bei der Muskelfunktion und dem phasischen Muster zwischen den beiden Beinen und zwischen einzelnen Personen gibt. In einer Übersicht über die Gangcharakteristika von Hemiplegikern kam Woolley (2001) zu dem Schluss, dass allgemeine Veränderungen der Muskelaktivierung nach einem Schlaganfall eine verringerte Aktivierungsstärke der paretischen Extremitätenmuskulatur umfassen sowie einen verfrühten Beginn und eine verlängerte Dauer der Muskelaktivierung beider Extremitäten während der Stütz- und der Schwungphase. Peat und Kollegen (1976) stellten die Tendenz fest, dass die Muskelaktivität der paretischen Extremität nach einem Schlaganfall zum Zeitpunkt der Gewichtsübernahme in der Standphase ihren Höhepunkt erreicht. Einige wenige Studien entwickelten Klassifizierungssysteme auf der Grundlage von EMG-Mustern (Dimitrijevic et al., 1981; Knutsson und Richards, 1979; Waters et al., 1982), aber keines hat breite Anwendung in der klinischen Praxis gefunden.

Nasciutti-Prudente und Kollegen (2009) untersuchten die Beziehungen zwischen Muskelkraftmomenten und Gehgeschwindigkeit bei Personen nach einem chronischen Schlaganfall. Sie stellten fest, dass nur eine Muskelgruppe, die paretischen Kniegelenkflexoren, einen signifikanten Einfluss auf die Prognose der Gehgeschwindigkeit nach einem Schlaganfall hat. Die paretischen Kniebeuger waren für 61 % der Schwankungen in der Gehgeschwindigkeit verantwortlich, was mit einer früheren Studie übereinstimmt, in der die paretische Kniemuskelkraft als mäßiger bis starker Prädiktor für die Gehfähigkeit von Personen nach einem chronischen leichten bis mittelschweren Schlaganfall identifiziert wurde (Flansbjer et al., 2006).

Man geht davon aus, dass bei identischer Gehgeschwindigkeit nach einem Schlaganfall typischerweise etwa 50–67 % mehr metabolische Energie beim Gehen aufgewendet werden muss als von einer gesunden Person (Corcoran et al., 1970) und dass das gelähmte Bein etwa 40 % der mechanischen Arbeit des Gehens verrichtet (Olney et al., 1991). Bowden und Kollegen (2006) untersuchten die Auswirkungen der Beinlähmung auf die anterior-posterioren Bodenreaktionskräfte bei Personen mit unterschiedlichem Schweregrad der Hemiparese nach einem Schlaganfall. Sie dokumentierten einen Prozentsatz des Gesamtantriebs, der durch das paretische Bein erzeugt wurde, von 16 % bei schwerer Hemiparese, von 36 % bei mittlerer Hemiparese und von 49 % bei leichter Hemiparese. In einer Übersicht über den paretischen Vortrieb (auch als paretische Propulsion bezeichnet) nach einem Schlaganfall kamen Roelker et al. (2019) zu dem Schluss, dass der paretische Vortrieb ein wichtiger Indikator sowohl für die Gehleistung als auch für die funktionelle motorische Erholung ist. Sie berichteten, dass eine paretische Beinstreckung im terminalen Stand, einschließlich Hüftstreckung und Plantarflexion im Sprunggelenk, stark mit paretischem Vortrieb assoziiert ist, die beide mit räumlich-zeitlichen, kinematischen und kinetischen Metriken der Gehleistung zusammenhängen.

Vistamehr und Kollegen (2018) sammelten Daten zum dynamischen Gleichgewicht und zur Anpassungsfähigkeit beim Gehen von 15 Schlaganfallüberlebenden, die in der Lage waren, mindestens 10 Meter selbstständig oder unter Aufsicht mit einem Gehstock oder einer Orthese zu gehen, und verglichen diese mit Daten von 10 gesunden Erwachsenen. Die Gehaufgaben, die ohne Hilfsmittel absolviert wurden, umfassten das Vorwärts- und Rückwärtsgehen, das Überwinden von Hindernissen und das Steigen (Step-up). Die Schlaganfallüberlebenden wiesen im Vergleich zu gesunden Kontrollpersonen Defizite in der Frontalebene auf, insbesondere bei der paretischen Haltung der Extremitäten, einschließlich einer deutlich geringeren motorischen Aktivität des Soleus.

Ein klinischer Punkt, der Anlass zur Sorge gibt, ist die mögliche Auswirkung von Kompensationen auf die nicht von der Parese betroffene Extremität nach dem Schlaganfall, etwa Beckenhochstand, Vaulting oder Kniehyperextension. Kerrigan und Kollegen (1999) untersuchten die Gelenkmomente der nicht betroffenen Extremitäten in allen 3 Ebenen um Hüft-, Knie- und Sprunggelenk bei Personen mit spastischer Parese und steifbeinigem Gang nach einem Schlaganfall. Sie verglichen die durchschnittliche Belastung des nicht-paretischen Beins mit den Werten gesunder Kontrollpersonen. Im Allgemeinen unterschieden sich die durchschnittlichen Spitzenwerte der Momente an der nicht-paretischen Extremitäten nicht signifikant von denen der Kontrollgruppe, was darauf hindeutet, dass das Risiko für biomechanische Verletzungen im Laufe der Zeit minimal war. Marrocco et al. (2016) untersuchten die Belastung des Kniegelenks bei 9 Personen nach einem Schlaganfall und bei 17 gesunden Erwachsenen und dokumentierten die externen Adduktions- und Flexionsmomente des Knies mithilfe einer dreidimensionalen Ganganalyse. Ein Ziel der Studie war es, nachzuweisen, dass die Messung von stellvertretenden Werten (hier: externer Knieadduktions- und Flexionsmomente) zur Bestimmung der dynamischen medialen Kniegelenkbelastung machbar ist und valide Ergebnisse liefert. Die Kniegelenkmomente in der koronalen und sagittalen Ebene wurden für jedes Bein über den gesamten Gangzyklus hinweg aufgezeichnet. Der 1. Spitzenwert des Adduktions- und

Flexionsmoments im Knie wurde bei jedem Versuch ermittelt und dann über 5 Versuche gemittelt. Die Autoren fanden bei den Schlaganfallüberlebenden im Vergleich zu gesunden Erwachsenen eine größere Variabilität und eine übermäßige Kniebelastung auf der paretischen und nicht-paretischen Seite, die nicht mit der Rumpfneigung oder der Außenrotation des Vorfußes zusammenhingen. Daher sind weitere Forschungsarbeiten erforderlich, bevor Kliniker die Auswirkungen langfristiger Gangkompensationen wie Gelenkverschleiß und/oder Schmerzen genau prognostizieren können.

6.2.5 Klinisches Management

In der Rehabilitationsbranche hat sich bereits das Kriterium einer Gehgeschwindigkeit von 1,1–1,5 m/s für sicheres Gehen in verschiedenen Umgebungen und unterschiedlichen sozialen Kontexten durchgesetzt. Leider sind nur etwa 7 % der Schlaganfallüberlebenden nach der Rehabilitation in der Lage, 500 Meter kontinuierlich mit einer Geschwindigkeit zu gehen, die für eine sichere Straßenüberquerung erforderlich ist (Hill et al., 1997). Es ist immer noch viel weitere Forschungsarbeit notwendig, um die besten Verfahren zur Wiedererlangung eines sicheren Gehens in der Gemeinschaft zu ermitteln. Dessen ungeachtet veröffentlichten Hornby und Kollegen (2020) eine Leitlinie für die klinische Praxis zur Verbesserung der Gehfähigkeit nach chronischem Schlaganfall (> 6 Monate nach dem akuten Auftreten), inkompletten Rückenmarkdurchtrennung und Hirnverletzungen. Sie konzentrierten sich auf die Frage, wie sich die Gehgeschwindigkeit oder die Gehstrecke am besten steigern lässt, und kamen zu dem Schluss, dass es starke Belege dafür gibt, dass ein moderates bis hochintensives Bewegungstraining die Gehgeschwindigkeit oder die Gehstrecke verbessert, während es nur schwache Belege dafür gibt, dass Kraft-, Zirkel- oder Fahrradtraining oder ein auf virtueller Realität basierendes Gleichgewichtstraining funktionelle Verbesserungen bewirken. Die Autoren kamen ferner zu dem Schluss, dass es deutliche Hinweise darauf gibt, dass ein körpergewichtsgestütztes Laufbandtraining, ein robotergestütztes Training oder ein Gleichgewichtstraining ohne virtuelle Realität nicht verordnet werden sollte, um die Gehgeschwindigkeit oder -distanz in diesen ambulanten Bevölkerungsgruppen zu verbessern. Ryan und Kollegen (2020) untersuchten Personen nach einem chronischen Schlaganfall und verglichen Maßnahmen zur Behebung der Schrittlängenasymmetrie mit Maßnahmen zur Behebung der Stützzeitasymmetrie. Sie dokumentierten, dass eine auf die Schrittlänge ausgerichtete Intervention zu einer Verlängerung der Gehstrecke führte, während eine auf die Stützzeit ausgerichtete Intervention zu einer Verbesserung der Energieeffizienz beim Gehen führte. Sie kamen zu dem Schluss, dass ein gezieltes Training zwar auf räumlich-zeitliche Gangasymmetrien einwirkt, aber nicht zu einem symmetrischeren Gang führt. Eine weitere Beobachtung war, dass die im Labor dokumentierten Verbesserungen offenbar nicht zu einer gesteigerten Mobilität im alltäglichen Umfeld führten.

Viele Menschen nach einem Schlaganfall werden entweder angewiesen, ein einseitiges Gehhilfsmittel zu benutzen, oder entscheiden sich selbst dafür. Kuan und Kollegen (1999) untersuchten die zeitlichen und räumlichen Gangmerkmale von 15 Personen nach einem akuten Schlaganfall und 9 altersgleichen gesunden Kontrollpersonen, die mit und ohne Gehstock gingen. Sie fanden heraus, dass die Benutzung eines Gehstocks bei den Probanden nach dem Schlaganfall eher Auswirkungen auf die räumlichen als auf die zeitlichen Variablen des Gangs hatte und dass die Gangphasen unabhängig von der Benutzung des Stocks ähnlich blieben. Bei den Probanden, die nach dem Schlaganfall einen Gehstock benutzten, waren auf der paretischen Seite im Vergleich zum Gehen ohne Stock ein verstärkter Beckenschiefstand, eine vermehrte Hüftabduktion und eine Eversion des Knöchels während der terminalen Standphase, eine stärker ausgeprägte Hüftgelenkextension, Kniestreckung und Plantarflexion des Sprunggelenk während des Vorschwungs sowie eine verstärkte Hüftadduktion, Knieflexion und Dorsalflexion des Sprunggelenks während des Schwungs zu beobachten. Die Autoren kamen zu dem Schluss, dass Personen nach einem Schlaganfall bei der Verwendung eines Gehstocks möglicherweise bessere räumliche Gangmerkmale aufweisen, einschließlich einer verbesserten Translation des Körperschwerpunkts und eines verstärkten Abstoßes in der Standphase sowie einer verringerten Zirkumduktion im Schwung.

Orthesen und funktionelle Elektrostimulation werden nach einem Schlaganfall ebenfalls häufig verschrieben. In einer kürzlich veröffentlichten Leitlinie für die klinische Praxis (Johnston et al., 2021) werden starke Belege dafür vorgelegt, dass Sprunggelenk-Fuß-Orthesen („Ankle-Foot Orthoses, AFO) und funktionelle Elektrostimulation (FES) jeweils die Gehgeschwindigkeit, die Mobilität und das Gleichgewicht verbessern können. Sie fanden darüber hinaus Belege von mäßiger Evidenz dafür, dass AFO und FES die Lebensqualität, die Ausdauer beim Gehen und die Muskelaktivierung verbessern. Kein Ansatz erwies sich als besser als der andere, allerdings könnte die AFO zu mehr kompensatorischen Effekten führen, während die FES mehr therapeutische Wirkungen haben könnte. Außerdem gibt es schwache Hinweise darauf, dass beide Strategien zur Verbesserung der Gangkinematik beitragen. Die Autoren warnen, dass die Beweise zeigen, dass AFOs oder FES nicht dazu verwendet werden sollten, eine Plantarflexorspastik zu verringern.

Lewallen und Kollegen (2010) dokumentierten die Gangcharakteristika von 13 Personen, die nach einem Schlaganfall eine Orthese trugen, insbesondere feste, gelenkige und hintere Blattfederfußorthesen. Sie stellten fest, dass der Gang bei denjenigen Personen am stärksten beeinträchtigt war, die eine feste Knöchelorthese trugen, was sich in einer signifikant reduzierten Schrittlänge und Gehgeschwindigkeit zeigte. Die Verwendung der festen Orthese führte auch zu einem langsameren Abwärtsgehen im Vergleich zum Aufwärtsgehen und zum Gehen in der Ebene. Lehmann und Kollegen (1987) berichteten über einen Zusammenhang zwischen der verbesserten Gehgeschwindigkeit und der Dauer der Standphase auf der Seite der Fußgelenkorthese. Eine Dorsalflexion der Orthese im Sprunggelenk um 5° trug zu einer erhöhten Gehgeschwindigkeit und einem stärkeren Fersenauftritt bei, verglichen mit dem Gehen ohne Orthese oder wenn die Orthese in 5° Plantarflexion eingestellt war. Die Wirkung einer neutralen Knöchelortheseneinstellung wurde nicht untersucht.

Von Interesse für Kliniker ist auch die potenzielle Bedeutung der Wahl des Schuhwerks für den Gang und die Gleichgewichtsfähigkeit von Personen nach einem Schlaganfall. Unzureichendes Schuhwerk wurde als Risikofaktor für Stürze bei älteren Menschen identifiziert (Menz und Lord, 1999; Menz et al., 2006; Sherrington und Menz, 2003). Es sind zwar noch viele weitere Untersuchungen erforderlich, aber die Wahl des Schuhwerks ist wahrscheinlich wichtig. Ng et al. (2010) dokumentierten, dass die Mehrheit ihrer Studienteilnehmer locker sitzende Hausschuhe beim Gehen in Innenräumen gegenüber eng anliegenden Schuhen und Barfußgehen bevorzugten. Nur 23 % der Teilnehmer gaben an, dass sie Ratschläge zum Tragen von geeignetem Schuhwerk erhalten hatten. Die Autoren kamen zu dem Schluss, dass es für einen angemessenen Bodenkontakt, Stabilität und propriozeptiven Input sinnvoll ist, Schuhe mit breiten, flachen Absätzen, einer festen Fersenkappe, einer dünnen, festen Zwischensohle, Schnürsenkeln oder einer anderen Fixierung und einer angemessenen Rutschfestigkeit zu empfehlen.

KERNAUSSAGEN

- Kliniker sollten nach einem Schlaganfall mit einer hohen intra- und interindividuellen Gangvariabilität rechnen.
- Die Gehgeschwindigkeit, die mit einem standardisierten Protokoll wie dem 10-Meter-Gehtest gemessen wird, und die Gehstrecke, die mit einem Protokoll wie dem 6-Minuten-Gehtest gemessen wird, sind wichtige klinische Parameter.
- Zur Verbesserung der Gehgeschwindigkeit und/oder der Gehstrecke sollte bei Personen, die länger als 6 Monate nach dem Schlaganfall überlebt haben, ein moderates bis hochintensives Training der Bewegungsabläufe durchgeführt werden.
- Um die Gehgeschwindigkeit zu verbessern, kann die Knieflexionskraft ein wichtiges Maß für die Zeit nach dem Schlaganfall und auch ein Ziel für die Intervention sein.
- Maßnahmen, die auf die Verbesserung der räumlich-zeitlichen Gangasymmetrie abzielen, führen nicht unbedingt zu einem symmetrischeren Gang oder einer verbesserten Funktion.
- Die Interventionsmaßnahmen sollten auf Flexibilität, Kraft und aufgabenspezifische dynamische Bewegungsabläufe ausgerichtet sein.
- AFO und FES sollten für die Behandlung paretischer Sprunggelenke in Betracht gezogen werden, aber nicht zur Behandlung der Plantarflexionsspastik.
- Andere Hilfsmittel, einschließlich Gehstöcke und Schuhe, haben wahrscheinlich einen individuellen Einfluss auf das Gangbild. Welche Gangmerkmale sich dadurch genau verändern und in welchem Ausmaß, ist noch nicht geklärt. Eine Ganganalyse kann hilfreich sein, um deren optimalen Einsatz zu ermitteln.
- Bei der Festlegung von Behandlungszielen für Personen nach einem Schlaganfall müssen umfeldbedingte Einschränkungen berücksichtigt werden.

6.3 Bewertung der Gangart bei Parkinson-Krankheit

Derek Liuzzo, Jim Richards

Morbus Parkinson, eine Störung des extrapyramidalen Systems, wird durch eine Degeneration der Basalganglien des Gehirns verursacht und ist eine häufige Erkrankung, die die Motorik und das Gangbild beeinträchtigt. Die Parkinson-Krankheit ist eine bedeutende Ursache für Morbidität mit einer geschätzten Prävalenz von 1,8 % bei > 65-Jährigen in Europa (de Rijk et al., 2000), wobei das Fortschreiten der Krankheit mit einer erheblichen Beeinträchtigung der Lebensqualität verbunden ist (de Boer et al., 1996). Der genaue ursächliche Mechanismus der Krankheitsentstehung ist noch nicht vollständig geklärt, aber er geht mit einer deutlichen Abnahme der Zahl dopaminerger Neuronen und einer Zunahme von *Lewy-Körperchen* einher, winzigen kugelförmigen Proteinablagerungen in Nervenzellen, die im Gehirn die Wirkung wichtiger chemischer Botenstoffe stören. Die Diagnose der Parkinson-Krankheit basiert auf dem Vorhandensein von zwei oder mehr der folgenden Symptome: Tremor, Steifheit, Haltungsinstabilität und Akinesie. *Akinesie* ist definiert als Bewegungsarmut, die sich unterteilen lässt in Langsamkeit und ungeschickte Bewegungen, die mit Rigidität einhergehen, sowie in Bewegungsarmut und Schwierigkeiten bei der Bewegungseinleitung, die auch als *Freezing* bezeichnet werden.

Frühe Analysen des Gangs bei der Parkinson-Krankheit konzentrierten sich auf zeitliche und räumliche Merkmale wie Geschwindigkeit und Schrittlänge. Knutsson (1972) war einer der ersten, der Ganganalyseverfahren einsetzte, um die zeitlichen und räumlichen Parameter des Gangs bei der Parkinson-Krankheit zu erfassen. Murray et al. (1978) führten die erste kinematische Untersuchung des Gangs von 44 Männern mit Parkinsonismus durch, indem sie die Bewegungsmuster mehrerer Körpersegmente während des freien und schnellen Gehens mithilfe der Impulslichtfotografie aufzeichneten, um die Gangmuster quantitativ zu charakterisieren. Sie stellten die folgenden Anomalien fest:

- Schrittlänge und Geschwindigkeit waren stark reduziert, obwohl Zykluszeit und Trittfrequenz in der Regel normal waren.
- Die Laufbreiten waren leicht erhöht.
- Der Bewegungsumfang in der Hüfte, im Knie und im Sprunggelenk war verringert, hauptsächlich durch eine reduzierte Gelenkstreckung.
- Der Armschwung war stark eingeschränkt.
- Die Mehrheit der Patienten rotierte den Rumpf zusammen mit dem Becken, anstatt ihn in die entgegengesetzte Richtung zu drehen.
- Die vertikale Raumbahn von Kopf, Ferse und der Zehen war abgeflacht, obwohl andere Untersuchungen eine deutliche Wippbewegung des Kopfes festgestellt haben.

Der Gang bei Morbus Parkinson ist heute weithin an dem charakteristischen gebückten und schlurfenden Erscheinungsbild zu erkennen (Samii et al., 2004). Dazu gehören eine Verringerung der Extension in der späten Standphase und eine Verringerung der Flexion in der Schwungmitte in Verbindung mit einer Vorneigung des Rumpfes (➤ Abb. 6.5). Der schlurfende Gang entsteht, weil sich der Fuß zum Zeitpunkt des 1. Bodenkontakts noch vorwärts bewegt. Bei einigen Patienten erfolgt der 1. Bodenkontakt mit dem flachen Fuß, bei anderen wird die Ferse aufgesetzt, wobei der Fuß jedoch viel horizontaler als gewöhnlich steht. Bei einige Patienten schleift der Fuß in der Mitte der Schwungphase auf dem Boden entlang. Im Gegensatz zu den meisten Gangmustern, die sich nach den ersten 2 oder 3 Schritte stabilisieren, entwickelt sich der Gang von Parkinson-Patienten oft über mehr Schritte hinweg. ➤ Abb. 6.5 zeigt das gleichmäßige Gehen einer Person mit Parkinson-Krankheit im Vergleich zu einer alters- und geschlechtsgleichen gesunden Person.

6.3.1 Klinisches Management

Eine der bewährtesten Behandlungen für Morbus Parkinson ist L-Dopa, eine diätetische Vorstufe von Dopamin. L-Dopa wird in Dopamin umgewandelt, das die motorischen Symptome verbessert, etwa Steifheit und die Fähigkeit, Bewegungen zu beginnen und fortzusetzen (Bradykinesie) (Durrieu, 1998; Stowe et al., 2008; van Hilten et al., 2007). Es ist bekannt, dass L-Dopa eine kurze (mehrere Stunden) und eine lange (mehrere Tage oder Wochen) Wirkung hat, die beide zur Linderung der Symptome beitragen. Bei Behandlungsbeginn erleben die Patienten in der Regel eine „Honeymoon"-Phase, in der die Wirkung von

Altersgruppen liefern. Es kann jedoch schwierig sein, zuverlässige objektive Kraftmessungen bei sehr jungen Kindern zu erhalten. Bei Kindern, die älter als 5 Jahre sind, kann im Allgemeinen der klassische manuelle Muskeltest („Manual Muscle Testing MMT) angewendet werden, um serielle Kraftmessungen zu erhalten. Bei älteren Kindern ist ein quantitativer Muskeltest (QMT) eine alternative Methode zur Messung der Abnahme der Kraft bestimmter Muskelgruppen im Laufe der Zeit, um die veränderte Gangmechanik genauer zu interpretieren. Das QMT misst die isometrische Kraftproduktionskapazität mithilfe eines Kraftmessers, um die kontraktile Aktivität in einer bestimmten Muskelgruppe direkt zu bewerten, während eine konstante Muskellänge gewährleistet ist (Stuberg und Metcalf, 1988). Neben der erforderlichen Spezialausrüstung muss auch das Kind Voraussetzungen erfüllen, indem es Eigenschaften wie Kooperation, Motivation, Aufmerksamkeit und Verständnis für Anweisungen zeigt, die die zuverlässige Anwendung von QMT zuerst möglich macht.

Die Diagnose von DMD wird meist zwischen dem 2. und 5. Lebensjahr gestellt, wobei die fehlende Gangreifung eines der ersten Anzeichen ist. Eine früh einsetzende Pathomechanik des Gangs, verbunden mit Berichten über Widerwillen zu gehen, größere Ungeschicklichkeit mit häufigen Stürzen, mühsame Anstrengungen beim Aufstehen im Vergleich zu Gleichaltrigen und das Fehlen des Fersenabdrucks sind häufige frühe klinische Präsentationen (Campbell et al., 2012). Sutherland et al. (1981) kategorisierten die Gangstörungen von Kindern mit DMD in 3 Gruppen: Früh-, Übergangs- und Spätgehfähige.

Bei der Untersuchung der Gangvariablen von 21 Jugendlichen mit DMD in diesen Gruppen identifizierten die Forscher 3 Gangmerkmale als Prädiktoren für das Fortschreiten der Krankheit mit einer Genauigkeit von 91 %: Schrittfrequenz, Dorsalflexion in der Schwungphase und Beckenkippung nach vorn. Neben dem positiven Gower-Zeichen gehören zu den auffälligsten frühen Gangveränderungen eine veränderte Schrittfrequenz, eine leichte Zunahme der Hüftbeugung während der Schwungphase und eine verringerte Dorsalflexion des Sprunggelenks, wobei der Fuß bei weiter abnehmender Schrittfrequenz abfällt. Im Zusammenhang mit diesen Veränderungen des Gangbildes verlagert sich die Bodenreaktionskraft bei der frühen Einbeinstützphase nach vorn zum Kniegelenk, was zu einer Muskelschwäche führt, vor allem im Quadrizeps. Bei der Untersuchung von Gangmustern einer relativ homogenen Gruppe von 21 Kindern mit DMD mit einem Durchschnittsalter von 72 ± 8,2 Monaten bestätigten D'Angelo et al. (2009) zuvor gemeldete Daten, die eine übermäßige anteriore Beckenkippung und eine abnormale Reaktion auf die Belastung des Knies zeigten. Darüber hinaus berichtete die Gruppe von signifikant geringerer Schrittlänge, signifikant größerer Schrittbreite und ausgeprägteren Flexions- und Abduktionsbewegungen, mit denen das Bein während der Schwungphase vorwärts bewegt wurde, als bei gleichaltrigen Kontrollen. Bei der Untersuchung der Auswirkungen der Gehgeschwindigkeit auf das Gangbild einer Kohorte von Kindern mit DMD im Alter von 7–15 Jahren berichteten Gaudreault et al. (2010) beim Vergleich zu alters- und geschlechtsgleichen Kontrollen über eine höhere Schrittfrequenz, eine kürzere Schrittlänge, ein geringeres Hüftstreckmoment, ein minimales oder fehlendes Kniestreckmoment und ein reduziertes oder fehlendes Dorsalflexionsmoment beim Fersenauftritt. Gaudreault et al. (2009) untersuchten den Beitrag von Plantarflexionskontrakturen beim Gehen von 11 Kindern mit einer bestätigten DMD-Diagnose und einem Durchschnittsalter von 9,2 ± 2,6 Jahren und berichteten, dass erhöhte Netto-Plantarflexionsmomente am Ende der Verlängerungsphase der Plantarflexoren und eine Vorwärtsverlagerung des Druckzentrums den Kindern trotz einer signifikanten Schwäche der Extensoren beim selbstständigen Gehen halfen.

In der späten Phase des Gehens zeigen Kinder mit DMD einen deutlichen Anstieg der Arbeitsleistung in Verbindung mit einer deutlichen Übertreibung der Gangpathomechanik. Die funktionelle Kompensation der zunehmenden Schwäche des M. gluteus maximus führt zu einer übertriebenen Beckenkippung nach vorn und einer damit verbundenen eingeschränkten Hüftstreckung in der Standphase. Die Unfähigkeit, die Beckenausrichtung während der Standphase aufgrund der Schwäche des M. gluteus medius aufrechtzuerhalten, hat ein positives Trendelenburg-Zeichen zur Folge, bei dem die nicht lasttragende Hüfte während der Einbeinstützphase übermäßig absinkt, und zum Auftreten eines Trendelenburg-Gangmusters, das durch eine seitliche Beugung des Rumpfes zur lasttragenden Seite hin gekennzeichnet ist, was zu einem verstärkten Schulterschwanken und einer verbreiterten

Lauffläche führt. Diese Veränderungen des Gangbildes ermöglichen es dem Kind mit DMD, die Kraftlinie hinter dem Hüftgelenk und vor dem Kniegelenk während des gesamten Stützens der beiden Beine aufrechtzuerhalten, und tragen so dazu bei, dass es sich auf tiefe Gelenkstrukturen verlassen kann, um den aufrechten Stand als Ausgleich für die zunehmende Schwäche der Hüft- und Kniestreckmuskeln zu bewerkstelligen.

Die zuverlässige Prognose einer Beendigung des selbstständigen Gehens ist ein wichtiger Aspekt bei der Behandlung von Menschen mit DMD. Sienko-Thomas et al. (2010) nahmen an, dass der Verlust der Kniebeugung bei der Belastungsreaktion ein Indikator für den bevorstehenden Verlust der Gehfähigkeit sein kann, während Bakker et al. (2002) feststellten, dass der Kraftverlust bei der Hüftstreckung und der Dorsalflexion die wichtigsten Prädiktoren sind. Siegel (1986) fand heraus, dass bei einem kombinierten Verzögerungswinkel der aktiven Hüftstreckung gegen die Schwerkraft in Bauchlage (beginnend mit einer Hüftbeugung von 90°) und der aktiven Kniestreckung im Sitzen (beginnend mit einer Kniebeugung von 90°) von mehr als 90° der Verlust des unabhängigen Gehens innerhalb weniger Monate wahrscheinlich ist. Andere klinische Methoden zur Identifizierung einer bevorstehenden Beendigung des selbstständigen Gehens umfassen einen MMT-Wert von < 3 für die Hüftstrecker oder < 4 für die Dorsalflexion im Sprunggelenk (McDonald et al., 1995), eine Abnahme der Kraft der unteren Extremitäten um mehr als 50 % und einen verlängerten Zeitbedarf für das Treppaufgehen von 4 Standardstufen (Brooke et al., 1989).

6.4.1 Klinisches Management

Fortschritte in der medizinischen und pharmakologischen Behandlung von Kindern mit DMD haben zu einer Veränderung des natürlichen Krankheitsverlaufs geführt, sodass immer mehr Kinder, bei denen DMD diagnostiziert wurde, bis ins Erwachsenenalter überleben. Zu den Fortschritten gehören ein hinausgezögerter Verlust des selbstständigen des Gehens, eine später einsetzende Entwicklung von Kontrakturen und eine geringere Anzahl von chirurgischen Korrekturen, eine seltenere Verwendung von Langbeinorthesen, eine geringere Inzidenz von Skoliose und korrigierenden Rückenoperationen, eine verzögerte Verschlechterung der Lungenfunktion und ein längeres Überleben bis ins frühe Erwachsenenalter. Moxley et al. (2010) berichteten über einen Anstieg der durchschnittlichen Überlebensrate bis zum Alter von 30 Jahren in den Nuller-Jahren des 21. Jahrhunderts, verbunden mit dem Potenzial, dass dieses Alter im aktuellen Jahrzehnt weiter ansteigen wird. Dies entspricht einem Gewinn von fast 5 Jahren zwischen 2000 und 2009 im Vergleich zum Zeitraum 1990–1999. Da die präventive Behandlung von Kindern mit DMD immer ausgefeilter wird und die Überlebenswahrscheinlichkeit weiter zunimmt, ist es wichtig, dass die Ärzte das Gangbild sorgfältig auf Anzeichen einer drohenden Degeneration überwachen.

Um die Bedürfnisse von Kindern mit DMD über die gesamte Lebensspanne hinweg besser zu verstehen, berief das International Standard of Care Committee for Congenital Muscular Dystrophy im November 2009 einen dreitägigen Workshop in Brüssel (Belgien) ein, um auf der Grundlage von Beiträgen von Experten auf dem Gebiet und von Familien, die direkt von DMD betroffen sind, eine Konsenserklärung zu entwickeln (Wang et al., 2010). Zu den Empfehlungen für das Management, um den wachsenden Bedürfnissen von Menschen mit DMD über die gesamte Lebensspanne hinweg gerecht zu werden, die aus der Konsenserklärung über die Standardversorgung bei angeborenen Muskeldystrophien abgeleitet wurden, gehören die Koordinierung des Übergangs von der pädiatrischen zur Erwachsenenversorgung, die Ermittlung und Planung der erweiterten Bildungs- und Berufsbedürfnisse, die Vorbereitung der Patienten auf das Management ihrer eigenen Gesundheitsfürsorge, die Unterstützung der Patienten und Familien bei der Entscheidungsfindung in Bezug auf Patientenverfügungen und das Eintreten für unterstützende Dienstleistungen zur Deckung des Bedarfs an unabhängiger Lebensführung, Hilfsdiensten und Gesundheitsversorgung (Wang et al., 2010).

DMD ist ein repräsentatives Beispiel für mehrere fortschreitende neuromuskuläre Erkrankungen, die zu veränderten Gangmerkmalen führen. Das Verständnis der zugrunde liegenden Faktoren, die sich auf die Pathomechanik des Gangs bei Menschen mit Muskeldystrophie auswirken, liefert wichtige Informationen zur Unterstützung einer optimalen Lebensqualität und zur Förderung einer längeren unabhängigen Mobilität für die Betroffenen.

KERNAUSSAGEN

- Die Insuffizienz des Quadrizeps ist der Hauptfaktor, der Kompensationsmechanismen, etwa eine verstärkte anteriore Beckenkippung, eine eingeschränkte Hüftstreckung im Stand und eine Spitzfußstellung, beeinflusst.
- Die Verlagerung der Belastungslinie (DOC) nach vorn zum Kniegelenk und nach hinten zum Hüftgelenk in Verbindung mit einer kontrahierten Plantarflexionsmuskulatur trägt dazu bei, dass Betroffene trotz der deutlich reduzierten Fähigkeit zur Erzeugung von Streckkräften selbstständig gehen können.
- Der Zeitpunkt der Beendigung der selbstständigen Gehfähigkeit kann zuverlässig vorhergesagt werden.
- Fortschritte in der medizinischen Behandlung, die zu einer steigenden Lebenserwartung führen, rechtfertigen die Einbeziehung eines gezielten Übergangsmanagements, wenn Kinder mit DMD von der pädiatrischen in die Erwachsenenversorgung wechseln.

LITERATUR

Awad, L., Reisman, D., Binder-Macleod, S., 2019. Distanceinduced changes in walking speed after stroke: relationship to community walking ability. J. Neurol. Phys. Ther. 43, 220–223.

Baker, R., Jasinski, M., Maciag-Tymecka, I., et al., 2002. Botulinum toxin treatment of spasticity in diplegic cerebral palsy: a randomized, double-blind, placebo-controlled, doseranging study. Dev. Med. Child Neurol. 44 (10), 666–675.

Baker, R., Rodda, J., 2003. All you Ever Wanted to Know about the Conventional Gait Model but Were Afraid to Ask (CD-ROM). Women and Children's Health, Melbourne.

Bakker, J.P., de Groot, I.J., Beelen, A., et al., 2002. Predictive factors of cessation of ambulation in patients with Duchenne muscular dystrophy. Am. J. Phys. Med. Rehabil. 81, 906–912.

Balasubramanian, C.K., Neptune, R.R., Kautz, S.A., 2009. Variability in spatiotemporal step characteristics and its relationship to walking performance post-stroke. Gait Posture 29, 408–414.

Bensoussan, L., Mesure, S., Viton, J., et al., 2006. Kinematic and kinetic asymmetries in hemiplegic patients' gait initiation patterns. J. Rehabil. Med. 38, 281–294.

Bohannon, R.W., Smith, M.B., 1987. Interrater reliability of a modified Ashworth scale of muscle spasticity. Phys. Ther. 67 (2), 206–207.

Bowden, M.G., Balasbramanian, C.K., Neptune, R.R., et al., 2006. Anterior-posterior ground reaction forces as a measure of paretic leg contribution in hemiparetic walking. Stroke 37, 872–876.

Boyd, R.N., Graham, H.K., 1999. Objective measurement of clinical findings in the use of botulinum toxin type A for the management of children with cerebral palsy. Eur. J. Neurol. 45 (Suppl. 96), 10–14.

Brooke, M.H., Fenichel, G.M., Grigs, R.C., et al., 1989. Duchenne muscular dystrophy: patterns of clinical progression and clinical effects of supportive therapy. Neurology 39, 475–481.

Bushby, K., Finkel, R., Birnkrant, D.J., et al., 2010. Diagnosis and management of Duchenne muscular dystrophy Part 1. Lancet Neurol. 9, 177–189.

Campbell, S.K., Palisano, R.J., Orlin, M.N., 2012. Physical Therapy for Children, fourth ed. WB Saunders/Elsevier, St. Louis, MO.

Carlsoo, S., Dahllof, A., Holm, J., 1974. Kinetic analysis of the gait in patients with hemiparesis and in patients with intermittent claudication. Scand. J. Rehabil. Med. 6, 166–179.

Carr, J.H., Shepherd, R.B., 2003. Stroke Rehabilitation: Guidelines for Exercise and Training to Optimize Motor Skill. Elsevier, London.

Centers for Disease Control and Prevention. National Center on Health Statistics. Online: www.cdc.gov/nchs/fastats/stroke (accessed 1.3.22).

Corcoran, P.J., Jebsen, R.H., Brengelman, G.L., et al., 1970. Effects of plastic and metal leg braces in speed and energy cost of hemiparetic ambulations. Arch. Phys. Med. Rehabil. 51, 69–77.

Damiano, D.L., Abel, M.F., 1998. Functional outcomes of strength training in spastic cerebral palsy. Arch. Phys. Med. Rehabil. 79 (2), 119–125.

Damiano, D.L., Dodd, K., Taylor, N.F., 2002. Should we be testing and training muscle strength in cerebral palsy? Dev. Med. Child Neurol. 44 (1), 68–72.

Damiano, D.L., Vaughan, C.L., Abel, M.F., 1995. Muscle response to heavy resistance exercise in children with spastic cerebral palsy. Dev. Med. Child Neurol. 37 (8), 731–739.

D'Angelo, M.G., Berti, M., Piccinini, L., et al., 2009. Gait pattern in muscular dystrophy. Gait Posture 29, 36–41.

Davis, R., Jameson, E.G., Davids, J.R., et al., 1991. A gait analysis data collection and reduction technique. Hum. Mov. Sci. 10, 575–587.

Day, S.M., Wu, Y.W., Strauss, D.J., et al., 2007. Change in ambulatory ability of adolescents and young adults with cerebral palsy. Dev. Med. Child Neurol. 49 (9), 647–653.

de Boer, A.G., Wijker, W., Speelman, J.D., et al., 1996. Quality of life in patients with Parkinson's disease: development of a questionnaire. J. Neurol. Neurosurg. Psychiatry 61 (1), 70–74.

de Rijk, M.C., Launer, L.I., Berger, K., et al., 2000. Prevalence of Parkinson's disease in Europe: a collaborative study of population-based cohorts. Neurology 54 (11), S21–S23.

Defebvre, L.J.P., Krystkowiak, P., Blatt, J.L., et al., 2002. Influence of pallidal stimulation and levodopa on gait and preparatory postural adjustments in Parkinson's disease. Mov. Disord. 17 (1), 76–83.

Dimitrijevic, M.R., Faganel, J., Sherwood, A.M., et al., 1981. Activation of paralysed leg flexors and extensors during gait in patients after stroke. Scand. J. Rehabil. Med. 13, 109–115.

Dobson, F., 2007. Classification of Gait Patterns in Children with Hemiplegic Cerebral Palsy. School of Physiotherapy, University of Melbourne, Melbourne.

Dobson, F., Morris, M.E., Baker, R., et al., 2006. Clinician agreement on gait pattern ratings in children with spastic hemiplegia. Dev. Med. Child Neurol. 48 (6), 429–435.
Dobson, F., Morris, M.E., Baker, R., et al., 2007. Gait classification in children with cerebral palsy: a systematic review. Gait Posture 25 (1), 140–152.
Dodd, K., Taylor, N., 2005. Strength Training for Young People with Cerebral Palsy. La Trobe University, Melbourne.
Dodd, K., Taylor, N., Damiano, D., 2002. A systematic review on the effectiveness of strength training programs for people with cerebral palsy. Arch. Phys. Med. Rehabil. 83, 1157–1164.
Dodd, K., Taylor, N., Graham, H., 2003. A randomized clinical trial of strength training in young people with cerebral palsy. Dev. Med. Child Neurol. 45, 652–657.
Durrieu, G., 1998. Early combination therapy with levodopa and dopamine agonist for preventing motor fluctuations in Parkinson's disease. Cochrane Database Syst. Rev. 2, CD001311.
Eames, N.W.A., Baker, R., Hill, N., et al., 1999. The effect of botulinum toxin A on gastrocnemius length: magnitude and duration of response. Dev. Med. Child Neurol. 41 (4), 226–232.
Elder, G.C., Kirk, J., Stewart, G., et al., 2003. Contributing factors to muscle weakness in children with cerebral palsy. Dev. Med. Child Neurol. 45 (8), 542–550.
Ferrarin, M., Rizzone, M., Lopiano, L., et al., 2004. Effects of subthalamic nucleus stimulation and -dopa in trunk kinematics of patients with Parkinson's disease. Gait Posture 19 (2), 164–171.
Flansbjer, U., Downham, D., Lexell, J., 2006. Knee muscle strength, gait performance, and perceived participation after stroke. Arch. Phys. Med. Rehabil. 87, 974–980.
Foran, J.R., Steinman, S., Barash, I., et al., 2005. Structural and mechanical alterations in spastic skeletal muscle. Dev. Med. Child Neurol. 47 (10), 713–717.
Fry, N.R., Gough, M., McNee, A.E., et al., 2007. Changes in the volume and length of the medial gastrocnemius after surgical recession in children with spastic diplegic cerebral palsy. J. Pediatr. Orthop. 27 (7), 769–774.
Fulk, G.D., He, Y., 2018. Minimal clinically important difference of the 6-Minute Walk Test in people with stroke. J. Neurol. Phys. Ther. 42, 235–240.
Gage, J.R., Schwartz, M.H., Koop, S.E., et al., 2009. The Identification and Treatment of Gait Problems in Cerebral Palsy Clinics in Developmental Medicine. Mac Keith Press, London.
Gaudreault, N., Gravel, D., Nadeau, S., 2009. Evaluation of plantar flexion contracture contribution during the gait of children with Duchenne muscular dystrophy. J. Electromyogr. Kinesiol. 19, 180–186.
Gaudreault, N., Gravel, D., Nadeau, S., et al., 2010. Gait patterns comparison of children with Duchenne muscular dystrophy to those of control subjects considering the effect of gait velocity. Gait Posture 32, 342–347.
Giladi, N., McMahon, D., Przedborski, S., et al., 1992. Motor blocks in Parkinson's disease. Neurology 42, 333–339.
Halliday, S.E., Winter, D.A., Frank, J.S., et al., 1998. The initiation of gait in young, elderly, and Parkinson's disease subjects. Gait Posture 8, 8–14.
Harvey, A., Graham, H.K., Morris, M.E., et al., 2007. The Functional Mobility Scale: ability to detect change following single event multilevel surgery. Dev. Med. Child Neurol. 49 (8), 603–607.
Hass, C., Waddell, D., Fleming, R., et al., 2005. Gait initiation and dynamic balance control in Parkinson's disease. Arch. Phys. Med. Rehabil. 86 (11), 2172–2176.
Hesse, S., Reiter, F., Jhanke, M., et al., 1997. Asymmetry of gait initiation in hemiparetic stroke subjects. Arch. Phys. Med. Rehabil. 78, 719–724.
Hesse, S.A., Jahnke, M.T., Schreiner, C., et al., 1993. Gait symmetry and functional walking performance in hemiparetic patient prior to and after a 4-week rehabilitation programme. Gait Posture 1, 166–171.
Hill, K., Ellis, P., Bernhardt, J., et al., 1997. Balance and mobility outcomes for stroke patients: a comprehensive audit. Aust. J. Physiother 43, 173–180.
Hornby, T.G., Reisman, D.S., Ward, I.G., et al., 2020. Clinical practice guideline to improve locomotor function following chronic stroke, incomplete spinal cord injury, and brain injury. J. Neurol. Phys. Ther. 44, 49–100.
Hullin, M., Robb, J., Loudon, I., 1996. Gait patterns in children with hemiplegic spastic cerebral palsy. J. Pediatr. Orthop. 5, 247–251.
Iida, H., Yamamuro, T., 1987. Kinetic analysis of the center of gravity of the human body in normal and pathological gait. J. Biomech. 20, 987–995.
Jahnsen, R., Villien, L., Aamodt, G., et al., 2004. Locomotion skills in adults with cerebral palsy. Clin. Rehabil. 18, 309–316.
Jarvis, H.L., Brown, S.J., Price, M., et al., 2019. Return to employment after stroke in young adults: how important is the speed and energy cost of walking? Stroke 50, 3198–3204.
Jiang, Y., Norman, K.E., 2006. Effects of visual and auditory cues on gait initiation in people with Parkinson's disease. Clin. Rehabil. 20 (1), 36–45.
Johnston, T.E., Keller, S., Denzer-Weiler, C., Brown, L., 2021. A clinical practice guideline for the use of ankle-foot orthoses and functional electrical stimulation post-stroke. J. Neurol. Phys. Ther. 45, 112–196.
Kadaba, M.P., Ramakrishnan, H.K., Wootten, M.E., 1990. Measurement of lower extremity kinematics during level walking. J. Orthop. Res. 8 (3), 383–392.
Kendall, H., Kendall, F., 1949. Muscles Testing and Function. Lippincott Williams & Wilkins, Baltimore, MD.
Kerrigan, D.C., Frates, E.P., Rogan, S., et al., 1999. Spastic paretic stiff-legged gait: biomechanics of the unaffected limb. Am. J. Phys. Med. Rehabil. 78, 354–360.
Knutsson, E., 1972. An analysis of parkinsonian gait. Brain 95 (3), 475–486.
Knutsson, E., Richards, C., 1979. Different types of disturbed motor control in gait of hemiparetic patients. Brain 102, 405–430.

Kuan, T., Tsou, J., Fong-Chin, S., 1999. Hemiplegic gait of stroke patients: the effect of using a cane. Arch. Phys. Med. Rehabil. 80, 777–784.
Lance, J., 1980. Pathophysiology of spasticity and clinical experience with baclofen. In: Feldman, R., Young, R., Koella, W. (Eds.), Spasticity: Disordered Motor Control. Year Book Medical Publishers, Chicago, IL, pp. 485–495.
Lehmann, J.F., Condon, S.M., Price, R., et al., 1987. Gait abnormalities in hemiplegia: their correction by ankle-foot orthoses. Arch. Phys. Med. Rehabil. 68, 763–771.
Lewallen, J., Miedaner, J., Amyx, S., et al., 2010. Effect of three styles of custom ankle foot orthoses on the gait of stroke patients while walking on level and inclined surfaces. Am. Acad. Orthotists Prosthetists 22, 78–83.
Lewek, M.D., Sykes III, R., 2019. Minimal detectable change for gait speed depends on baseline speed in individuals with chronic stroke. J. Neurol. Phys. Ther. 43, 122–127.
Lu, T.W., Yen, H.C., Chen, H.L., et al., 2010. Symmetrical kinematic changes in higher function in older patients post-stroke during obstacle-crossing. Gait Posture 31, 511–516.
Marks, M., Hirschberg, G.G., 1958. Analysis of the hemiplegic gait. Ann. N. Y. Acad. Sci. 74, 59–77.
Marrocco, S., Crosby, L.D., Jones, I.C., et al., 2016. Knee loading patterns of the non-paretic and paretic legs during poststroke gait. Gait Posture 49, 297–302.
McCandless, P.J., Evans, B.J., Janssen, J., Selfe, J., Churchill, A., Richards, J., 2016. Effect of three cueing devices for people with Parkinson's disease with gait initiation difficulties. Gait Posture 44, 7–11.
McDonald, C.M., Abresch, R.T., Carter, G.T., 1995. Profiles of neuromuscular diseases: Duchenne muscular dystrophy. Am. J. Phys. Med. Rehabil. 74 (Suppl), 570–592.
Menz, H.B., Lord, S.R., 1999. Footwear and postural stability in older people. J. Am. Podiatr. Med. Assoc. 89, 346–357.
Menz, H.B., Morris, M.E., Lord, S.R., 2006. Footwear characteristics and risk of indoor and outdoor falls in older people. Gerontology 52, 174–180.
Moore, S., Schurr, K., Wales, A., et al., 1993. Observation and analysis of hemiplegic gait: swing phase. Aust. J. Physiother 39, 271–278.
Morris, M.E., Huxham, F., McGinley, J., et al., 2001. The biomechanics and motor control of gait in Parkinson disease. Clin. Biomech. (Bristol, Avon) 16 (6), 459–470.
Morris, M.E., Matyas, T.A., Iansek, R., et al., 1996. Temporal stability of gait in Parkinson's disease. Phys. Ther. 76 (7), 763–777.
Moseley, A., Wales, A., Herbert, R., et al., 1993. Observation and analysis of hemiplegic gait: stance phase. Aust. J. Physiother 39, 259–267.
Moxley, R., Pandya, S., Ciafolnoi, E., et al., 2010. Change in natural history of Duchenne muscular dystrophy with long-term corticosteroid treatment: implications for management. J. Child Neurol. 25 (9), 1116–1129.
Murphy, K., Molnar, G., Lankasky, K., 1995. Medical and functional status of adults with cerebral palsy. Dev. Med. Child Neurol. 37, 1075–1084.
Murray, M.P., Sepic, S.B., Gardner, G.M., Downs, W.J., 1978. Walking patterns of men with parkinsonism. Am. J. Phys. Med. 57, 278–294.
Nasciutti-Prudente, C., Oliveira, F.G., Houri, S.F., et al., 2009. Relationships between muscular torque and gait speed in chronic hemiparetic subjects. Disabil. Rehabil. 31, 103–108.
Ng, H., McGinley, J.L., Jolley, D., Morris, M., Workman, B., Srikanth, V., 2010. Effects of footwear on gait and balance in people recovering from stroke. Age Ageing 39 (4), 507–510.
Novacheck, T.F., Stout, J.L., Tervo, R., 2000. Reliability and validity of the Gillette Functional Assessment Questionnaire as an outcome measure in children with walking disabilities. J. Pediatr. Orthop. 20 (1), 75–81.
Olney, S.J., Griffin, M.P., Monga, T.N., et al., 1991. Work and power in gait of stroke patients. Arch. Phys. Med. Rehabil. 72, 309–314.
Olney, S.J., Richards, C., 1996. Hemiparetic gait following stroke. Part 1: Characteristics. Gait Posture 4, 136–148.
O'Sullivan, J.D., Said, C.M., Dillon, L.C., et al., 1998. Gait analysis in patients with Parkinson's disease and motor fluctuations: influence of levodopa and comparison with other measures of motor function. Mov. Disord. 13 (6), 900–906.
Ounpuu, O., Davis, R., Deluca, P., 1996. Joint kinetics: methods, interpretation and treatment decision-making in children with cerebral palsy and myelomeningocele. Gait Posture 4, 62–78.
Palisano, R., Rosenbaum, P., Walter, S., 1997. Development and reliability of a system to classify gross motor function in children with cerebral palsy. Dev. Med. Child Neurol. 39 (4), 214–223.
Palisano, R.J., Hanna, S.E., Rosenbaum, P.L., et al., 2000. Validation of a model of gross motor function for children with cerebral palsy. Phys. Ther. 80 (10), 974–985.
Palisano, R.J., Rosenbaum, P., Bartlett, D., et al., 2008. Content validity of the expanded and revised Gross Motor Function Classification System. Dev. Med. Child Neurol. 50 (10), 744–750.
Patla, A.E., Niechwiej, E., Racco, V., et al., 2002. Understanding the roles of vision in the control of human locomotion. Exp. Brain Res. 142, 551–561.
Peat, M., Dubo, H.I.C., Winter, D.A., et al., 1976. Electromyographic analysis of gait: hemiplegic locomotion. Arch. Phys. Med. Rehabil. 57, 421–425.
Perry, J., 1969. The mechanics of walking in hemiplegia. Clin. Orthop. Relat. Res. 63, 23–31.
Perry, J., Burnfield, J.M., 2010. Gait Analysis: Normal and Pathological Function, second ed. Slack Inc., Thorofare, NJ.
Rahbek, J., Werge, B., Madsen, A., et al., 2005. Adult life with Duchenne muscular dystrophy: observations among an emerging and unforseen population. Pediatr. Rehabil. 8 (1), 17–28.
Rodda, J.M., Graham, H.K., Carson, L., et al., 2004. Sagittal gait patterns in spastic diplegia. J. Bone Joint Surg. Br. 86 (2), 251–258.
Roelker, S.A., Bowden, M.G., Kautz, S.A., Neptune, R.R., 2019. Paretic propulsion as a measure of walking per-

formance and functional motor recovery post-stroke: a review. Gait Posture 68, 6–14.
Rosenbaum, P., Paneth, N., Leviton, A., et al., 2007. A report: the definition and classification of cerebral palsy, April 2006. Dev. Med. Child Neurol. 49 (Suppl. 2), 8–14.
Roth, E.J., Merbitz, C., Mroczek, K., et al., 1997. Hemiplegic gait relationships between walking speed and other temporal parameters. Am. J. Phys. Med. Rehabil. 76, 128–133.
Rozumalski, A., Schwartz, M.H., 2009. Crouch gait patterns defined using k-means cluster analysis are related to underlying clinical pathology. Gait Posture 30 (2), 155–160.
Ryan, H.P., Husted, C., Lewek, M.D., 2020. Improving spatiotemporal gait asymmetry has limited functional benefit for individuals poststroke. J. Neurol. Phys. Ther. 44, 197–204.
Sacco, R.L., Kasner, S.E., Broderick, J.P., et al., 2013. An updated definition of stroke for the 21st century. A statement for healthcare professionals from the American Heart Association/American Stroke Association. Stroke 44, 2064–2089.
Samii, A., Nutt, J.G., Ransom, B.R., 2004. Parkinson's disease. Lancet. 363 (9423), 1783–1793.
Sherrington, C., Menz, H.B., 2003. An evaluation of footwear worn at the time of fall-related hip fracture. Age Ageing 32, 310–314.
Shortland, A.P., Harris, C.A., Gough, M., et al., 2002. Architecture of the medial gastrocnemius in children with spastic diplegia. Dev. Med. Child Neurol. 44 (3), 158–163.
Shumway-Cook, A., Woollacott, M.H., 2007. Motor Control: Translating Research into Clinical Practice, third ed. Lippincott Williams & Wilkins, Philadelphia, PA.299–329.
Siegel, I.M., 1986. Muscle and Its Diseases: An Outline Primer of Basic Science and Clinical Method. Year Book Medical Publisher, Chicago, IL.
Sienko-Thomas, S., Buckon, C.E., Nicorici, A., et al., 2010. Classification of the gait patterns of boys with Duchenne muscular dystrophy and their relation to function. J. Child Neurol. 25 (9), 1103–1109.
Stanley, F.J., Blair, E., Alberman, E., 2000. Cerebral Palsies: Epidemiology and Causal Pathways. Mac Keith Press, Cambridge, UK.
Stowe, R., Ives, N., Clarke, C.E., et al., 2008. Dopamine agonist therapy in early Parkinson's disease. Cochrane Database Syst. Rev. 2, CD006564.
Stuberg, W.A., Metcalf, W.K., 1988. Reliability of quantitative muscle testing in health children and in children with Duchenne muscular dystrophy using a hand-held dynamometer. Phys. Ther. 68 (6), 977–982.
Sutherland, D.H., Davids, J.R., 1993. Common gait abnormalities of the knee in cerebral palsy. Clin. Orthop. Relat. Res. 288, 139–147.
Sutherland, D.H., Olshen, R.A., Cooper, L., et al., 1981. The pathomechanics of gait in Duchenne muscular dystrophy. Dev. Med. Child Neurol. 23 (1), 3–22.
Tyson, S., Connell, L., 2009. The psychometric properties and clinical utility of measures of walking and mobility in neurological conditions: a systematic review. Clin. Rehabil. 23 (11), 1018–1033.
Van Criekinge, T., Wim, S., Herssens, N., Van de Walle, P., De Hertogh, W., Truijen, S., et al., 2020. Trunk biomechanics during walking after sub-acute stroke and its relation to lower limb impairments. Clin. Biomech. 75, 105013.
van Hilten, J.J., Ramaker, C.C., Stowe, R., et al., 2007. Bromocriptine/levodopa combined versus levodopa alone for early Parkinson's disease. Cochrane Database Syst. Rev. 4, CD003634.
Vistamehr, A., Balasubramanian, C.K., Clark, D.J., et al., 2018. Dynamic balance during walking adaptability tasks in individuals post-stroke. J. Biomech. 74, 106–115.
Wang, C.H., Bonnemann, C.G., Rutkowski, A., et al., 2010. Consensus statement on standard of care for congenital muscular dystrophies. J. Child Neurol. 25 (12), 1559–1581.
Waters, R.L., Frazier, J., Garland, D.E., et al., 1982. Electromyographic analysis before and after operative treatment for hemiplegic equinus and equinovarus deformity. J. Bone Joint Surg. Am. 64, 284–288.
Wiley, M.E., Damiano, D.L., 1998. Lower-extremity strength profiles in spastic cerebral palsy. Dev. Med. Child Neurol. 40 (2), 100–107.
Winters Jr., T.F., Gage, J.R., Hicks, R., 1987. Gait patterns in spastic hemiplegia in children and young adults. J. Bone Joint Surg. Am. 69 (3), 437–441.
Woolley, S.M., 2001. Characteristics of gait in hemiplegia. Top. Stroke Rehabil. 7, 1–18.
World Health Organization, 2001. International Classification of Functioning, Disability and Health (ICF). https://www.who.int/classifications/international-classification-of-functioningdisability-and-health.
World Health Organization, 2021. The Atlas of Heart Disease and Stroke, Ch 15. Global Burden of Stroke., Online: www.WHO.int/cardiovascular_diseases/resources/atlas/en. (accessed 04.29.2021)
World Stroke Organization. 2021. Facts and Figures about Stroke. Online: www.world-stroke.org. (accessed 04.29.2021). Wortis, B.S., Marks, M., Hirschberg, G.G., et al., 1951. Gait analysis in hemiplegia. Trans. Am. Neurol. Assoc. 76, 181–183.
Wortis, B.S., Marks, M., Hirschberg, G.G., et al., 1951. Gait analysis in hemiplegia. Trans. Am. Neurol. Assoc. 76, 181–183.

KAPITEL

7 Ganganalyse bei muskuloskelettalen Erkrankungen, Prothetik und Orthetik

Jim Richards, Frank Tudini, June Hanks, Hannah Shepherd, Gabor Barton, David Levine, Natalie Vanicek, Cleveland Barnett, Ashley Schilling

Einleitung

In diesem Kapitel wird erörtert, wie die Ganganalyse unser Verständnis für die Behandlung von Erkrankungen des Bewegungsapparats verbessern kann, und zwar anhand von Beispielen aus den Bereichen Hüftgelenkersatz, Kniearthrose, Prothesen und Amputation sowie Orthesenmanagement.

7.1 Totale Hüftarthroplastik

David Levine, Frank Tudini, Jim Richards

Die Hüfttotalendoprothese (Hüft-TEP) ist eine der am häufigsten durchgeführten und erfolgreichsten orthopädischen Operationen zur Schmerzlinderung und Wiederherstellung der Funktion bei Menschen mit Hüftarthrose. Die Inzidenz der Hüft-TEP in den Vereinigten Staaten stieg zwischen 2000 und 2014 von 56,80 auf 116,26 pro 100.000 Menschen. Die Zahl der primären Hüft-TEP-Operationen stieg im gleichen Zeitraum von 159.856 auf 370.770. Einem linearen Progressionsmodell zufolge wird diese Zahl bis 2030 voraussichtlich weiter um 71,2 % auf 635.000 ansteigen (Sloan et al., 2018).

Die Ganganalyse gilt als objektives Maß für die körperliche Funktion und ist eine der Methoden zur Bewertung des Erfolgs einer Hüft-TEP-Operation. Die Mehrzahl der Analysen konzentriert sich auf die raum-zeitlichen Parameter, die Kinematik und die Kinetik der unteren Extremität während des Gehens. Die meisten Studien haben den Zustand nach einer Hüft-TEP 6–18 Monate postoperativ mit dem präoperativen Zustand oder mit gesunden Kontrollpersonen verglichen und sind zu dem Schluss gekommen, dass sich das Gangbild nach einer Hüft-TEP zwar verbessert, aber nicht wieder normalisiert.

7.1.1 Räumlich-zeitliche Faktoren

Zu den räumlich-zeitlichen Faktoren gehören Ganggeschwindigkeit, Schrittfrequenz, Schrittlänge und Zykluslänge (Foucher, 2016). Nach einer Hüft-TEP-OP gibt es Hinweise mit mäßiger Evidenz auf eine Verbesserung der Gehgeschwindigkeit nach 6 Wochen, 3 Monaten und 6 Monaten (Bahl et al., 2018). Postoperativ sind in der Regel nach 12 Monaten bemerkenswerte Steigerungen der Gehgeschwindigkeit sowie verschiedener anderer Gangleistungsparameter zu beobachten. Dennoch bestehen häufig noch Defizite bei der Gehgeschwindigkeit, Schrittlänge, Zykluslänge und der Einbeinstützphase (Bahl et al., 2018; Bolink et al., 2016; Mazzoli et al., 2017). Foucher et al. entwickelten das Ziel einer postoperative Gehgeschwindigkeit von 1,34 m/s, das deutlich über der berichteten klinisch wichtigen Schwelle von 0,32 m/s liegt (Foucher, 2016). In einer Metaanalyse aus dem Jahr 2018 wurden jedoch Verbesserungen der postoperativen Gehgeschwindigkeit beobachtet, die nicht diesen Werten entsprachen (Bahl et al., 2018), was darauf hindeutet, dass die Erholung multifaktoriellen Einflüssen unterliegt. Dies könnte zum Teil durch einen Zusammenhang zwischen Alter und Gehgeschwindigkeit erklärt werden, wobei ältere Erwachsene ein geringeres Leistungsniveau aufweisen als jüngere Patienten nach Hüft-TEP-OP (Bahl et al., 2018; Mazzoli et al., 2017).

7.1.2 Kinematik

Das am häufigsten berichtete kinematische Gangdefizit ist der reduzierte dynamische Hüftbewegungsumfang („Range of Motion", ROM) in der Sagittalebene (Foucher, 2016). Dieses Defizit zeigt sich vor allem in einer Abnahme der maximalen Hüftgelenkstreckung vor dem Abstoß vom Boden (➤ Abb. 7.1) im Vergleich zu altersgleichen, gesunden Kontrollpersonen (Beaulieu et al., 2010; Bennett et al., 2008; Foucher et al., 2007; Perron et al., 2000). Bennett et al. (2008) und Perron et al. (2000) legten nahe, dass das Unvermögen, die Hüfte während der späten Standphase vollständig zu strecken, mit einer verringerten Ganggeschwindigkeit korreliert. Die Ergebnisse mehrerer weiterer Studien deuten darauf hin, dass diese reduzierte Hüftstreckung eher einem mit passiven Widerstand oder Kontrakturen in den vorderen Hüftstrukturen (z. B. Hüftbeuger) als mit einer Schwäche der Hüftextensoren zusammenhängen könnte (Miki et al., 2004; Nantel et al., 2009; Perron et al., 2000). Es

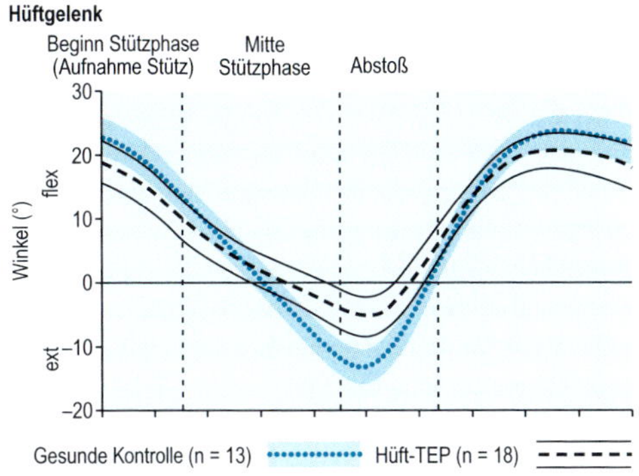

Abb. 7.1 zeigt einen verringerten Bewegungsumfang der Hüfte in der Sagittalebene, der hauptsächlich auf eine reduzierte Hüftextension während der späten Anteile der Standphase zurückzuführen ist. (Aus Perron et al., 2000.)

gibt Hinweise von mäßiggradiger Evidenz auf kleine Veränderungen der postoperativen Hüftbewegung in der Sagittalebene nach 6 Wochen und auf eine moderate Verbesserung nach 3, 6 und 12 Monaten (Bahl et al., 2018). Asymmetrische Unterschiede zwischen rechter und linker Seite können jedoch auch noch nach 10 Monaten postoperativ bestehen (Tsai et al., 2015). Foucher schlug einen postoperativen Richtwert von 30° für die dynamische Hüftbewegung in der Sagittalebene vor, mit einer klinisch wichtigen Veränderung von 13,3° (Foucher, 2016).

Eine signifikante Zunahme der ipsilateralen Rumpfseitneigung wurde auch während der Einbeinstützphase der operierten Extremität beobachtet (Nankaku et al., 2007; Perron et al., 2000), zusammen mit einem verringerten maximalen Hüftadduktionswinkel (Beaulieu et al., 2010; Perron et al., 2000) im Vergleich zu altersgleichen, gesunden Kontrollen. Beide Abweichungen gelten als Strategien zur Verringerung der Belastung der Hüftabduktoren und zur Stabilisierung des Beckens in der Frontalebene während der Einbeinstützphase, indem der Körperschwerpunkt näher an die Rotationsachse (d. h. die Hüfte) verlagert wird. Beaulieu et al. (2010) nehmen an, dass die Rumpfseitneigung ein Versuch sein könnte, das Gleichgewicht zu verbessern, Nankaku et al. (2007) kamen jedoch zu dem Schluss, dass dieses Manöver auch zu einem erhöhten Energieverbrauch führen kann.

7.1.3 Kinetik

Präoperativ erzeugen Menschen mit Hüftarthrose beim Gehen in der Ebene und beim Treppensteigen im betroffenen Hüftgelenk weniger Kraft als im nicht betroffenen. Nach einer Hüft-TEP-OP steigt die Gesamtenergieproduktion, was die Notwendigkeit einer kompensatorischen Energieproduktion in anderen Gelenken verringern kann (Queen et al., 2019). Foucher geht von einem postoperativen Kraftziel von ≥ 4,2 % aus, wobei ein Anstieg von 0,87 % erforderlich ist, um eine klinische Verbesserung zu bewirken (Foucher, 2016). Das am häufigsten berichtete kinetische Gangdefizit ist eine verminderte dynamische Kraftkomponente und Funktion der Abduktoren im Vergleich zu einer Kontrollgruppe (Foucher, 2016; Beaulieu, et al., 2010). Es ist jedoch noch nicht geklärt, ob die Schwäche der Hüftabduktoren auf eine Atrophie aufgrund von Schmerzvermeidungsstrategien vor der Operation oder auf die Auswirkungen der Operation selbst zurückzuführen ist.

Der direkte anteriore chirurgische Zugang schont die Muskeln, die die Hüfte umgeben, während ein anterolateraler Zugang die Durchtrennung des Gluteus medius und eines Teils des Minimus erfordert. Beim posterioren chirurgischen Zugang werden die Hüftabduktoren umgangen, und der Zugang zum Hüftgelenk erfolgt stattdessen über den Gluteus maximus und die Außenrotatoren. In 2 neueren systematischen Übersichten wurden diese Operationstechniken verglichen. Im 1. Review wurde festgestellt, dass Patienten, bei denen die OP mit direktem anteriorem Zugang erfolgt war, 3 Monate nach der Operation eine höhere Gehgeschwindigkeit und eine bessere Hüftgelenkflexion aufwiesen als Patienten, bei denen der Eingriff mittels des anterioren lateralen Zugangs durchgeführt worden war. In der 2. Übersicht zeigte der posteriore Zugang Vorteile wegen der besseren Werte für Schrittlänge und Kraftmomente in der Frontalebene. Die Ergebnisse wichen jedoch nur geringfügig voneinander ab, und die klinische Aussagekraft ist unbekannt, was zu der Schlussfolgerung geführt hat, dass es kaum Unterschiede im Outcome zwischen diesen chirurgischen Ansätzen gibt (Moyer et al., 2018; Yoo et al., 2019).

Perron et al. (2000) und Miki et al. (2004) beobachteten ein verringertes internes Hüftextensionsmoment während der Belastungsphase zwischen 0 und 20 % des Gangzyklus, was mit einer Verringerung der Gehgeschwindigkeit korrelierte. Dies steht im Einklang mit den kinematischen Befunden eines verminderten Hüftstreckungs-ROM, der die Gehgeschwindigkeit beeinflusst, und deutet darauf hin, dass die Kraft der Hüftstrecker ein wichtiger Faktor für das Wiedererlangen eines normalen Gangbildes ist.

7.1.4 Zusätzliche klinische Relevanz

Der Erfolg von Hüft-TEP-Operationen wird mittels der Ganganalyse, aber auch anhand von Patientenberichten wie dem Western Ontario and McMaster Universities Osteoarthritis Index (WOMAC) und dem Harris Hip Score (HHS) gemessen. Studien deuten darauf hin, dass sich die Funktion in den ersten 3 Monaten nach der Operation deutlich verbessert, wobei die Mehrheit der Patienten im Zeitraum von 3–12 Monaten postoperativ nahezu maximale oder maximale Funktionswerte erreicht (Bolink et al., 2016; Foucher, 2016). Allerdings können bis zu 25 % der Patienten 2–5 Jahre nach der Hüft-TEP mäßige bis schwere Einschränkungen beim Gehen und bei anderen wichtigen Aktivitäten des täglichen Lebens erleiden (Brunner und Foucher, 2018). Zu den Faktoren, die ein suboptimales Ergebnis vorhersagen können, gehören ein niedrigerer präoperativer HHS-Wert, ein verringertes maximales Außenrotationsmoment und ein höherer präoperativer Bewegungsumfang der Hüfte in der Sagittalebene (Foucher, 2017), wobei bei älteren Probanden eine geringere Leistung zu erwarten ist (Mazzoli et al., 2017).

Nantel et al. (2009) regten an, dass langfristige Nachuntersuchungen nach 6 Monaten und 1 Jahr durchgeführt werden sollten, mit dem Ziel, ein normales Gangmuster wiederherzustellen. Die Wiederherstellung eines normalen Gangbildes kann dazu beitragen, Stürze zu vermeiden und das Verletzungsrisiko bei anspruchsvolleren Aktivitäten zu verringern. Eine frühzeitige und langfristige Intervention sollte sich darauf konzentrieren, die Verspannungen der Hüftflexoren zu lösen und die Hüftextensoren und -abduktoren zu stärken.

KERNAUSSAGEN

- In den nächsten 10 Jahren wird eine zahlenmäßig starke Zunahme der primären Hüft-TEP und der Hüft-TEP-Revisionen erwartet.
- Die meisten Studien deuten darauf hin, dass sich das Gangbild nach einer Hüft-TEP zwar verbessert, aber nicht normalisiert.
- Die Rehabilitation sollte sich auf die Verbesserung der räumlich-zeitlichen Variablen wie Gehgeschwindigkeit und Schrittlänge, der kinematischen Variablen, insbesondere des Hüftextensionumfangs, und der kinetischen Variablen, einschließlich der Hüftabduktions- und -extensionskraft, konzentrieren.
- Die Studienlage weist darauf hin, dass mehr langfristige Nachuntersuchungen erforderlich sind, um anhaltende Defizite hinsichtlich Bewegungsumfang und Kraft zu beheben und so den Gang zu normalisieren, die Belastung der Implantate zu verringern und die Gesamtfunktion wiederherzustellen.

7.2 Osteoarthritis im Knie

Jim Richards, Frank Tudini, Hannah Shepherd, Gabor Barton

7.2.1 Ganganalyse bei Kniearthrose

Die weltweite Prävalenz von Kniearthrose liegt bei 22,9 % der über 40-Jährigen, was etwa 654 Millionen Menschen weltweit entspricht (Cui et al., 2020). Osteoarthritis betrifft am häufigsten das mediale Kompartiment des Knies (van Tunen et al., 2018). Es wird vermutet, dass dies mit der Biomechanik der koronalen Ebene zusammenhängt, die bei normalem Gang zwischen 60 % und 80 % der auf das mediale Kompartiment wirkenden Belastung aufnimmt (Andriacchi, 1994; Baliunas et al., 2002; Hurwitz et al., 2002) und bis zu 100 % der auf das mediale Kompartiment wirkenden Belastung bei Probanden mit medialer Kniearthrose (Schipplein und Andriacchi, 1991). Eine aktuelle systematische Übersichtsarbeit, die die Kinematik von osteoarthritischen und gesunden Knien vergleicht, stellt fest, dass das betroffene Knie eine stärker adduzierte Position beibehält, insbesondere zwischen 0 und 90° Flexion (Scarvell et al., 2018) (➤ Abb. 7.2). Dieser Befund steht im Einklang mit der beobachteten Assoziation von Arthrose mit einer Varusdeformität des Knies, die während der gesamten Standphase ein externes Adduktionsmoment am Knie erzeugt (Telfer et al., 2017). Das Adduktionsmoment des Knies ist das Produkt aus der Bodenreaktionskraft,

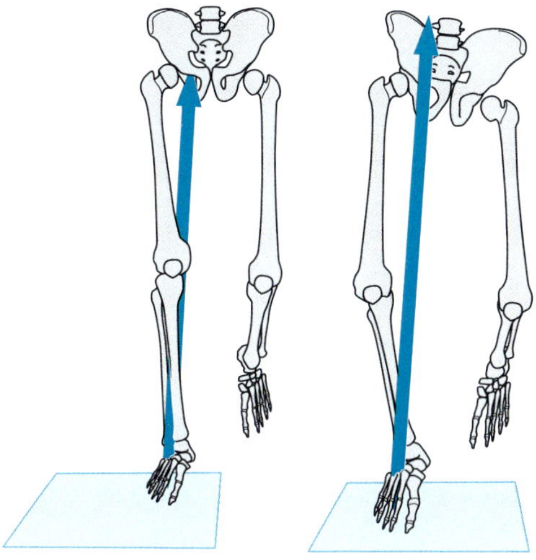

Abb. 7.2 Adduktionsmomente des Knies bei (a) einer schmerz- und pathologiefreien Person und (b) einer Person mit medialer Kniearthrose.

die medial zum Drehpunkt des Kniegelenks in der Koronalebene wirkt. Es ist unklar, ob das Knie in einer Varusstellung beginnt, die zu einem Adduktionsmoment führt, das dann die Varusdeformität verschlimmert, oder ob das Vorhandensein eines Adduktionsmoments die Varusdeformität verursacht. Hingegen ist die Bedeutung der Varusdeformität und des Adduktionsmoments des Knies für die Mechanik der Kniearthrose im medialen Kompartiment klar erwiesen (Andriacchi, 1994; Crenshaw et al., 2000; Hurwitz et al., 1998).

7.2.2 Chirurgisches Management

Für die Behandlung von Kniearthrose stehen mehrere chirurgische Verfahren zur Verfügung. Dazu gehören die totale Knieendoprothese (Knie-TEP), die unikompartimentelle Knieendoprothese („unicompartmental knee arthroplasty", UKA) und die hohe Tibiaosteotomie (HTO). Ziel dieser Methoden ist es, die übermäßige Belastung des medialen Kompartiments des Knies durch Korrektur der Varusdeformität zu verringern und dadurch die Schmerzen zu reduzieren und die Funktion zu verbessern.

Knietotalendoprothese

Die Prävalenz der Knie-TEP in der US-Gesamtbevölkerung lag 2010 bei 1,52 %. Dies entspricht 4,7 Millionen Menschen (3 Millionen Frauen und 1,7 Millionen Männer) (Maradit Kremers et al., 2015). Die Knie-TEP ist die primäre Therapie für symptomatische Arthrose im Spätstadium. Bei der traditionellen Methode wird die Knieprothese mechanisch so ausgerichtet, dass eine neutrale Hüft-Knie-Knöchel-Achse entsteht. Die Komponenten werden senkrecht zu den mechanischen Achsen von Femur und Tibia positioniert, und es versucht, die Belastung zwischen dem medialen und lateralen Kompartiment auszugleichen. Da die Unzufriedenheit der Patienten jedoch mit bis zu 25 % beziffert wird, werden andere Methoden wie die kinematische Ausrichtung erforscht. Die kinematische Ausrichtung zielt darauf ab, die Flexions-Extensions-Achse der Femurkomponente an die natürliche kinematische Achse des individuellen Knies anzupassen, um der natürlichen Anatomie zu nahezukommen. Derzeit zeigen die kinematische und die mechanische Ausrichtung vergleichbare klinische und radiologische Ergebnisse für den Zeitraum von bis zu 96 Monate postoperativ (Luo et al., 2020; Sappey-Marinier et al., 2020). Aus Sicht der Patienten sind die wichtigsten Ergebnisse nach einer Knie-TEP die Verringerung der Schmerzen und die Funktionsverbesserung (Devasenapathy et al., 2019). In den Wochen bis Monaten der Rehabilitation nach der Operation zeigen die Patienten in der Regel weniger Schmerzen und eine verbesserte Funktion (Hatfield et al. 2011). Zum Ermitteln des Ergebnisses nach einer Knie-TEP werden typischerweise der WOMAC-Score und objektive Messungen wie die Gehgeschwindigkeit eingesetzt.

Kinematik

Es wurden mehrere systematische Übersichten zur die Kinematik des Kniegelenks nach Knie-TEP veröffentlicht. In der Literatur wird übereinstimmend festgestellt, dass der Gesamt-ROM des Knies im Vergleich zu Kontrollpersonen vermindert ist, mit einer Verringerung der Kniebeugung während der Belastungsreaktion (Milner, 2009) (➤ Abb. 7.3). In einer systematischen Übersichtsarbeit wurde ein Bereich

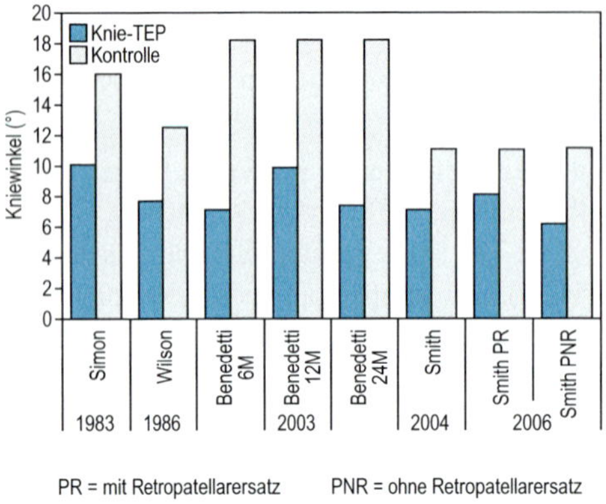

Abb. 7.3 Knieflexions-Alignment vom Aufsetzen des Fußes bis zur maximalen Kniegelenkflexion während der Aufnahme des Gewichts in den verschiedenen Studien für Knie-TEP und Kontrollgruppen. Mit freundlicher Genehmigung von Springer Science and Business Media.

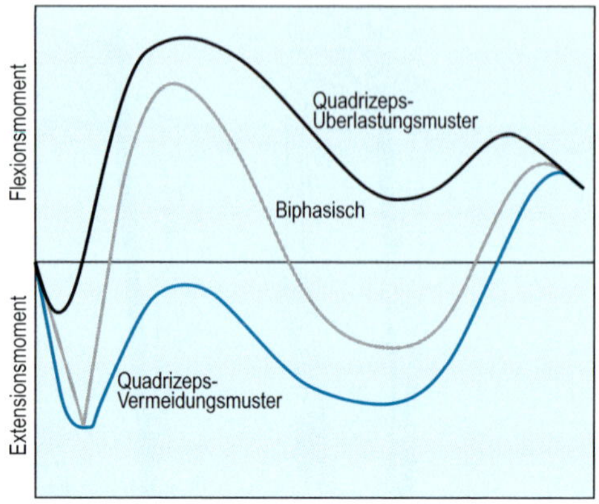

Abb. 7.4 Vermeidungs- und Überlastungsmuster des Quadrizeps (McClellan et al., 2007).

von 9,8–16,0° Kniebeugung während der Belastungsreaktion bei Knie-TEP-Patienten gegenüber 16,0–19,7° bei Kontrollen festgestellt (Milner, 2009). In der gleichen Untersuchung wurden absolute Unterschiede von 3,0–11,2 Grad im Bewegungsumfang zwischen der Belastungsreaktion und der maximalen Kniegelenkflexion während des Standes festgestellt. Darüber hinaus zeigen Patienten mit Knie-TEP häufig eine reduzierte Kniebeugung während der Schwungphase und normalerweise einen größeren Kniewinkel beim Fersenauftritt (McClelland et al., 2007; Milner, 2009).

Kinetik

Nach einer Knie-TEP-Operation wurden kinetische Veränderungen im Kniegelenk gemessen, insbesondere in der Sagittalebene. Bei gesunden Personen tritt während der Standphase des Gangs das Muster eines biphasischen Moments auf. Ein externes Moment über das Knie, das eine Extension bewirkt, geht schnell in ein Flexionsmoment über und wechselt dann erneut, um das Kniegelenk gegen Ende der Standphase zu strecken und dann zu beugen (McClelland et al., 2007). Interne Momente werden von der Beinmuskulatur erzeugt, um diesen externen Momenten entgegenzuwirken. Nach einer Knie-TEP-Operation ist dieses normale biphasische Muster normalerweise nicht vorhanden (McClelland et al., 2007). Je nach Alignment der unteren Gliedmaßen kann während der gesamten Standphase ein Flexions- oder Extensionsmoment vorhanden sein. Wenn während der gesamten Standphase ein externes Flexionsmoment vorhanden ist, muss der Quadrizeps das interne Moment in größerem Umfang erzeugen; dies wird als *Quadrizeps-Überlastungsmuster* bezeichnet. Wenn während der gesamten Standphase ein externes Streckmoment vorhanden ist, fehlt die Aktivität des Quadrizeps; dies wird als *Quadrizeps-Vermeidungsmuster* bezeichnet (➤ Abb. 7.4). Das Vermeidungsmuster des Quadrizeps ist klinisch wichtig, da die Hüfte oder das Sprunggelenk das reduzierte Kniestreckmoment kompensieren müssen. Studien haben gezeigt, dass das Hüftstreckmoment bei Knie-TEP-Patienten im Vergleich zu Kontrollen typischerweise erhöht ist (Mandeville et al., 2007). Darüber hinaus zeigt die koronale Ebene häufig ein verringertes Spitzenadduktionsmoment und einen erhöhten Knieadduktionswinkel (Sosdian et al., 2014).

Zusätzliche klinische Relevanz

Im Vergleich zu gesunden Kontrollpersonen haben Menschen mit Kniearthrose im Allgemeinen eine geringere Muskelkraft, benötigen mehr Zeit zum Aufstehen aus dem Sitz (längere Sit-to-Stand-Zeit), größere Knieadduktionsmomente, Propriozeptionsdefizite und ein höheres Sturzrisiko (Sonoo et al., 2019; van Tunen et al., 2018). Eine schlechte präoperative Funktion und eine verminderte Kraft des Quadrizeps sind ebenfalls häufig und können zu suboptimalen Ergebnissen nach Knie-TEP führen (Devasenapathy et al., 2019). Dies hat einige Kliniker dazu veranlasst, sich für eine Prähabilitation vor der Operation auszusprechen, die Berichten zufolge zu einer erhöhten Beweglichkeit, einer verbesserten Quadrizepskraft und einer verkürzten Krankenhausaufenthaltsdauer nach der Operation führt (Moyer et al., 2017). Die Quadrizepskraft wurde sowohl 3 als auch 12 Monate postoperativ mit der funktionellen Leistungsfähigkeit korreliert. Yoshida et al. (2008) fanden heraus, dass eine verbesserte Quadrizepskraft zu signifikant besseren Werten beim „Timed up and go"-Test, beim Treppensteigen und beim 6-Minuten-Gehtest führte.

Bewegungsinterventionen nach der Operation sollten sich auf die Verbesserung von Schmerzen, körperlicher Funktion, Beweglichkeitsdefiziten, Kniestreckkraft, aktivem Bewegungsumfang bei der Knieflexion, Gehgeschwindigkeit, Gleichgewichtsfähigkeit, Propriozeption und Sturzrisiko konzentrieren (Bragonzoni et al., 2019; di Laura Frattura et al., 2018; Umehara und Tanaka, 2018). Ein weiteres Ziel von Übungsbehandlungen sollte jedoch die Verbesserung des Umfangs der Kniegelenkstreckung sein, das nachweislich die Leistung und Funktion der Knieextensoren verbessert (Pua et al., 2013). Der verfügbare Extensionsumfang im Knie ist ein entscheidender Faktor für die Dominanz des Beins beim Stehen und Gehen. Harato et al. (2010) verglichen die Belastungsstrategien von Personen mit der Diagnose einer bilateralen Arthritis, die sich einer unilateralen Knie-TEP unterzogen hatten. Ihre Ergebnisse deuten darauf hin, dass Patienten, die während der Standphase über einen ausreichenden Extensionsumfang im Kniegelenk verfügen, die operierte untere Extremität als dominante Seite nutzen, und dass Patienten mit einem verminderten Extensionsumfang die kontralaterale Extremität stärker belasten, was deren Abnutzung verstärken könnte (Harato et al., 2010).

Hohe Tibia-Osteotomie und unikompartimentelle Knieendoprothese

Bei Patienten mit mittelschwerer Kniearthrose besteht Unklarheit über eine chirurgische oder nicht-chirurgische Behandlung (Palmer et al., 2019). Bei symptomatischen Knien, insbesondere solchen, bei denen eine nicht-chirurgische Behandlung fehlgeschlagen ist, sind chirurgische Optionen die hohe tibiale Osteotomie (HTO) und die unikompartimentelle Knieendoprothese (UKA). Die HTO ist ein chirurgisches Verfahren zur Veränderung des knöchernen Alignments und zur Verringerung des Varuswinkels des Kniegelenks, bei dem die Weichteile nur minimal geschädigt werden und die Stabilität des Knies nur geringfügig beeinträchtigt wird. Das Ziel einer HTO ist es, die Belastung gleichmäßig auf das mediale und das laterale Kompartiment des Knies zu verteilen. Es gibt 2 Haupttypen von Osteotomien bei Gonarthrose: Ein Knochenkeil wird entweder in die Tibia eingesetzt (Opening-Wedge-Technik) oder aus dieser entfernt (Closing-Wedge-Technik). Bei einem Opening Wedge wird die Tibia inzidiert, und die beiden Teile werden auseinander geschoben. Der keilförmige Raum wird dann mit einem Knochentransplantat aufgefüllt. Bei der Closing-Wedge-Technik werden zwei Inzisionen durchgeführt und ein keilförmiges Knochenstück entfernt; die beiden Flächen werden dann zusammengeführt, wodurch die gewünschte Winkeländerung entsteht. Bei beiden Operationstechniken muss der Knochen fixiert werden, in der Regel mittels einer Platte und Schrauben. ➤ Abb. 7.5 zeigt ein Beispiel dafür, wie eine HTO erfolgreich das externe Adduktionsmoment reduziert und die Varusausrichtung am Knie von 11° auf 1,5° verändert hat.

Eine systematische Übersichtsarbeit und Metaanalyse ergab, dass Patienten, die sich einer HTO unterzogen, unabhängig von der angewandten Technik hohe Raten bei der Rückkehr zum Sport (75,7 %) und zur Arbeit (80,8 %) sowie niedrige Komplikationsraten

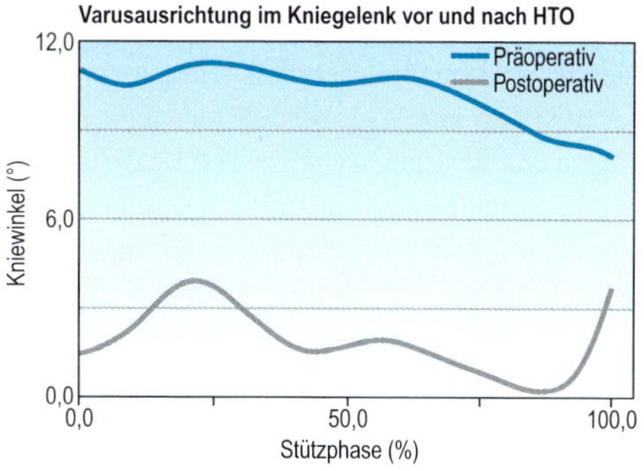

Abb. 7.5 Hohe tibiale Osteotomie (HTO): prä- und postoperatives Knie-Alignment.

aufwiesen. Ein Nachteil der HTO besteht darin, dass ein höheres Reoperationsrisiko für eine Knie-TEP besteht (Chen et al., 2020). Wenn eine Revisions-Knie-TEP-Operation erforderlich ist, sind die 10-Jahres-Überlebensraten, die Ergebnismessung, der Extensionswinkel und die Röntgenergebnisse ähnlich wie bei einer primären Knie-TEP. Allerdings sind die Operationszeit länger, die Infektionsrate höher und der Beugewinkel schlechter (Sun et al., 2020). Inzwischen besteht Konsens darüber, dass die HTO bei jüngeren Patienten mit Kniearthrose als Alternative zur Knie-TEP angesehen werden kann (He et al., 2021).

Eine 2. Option ist die unikompartimentelle Knieendoprothese (UKA) oder der partielle Knieersatz, bei dem nur der Knorpel des geschädigten Kompartiments (in der Regel medial) wiederhergestellt wird. Während es keine signifikanten Unterschiede in der vertikalen Bodenreaktionskraft oder der Gesamtkinematik in der Sagittalebene zwischen UKA-Patienten und gesunden Kontrollpersonen beim Gehen in der Ebene zu geben scheint, hat die UKA-Gruppe eine langsamere Gehgeschwindigkeit, eine geringere Schrittfrequenz und eine kürzere Schrittlänge (Kim et al., 2018). Beim Vergleich der Ergebnisse von UKA mit Knie-TEP zeigen sich keine signifikanten Unterschiede in der Gesamtkinematik oder der Gehgeschwindigkeit beim Gehen in der Ebene, und die UKA kann eine längere Schrittlänge zur Folge haben (Nha et al., 2018). Außerdem bleibt beim UKA-Verfahren mehr Knochenmasse erhalten und eine Durchtrennung des Kreuzbandes ist nicht erforderlich. Bei UKA kann das Gelenk jedoch ungleichmäßig abgenutzt werden, und es besteht ein erhöhtes Revisionsrisiko (He et al., 2021).

Beim Vergleich von UKA und HTO ergab eine kürzlich durchgeführte systematische Überprüfung und Metaanalyse, dass beide Techniken zufriedenstellende funktionelle Ergebnisse erbrachten. Bei der UKA treten im Vergleich zur HTO weniger Komplikationen und Revisionen auf. Die HTO erzielte jedoch einen besseren Bewegungsumfang und könnte für Patienten mit hohen Aktivitätsanforderungen geeignet sein (Cao et al., 2018). Eine andere systematische Übersichtsarbeit zeigte, dass die Patienten, die sich einer HTO unterzogen, körperlich aktiver waren als solche, die sich einer UKA unterzogen, dass aber die UKA-Patienten im Vergleich zu den HTO-Patienten insgesamt eine größere Steigerung der körperlichen Aktivität zeigten (Belsey et al., 2021).

7.2.3 Nicht-chirurgische Behandlung von Kniearthrose

Die nicht-chirurgische Behandlung der Kniearthrose umfasst Gewichtsreduktion, manuelle Therapie, Bewegung und Muskelkräftigung, Patientenaufklärung, Orthesen, Gangschulung und pharmakologische Maßnahmen.

Gewichtsreduktion

Fettleibigkeit ist weithin als einer der Risikofaktoren für das Auftreten von Kniearthrose anerkannt (Lau et al., 2000). Adipositas erhöht die mechanische Belastung eines gewichtstragenden Gelenks über dessen Möglichkeiten hinaus. Bei einem Gewichtsverlust von 1 kg kann das Knie bei körperlicher Aktivität um das 4-Fache entlastet werden (Kuster, 2002). Eine Verringerung des Körpergewichts reduziert direkt die Größe der Bodenreaktionskräfte bei Bewegungen wie dem Gehen, und es wird geschätzt, dass der Betrag der Bodenreaktionskraft 30 % der maximalen Gelenkkontaktkräfte beim Gehen in der Ebene ausmacht, wobei die Nettomuskelkräfte die restlichen 70 % ausmachen (Kuster, 2002).

Eine Studie über ein Programm zur Gewichtsreduktion bei 157 adipösen Patienten mit Kniearthrose ergab eine Abnahme des Körpergewichts um 13,5 % über 16 Wochen. Entsprechend reduzierte sich die Belastung des Kniegelenks um 7 %, es kam zu einem um 13 % geringeren axialen Impuls und einer Verringerung des internen Knieabduktorenmoments um 12 % (Aaboe et al., 2011). Trotz der geringeren Belastung haben neuere Studien jedoch gezeigt, dass eine Gewichtsreduktion bei Menschen mit Arthrose im Vergleich zu einer Minimalversorgung nur geringe bis mäßige Verbesserungen in Bezug auf Schmerzen und Behinderung bewirkt (Robson et al., 2020).

Manuelle Therapie und Bewegungsinterventionen

Manuelle Therapie, einschließlich Weichteilmobilisierung, Gelenkmobilisierung und Massage, kann Schmerzen und Beweglichkeitsdefizite lindern und die körperliche Funktion von Menschen mit Kniearthrose verbessern (Xu et al., 2017). Diese Techniken werden in der Regel durchgeführt, um die Symptome zu lindern oder die Beweglichkeit vor dem Training zu verbessern, was der Hauptzweck der Rehabilitation ist. Die Teilnahme an Bewegungsprogrammen kann die körperliche Funktion verbessern, Schmerzen lindern und sich auf psychosoziale Bereiche wie Depressionen auswirken sowie die Selbstwirksamkeit und die soziale Teilhabe verbessern (Bartholdy et al., 2017). Die Beratung und Bestätigung, dass und wie Bewegung die Kontrolle der Symptome unterstützen kann, kann die Therapieadhärenz der Patienten verbessern (Hurley et al., 2018). Trotz der Vorteile eines allgemeinen Trainingsprogramms ergab eine systematische Übersichtsarbeit, die sich speziell mit der Kräftigung befasste, dass sich die Kraft nach dem Training zwar verbesserte, aber kein signifikanter Einfluss auf Schmerzen oder Beeinträchtigungen zu verzeichnen war.

Schienen und Fußorthesen

Orthesen und Schuheinlagen werden ebenfalls häufig bei Patienten mit Kniearthrose eingesetzt und können die auf das Knie einwirkenden äußeren Kräfte beeinflussen, entweder durch direkte Anwendung eines Kräftesystems oder durch indirekte Änderung der Wirkungslinie der Bodenreaktionskraft. Valgus-Knieorthesen werden eingesetzt, um das schmerzhafte Kompartiment durch proximal und distal auf das Kniegelenk einwirkende Biegemomente zu entlasten und die Varusdeformität zu reduzieren (Pollo, 1998). Es hat sich gezeigt, dass eine Schienung den Grad der Varusdeformität um 3° und das Adduktionsmoment des Knies um 14,5 % reduzieren kann, was eine erhebliche Schmerzlinderung zur Folge hat (Jones et al., 2013). Während die Valgus-Entlastungsorthese eine wirksame Behandlung zur Verbesserung der Schmerzen bei medialer Kniearthrose darstellt, ist der Effekt in Bezug auf die funktionellen Ergebnisse und die Gelenksteife weniger klar (Gohal et al., 2018). Weiche Orthesen (Soft Bracing) haben nicht die biomechanische Wirksamkeit, die eine Valgus-Entlastungsorthese bietet. Es zeigte sich jedoch, dass weiche Orthesen mäßige Auswirkungen auf Schmerzen und geringe bis mäßige Auswirkungen auf die selbst berichtete körperliche Funktion bei Patienten mit Kniearthrose haben (Cudejko et al., 2018). Schuheinlagen in Form eines seitlichen Keils mit einem dickeren seitlichen Rand unter der Ferse wurden ebenfalls verwendet, um die Biomechanik des Knies zu beeinflussen. Dabei wird ein Valgusmoment auf die Ferse ausgeübt, um sie in eine evertierte Position zu bringen. Diese Schuheinlagen reduzieren nachweislich den Adduktionswinkel des Knies und das externe Moment, die Auswirkungen auf Schmerzen und Funktion sind jedoch weniger klar (Shaw et al., 2018; Zafar et al., 2020).

Änderung des Gangbilds

Maßnahmen zur Veränderung des Gangbildes werden häufig als nicht-invasive Lösung angesehen, die das Risiko des Krankheitsausbruchs verringern, das Fortschreiten der Krankheit verzögern und Schmerzen lindern kann. Gangmodifikationen zielen darauf ab, das Bewegungsmuster durch subtile Veränderungen der Kinematik zu optimieren und sowohl bei neurologischen als auch bei muskuloskelettalen Erkrankungen funktionelle Bewegungen zu trainieren. Maßnahmen zur Veränderung des Gangbildes sind kein neues Konzept, und in einer systematischen Übersicht wurden 14 verschiedene Gangmodifikationen zur Verringerung des Kniemoments in der Frontalebene bei Kniearthrose identifiziert und diskutiert (Simic et al., 2011).

Gangmodifikationen sind eine Kombination komplexer, aber subtiler kinematischer Veränderungen, die auch Auswirkungen auf die Momente in der Sagittal- und Transversalebene haben können (Walter et al., 2010; Erhart-Hledik et al., 2015). Am wichtigsten ist, dass eine durch ein verändertes Gangmuster herbeigeführte Verringerung von Bewegungen in der Frontalebene auf Kosten einer Zunahme in der Sagittal- und Transversalebene oder sogar an benachbarten Gelenken gehen kann. Diese Überlegungen stellen die ausschließliche Verwendung der Spitzenwerte der Momente in der Frontalebene in Frage und legen nahe, dass die Nettosumme aller 3 kniebelastenden Momente, die während des Gangs auf das Gelenk wirken, als ein robusterer Ergebnisparameter betrachtet werden sollte.

Es gibt 2 Möglichkeiten des Feedback gibt es, um eine Gangbildänderung zu trainieren. Indirekte Rückmeldungen geben Aufschluss über die kinematischen Strategien, die die Belastung des Knies verändern sollen, d. h. das seitliche Schwanken des Rumpfes (implizite Instruktion). Direkte Rückmeldungen liefern Informationen über den spezifischen Parameter, der geändert wird, oder über die Ergebnismessung der Kniebelastung (ausdrückliche Instruktion). In der Arthroseforschung wird den Teilnehmern in der Regel ein indirektes Feedback gegeben, was jedoch zu widersprüchlichen Ergebnissen geführt hat. Gerbrands und Kollegen (2017) fanden heraus, dass sich die optimalen Strategien bei Patienten mit Kniearthrose unterscheiden, wenn ihnen 2 Gangmodifikationen angeboten werden: das seitliche Rumpfschwanken und der mediale Kniestoß. Indirektes Feedback erfordert nicht nur Vorkenntnisse und Beweise für spezifische kinematische Bewegungen, die das Gelenkmoment beeinflussen. Auch die Instruktion einer spezifischen kinematischen Strategie wird von den Patienten möglicherweise nicht so gut angenommen. Bei nicht beeinträchtigten Erwachsenen, die keine aktuellen Bewegungseinschränkungen haben, die ihre Fähigkeit zur Durchführung der einzelnen Gangmodifikationen einschränken würden, wurden große Unterschiede in den individuellen Ausführungsformen mehrerer vorgegebener Gangmodifikationen festgestellt (Lindsey et al., 2021). Diese großen Unterschiede in der Ausführungsform können innerhalb von Patientenpopulationen noch verstärkt sein, wenn heterogene Gruppen, aktuelle Gangkompensationen, wahrgenommene Anstrengung und zusätzliche schmerzbedingte Bewegungseinschränkungen vorliegen, die dazu führen können, dass eine bestimmte Vermeidungsstrategie nicht durchgeführt werden kann. Um diese Probleme zu überwinden, kann ein direktes Feedback eingesetzt werden, bei dem die Patienten ermutigt werden, ihre eigene Gangmodifikation zu entwickeln mithilfe eines direkten Feedbacks hinsichtlich des erwünschten Messergebnisses. Direkte Rückmeldungen haben nicht nur tendenziell zu einer stärkeren Verringerung der Kniemomentparameter geführt als indirekte Anweisungen (Barrios et al., 2010; Hunt et al., 2011; Shull et al., 2011), sondern fördern auch eine patientenspezifische, individualisierte Reaktion, die das Potenzial hat, das gewünschte Ergebnis und die Therapieadhärenz der Patienten zu verbessern. Die Technologie der Geräte mit Feedbackmöglichkeit, die das eigenständige Üben zu Hause unterstützen können, wird ständig weiterentwickelt. Die Beobachtung von Maßnahmen zur Verbesserung des Gangbildes im Alltag würde eine Fülle von Längsschnittdaten liefern, um das Einhalten von Programmen zur Veränderung des Gangbildes seitens der Patienten zu ermitteln und die Auswirkungen dieser Programme auf klinische Maßnahmen und das Fortschreiten der Krankheit zu verstehen.

KERNAUSSAGEN

- Es wird erwartet, dass die Häufigkeit von Knie-TEP-Operationen zahlenmäßig drastisch zunehmen wird.
- Die Knietotalendoprothetik ist eine wirksame Behandlung für symptomatische Kniearthrose im Spätstadium.
- Sowohl die HTO als auch die UKA sind bei mäßiger symptomatischer unikompartimenteller Kniearthrose wirksam.
- Sowohl nicht-chirurgische als auch chirurgische Verfahren können eine anatomische Neuausrichtung des Gelenks sowie eine Verringerung des Adduktionsmoments im Knie bewirken, was beides zur Schmerzreduktion führt.
- Die Teilnahme an Bewegungsprogrammen kann die körperliche Funktion von Patienten verbessern, Schmerzen verringern und sich auf psychosoziale Bereiche auswirken.
- Eine Gangschulung mit direktem Feedback kann die Kniemechanik und die klinischen Ergebnisse verbessern.

7.3 Gangmuster mit Prothese

Natalie Vanicek, Cleveland Barnett

7.3.1 Amputationen an der unteren Extremität und Prothesenkomponenten

Eine Amputation ist die chirurgische Entfernung eines Körperteils und führt zum Verlust eines Teils einer Gliedmaße oder der gesamten Gliedmaße, der zugehörigen Skelettstrukturen, der Muskelfunktion und der Propriozeption. Die meisten Amputationen werden an der unteren Extremität vorgenommen, und zwar auf verschiedenen Ebenen: oberhalb des Knies (Oberschenkelamputation), durch das Kniegelenk, unterhalb des Kniegelenks (Unterschenkelamputation), Exartikulation des Knöchels (Syme-Krankheit) oder Teilamputation des Fußes (Vorfuß/Zehne).

Meistens handelt es sich um unilaterale (einseitige) Amputationen; bilaterale (beidseitige) Amputationen sind weniger häufig. In den Industrieländern sind Diabetes mellitus und periphere Gefäßerkrankungen die Hauptursachen für Amputationen der unteren Extremität. Andere, weniger häufige Ursachen sind Traumata, Infektionen und Krebs. Das Ausmaß der Beschwerden und der körperlichen Anpassung nach einer Amputation hängt sowohl von internen Faktoren (Amputationshöhe, Muskelkraft) als auch von externen Faktoren (Prothesenkomponenten, Art der Befestigung) ab.

Menschen mit Unterschenkelamputation können oft lernen, mit einer Prothese sicher und bequem zu gehen. Eine Prothese besteht in der Regel aus einem Schaft, der sicher am Stumpf befestigt ist, einer Kniekomponente (bei Amputationen durch das Kniegelenk und höher), eines Verbindungselements (Rohradapter) und einer Knöchel-Fuß-Prothesenkomponente. Knie- und Fußgelenkprothesen umfassen einfache passive bis hin zu bionische Systeme. Die verschiedenen im Handel erhältlichen Knöchelprothesen unterscheiden sich hinsichtlich des Energiebetrags, der während der Standphase des Gangzyklus gespeichert und dann wieder freigesetzt wird. Knieprothesenkomponenten sind so konzipiert, dass sie die Stabilität in der Standphase verbessern; bei fortschrittlicheren Systemen wird darüber hinaus das Verhindern von Stolpern unterstützt. Es gibt auch Spezialprothesen für bestimmte Aktivitäten, z. B. spezielle Sportprothesen für den Sprint. Bei den Bauteilen für den Rohradapter handelt es sich in der Regel um starre Zylinder, sie können aber auch Längs- und Rotationsstöße dämpfen. Die Befestigung der Prothese erfolgt in der Regel durch Gurte, Hülsen oder Saug-/Vakuumverfahren. Bei der Osseointegration handelt es sich um eine Fixierungsmethode, bei der die Prothese direkt im gewichtstragenden Knochen verankert wird, sodass der Schaft entfällt. Dieses System wird häufiger bei Menschen mit einer nicht-gefäßbedingten Amputation und bei Amputationen der oberen Extremitäten eingesetzt.

7.3.2 Rehabilitation

Nach einer Amputation an der unteren Extremität übt der Betroffene zunächst das Gehen und die Gewichtsbelastung mit einer vorläufigen Prothese bzw. Interimsprothese. Eine Interimsprothese kann bereits 1 Woche postoperativ zum Einsatz kommen und hat Vorteile wie geringere Ödeme, schnellere Heilung des Stumpfes und weniger Zeit zwischen Operation und Gipsabdruck für die endgültige funktionelle Prothese (Redhead et al., 1978; Scott et al., 2000). Interimsprothesen unterscheiden sich je nach Amputationshöhe und bei Menschen mit Unterschenkelamputation auch nach der Bewegung im Kniegelenk (gelenkig oder nicht-gelenkig).

Die Forschung hat gezeigt, dass die Bauart der Interimsprothese für Menschen mit einer Unterschenkelamputation keine eindeutigen, langfristigen Vorteile bringt, ob sie nun einer Interimsprothese gehen, die eine Beugung und Streckung des Kniegelenks ermöglicht, wie die Amputee Mobility Aid (AMA) von Ortho Europe, oder mit einer Prothese, die das biologische Kniegelenk in Streckung hält, wie die Pneumatic Post Amputation Mobility (PPAM) von Ortho Europe. Bei der Entlassung aus der Rehabilitation wiesen Personen, die entweder das AMA- oder das PPAM-System nutzten, eine verbesserte Gehleistung auf mit Gehgeschwindigkeiten von etwa 0,71 m/s, und sie zeigten keine Unterschiede in zeitlich-räumlichen oder kinematischen Variablen trotz sehr unterschiedlicher Gangmuster mit den Interimsprothesen während der frühen Rehabilitation (Barnett et al., 2009). Ein ähnliches System wird bei Menschen nach einer Oberschenkelamputation angewandt: die Interimsprothese Femurett von Ortho Europe.

7.3.3 Zeitlich-räumliche Parameter

Prothesenträger weisen ein verändertes Gangbild auf und zeigen bei einseitiger Amputation häufig asymmetrische Profile zwischen der intakten und der betroffenen Seite. Menschen mit einer Amputation der unteren Extremität gehen langsamer als gleichaltrige, gesunde Menschen und verbrauchen mehr Stoffwechselenergie pro zurückgelegter Strecke (Waters und Mulroy, 1999). Menschen mit einer Oberschenkelamputation gehen oft langsamer (0,78–0,96 m/s) (Highsmith et al., 2010; Shirota et al., 2015) als Menschen mit einer Unterschenkelamputation (1,07–1,15 m/s) (De Asha und Buckley, 2015; Vanicek et al., 2009; Wong et al., 2015). Menschen mit einer nicht-traumatischen Amputation gehen in der Regel langsamer als Menschen, deren Amputation auf ein Trauma zurückzuführen ist und die häufig auch jünger sind. Die Höhe des Energieverbrauchs hängt von der Amputationshöhe sowie von der Masse, vom Alignment und den Trägheitseigenschaften der Prothese ab. Menschen mit einer einseitigen Amputation belasten ihre Prothese kürzer, was somit zu einer verkürzten Standphase im Vergleich zu ihrer intakten Extremität führt. Außerdem machen sie mit dem betroffenen Bein längere Schritte als mit dem intakten.

7.3.4 Kinematik

Menschen mit einer Unterschenkelamputation haben eine eingeschränkte Gelenkbeweglichkeit. Die Form des üblicherweise verwendeten Patellasehnenlagers kann den Bewegungsumfang des Kniegelenks einschränken, insbesondere die Kniebeugung bei komplexeren Aufgaben wie dem Treppauf- und -absteigen. Menschen mit Unterschenkel- und Oberschenkelamputationen zeigen beim Übergang von der Zweibeinstützphase zur Schwungphase in der Regel keine Plantarflexion des Sprunggelenks. Dies ist darauf zurückzuführen, dass der Prothesenfuß keine aktive Plantarflexion zulässt. Ohne die notwendige Energieerzeugung für den Abstoß müssen die Muskeln proximal der Amputationsstelle die unzureichende/fehlende Funktion des Sprunggelenks kompensieren. Diese Kompensationen werden in der Regel von der Hüftmuskulatur geleistet. Die Muskeln, die das Kniegelenk umgeben, sind bei Menschen mit Unterschenkelamputation relativ unverändert, mit Ausnahme des Gastrocnemius, dennoch treten kinematische Anpassungen auf.

Einige Studien haben gezeigt, dass Personen mit einer Unterschenkelamputation keine normale Kniebeugung in der Standphase haben (Powers et al., 1998; Sanderson und Martin, 1997). Dies könnte zum Teil auf eine Schwäche der Kniegelenkextensoren zurückzuführen sein, die sich in dieser Phase des Gangzyklus exzentrisch zusammenziehen müssen, oder auf ein Gefühl der Instabilität, das zu einem Sturz führen könnte. Die Kniegelenkextensoren weisen häufig eine erhebliche Atrophie auf, die auf fehlenden Gebrauch und Schwäche zurückzuführen ist. D*er Erhalt des Kniegelenks in einer relativ gestreckten Position erleichtert die Stabilisierung beim Übergang vom Beginn der Zweibeinstützphase zur Einbeinstützphase des betroffenen Beins. Die Kinematik des Hüftgelenks liegt in der Regel im normalen Bereich, obwohl die Hüftstreckung beim Vorschwung reduziert sein kann. Diese Adaptation des Gangmusters könnte mit einer langsameren Gehgeschwindigkeit, einer geringeren Schrittlänge, einer stärkeren Beckenkippung, Kontrakturen der Hüftgelenkflexoren oder einer Kombination dieser genannten Faktoren zusammenhängen.

7.3.5 Kinetik

Die Untersuchung der Bodenreaktionskraftprofile, der Gelenkmomente und des Kraftniveaus von Menschen mit Amputation an der unteren Extremität könnte Aufschluss über interne Anpassungsmechanismen geben, die infolge der Amputation auftreten. Die Antriebskräfte und -impulse der betroffenen Extremität sind reduziert, was auf das Fehlen der krafterzeugenden Plantarflexoren zurückzuführen ist, während Bremskraft und -impuls beim Gehen in der Ebene nicht allzu sehr von denen der intakten Gliedmaße abweichen. Die vertikalen Spitzen der Bodenreaktionskraft auf der betroffenen Seite sind abgeflacht und weniger stark ausgeprägt; sie weisen nicht das typische Profil eines „Doppelhöckers" auf, das bei gesunden Probanden zu beobachten ist. Dies könnte zum Teil auf eine langsamere Gehgeschwindigkeit zurückzuführen sein, aber auch auf den Versuch, die Belastung der Schnittstelle Stumpf/Prothesenschaft zu verringern.

Interne Gelenkmoment- und Kraftprofile veranschaulichen einige kompensatorische Anpassungen im Zusammenhang mit dem Verlust der Muskulatur auf transtibialer oder transfemoraler Ebene. ➤ Abb. 7.6 zeigt die Hüft-, Knie- und Sprunggelenkwinkel in der Sagittalebene (a), die Gelenkmomente (b) und die Gelenkkräfte (c) der Prothese von 8 Teilnehmern beim Gehen. Die Teilnehmer mussten sich einer Oberschenkelamputation unterziehen und wurden mit einer Knieprothese ausgestattet: entweder mit dem C-Leg (einem mikroprozessorgesteuerten Knie) oder dem Mauch SNS (einem nicht mikroprozessorgesteuerten Knie). Das Hüftgelenk spielt eine wichtige Rolle beim Vorschwung, indem die Hüftflexoren konzentrisch kontrahieren, um bei fehlender aktiver Plantarflexion

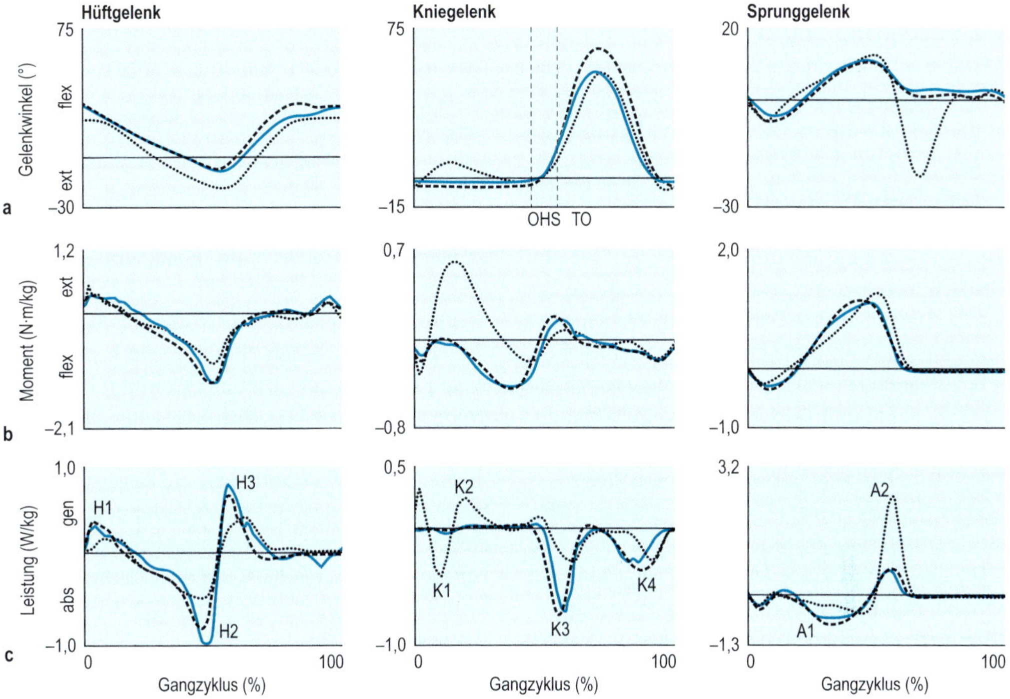

Abb. 7.6 Kinematik und Kinetik verschiedener Prothesenmodelle: C-Leg *(durchgezogene Linie)* im Vergleich mit dem System Mauch SNS *(gestrichelte Linie)* und einer Kontrollgruppe *(gepunktete Linie)* (nach Segal et al., 2006). Für alle Probanden und Versuche sind die durchschnittlichen Winkelkurven (a), Momentkurven (b) und Leistungskurven (c) für Hüft-, Knie- und Sprunggelenk bei einer kontrollierten Gehgeschwindigkeit (1,11 ± 0,1 m/s) dargestellt.
H1 = Maximale Leistung der Hüfte in der Sagittalebene in der frühen Standphase (+)
H2 = Maximale Leistung der Hüfte in der Sagittalebene in der mittleren Standphase (–)
H3 = Maximale Leistung der Hüfte in der Sagittalebene in der späten Standphase (+)
K1 = Maximale Leistung des Knies in der Sagittalebene in der frühen Standphase (–)
K2 = Maximale Leistung des Knies in der Sagittalebene in der mittleren Standphase (+)
K3 = Maximale Leistung des Knies in der Sagittalebene in der späten Standphase (–)
K4 = Maximale Leistung des Knies in der Sagittalebene in der späten Standphase (–)
A1 = Maximale Leistung des Sprunggelenks in der Sagittalebene in der frühen Standphase (–)
A2 = Maximale Leistung des Sprunggelenks in der Sagittalebene in der späten Standphase (+) OHS = kontralateraler Fersenauftritt; TO = Zehenabdruck. (+) = erzeugte Leistung; (–) = absorbierte Leistung.

des Sprunggelenks einen ausreichenden Abstand des Fußes vom Boden zu gewährleisten. Dies zeigt sich durch ein größeres Hüftbeugemoment und einen höheren Kraftaufwand (mit H3 gekennzeichnet in ➤ Abb. 7.6) auf der Prothesenseite im Vergleich zu nicht amputierten Probanden. Die Momente und Kräfte des Kniegelenks auf der Prothesenseite sind während der Standphase in der Regel sehr gering oder gehen gegen Null. Indem das Prothesenknie in einer gestreckteren Position gehalten wird, ist der Momentarm zwischen dem Kniegelenk und dem Bodenreaktionskraftvektor relativ kurz, was zu kleinen Kniegelenkmomenten und damit Gelenkkräften führt. Moment- und Kraftprofile des Sprunggelenks sind aufgrund der mechanischen Einschränkungen des Prothesenfußes wohl die am stärksten betroffenen Parameter der Gelenkkinetik. Ohne aktive Plantarflexion des Prothesensprunggelenks und bei unzureichender Krafterzeugung durch die fehlende Plantarflexormuskulatur ist das Sprunggelenkmoment der betroffenen Gliedmaße erheblich reduziert. In der Regel ist ein kleiner Energieabsorptionsschub durch die Prothese (A1) zu erkennen, der darauf zurückzuführen ist, dass der Prothesenfuß Energie absorbiert, wenn er sich in

Dorsalflexion in der Mitte bis zum Ende der Standphase verformt. Dies kann eine erwünschte Funktion des Prothesenfußes sein, um Energie zu speichern und wieder abzugeben. Abhängig von der mechanischen Energierückgewinnung ist die Kraftentfaltung des Sprunggelenks vor dem Schwung (A2) minimal, aber das hängt von der genauen Art der Sprunggelenk-Fuß-Komponente ab.

Im Vergleich zu gesunden Menschen weisen Menschen mit einer Amputation an der unteren Extremität ein verändertes Gangbild auf, können aber lernen, mit ihrer Prothese gut und sicher zu gehen. Der technologische Fortschritt konzentriert sich auf die Entwicklung und Verbesserung von Prothesenkomponenten und Passformen, um den Betroffenen ein natürliches und komfortables Gehverhalten zu ermöglichen. Andere neuere Forschungsarbeiten zielen auf die Verbesserung der Biomechanik des Gangs und des Gleichgewichts sowie auf die Verringerung der Sturzneigung ab, wobei personalisierte Trainingsprogramme eine langfristige Wirksamkeit zeigen (Schafer und Vanicek, 2021; Schafer et al., 2018).

7.3.6 Bewegungsmuster bei Aktivitäten des täglichen Lebens

Menschen mit einer Amputation an der unteren Extremität müssen zusätzliche Anpassungen ihres Gangmusters vornehmen, wenn sie auf schwierigerem Terrain unterwegs sind, z. B. beim Auf- und Abwärtsgehen auf geneigten Flächen oder beim Überwinden von Treppen. Beim Gehen auf einer Steigung ist die Instabilität in der Standphase auf der Prothesenseite größer, was sich in einer kürzeren Einbeinstützphase und geringeren Bodenreaktionskräften zeigt (Vickers et al., 2008). Menschen mit einer Unterschenkelamputation können eine verstärkte Kniebeugung des betroffenen Beins zeigen: Beim Bergaufgehen tritt dies nach dem 1. Bodenkontakt auf, beim Bergabgehen kann es jedoch während der späten Standphase bis zur frühen Schwungphase beobachtet werden. Menschen mit einer Oberschenkelamputation sind oft nicht in der Lage, das Knie während der Schwungphase auf der betroffenen Seite stärker zu beugen, insbesondere wenn sie eine nicht-mikroprozessorgesteuerte Kniekomponente tragen, und es kommt wahrscheinlich zu Kompensationen an der ipsilateralen Hüfte. Beim Bergabgehen ist es üblich, dass Prothesenträger ihre Schrittlänge verkürzen, um den Fuß besser zu positionieren und den Höhenunterschied leichter zu bewältigen. Außerdem halten sie das Knie auf der betroffenen Seite während der Belastung und der Standphase in einer gestreckteren Stellung (Vrieling et al., 2008).

Das Gehen auf Treppen ist mechanisch anstrengender als das Gehen in der Ebene, und die Wahrscheinlichkeit, zu stolpern und zu stürzen, ist auf einer Treppe sowieso größer – ein Risiko, das sich für Prothesenträger nochmals erhöht. Menschen mit einer Amputation an der unteren Extremität bewältigen Treppen tendenziell deutlich langsamer als Gesunde. Sie stützen sich vermehrt auf den Handlauf, um die untere Extremität zu entlasten, und zeigen oft alternative Strategien, wie z. B. die Verwendung eines sequenziellen Schritt-für-Schritt-Musters anstelle eines reziproken (alternierenden) Gangmusters, insbesondere beim Treppabgehen. Während der Rehabilitation wird Prothesenträgern in der Regel geraten, beim Treppaufgehen mit der stärkeren intakten Gliedmaße zu gehen, beim Abstieg jedoch mit der betroffenen Gliedmaße. Während der „Pull-up"-Phase des Treppensteigens erzeugt das Knie normalerweise Energie, um den Körper anzuheben (McFadyen und Winter, 1988). Eine Schwäche oder das Fehlen der Kniestrecker auf der amputierten Seite erfordert, dass die Aufgabe normalerweise von den ipsilateralen Hüftgelenkextensoren erfüllt wird. Beim Treppabgehen kann der Prothesenfuß nicht aktiv plantarflektieren, um den 1. Bodenkontakt mit dem Vorfuß herzustellen. Daher setzen Prothesenträger mit der Ferse oder dem Mittelfuß auf und halten das Knie der betroffenen Gliedmaße in einer gestreckten Position. Die Phase des kontrollierten Absenkens ist eine gefährliche Situation in der Standphase, in der das Knie gebeugt werden muss, um den Körper nach unten abzusenken, was in der Regel durch eine exzentrische Aktivierung der Kniestrecker geschieht. Diese Bewegung kann auf der betroffenen Seite vermieden werden, indem man mit der betroffenen Gliedmaße den Abwärtsschritt vollführt, die Kniestreckung beibehält und eine sicherere Schritt-für-Schritt-Strategie verwendet (Vanicek et al., 2015).

Die Sicherheit beim Gehen auch in schwierigeren Umgebungen kann durch gezielte und kontinuierliche Kräftigung der Muskeln der unteren Extremität in den intakten und betroffenen Segmenten, insbesondere in der Hüfte und im Knie, verbessert werden. Eine größere Verfügbarkeit von funktionell fortschrittlichen Prothesenkomponenten, wie z. B. hydraulischen und mikroprozessorgesteuerten Komponenten, könnte die Gangstabilität vieler Prothesenträger verbessern. Andere Strategien umfassen die Verwendung von Gehhilfen und/oder Handläufen oder Haltegriffen, ausreichendes Licht für die wichtige visuelle Rückmeldung und die Anwendung alternativer, sicherer Bewegungstechniken nach Bedarf.

7.3.7 Messung der Gangparameter

Bei der Durchführung von Ganganalysen bei Menschen mit Amputation der unteren Gliedmaßen sollten einige spezifische biomechanische Überlegungen angestellt werden. Diese Überlegungen beziehen sich im Wesentlichen auf die Tatsache, dass es sich um starre Segmente handelt. Diese Annahme gilt nicht mehr an der Schnittstelle zwischen Prothese und Stumpf sowie bei Prothesenkomponenten, die speziell auf Beweglichkeit und Verformung ausgelegt sind. Dies ist problematisch für differenziertere biomechanische Analysen, etwa die Berechnung von Gelenkmomenten und -kräften. Es wurden jedoch Methoden entwickelt, die diese Analysen unter Berücksichtigung der spezifischen Eigenschaften von Prothesenkomponenten ermöglichen (Takahashi et al., 2012). In immer mehr Studien wird ein Aktivitätsmonitoring eingesetzt, um das Verhalten von Menschen mit Gliedmaßenverlusten in der Freizeit zu bewerten. So hat zum Beispiel ein solches Aktivitätsmonitoring gezeigt, dass die Anzahl der zurückgelegten Schritte von Menschen mit Oberschenkelamputation eng mit der Einstufung ihrer funktionellen Fähigkeiten zusammenhängt. Über einen Zeitraum von 12 Monaten lag die durchschnittliche tägliche Schrittzahl in den Gruppen mit der niedrigsten bzw. höchsten Mobilitätsklassifizierung zwischen 1150 und 2560 (Halsne et al., 2013). In einer anderen Studie wurde festgestellt, dass Erwachsene über 50 Jahre mit einer Unterschenkelamputation im Durchschnitt sich im Durchschnitt 30 min pro Tag fortbewegten und dabei weniger als 1800 Schritte zurücklegten, was das weitgehend sitzende Verhalten dieser Gruppe widergibt (Vanicek et al., 2021).

KERNAUSSAGEN

- Im Vergleich zu gesunden Menschen weisen Menschen mit einer Amputation der unteren Gliedmaßen ein verändertes Gangbild auf, können aber lernen, mit ihrer Prothese gut und sicher zu gehen.
- Der technologische Fortschritt konzentriert sich auf die Entwicklung und Verbesserung von Prothesenkomponenten und Passform, um ein möglichst natürliches und komfortables Gehverhalten zu gewährleisten.
- Die jüngere Forschung hat sich auf die Verbesserung der funktionellen Leistungsfähigkeit und die Verringerung der Sturzneigung der Patienten konzentriert, insbesondere bei älteren Menschen nach einer gefäßbedingten Amputation.
- Anspruchsvollere Aktivitäten des täglichen Lebens, wie z. B. das Bewältigen von Steigungen und Treppen, erfordern komplexere kompensatorische Gangmuster und möglicherweise stärker an der Sicherheit orientierte Strategien.

7.4 Management von Orthesen

Jim Richards, June Hanks, Ashley Schilling

Zu den Orthesen für die untere Extremität gehören externe Schienen und Schuheinlagen, die verwendet werden, um die primäre Beeinträchtigung zu verringern, sekundäre Beeinträchtigungen zu verhindern und das Gangbild und die Ausführung von Aktivitäten des täglichen Lebens zu verbessern (Aboutorabi et al., 2017; Caliskan Uckun et al., 2014). Diese Hilfsmittel beeinflussen die Biomechanik der unteren Extremität, indem sie das Alignment kontrollieren oder unterstützen. Orthesen werden aus Leder, Metall und duroplastischen Materialien hergestellt. Die meisten modernen Orthesen für die untere Extremität bestehen jedoch aus leichten thermoplastischen Kunststoffen oder Kohlefaserverbundwerkstoffen unterschiedlicher Bauart, die je nach den biomechanischen Bedürfnissen des Patienten zum Einsatz kommen.

7.4.1 Fußorthesen

Es handelt sich um geformte Einlagen für den Schuh, die den Fuß entlasten sollen:

- Sie halten den Fuß in Position.
- Sie verändern die Fußstellung.
- Sie entlasten einen Teil des Fußes.

- Sie verändern den Bewegungsumfang des gesamten Fußes oder zwischen den verschiedenen Fußsegmenten.
- Sie beeinflussen die Wirkungsrichtung der Bodenreaktionskraft.

Fußorthesen und stoßdämpfende Schuheinlagen werden häufig zur Vorbeugung und Behandlung vieler Muskel-Skelett-Erkrankungen der unteren Extremitäten eingesetzt. Fußorthesen können sich direkt auf die Fußsegmente auswirken, aber auch indirekt über das Becken und den unteren Rückenbereich bis hin zu den Schultern und zum Nacken erhebliche klinische Auswirkungen haben. Einlagen gibt es in vielen Formen und Ausführungen. Die Grundformen bestehen aus einfachen Keilen aus Ethylvinylacetat (EVA). Bei einigen handelt es sich um vorgefertigte, konturierte Hilfsmittel, die unter Umständen modifiziert werden müssen, um den Bedürfnissen des Patienten gerecht zu werden. Die Klassifizierungssysteme, die zur Einteilung von Schuheinlagen verwendet werden, berücksichtigen die Eigenschaften der verwendeten Materialien (z. B. weich, halbsteif oder starr) oder des Herstellungsverfahrens (z. B. geformt oder nicht geformt). Die Muskel- und Gelenkfunktion jedes einzelnen Patienten bestimmt, welche Art der Hilfsmittelversorgung am effektivsten ist, um die gewünschten Ergebnisse zu erzielen.

7

Obwohl die spezifischen Wirkmechanismen nicht vollständig geklärt sind, verändern Einlagen nachweislich die Druckverteilung im Fußsohlenbereich, das sensorische Feedback, die Muskelaktivität und die Kinematik der unteren Extremität beim Stehen, Gehen und Laufen. Stoßdämpfende Einlagen haben ein relativ flaches Profil. Sie bestehen aus weichen Materialien und werden vor allem zur Verringerung der Aufprallkräfte eingesetzt. Fußeinlagen über die volle Sohlenlänge (Vanicek et al., 2015) sind wirksam zur Linderung von Schmerzen im Zusammenhang mit Plantarfasziitis, insbesondere in Kombination mit Taping und nächtlichem Tragen von Dehnungsschienen (Schuitema et al., 2019). Fußorthesen und Knöchel-Fuß-Orthesen können auch dazu beitragen, das Fortschreiten der Deformität bei Erkrankungen wie der posterioren Tibiailisinsuffizienz zu begrenzen (Soliman et al., 2019).

Der Fuß ist ein äußerst komplexes System aus gelenkigen Segmenten. Die Bewegungen des Fußes und des Sprunggelenks lassen sich daher nicht vollständig durch Rotationen um eine einzige Achse erklären, sondern durch eine Kombination von Bewegungen in allen 3 Ebenen. Diese Komplexität macht die biomechanische Beurteilung des Fußes und die Wirkung von Schuheinlagen zu einer besonderen Herausforderung. Fortschritte in der Technologie, die eine Analyse über ein einzelnes Segment hinaus ermöglichen, tragen des Weiteren zu unserem Verständnis der Fußfunktion und der Auswirkungen der Einlagenversorgung bei.

7.4.2 Knöchel-Fuß-Orthesen

Knöchel-Fuß-Orthesen („Ankle-Foot Orthoses", AFO) umfassen einen Großteil des Unterschenkels und des Fußes und können vorgefertigt (konfektioniert), aus vorgeformten „Rohlingen" oder Einzelteilen individuell an den Patienten hergestellt, oder individuell auf die Gliedmaßen des Patienten angepasst produziert werden. Obwohl es keine standardisierte Einteilung von AFOs gibt, seien die folgenden Designs aufgeführt: starre AFOs, AFOs mit hinterer Blattfeder (flexible Kunststoffschalenorthesen), Scharnier-AFOs, Spiral-AFOs, Bodenreaktions-AFOs und supramalleolare AFOs. In ➤ Tab. 7.1 sind die wichtigsten Indikationen und besonderen Überlegungen zu den verschiedenen Ausführungen beschrieben.

Starre AFOs zielen darauf ab, Bewegungen, um das Sprunggelenk und den Fuß in allen Ebenen zu blockieren (Totah et al., 2018; Abe et al., 2009). Sie bestehen in der Regel aus geformtem Kunststoff und erstrecken sich über die Rückseite des Beins und unter der gesamten Länge der Fußsohle oder bis zum Großzehengrundgelenk. Starre AFOs sind so konzipiert, dass sie ein durch die Bodenreaktionskraft um den Knöchel erzeugtes Dorsalflexionsmoment unterstützen, indem sie eine nach hinten gerichtete Kraft auf den vorderen Tibiariemen ausüben, die eine Tibabewegung über den Fuß verhindert oder einschränkt. Auf diese Weise erzeugt die Steifigkeit der starren Knöchelorthese ein Plantarflexionsmoment, das dem Moment um das Sprunggelenk aus der Bodenreaktionskraft entgegenwirkt. Starre AFOs können verwendet werden, um die Kniebeugung zu verhindern, indem der Bein-Fuß-Winkel in eine leichte Plantarflexion gebracht wird. Bei einer übermäßigen Kniebeugung kann jedoch eine Knie-Knöchel-Fuß-Orthese (KAFO) erforderlich sein, um eine direktere Kontrolle zu ermöglichen. Der

Tab. 7.1 Arten von Knöchel-Fuß-Orthesen

Typ	Kennzeichen	Primäre Indikation
Starre AFO	Schränkt die Bewegung in der Sagittal-, Koronal- und Transversalebene ein/blockiert sie	• Dorsalflexoren und Plantarflexoren im Sprunggelenk schwach/fehlen • Schwere Spastik, die in der Schwung- und der Standphase eine Spitzfußstellung verursacht • Kniegelenkextensoren schwach • Propriozeptiver Empfindungsverlust
AFO mit hinterer Blattfeder	Unterstützt die Dorsalflexion in der Schwungphase und sorgt für Inversions- und Eversionsstabilität in der Standphase	• Schwache oder fehlende aktive Dorsalflexion bei guter Pronations-/Supinationsstabilität • Erfordert einen neutralen Dorsalflexionsbereich in der Fußmitte
Scharnier-AFO	Ermöglicht die freie Bewegung in der Sagittalebene bei eingeschränkter Bewegung in der Koronal- und Transversalebene; kann die Bewegung in der Sagittalebene bei Bedarf durch Gelenkanschlag begrenzen	• Schwache mediale/laterale Knöchelstabilisatoren
Spiral-AFO	Kontrolliert die Bewegung in der sagittalen, koronalen und transversalen Ebene	• Motorische Schwäche, die alle Kompartimente des Knöchel-Fuß-Komplexes betrifft und schlaff oder leicht bis mäßig spastisch sein kann • Medial-laterale Instabilität in der Stütz- oder Schwungphase • Leicht verringerte motorische Leistung im Kniegelenk zusätzlich zur motorischen Schwäche im Sprunggelenk • Verlust der Propriozeption im Sprunggelenk
Bodenreaktions-AFO	Behält die Bodenreaktionskraft vor dem Kniegelenkzentrum bei	• Schwäche des Quadrizeps oder der Plantarflexoren
Supramalleolare AFO	Sorgt für Stabilität und verbessert die Ausrichtung des Fußes	• Pronation; Fußfehlstellung

Schuh kann mit einer wippenden Sohle ausgestattet werden, die die Vorwärtsbewegung des Körpers über das Standbein verbessert, indem sie die Vorwärtsbewegung des Schienbeins über den Fuß unterstützt. Dieses Design reduziert auch die exzentrische Arbeit, die von den Plantarflexoren des Sprunggelenks verlangt wird.

Hintere Blattfeder-AFOs, auch als flexible Kunststoffschalenorthesen bekannt, unterstützen die Dorsalflexion während der Schwungphase und bieten gleichzeitig eine gewisse Stabilität für die Inversion/Eversion des Sprunggelenks während der Standphase. Posteriore Blattfeder-AFOs sind in der Regel zu flexibel, um in der Transversalebene Halt zu geben, obwohl dies zum Teil von den *Schnittlinien* oder der Breite und Dicke des Blattfedermaterials abhängt (➤ Abb. 7.7). Die Dicke der „Trim Line" (Beschnittlinie) muss so gewählt werden, dass die Dorsalflexion während der Schwungphase unterstützt wird, um ein Absinken des Fußes zu verhindern. Gleichzeitig muss das Gewicht des Fußes gestützt und/oder eine spastische Aktivität der Plantarflexoren des Sprunggelenks verhindert werden. Eine breitere „Trim Line" kann erforderlich sein, um der exzentrischen Bewegung der Plantarflexoren während der Standphase zu widerstehen, was einen größeren Widerstand gegen die Dorsalflexionsbewegung bietet und somit die Kontrolle der Bewegung über das Standbein verbessert. AFOs mit hinteren Blattfedern erfordern eine gute Kniestabilität, ein ROM der Dorsalflexion bis zur neutralen Position in der Mitte der Standphase; eine signifikante Varus- oder Valgusstellung des Fußes sowie eine Spastik dürfen nicht vorhanden sein.

Die Knöchelorthese mit Scharnier, die mit einem uneingeschränkten oder einem unterstützten Gelenk ausgestattet werden kann, ist so konzipiert, dass sie die

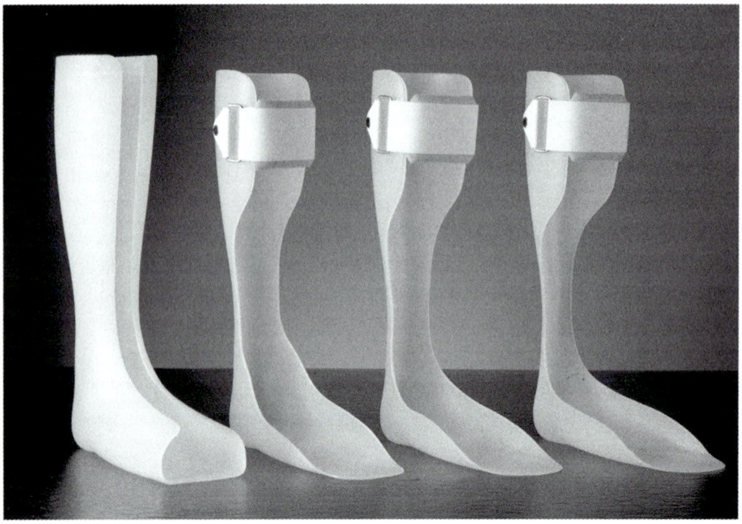

Abb. 7.7 Geformte Kunststoff-Knöchel-Fuß-Orthesen (AFOs) von Otto Bock. Ganz links: starr; Mitte: alternative „Trim Lines"; ganz rechts: hintere Blattfeder-AFO.

Bewegung des Sprunggelenks in Plantarflexion und Dorsalflexion zulässt und gleichzeitig die Pronations-/Supinations- und Inversions-/Eversionsbewegung des Sprunggelenks blockiert. Wenn eine Kontrolle der Bewegungen in der Sagittalebene erforderlich ist, können Plantarflexions- und/oder Dorsalflexionsanschläge am Gelenk angebracht werden, um einen verfügbare Bewegungsumfang einzustellen, der auf das Ausmaß der erforderlichen Kontrolle abgestimmt ist. Ein Dorsalflexionsanschlag kann so eingestellt werden, dass er die Tibiaprogression über den Fuß und folglich das Kollabieren des Knies in Flexion einschränkt, aber dennoch eine gewisse Vorwärtsbewegung der Tibia über den Fuß zulässt (Balaban et al., 2007). Bei der Konstruktion von Scharnierfußorthesen werden entweder Metall- oder Kunststoffscharniere verwendet, wobei Metallscharniere eine größere Steifigkeit bieten, um Bewegungen in der Koronal- und Transversalebene zu verhindern, während Kunststoffscharniere ein niedrigeres Profil und einen besseren Sitz im Schuh ermöglichen (Daryabor et al., 2018) (➤ Abb. 7.8).

Spiral-AFOs ermöglichen kontrollierte Bewegungen in der sagittalen, koronalen und transversalen Ebene. Die Strebe kann sowohl von der medialen als auch von der lateralen Seite der Fußplatte ausgehen, verläuft dann nach hinten um das Bein und endet auf Höhe des medialen Tibiakondylus. Das Design der Spiral-AFOs macht Metallscharniere überflüssig, da sie sich bei Belastung abwickeln, um eine Plantarflexion zu ermöglichen, und sich bei Entlastung wieder aufwickeln mit resultierender Dorsalflexion.

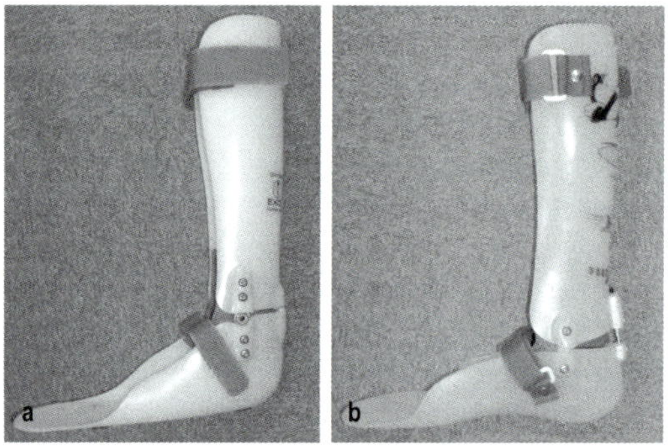

Abb. 7.8 Scharnierfußorthesen a) aus Metall, b) aus Kunststoff.

Weitere Orthesenmodelle, die in der Pädiatrie häufig verwendet werden, umfassen Bodenreaktions- und supramalleolare AFOs. Bodenreaktions-AFOs reichen von der Vorderseite des Knies bis zum Knöchel, um die Bodenreaktionskraft bei Belastung vor dem Kniegelenkzentrum aufrechtzuerhalten. Das Streckmoment im Knie und die Begrenzung der übermäßigen Dorsalflexion tragen zur Stabilität des Kniegelenks bei und erhalten die Länge der Hamstrings aufrecht, wodurch die Kniebeugung (gebückter Gang) während des Stands begrenzt wird. Supramalleolare AFOs stützen das Fußgewölbe, während sie eine neutrale Fersenstellung beibehalten und so eine übermäßige Pronation verhindern. Diese Orthesenmodelle sind in der Regel kleiner als andere AFOs und werden von den Benutzern im Allgemeinen gut toleriert.

7.4.3 Orthopädische Gehhilfen

Orthopädische Gehhilfen oder Gehstiefel und Vollkontaktschienen werden in der klinischen Praxis häufig zur Behandlung verschiedener Krankheiten und Verletzungen, einschließlich Diabetes und Knöchelbrüchen, eingesetzt. Gehstiefel (➤ Abb. 7.9) ermöglichen eine frühe Belastung und bieten gleichzeitig Schutz und Ruhigstellung für Fuß und Knöchel. Es hat sich gezeigt, dass die Verwendung von Gehstiefeln bessere klinische Ergebnisse in Bezug auf die Funktion des Sprunggelenks, die Knochenstärke und eine schnellere Knochenheilung ermöglicht, wobei sich die Lebensqualität der Betroffenen verbessert. Mehrere Studien haben die Verwendung von orthopädischen Gehhilfen und ihre Auswirkungen auf die Druckverteilung im Fußsohlenbereich (Crenshaw et al., 2004) und, in jüngerer Zeit, auf die Knie- und Hüftfunktion während des Gehens (Richards et al., 2016) untersucht. Die Ruhigstellung des Sprunggelenks hat zur Folge, dass sich die Knieflexions- und der Hüftextensionswinkel während der mittleren Standphase leicht erhöhen, während sich die Knieextensionsmomente deutlich erhöhen und die Hüftextensionsmomente verringern. Obwohl die verschiedenen Designs solcher Geräte sich optisch ähneln, gibt es Unterschiede in den Knie- und Hüftwinkeln und -momenten zwischen den verschiedenen Modellen, die auf subtile Unterschiede im Rockerprofil der Sohle und den Schienbeinneigungswinkeln zurückzuführen sind.

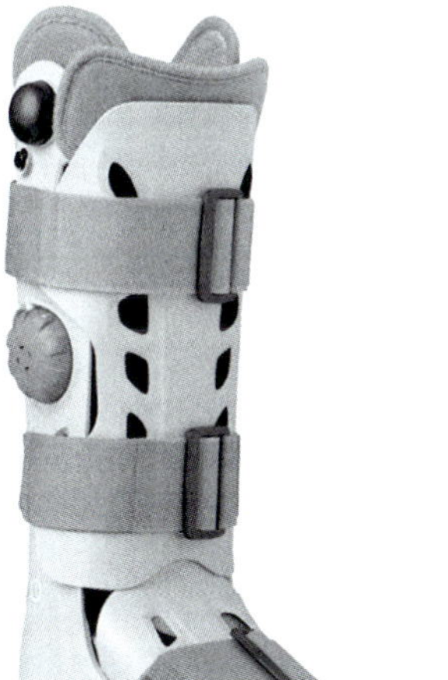

Abb. 7.9 Gehstiefel Aircast AirSelect Elite Orthotic Walker (DJO, LLC).

7.4.4 Knie-Knöchel-Fuß-Orthesen

Knie-Knöchel-Fuß-Orthesen (KAFOs) kombinieren die Vorteile von Knöchel-Fuß-Orthesen und Knieorthesen. Sie werden in der Regel eingesetzt, wenn größere Momente zur Kontrolle des Knies erforderlich sind und wenn ein erheblicher Mangel an Kontrolle und Stabilität im Sprung- und Kniegelenk besteht. Die KAFO kann aus Lederriemen und -polstern sowie seitlichen Metallstreben bestehen oder aus Kunststoff mit Metallscharnieren, die die beweglichen Teile bilden (➤ Abb. 7.10). KAFOs werden am häufigsten bei Rückenmarkverletzungen, Myelomeningozele,

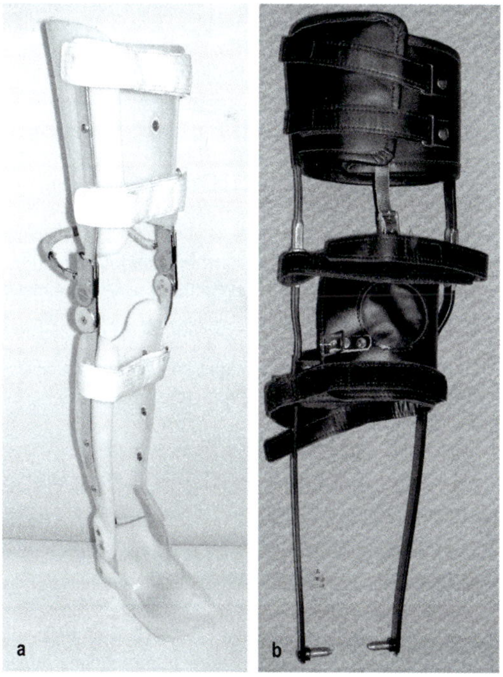

Abb. 7.10 Knie-Knöchel-Fuß-Orthesen (KAFO): a) kosmetische KAFO, b) konventionelle KAFO.

spinaler Muskelatrophie, Muskeldystrophie, Multipler Sklerose und Poliomyelitis eingesetzt.

KERNAUSSAGEN

- Verschiedene Konfigurationen von Knöchel-Fuß-Orthesen können verwendet werden, um die Bewegung im Sprunggelenk zu blockieren, die vorhandene Muskelfunktion zu unterstützen oder freie Bewegung innerhalb „sicherer" Grenzen zu ermöglichen.
- Die Verwendung von Knöchel-Fuß-Orthesen kann klinische Auswirkungen auf das Sprunggelenk, das Knie, die Hüfte und das Becken haben.
- Schuheinlagen können sich direkt auf die Fuß- und Knöchelbewegung und die Bodenreaktionskräfte auswirken und eine klinisch signifikante Wirkung auf die Kontrolle und Funktion von Knie, Hüfte und Becken haben.
- Die Art der Muskel- und Gelenkfunktion jedes einzelnen Patienten bestimmt, welche Form der Orthesenversorgung am effektivsten ist.

LITERATUR

Aaboe, J., Bliddal, H., Messier, S.P., et al., 2011. Effects of an intensive weight loss program on knee joint loading in obese adults with knee osteoarthritis. Osteoarthritis Cartilage 19 (7), 822–828.

Abe, H., Michimata, A., Sugawara, K., et al., 2009. Improving gait stability in stroke hemiplegic patients with a plastic ankle-foot orthosis. Tohoku J. Exp. Med. 218 (3), 193–199.

Aboutorabi, A., Arazpour, M., Ahmadi Bani, M., et al., 2017. Efficacy of ankle foot orthoses types on walking in children with cerebral palsy: a systematic review. Ann. Phys. Rehabil. Med. 60 (6), 393–402.

Andriacchi, T.P., 1994. Dynamics of knee malalignment. Orthop. Clin. North Am. 25, 395–403.

Bahl, J.S., Nelson, M.J., Taylor, M., et al., 2018. Biomechanical changes and recovery of gait function after total hip arthroplasty for osteoarthritis: a systematic review and meta-analysis. Osteoarthritis and Cartilage 26 (7), 847–863.

Balaban, B.B., Yasar, E., Dal, U., et al., 2007. The effect of hinged ankle-foot orthosis on gait and energy expenditure in spastic hemiplegic cerebral palsy. Disabil. Rehabil. 29 (2), 139–144.

Baliunas, A.J., Hurwitz, D.E., Ryals, A.B., et al., 2002. Increased knee joint loads during walking are present in subjects with knee osteoarthritis. Osteoarthritis Cartilage 10, 573–579.

Barnett, C., Vanicek, N., Polman, R., et al., 2009. Kinematic gait adaptations in unilateral transtibial amputees during rehabilitation. Prosthet. Orthot. Int. 33, 141–153..

Barrios, J.A., Crossley, K.M., Davis, I.S., 2010. Gait retraining to reduce the knee adduction moment through real-time visual feedback of dynamic knee alignment. J. Biomech. 43 (11), 2208–2213.

Bartholdy, C., Juhl, C., Christensen, R., et al., 2017. The role of muscle strengthening in exercise therapy for knee osteoarthritis: a systematic review and meta-regression analysis of randomized trials. Semin. Arthritis Rheum. 47 (1), 9–21.

Beaulieu, M.L., Lamontagne, M., Beaule, P.E., 2010. Lower limb biomechanics during gait do not return to normal following total hip arthroplasty. Gait Posture 32, 269–273.

Belsey, J., Yasen, S.K., Jobson, S., et al., 2021. Return to physical activity after high tibial osteotomy or unicompartmental knee arthroplasty: a systematic review and pooling data analysis. Am. J. Sports Med. 49 (5), 1372–1380.

Bennett, D., Humphreys, L., O'Brien, S., et al., 2008. Gait kinematics of age-stratified hip replacement patients – a large scale, long-term follow-up study. Gait Posture 28, 194–200.

Bolink, S.A., Lenguerrand, E., Brunton, L.R., et al., 2016. Assessment of physical function following total hip arthroplasty: inertial sensor based gait analysis is supplementary to patient-reported outcome measures. Clin. Biomech (Bristol, Avon) 32, 171–179.

Bragonzoni, L., Rovini, E., Barone, G., et al., 2019. How proprioception changes before and after total knee arthroplasty: a systematic review. Gait Posture 72, 1–11.

Brunner, J.H., Foucher, K.C., 2018. Sex specific associations between biomechanical recovery and clinical recovery after total hip arthroplasty. Clin. Biomech. (Bristol) 59, 167–173.

Caliskan Uckun, A., Celik, C., Ucan, H., et al., 2014. Comparison of effects of lower extremity orthoses on energy expenditure in patients with cerebral palsy. Dev. Neurorehabil. 17 (6), 388–392.

Cao, Z., Mai, X., Wang, J., et al., 2018. Unicompartmental knee arthroplasty vs high tibial osteotomy for knee osteoarthritis: a systematic review and meta-analysis. J. Arthroplasty 33 (3), 952–959.

Chen, X., Yang, Z., Li, H., et al., 2020. Higher risk of revision in total knee arthroplasty after high tibial osteotomy: a systematic review and updated meta-analysis. BMC Musculoskelet. Disord. 21 (1), 153.

Crenshaw, S.J., Pollo, P.E., Brodsky, J.W., 2004. The effect of ankle position on plantar pressure in a short leg walking boot. Foot Ankle Int. 25, 69–72.

Crenshaw, S.J., Pollo, F.E., Calton, E.F., 2000. Effect of lateralwedged insoles on kinetics of the knee. Clin. Orthop. Relat. Res. 375, 185–192.

Cudejko, T., van der Esch, M., van der Leeden, M., et al., 2018. Effect of soft braces on pain and physical function in patients with knee osteoarthritis: systematic review with meta-analyses. Arch. Phys. Med. Rehabil. 99 (1), 153–163.

Cui, A., Huizi, L., Wang, D., et al., 2020. Global, regional prevalence, incidence and risk factors of knee osteoarthritis in population based studies. EClinicalMedicine, 29–30..

Daryabor, A., Arazpour, M., Aminian, G., 2018. Effect of different designs of ankle-foot orthoses on gait in

patients with stroke: a systematic review. Gait Posture 62, 268–279.
De Asha, A.R., Buckley, J.G., 2015. The effects of walking speed on minimum toe clearance and on the temporal relationship between minimum clearance and peak swing-foot velocity in unilateral trans-tibial amputees. Prosthet. Orthot. Int. 39 (2), 120–125.
Devasenapathy, N., Maddison, R., Malhotra, R., et al., 2019. Preoperative quadriceps muscle strength and functional ability predict performance-based outcomes 6 months after total knee arthroplasty: a systematic review. Phys. Ther. 99 (1), 46–61.
di Laura Frattura, G., Filardo, G., Giunchi, D., et al., 2018. Risk of falls in patients with knee osteoarthritis undergoing total knee arthroplasty: a systematic review and best evidence synthesis. J. Orthop. 15 (3), 903–908.
Erhart-Hledik, J.C., Asay, J.L., Clancy, C., et al., 2017. Effects of active feedback gait retraining to produce a medial weight transfer at the foot in subjects with symptomatic medial knee osteoarthritis. J. Orthop. Res. 35 (10), 2251–2259.
Foucher, K.C., 2016. Identifying clinically meaningful benchmarks for gait improvement after total hip arthroplasty. J. Orthop. Res. 34 (1), 88–96.
Foucher, K.C., 2017. Preoperative gait mechanics predict clinical response to total hip arthroplasty. J. Orthop. Res. 35 (2), 366–376.
Foucher, K.C., Hurwitz, D.E., Wimmer, M.A., 2007. Preoperative gait adaptations persist one year after surgery in clinically well-functioning total hip replacement patients. J. Biomech. 40, 3432–3437.
Gerbrands, T.A., Pisters, M.F., Theeven, P.J.R., et al., 2017. Lateral trunk lean and medializing the knee as gait strategies for knee osteoarthritis. Gait Posture 51, 247–253.
Gohal, C., Shanmugaraj, A., Tate, P., et al., 2018. Effectiveness of valgus offloading knee braces in the treatment of medial compartment knee osteoarthritis: a systematic review. Sports Health 10 (6), 500–514.
Halsne, E.G., Waddingham, M.G., Hafner, B.J., et al., 2013. Longterm activity in and among persons with transfemoral amputation. J. Rehabil. Res. Dev. 50 (4), 515–529.
Harato, K., Nagura, T., Matsumoto, H., et al., 2010. Extension limitation in standing affects weight-bearing asymmetry after unilateral total knee arthroplasty. J. Arthroplasty 25 (2), 225–229.
Hatfield, G.L., Hubley-Kozey, C.L., Astephen Wilson, J.L., et al., 2011. The effect of total knee arthroplasty on knee joint kinematics and kinetics during gait. J, Arthroplasty 26 (2), 309–318.
He, M., Zhong, X., Li, Z., et al., 2021. Progress in the treatment of knee osteoarthritis with high tibial osteotomy: a systematic review. Syst. Rev. 10 (1), 56.
Highsmith, M.J., Schulz, B.W., Hart-Hughes, S., et al.,. 2010. Differences in the Spatiotemporal Parameters of Transtibial and Transfemoral Amputee Gait. J. Prosthet. Orthot. 22 (1), 26–30.
Hunt, M.A., Simic, M., Hinman, R.S., et al., 2011. Feasibility of a gait retraining strategy for reducing knee joint loading: increased trunk lean guided by real-time biofeedback. J. Biomech. 44 (5), 943–947.
Hurley, M., Dickson, K., Hallett, R., et al., 2018. Exercise interventions and patient beliefs for people with hip, knee or hip and knee osteoarthritis: a mixed methods review. Cochrane Database Syst. Rev. 4 (4), Cd010842.
Hurwitz, D.E., Ryals, A.B., Case, J.P., et al., 2002. The knee adduction moment during gait in subjects with knee osteoarthritis is more closely correlated with static alignment than radiographic disease severity, toe out angle and pain. J. Orthop. Res. 20, 101–107.
Hurwitz, D.E., Sumner, D.R., Andriacchi, T.P., et al., 1998. Dynamic knee loads during gait predict proximal tibial bone distribution. J. Biomech. 31 (5), 423–430.
Jones, R.K., Nester, C.J., Richards, J.D., et al., 2013. A comparison of the biomechanical effects of valgus knee braces and lateral wedged insoles in patients with knee osteoarthritis. Gait Posture 37 (3), 368–372.
Kim, M.K., Yoon, J.R., Yang, S.H., et al., 2018. Unicompartmental knee arthroplasty fails to completely restore normal gait patterns during level walking. Knee Surg. Sports Traumatol. Arthrosc. 26 (11), 3280–3289.
Kuster, M.S., 2002. Exercise recommendations after total joint replacement: a review of the current literature and proposal of scientifically based guidelines. Sports Med. 32 (7), 433–445.
Lau, E.C., Cooper, C., Lam, D., et al., 2000. Factors associated with osteoarthritis of the hip and knee in Hong Kong Chinese: obesity, joint injury, and occupational activities. American Journal of Epidemiology 152 (9), 855–862.
Lindsey, B., Bruce, S., Eddo, O., et al., 2021. Relationship between kinematic gait parameters during three gait modifications designed to reduce peak knee abduction moment. Knee 28, 229–239.
Luo, Z., Zhou, K., Peng, L., et al., 2020. Similar results with kinematic and mechanical alignment applied in total knee arthroplasty. Knee Surg. Sports Traumatol. Arthrosc. 28 (6), 1720–1735.
Mandeville, D., Osternig, L., Chou, L.S., 2007. The effect of total knee replacement on dynamic support of the body during walking and stair ascent. Clin. Biomech. (Bristol, Avon) 22, 787–794.
Maradit Kremers, H., Larson, D.R., Crowson, C.S., et al., 2015. Prevalence of total hip and knee replacement in the United States. J. Bone Joint Surg. Am. 97 (17), 1386–1397.
Mazzoli, D., Giannotti, E., Longhi, M., et al., 2017. Age explains limited hip extension recovery at one year from total hip arthroplasty. Clin. Biomech. (Bristol), 48, 35–41.
McClelland, J.A., Webster, K.E., Feller, J.A., 2007. Gait analysis of patients following total knee replacement: a systematic review. Knee 14 (4), 253–263.
McFadyen, B.J., Winter, D.A., 1988. An integrated biomechanical analysis of normal stair ascent and descent. J. Biomech. 21, 733–744.

Miki, H., Sugano, N., Hagio, K., et al., 2004. Recovery of walking speed and symmetrical movement of the pelvis and lower extremity joints after unilateral THA. J. Biomech. 37, 443–455.
Milner, C., 2009. Is gait normal after total knee arthroplasty? Systematic review of the literature. J. Orthop. Sci. 14, 114–120.
Moyer, R., Ikert, K., Long, K., et al., 2017. The value of preoperative exercise and education for patients undergoing total hip and knee arthroplasty: a systematic review and meta-analysis. JBJS Rev. 5 (12), e2.
Moyer, R., Lanting, B., Marsh, J., et al., 2018. Postoperative gait mechanics after total hip arthroplasty: a systematic review and meta-analysis. JBJS Rev. 6 (11) e1
Nankaku, M., Tsuboyama, T., Kakinoki, R., et al., 2007. Gait analysis of patients in early stages after total hip arthroplasty: effect of lateral trunk displacement on walking efficiency. J. Orthop. Sci. 12, 550–554.
Nantel, J., Termoz, N., Vendittoli, P.A., et al., 2009. Gait patterns after total hip arthroplasty and surface replacement arthroplasty. Arch. Phys. Med. Rehabil. 90, 463–469.
Nha, K.W., Shon, O.J., Kong, B.S., et al., 2018. Gait comparison of unicompartmental knee arthroplasty and total knee arthroplasty during level walking. PLoS One 13 (8), e0203310.
Palmer, J.S., Monk, A.P., Hopewell, S., et al., 2019. Surgical interventions for symptomatic mild to moderate knee osteoarthritis. Cochrane Database Syst. Rev. 7 (7), Cd012128.
Perron, M., Malouin, F., Moffet, H., et al., 2000. Threedimensional gait analysis in women with a total hip arthroplasty. Clin. Biomech. (Bristol, Avon) 15, 504–515.
Pollo, F.E., 1998. Bracing and heel wedging for unicompartmental osteoarthritis of the knee. Am. J. Knee Surg. 11 (1), 47–50.
Powers, C.M., Rao, S., Perry, J., 1998. Knee kinetics in transtibial amputee gait. Gait Posture 8, 1–7.
Pua, Y.H., Ong, P.H., Chong, H.C., et al., 2013. Knee extension range of motion and self-report physical function in total knee arthroplasty: mediating effects of knee extensor strength. BMC Musculoskelet. Disord. 14, 33.
Queen, R.M., Campbell, J.C., Schmitt, D., 2019. Gait analysis reveals that total hip arthroplasty increases power production in the hip during level walking and stair climbing. Clin. Orthop. Relat. Res. 477 (8), 1839–1847.
Redhead, R.G., Davis, B.C., Robinson, K.P., et al., 1978. Postamputation pneumatic walking aid. Br. J. Surg. 65 (9), 611–612.
Richards, J., Payne, K., Myatt, D., et al., 2016. Do orthotic walkers affect knee and hip function during gait? Prosthet. Orthot. Int. 40 (1), 137–141.
Robson, E.K., Hodder, R.K., Kamper, S.J., et al., 2020. Effectiveness of weight-loss interventions for reducing pain and disability in people with common musculoskeletal disorders: a systematic review with meta-analysis. J. Orthop. Sports Phys. Ther. 50 (6), 319–333.
Sanderson, D.J., Martin, P.E., 1997. Lower extremity kinematic and kinetic adaptations in unilateral belowknee amputees during walking. Gait Posture 6, 126–136.
Sappey-Marinier, E., Pauvert, A., Batailler, C., et al., 2020. Kinematic versus mechanical alignment for primary total knee arthroplasty with minimum 2 years follow-up: a systematic review. Sicot. J. 6, 18.
Scarvell, J.M., Galvin, C.R., Perriman, D.M., Lynch, et al., 2018. Kinematics of knees with osteoarthritis show reduced lateral femoral roll-back and maintain an adducted position. A systematic review of research using medical imaging. J. Biomech. 75, 108–122.
Schafer, Z., Vanicek, N., 2021. A block randomised controlled trial investigating changes in postural control following a personalised 12-week exercise programme for individuals with lower limb amputation. Gait Posture. 84, 198–204.
Schafer, Z.A., Perry, J.L., Vanicek, N., 2018. A personalised exercise programme for individuals with lower limb amputation reduces falls and improves gait biomechanics: A block randomised controlled trial. Gait Posture. 63, 282–289.
Schipplein, O.D., Andriacchi, T.P., 1991. Interaction between active and passive knee stabilizers during level walking. J. Orthop. Res. 9, 113–119.
Schuitema, D.C., Creve, K., Postema, R., et al., 2019. Effectiveness of mechanical treatment for plantar fasciitis: a systematic review. J. Sport Rehabil. 29 (5), 657–674.
Scott, H., Condie, M.E., Treweek, S.P., et al., 2000. An evaluation of the Amputee Mobility Aid (AMA) early walking aid. Prosthet. Orthot. Int. 24 (1), 39–46.
Segal, A.D., Orendurff, M.S., Klute, G.K., 2006. Kinematic and kinetic comparisons of transfemoral amputee gait using C-LegW and Mauch SNSW prosthetic knees. J. Rehabil. Res. Dev. 43, 857–870.
Shaw, K.E., Charlton, J.M., Perry, C.K.L., et al., 2018. The effects of shoe-worn insoles on gait biomechanics in people with knee osteoarthritis: a systematic review and meta-analysis. Br. J. Sports Med. 52 (4), 238–253.
Shirota, C., Simon, A.M., Kuiken, T.A. et al., 2015. Transfemoral amputee recovery strategies following trips to their sound and prosthesis sides throughout swing phase. J. NeuroEngineering. Rehabil. 12(1), 79.
Shull, P.B., Lurie, K.L., Cutkosky, M.R., et al., 2011. Training multiparameter gaits to reduce the knee adduction moment with datadriven models and haptic feedback. J. Biomech. 44 (8), 1605–1609.
Simic, M., Hinman, R.S., Wrigley, T.V., et al., 2011. Gait modification strategies for altering medial knee joint load: a systematic review. Arthritis Care Res. (Hoboken) 63 (3), 405–426.
Sloan, M., Premkumar, A., Sheth, N.P., 2018. Projected volume of primary total joint arthroplasty in the U.S., 2014 to 2030. J. Bone Joint Surg. Am. 100 (17), 1455–1460.
Soliman, S.B., Spicer, P.J., van Holsbeeck, M.T., 2019. Sonographic and radiographic findings of posterior tibial tendon dysfunction: a practical step forward. Skeletal Radiol. 48 (1), 11–27.

Sonoo, M., Iijima, H., Kanemura, N., 2019. Altered sagittal plane kinematics and kinetics during sit-to-stand in individuals with knee osteoarthritis: a systematic review and meta-analysis. J. Biomech. 96, 109331.
Sosdian, L., Dobson, F., Wrigley, T.V., et al., 2014. Longitudinal changes in knee kinematics and moments following knee arthroplasty: a systematic review. Knee, 21 (6), 994–1008.
Sun, X., Wang, J., Su, Z., 2020. A meta-analysis of total knee arthroplasty following high tibial osteotomy versus primary total knee arthroplasty. Arch. Orthop. Trauma Surg. 140 (4), 527–535.
Takahashi, K.Z., Kepple, T.M., Stanhope, S.J. et al., 2012. A unified deformable (UD) segment model for quantifying total power of anatomical and prosthetic below-knee structures during stance in gait. J. Biomech. 45(15), 2662–2667.
Telfer, S., Lange, M.J., Sudduth, A.S.M., 2017. Factors influencing knee adduction moment measurement: a systematic review and meta-regression analysis. Gait Posture 58, 333–339.
Totah, D., Menon, M., Jones-Hershinow, C., et al., 2019. The impact of ankle-foot orthosis stiffness on gait: a systematic literature review. Gait Posture 69, 101–111.
Tsai, T.-Y., Dimitriou, D., Li, J.-S., et al., 2015. Asymmetric hip kinematics during gait in patients with unilateral total hip arthroplasty: in vivo 3-dimensional motion analysis. J. Biomech. 48 (4), 555–559.
Umehara, T., Tanaka, R., 2018. Effective exercise intervention period for improving body function or activity in patients with knee osteoarthritis undergoing total knee arthroplasty: a systematic review and meta-analysis. Braz. J. Phys. Ther. 22 (4), 265–275.
van Tunen, J.A.C., Dell'Isola, A., Juhl, C., et al., 2018. Association of malalignment, muscular dysfunction, proprioception, laxity and abnormal joint loading with tibiofemoral knee osteoarthritis – a systematic review and meta-analysis. BMC Musculoskelet. Disord. 19 (1), 273.
Vanicek, N., Coleman, E., Watson, J., et al., 2021. STEPFORWARD study: a randomised controlled feasibility trial of a self-aligning prosthetic ankle-foot for older patients with vascular-related amputations. BMJ Open. 11(3), 13.
Vanicek, N., Strike, S., McNaughton, L., et al., 2009. Gait patterns in transtibial amputee fallers vs. non-fallers: Biomechanical differences during level walking. Gait Posture. 29(3), 415–420.
Vanicek, N., Strike, S.C., Polman, R. et al., 2015. Kinematic differences exist between transtibial amputee fallers and non-fallers during downwards step transitioning. Prosthet. Orthot. Int. 39(4), 322–332.
Vickers, D.R., Palk, C., McIntosh, A.S., et al., 2008. Elderly unilateral transtibial amputee gait on an inclined walkway: A biomechanical analysis. Gait Posture. 27 (3), 518–529.
Vrieling, A.H., van Keeken, H.G., Schoppen, et al., 2008. Uphill and downhill walking in unilateral lower limb amputees. Gait Posture. 28(2), 235–242.
Walter, J.P., D'Lima, D.D., Colwell, C.W., 2010. Decreased knee adduction moment does not guarantee decreased medial contact force during gait. J. Orthop. Res. 28 (10), 1348–1354.
Waters, R.L., Mulroy, S., 1999. The energy expenditure of normal and pathologic gait. Gait Posture. 9(3), 207–231.
Wong, D.W.C., Lam, W.K., Yeung, L.F., et al., 2015. Does longdistance walking improve or deteriorate walking stability of transtibial amputees? Clinical Biomechanics. 30(8), 867–873.
Xu, Q., Chen, B., Wang, Y., et al., 2017. The effectiveness of manual therapy for relieving pain, stiffness, and dysfunction in knee osteoarthritis: a systematic review and meta-analysis. Pain Physician, 20 (4), 229–243.
Yoo, J.-I., Cha, Y.-H., Kim, K.-J., et al., 2019. Gait analysis after total hip arthroplasty using direct anterior approach versus anterolateral approach: a systematic review and meta-analysis. BMC Musculoskelet. Disord. 20 (1), 63–63
Yoshida, Y., Mizner, R.L., Ramsey, D.K., et al., 2008. Examining outcomes from total knee arthroplasty and the relationship between quadriceps strength and knee function over time. Clin. Biomech. (Bristol, Avon) 23 (1), 320–328.
Zafar, A.Q., Zamani, R., Akrami, M., 2020. The effectiveness of foot orthoses in the treatment of medial knee osteoarthritis: a systematic review. Gait Posture 76, 238–251.

KAPITEL

8

Kim Hébert-Losier, Komsak Sinsurin

Ganganalyse beim Laufen und Management häufiger Verletzungen

Einleitung

Laufen ist eine beliebte Form der körperlichen Betätigung und wird mit gesundheitsfördernden Vorteilen in Verbindung gebracht, darunter eine 27%-ige Verringerung des Risikos für alle Todesursachen (Pedisic et al., 2019). Trotz dieser Vorteile ist das Risiko, sich beim Laufen zu verletzen, relativ hoch. Die gemeldeten Verletzungsraten reichen von 26,0 % bis 92,4 % (Van Gheluwe und Madsen, 1997) und von 7,7 bis 17,8 Verletzungen pro 1000 Laufstunden (Videbæk et al., 2015). In der Regel erleiden 40–50 % der Läufer jedes Jahr eine Verletzung (Kakouris et al., 2021), wobei

75 % dieser Verletzungen am oder unterhalb des Knies lokalisiert sind und in erster Linie auf Überlastung zurückzuführen sind. Kliniker und Forscher sind immer noch auf der Suche nach den wichtigsten Risikofaktoren, die mit Verletzungen durch Laufen in Verbindung gebracht werden (van der Worp et al., 2015; Dillon et al., 2021), wobei die Ursache zweifellos multifaktoriell ist (Esculier et al., 2020). Allerdings wurden Risikofaktoren mit Trainingsfehlern und -belastungen in Verbindung gebracht, wie z. B. „zu viel, zu früh" (Soligard et al., 2016), und es gibt Hinweise darauf, dass plötzliche Änderungen der Trainingsbelastung das Risiko von Verletzungen durch Laufen erhöhen (Damsted et al., 2019). Die Mehrheit der Kliniker und Forscher ist sich einig, dass die Biomechanik des Laufens ein Teil des Puzzles und ein wichtiger Aspekt ist, den es im Rahmen der Prävention, des Managements und der Rehabilitation von Verletzungen sowie der Leistung zu berücksichtigen, zu bewerten und zu trainieren bzw. umzulernen gilt (Harrast, 2019). Dieses Kapitel gibt einen kurzen Überblick über die Biomechanik des Laufens, die klinische Beurteilung der Laufmechanik sowie über potenzielle Risikofaktoren und wichtige Behandlungsstrategien für häufige Verletzungen durch Laufen.

8.1 Biomechanik des Laufens

8.1.1 Hauptunterschiede zum Gehen

Das Laufen ist eine Form des zweibeinigen Gangs, und Erwachsene wechseln typischerweise mit einer Geschwindigkeit von etwa 2 m/s vom Gehen zum Laufen über, was durch eine Reihe von Faktoren ausgelöst wird, insbesondere solche, die mit der mechanischen Effizienz und der Belastung zusammenhängen (Kung et al., 2018). Mehrere der in den vorangegangenen Kapiteln behandelten Konzepte und Begriffe des Gehens gelten auch für das Laufen, einschließlich der üblichen Abgrenzung eines Gangzyklus von Fußauftritt zu Fußauftritt desselben Fußes. Ziel dieses Abschnitts ist es nicht, alle Facetten der Laufbiomechanik im Detail zu behandeln, sondern vielmehr einige wichtige Unterscheidungsmerkmale des Laufens im Vergleich zum Gehen hervorzuheben.

Beim Gehen gibt es eine Zweibeinstützphase, in der beide Füße den Boden berühren. Ein umgekehrtes Pendel wird häufig als Modell des Gehens verwendet (Cavagna et al., 1977). Im Gegensatz dazu hat das Laufen eine Schwebe- oder Flugphase, in der keine Gliedmaßen den Boden berühren; dies entspricht einem Feder-Masse-Modell (McMahon et al., 1987) (➤ Abb. 8.1). Sowohl bei den Geh- als auch bei den Laufmodellen folgt die Bewegung des Körperschwerpunkts (KSP) vom Aufsetzen des Fußes bis zum Zehenabstoß einer bogenförmigen Trajektorie. Diese Modelle vereinfachen natürlich die Komplexität der menschlichen Fortbewegung zu stark. Nichtsdestotrotz bieten sie ein mechanisches Rahmenkonzept und eine treffende bildliche Darstellung dieser zyklischen lokomotorischen Aufgaben. Beim Gehen ist der KSP in um den Fußauftritt herum an seiner niedrigsten und in der Mitte der Standphase (wenn das Bein relativ gestreckt ist) an seiner höchsten Position der Raumbahn. Beim Laufen ist der KSP während der Flugphase am höchsten und in der Mitte der Standphase am niedrigsten positioniert, wenn das Bein gebeugt ist.

Die Stand- und die Schwungphase des Gangzyklus machen etwa 60 % bzw. 40 % aus, die in 7 Perioden unterteilt werden können (siehe Kapitel 2, „Der normale Gang"). Im Gegensatz dazu machen die Stütz- und Schwungphase des Laufzyklus etwa 35 % bzw. 65 % aus, die in 5 Schlüsselperioden unterteilt werden können: Absorption in der Standphase, Vortrieb in der Standphase, frühe Flugphase (oder Schwungphasenerzeugung), Schwungphase (oder Schwungphasenumkehr) und späte Schwungphase (oder Schwungphasenumkehr), wie in ➤ Abb. 8.2 dargestellt.

Um die Laufgeschwindigkeit zu erhöhen, können sowohl die Schrittfrequenz (auch als Kadenz bezeichnet) als auch die Schrittlänge erhöht werden. Während beim Ausdauerlauf vor allem die Schrittlänge erhöht wird, um die Geschwindigkeit zu steigern (Bramble und Lieberman, 2004), erfolgt die Steigerung der Sprintgeschwindigkeit in erster Linie durch eine Er-

8

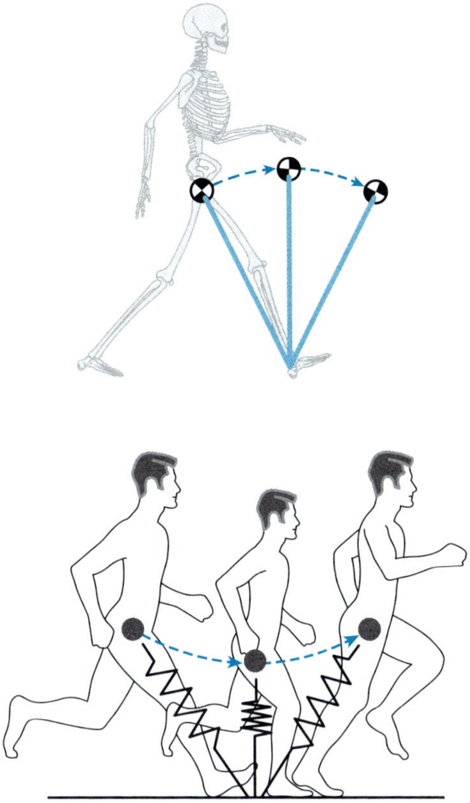

Abb. 8.1 Schematische Darstellung des Modells „umgekehrtes Pendel", das beim Gehen *(oben)* Anwendung findet (Quelle: Matthis Jonathan Samir und Fajen Brett R. 2013, Humans exploit the biomechanics of bipedal gait during visually guided walking over complex terrain. Proc. R. Soc. Ser. B. 28020130700. https://doi.org/10.1098/rspb.2013.0700) und das beim Laufen verwendete „Feder-Masse-Modell" *(unten)* (Quelle: The Gait Cycle in Running, Part II: Viscous-Spring-Dampeners, HealthyStep 2022. Im Internet: https://www.healthystep.co.uk/advice/the-gait-cycle-in-running-2/). Eine Punktmasse (der Körperschwerpunkt) ist über die Extremität mit dem Boden verbunden und folgt einer ballistischen Flugbahn durch den Gangzyklus. Beim Feder-Masse-Modell komprimiert sich die „Feder" des Beins in der 1. Hälfte der Standphase und federt in der 2. Hälfte zurück, wobei sie Energie speichert und abgibt.

höhung der Schrittfrequenz, obwohl zu anzumerken ist, dass bestimmte Spitzensprinter eher auf eine Erhöhung der Schrittlänge setzen, während andere die Schrittfrequenz erhöhen, um Spitzengeschwindigkeiten zu erreichen (Salo et al., 2011). Bei Sprintgeschwindigkeiten kann der Anteil der Zeit, die in der Standphase verbracht wird, auf 20 % sinken. Gleichzeitig mit der Steigerung der Geschwindigkeit vom Gehen zum Laufen steigen die Maximalwerte der vertikalen Bodenreaktionskräfte von etwa 1,2 auf 2,5 und erreichen bei Elitesprintern das bis zu 4,0-Fache des Körpergewichts (Čoh et al., 2018). Der Bewegungsumfang der Gelenke der unteren Extremität, vor allem in der Sagittalebene, nimmt mit steigender Geschwindigkeit zu; außerdem wird das Becken stärker nach vorn gekippt, und auch der Rumpf stärker vorgeneigt. Die wichtigsten Muskelgruppen, die beim Gehen beteiligt sind, darunter der Gluteus maximus, der Iliopsoas, die Hamstrings, der Quadrizeps, der Triceps surae und der Tibialis anterior, werden beim Laufen stärker aktiviert, und die Gelenkmomente und -kräfte an Hüfte, Knie, Sprunggelenk und Fuß nehmen zu. Es ist einsichtig, dass die mechanischen und energetischen Anforderungen beim Laufen insgesamt höher sind als beim Gehen.

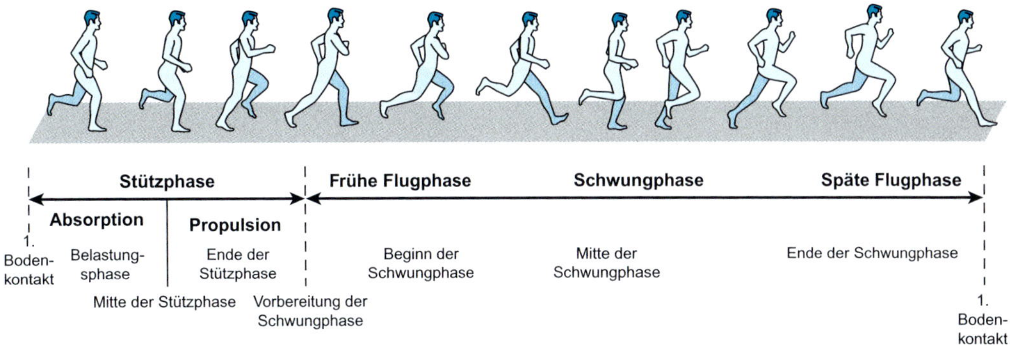

Abb. 8.2 Laufzyklus und Untergliederungen in Schlüsselereignisse.

8.1.2 Analyse des Bewegungsmusters beim Laufen

Die beiden Hauptziele bei Durchführung einer biomechanischen Analyse des Laufens sind das Verletzungsmanagement (Prävention, Rehabilitation, Umlernen) und die Leistungsverbesserung. Dieses Kapitel befasst sich vor allem mit dem ersteren Aspekt. Die Methoden der Ganganalyse beim Laufen entsprechen denen, die in Kapitel 4 („Methoden der Ganganalyse") vorgestellt wurden, beinhalten jedoch in der Regel höhere Abtastfrequenzen. Bei der objektiven biomechanischen Bewertung der Laufkinematik mit zwei- oder dreidimensionalen Bewegungsanalysemethoden wird ein Minimum von 120 Hz oder höher empfohlen (Souza, 2016). Die visuelle Analyse beim Laufen ist in der klinischen Praxis nach wie vor üblich, doch selbst Experten können einen ökonomischen Laufstil bei einem Läufer allein durch Beobachtungen nicht genau identifizieren (Cochrum et al., 2020). Diese Herausforderung könnte darauf zurückzuführen sein, dass es keinen „idealen" Laufstil gibt. In der Tat können verschiedene Bewegungsmuster beim Laufen zu ähnlichen Ergebnissen hinsichtlich der Laufökonomie führen.

Die Verwendung von Bewertungsskalen kann bei der Beurteilung des allgemeinen Laufmusters einer Person entlang eines Kontinuums unter Verwendung visueller Beobachtungen helfen (Lussiana et al., 2017). Wenn irgend möglich, und auch zu Monitoringzwecken, wird die Verwendung objektiver Messungen zur Quantifizierung des Laufverhaltens empfohlen. Am häufigsten werden biomechanische Messgrößen von Interesse gruppiert als *raum-zeitliche* (z. B. Geschwindigkeit, Zyklus-/Schrittlänge, Schrittfrequenz oder Kadenz, Bodenkontaktzeiten, Flugphasenzeiten, Stützzeitanteil/Belastungsfaktor usw.), *kinematische* (z. B. Gelenkwinkel, Winkelgeschwindigkeiten, Winkelbeschleunigungen usw.) und *kinetische* (z. B. Spitzenwerte der Bodenreaktionskräfte, Beträge vertikaler Belastung, Impulse usw.). Der Belastungsfaktor (Stützzeitanteil) gibt den Anteil des Laufzyklus an, in der jeder Fuß den Boden berührt. Es wird vermutet, dass dieses Maß ein globaleres biomechanisches Verhalten als das Fußabdruckmuster darstellt, da es die Dauer der Krafterzeugung im Verhältnis zur Zyklusdauer berücksichtigt. Bei Freizeitläufern, die mit einem höheren Belastungsfaktor laufen, sind die äußeren Kräfte geringer (Bonnaerens et al., 2021), was Auswirkungen auf die Verletzungsprävention haben könnte. Ein höherer Belastungsfaktor spiegelt einen Läufer wider, der beim Laufen eine proportional längere Zeit in Kontakt mit dem Boden verbringt, und kann wie folgt berechnet werden:

$$\text{Belastungsfaktor} = \frac{\text{Zeit Bodenkontakt}}{\text{Zeit Bodenkontakt} + \text{Zeit Schwungphasen}}$$

Die meisten Laufuntersuchungen werden auf einem Laufband durchgeführt. In diesem Fall wird die Geschwindigkeit des Laufbands zur Berechnung einiger räumlich-zeitlicher Parameter verwendet. So kann beispielsweise die Schrittlänge (m) des rechten Beins durch Multiplikation der Laufbandgeschwindigkeit (m/s) mit der Zeit (s) vom linken bis zum rechten Fußauftritt gemessen werden. Die Durchführung der Analyse auf dem Laufband hat mehrere Vorteile (➤ Tab. 8.1), insbesondere die Möglichkeit, zahlreiche

Tab. 8.1 Vorteile (dunklerer Hintergrund) und Einschränkungen (hellerer Hintergrund) der verschiedenen Methoden der Laufganganalyse

	Laufband – Labortechnik	Indoor-Laufstrecke – Labortechnik	Laufstrecke im Freien– Mobile Technik	Laufstrecke im Freien – Wearable Technik
Ökologische Validität	Niedrig	Niedrig	Mäßig	Hoch
Validität der Geräte	Hoch	Hoch	Mäßig	Niedrig
Standardisierung	Hoch	Mäßig	Mäßig	Niedrig
Anzahl der untersuchten Zyklen	Hoch	Niedrig	Niedrig	Hoch
Zugänglichkeit	Niedrig	Niedrig	Hoch	Hoch
Eingewöhnungsbedarf	Hoch	Mäßig	Mäßig	Niedrig
Hawthorne-Effekt	Hoch	Hoch	Hoch	Niedrig

8

Zyklen zu analysieren, die Laufbedingungen zu standardisieren und den Platzbedarf zu begrenzen. Jedoch ist sie mit finanziellen Investitionen verbunden, erfordert eine Gewöhnung der Läufer und ist ökologisch weniger sinnvoll. In Übersichtsarbeiten zu den Unterschieden zwischen der Analyse des Laufens auf dem Boden und dem Laufband wird hervorgehoben, dass räumlich-zeitliche, kinematische, kinetische, muskuläre und Muskel-Sehnen-Messungen weitgehend vergleichbar sind (Van Hooren et al., 2019). Ausnahmen sind die Vertikalbewegungen, der Bewegungsumfang in der Knieflexion, sowie der Winkel zwischen Fuß und Boden beim Fußaufsetzen, die beim Laufen auf dem Fußboden größer sind. Bemerkenswert ist ebenfalls, dass sich die mechanischen Eigenschaften von handelsüblichen Laufbändern sowohl untereinander als auch von Laufflächen im Freien deutlich unterscheiden können (Colino et al., 2020). Laufbänder weisen in der Regel eine höhere Stoßdämpfung, eine größere vertikale Verformung und eine geringere Energierückgabe auf als Laufflächen im Freien. Da die Konstruktion des Laufbands selbst einen erheblichen Einfluss auf die Biomechanik, die Stoffwechselparameter und die Wahrnehmung von Anstrengung haben kann (Miller et al., 2019), sollte für die klinische Laufbandanalyse möglichst ein Laufband ausgewählt werden, das die zielpopulationstypischen Laufbedingungen auf dem Boden imitiert. Für die Beurteilung des Laufens wird ein festeres Laufband empfohlen, da die meisten Läufer auf Beton oder Asphalt laufen, wo die vertikale Verformung und Stoßdämpfung minimal und die Energierückgabe hoch ist. In der Forschung ist die Verwendung eines instrumentierten Laufbandes ideal, da es neben den Daten zur Bodenreaktionskraft auch einen festen Untergrund bietet.

Beim Gehen berührt der Fuß normalerweise als Erstes mit der Ferse oder dem hinteren Teil des Fußes den Boden. Beim Laufen wird der Fußkontakt in der Regel in eine von 3 eigenständigen Kategorien eingeteilt, je nachdem, welcher Teil des Fußes den 1. Kontakt mit dem Boden herstellt. Für den 1. Bodenkontakt unterscheidet man zwischen *Rückfuß,* wenn der erste Kontakt mit der Ferse oder dem hinteren Drittel der Sohle erfolgt, *Mittelfuß,* wenn der erste Kontakt mit dem Mittelfuß oder der gesamten Sohle erfolgt, und *Vorfuß,* wenn der erste Kontakt mit dem Vorfuß oder der vorderen Hälfte der Sohle erfolgt (➤ Abb. 8.3). Ein Fuß-Boden-Winkel aus 2-dimensionalen Videos

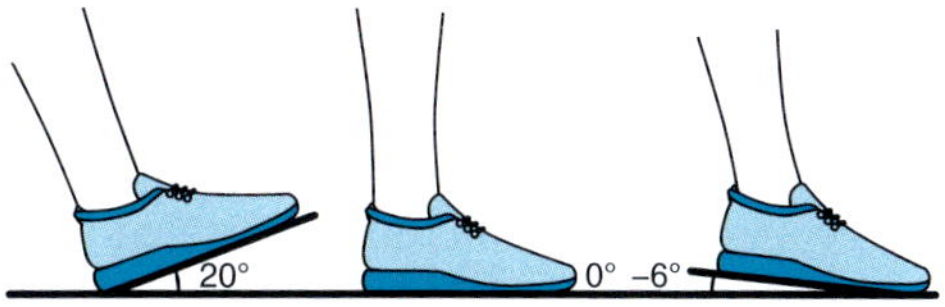

Abb. 8.3 Fuß-Boden-Kontaktmuster: Fuß-Boden-Winkel für Rückfuß- *(links),* Mittelfuß- *(Mitte)* und Vorfußauftritt *(rechts)* aus zweidimensionalen Analysen *(durchgezogene Linien).* Mit freundlicher Genehmigung aus: Hoenig T, Rolvien T, Hollander K. Footstrike patterns in runners: concepts, classifications, techniques, and implications for running-related injuries. Dtsch Z Sportmed. 2020, 71: 55–61. doi:10.5960/dzsm.2020.424; Abbildung 1: Rückfußauftritt (RFS).

wird häufig auch als die Linie berechnet, die die Sohle des Schuhs vom Punkt des ersten Bodenkontakts mit der horizontalen Ebene der Laufoberfläche verbindet, wobei positive Winkel einen stärkeren Rückfußauftritt und negative Winkel einen stärkeren Vorfußauftritt darstellen (➤ Abb. 8.3). Bei der dreidimensionalen Bewegungsanalyse kann der Fuß-Boden-Winkel als Winkel zwischen der anteroposterioren Arbeitsachse und einem Vektor zwischen einer Fersenmarkierung und einer weiteren Markierung am 2. Mittelfußköpfchen berechnet werden. Bei dieser Methode wird der Fuß-Boden-Winkel im Stand von dem Winkel beim Laufen abgezogen, sodass ein Wert von 0° einen flachen Fuß widerspiegelt. Dieser Fuß-Boden-Winkel kann zur Kategorisierung von Fuß-Boden-Kontaktmustern verwendet werden, wobei der Rückfuß einen Winkel von mehr als 8°, der Mittelfuß einen Winkel von 8 bis –1,6° und der Vorfuß einen Winkel von weniger als –1,6° aufweist (Altman und Davis, 2012).

Kontroversen bestehen darüber, welchem Fuß-Boden-Kontaktmuster mehr oder weniger Schädigungspotenzial innewohnt und welches ökonomisch resp. weniger ökonomisch ist, und ob dies überhaupt eine Rolle spielt. In Anbetracht der unterschiedlichen strukturellen und mechanischen Belastungsmuster ist es wahrscheinlich, dass bestimmte Arten von Verletzungen bei Rückfußläufern häufiger auftreten, wie z. B. das patellofemorale Schmerzsyndrom und das mediale tibiale Belastungssyndrom, während andere Verletzungen häufiger bei Vorfußläufern anzutreffen sind, wie z. B. Achillessehnenentzündungen und Metatarsalfrakturen. Bislang gibt es jedoch nur wenige Belege für einen kausalen Zusammenhang zwischen dem Fuß-Boden-Kontaktmuster und dem Verletzungsrisiko beim Laufen (Anderson et al., 2020).

8.1.3 Kinematische Messungen

Im klinischen Bereich werden am häufigsten die sagittale und die frontale Ebene untersucht (siehe ➤ Tab. 8.2). Es ist wichtig zu betonen, dass der Mensch als dynamisches System zu betrachten ist und sich „global" bewegt, sodass Veränderungen in einem Bereich wahrscheinlich auch zu Veränderungen in anderen Bereichen führen. So ist eine höhere Schrittfrequenz bei einer bestimmten Laufgeschwindigkeit in der Regel mit kürzerer Zykluslänge, geringeren Schwankungen in der Vertikalebene, einem 1. Bodenkontakt mit dem Fuß näher am Körperschwerpunkt, einem kleineren Fuß-Boden-Winkel und einer vertikaleren Stellung des Schienbeins verbunden.

8.1.4 Kinetische Messungen

Die Bodenreaktionskräfte beim Laufen werden in der Regel in der Forschung mithilfe von instrumentierten Laufbändern oder in den Boden eingelassenen Kraftmessplatten untersucht. Die vertikale Komponente der Bodenreaktionskraft ist der am besten untersuchte Parameter und weist typischerweise eine von zwei unterschiedlichen Formen auf, die auf dem Fuß-Boden-Kontaktmuster basieren (➤ Abb. 8.4). Rückfußläufer weisen in der Regel einen Kraftgipfel („Active Peak") auf, der sich aus einem starken Anstieg der Bodenreaktionskraft nach dem 1. Bodenkontakt ergibt. Bei Vorfußläufern ist dieser Kraftgipfel nicht immer vorhanden. Der Spitzenwert der vertikalen Bodenreaktionskraft tritt in beiden Fällen in der Mitte der Standphase auf, wird auch als aktiver Spitzenwert („Active Peak") bezeichnet und erreicht im Allgemeinen das 2,5- bis 3,0-Fache des Körpergewichts bei Laufgeschwindigkeiten im Ausdauerbereich. Bei gewohnheitsmäßigen Rückfußläufern ist der „Active Peak" im Allgemeinen etwas höher als bei Nicht-Rückfußläufern. Die vertikale Belastungsrate gibt an, wie schnell die vertikale Bodenreaktionskraft aufgebracht wird (Vielfaches des Körpergewichts pro Sekunde). Die Spitzen- und Durchschnittswerte der vertikalen Belastung sind bei Vorfußläufern

Tab. 8.2 Übliche Parameter der Ganganalyse beim Laufen, die im klinischen Setting untersucht werden, und die jeweilige Bezugsebene

Veranstaltung	Sagittal	Frontal
1. Bodenkontakt	Fuß-Boden-Kontaktmuster	
	Fuß-Boden-Winkel	
	Abstand zwischen Fuß und KSP	
	Tibia-Neigung	
	Kniebeugewinkel	
Mitte der Standphase	Knieflexionswinkel	Fußstellung (oder Schrittbreite)
	Winkel Dorsalflexion im Sprunggelenk	Ausrichtung des Fußes zum KSP
	Antero-posteriore Beckenkippung	Pronation/Supination[a]
	Rumpfvorneigung	Knieabstand
		Dynamischer Knievalgus[b]
		Seitneigung des Beckens
		Seitneigung des Rumpfs
Zehenabstoß	Kniegelenkflexion	
	Hüftgelenkextension	
Gangzyklus	Vertikale Verschiebung des KSP	

[a] Pronation: Der Rückfuß dreht sich um das Subtalargelenk nach innen. Supination: Der Rückfuß dreht sich um das Subtalargelenk nach außen. Beim Laufen wird die Pronation gemeinhin als eine kombinierte Bewegung aus Eversion, Dorsalflexion und Vorfußabduktion betrachtet, während die Supination Inversion, Plantarflexion und Vorfußadduktion umfasst.
[b] Kombination aus Hüftadduktion, Hüftinnenrotation und Knieabduktion.

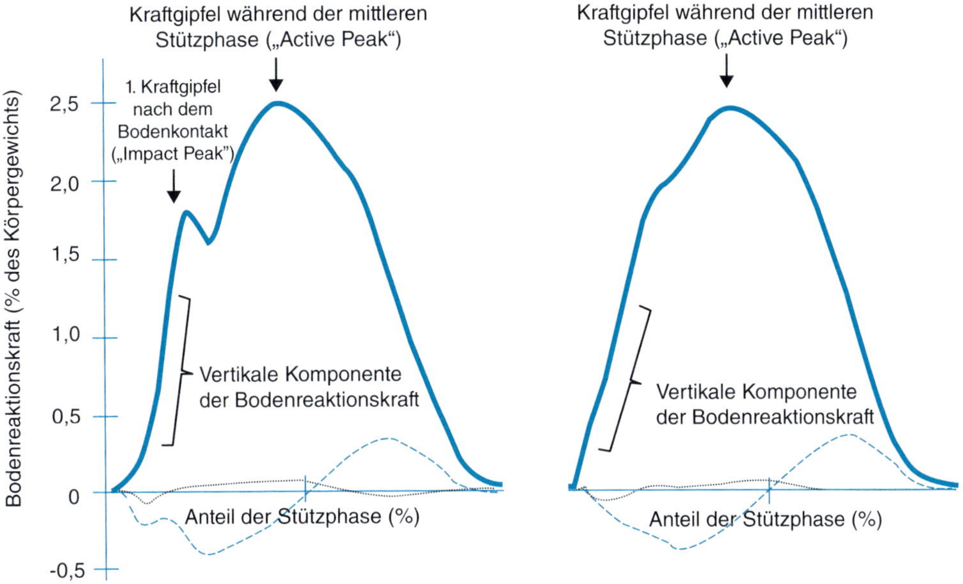

Abb. 8.4 Bodenreaktionskraftkurven in vertikaler *(durchgezogene Linie)*, anteroposteriorer *(gestrichelte Linie)* und mediolateraler *(gepunktete Linie)* Richtung (positive Werte stehen jeweils für vertikal, anterior und lateral).

etwa doppelt so hoch wie bei Rückfußläufern. Die genauen Werte für die vertikale Belastungsrate hängen von den Mess- und Berechnungsmethoden ab, liegen aber zwischen 30 und 90×Körpergewicht/s; beim Barfußlaufen mit Rückfußauftritt können die vertikalen Belastungsraten jedoch bis zu 460×Körpergewicht/s betragen (Lieberman et al., 2010). Die anteroposterioren Bodenreaktionskräfte spiegeln die Antriebs- und Bremskräfte wider und sind wesentlich geringer als die Vertikalkraft. Die Spitzenwerte der anteroposterioren Kraft beim Laufen liegen zwischen dem 0,25- und 0,5-Fachen des Körpergewichts. Über die mediolateralen Kräfte und ihre Auswirkungen auf den Laufzyklus ist relativ wenig bekannt, wobei die Spitzenwerte zwischen dem 0,10- und 0,20-Fachen des Körpergewichts liegen und zahlreiche Nulldurchgänge aufweisen.

Auch hier gibt es widersprüchliche Erkenntnisse über die Rolle kinetischer Parameter bei der Häufigkeit von Verletzungen durch Laufen, was auf die wenigen verfügbaren prospektiven Studien zurückzuführen sein könnte. Derzeit sind vertikale Belastungsraten und Bremskräfte die beiden Variablen, für die potenzielle Zusammenhänge mit bestimmten laufbedingten Verletzungen gezeigt wurden, insbesondere bei weiblichen Freizeitläuferinnen (Davis et al., 2016; Napier et al., 2018).

8.1.5 Am Körper getragene Sensoren

Das Interesse und die Perspektive für den Einsatz von tragbaren Sensoren zur Quantifizierung und Analyse des Laufens wachsen, vor allem durch den Einsatz von Trägheitsmessgeräten (IMUs), aber auch durch druckempfindliche Einlegesohlen und flexible Textilien. Derzeit gibt es eine Reihe von Überlegungen hinsichtlich der Verwendung solcher tragbaren Sensoren, darunter die Häufigkeit der Abtastung, die anatomische Kalibrierungsmethode, die Art der Fixierung, die Sensorkapazität, die Haltbarkeit sowie die Aussagekraft und die Zuverlässigkeit der abgeleiteten Messwerte (Hughes et al., 2021). Was das letztgenannte Thema anbelangt, so ist die Genauigkeit von Messwerten aus tragbaren Geräten im Vergleich zu laborgestützten Methoden für raum-zeitliche Parameter akzeptabel (Horsley et al., 2021), doch sind die diesbezüglichen Ergebnisse in den verschiedenen Studien heterogen und für zahlreiche Messwerte immer noch suboptimal (Blazey et al., 2021), was weitere Forschungen rechtfertigt, bevor die Methoden in der klinischen Praxis auf breiter Basis eingesetzt werden.

8.2 Häufige Verletzungen durch Laufen und klinische Überlegungen

Wie in der Einleitung dieses Kapitels hervorgehoben wurde, besteht ein beträchtliches Risiko, beim Laufen eine Verletzung zu erleiden. Das Verständnis der Ätiologie von Verletzungen ist eine wesentliche Voraussetzung für die Durchführung erfolgreicher Programme zur Verletzungsprävention. Von einem grundlegenden biomechanischen Standpunkt aus betrachtet, treten Verletzungen auf, wenn die mechanische Belastung einer Struktur deren Belastungstoleranz überschreitet (McIntosh, 2005).

Es gibt zahlreiche Modelle zur Ätiologie von Sportverletzungen (McIntosh, 2005) und zur Prävention (Finch, 2006). Auch wenn es den Rahmen dieses Kapitels sprengen würde, auf jedes einzelne dieser Modelle einzugehen, ist doch hervorzuheben, dass sie alle den multifaktoriellen Charakter von Sportverletzungen anerkennen, wobei neuere Ansätze deren komplexen und dynamischen Charakter und die Beteiligung biologischer, physischer, psychologischer und soziokultureller Faktoren betonen (Wiese-Bjornstal, 2010). Im Jahr 2017 wurde ein spezifischer Rahmen für die Ätiologie von Verletzungen durch Laufen postuliert (Bertelsen et al., 2017), der sich auf kausale Mechanismen konzentriert. In diesem Ansatz wurde die strukturspezifische Belastbarkeit zu Beginn einer Laufeinheit und deren Verringerung im Laufe der Trainingseinheit als Produkt aus Umfang, Verteilung und Anzahl der Belastungszyklen betrachtet (➤ Abb. 8.5).

Es gibt zahlreiche Untersuchungen über Verletzungen beim Laufen, die insgesamt zeigen, dass Verletzungen der unteren Extremität am häufigsten sind. In 2 der jüngsten Übersichten wurde festgestellt, dass die Regionen Knie (28–31 %), Knöchel-Fuß (26–28 %), Unterschenkel (16–20 %) und Hüfte-Oberschenkel (14 %) den höchsten Anteil an Verletzungen bei erwachsenen Läufern aufweisen (Francis et al., 2019; Kakouris et al., 2021). Die spezifischen Pathologien, die den höchsten Anteil an den Gesamtverletzungen ausmachten, waren das patellofemorale Schmerzsyndrom (17 %), die Achillessehnentendinopathie (7–10 %), das mediale tibiale Stresssyndrom (8–9 %), die

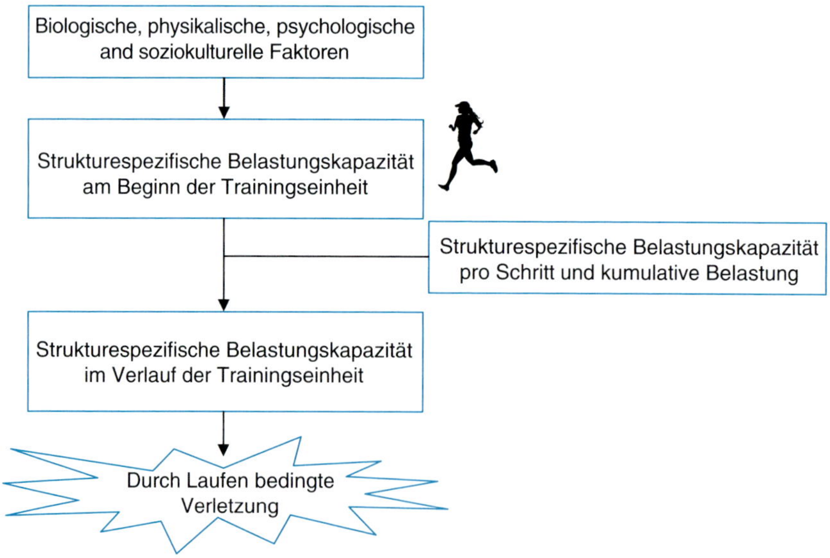

Abb. 8.5 Vereinfachung des von Bertelsen et al. (2017) vorgestellten konzeptionellen Ansatzes für den kausalen Mechanismus von strukturbedingten Verletzungen durch Laufen, ergänzt durch das biopsychosoziale Verletzungsrisikoprofil (Wiese-Bjornstal, 2010).

Plantarfasziitis (7–8 %) und das iliotibiale Bandsyndrom (6 %)(Francis et al., 2019; Kakouris et al., 2021), wobei Stressfrakturen 4–6 % der laufbedingten Verletzungen ausmachten.

Ein Schlüsselelement bei der Behandlung von Verletzungen durch Laufen sind eine umfassende Eindrucksanalyse und die Anamnese. Einer der am häufigsten berichteten Risikofaktoren im Zusammenhang mit Verletzungen beim Laufen ist eine frühere Verletzung (van der Worp et al., 2015). Weitere wichtige klinische Faktoren sind das Trainingspensum und die Trainingsgeschichte, die mehr als die wöchentlich gelaufene Distanz berücksichtigen sollte (Paquette et al., 2020). Sowohl ein geringer als auch ein zu geringer Trainingsumfang wird mit Verletzungen durch Laufen in Verbindung gebracht, wobei entweder zu geringe oder zu hohe Belastungen die biologischen Anpassungen behindern, die für ein verletzungsfreies Lauftraining erforderlich sind. Zu den wichtigen externen (mechanischen) Belastungsmetriken gehören Trainingsvolumen und -intensität, Oberfläche und Geländeform; zu den internen (physiologischen) Belastungsmetriken gehören die Anstrengungswahrnehmung und die Herzfrequenz (Paquette et al., 2020).

Es ist bekannt, dass das Schuhwerk und der Wechsel des Schuhwerks die Biomechanik des Laufens und die Lastverteilung erheblich beeinflussen können, was beim Verletzungsmanagement berücksichtigt werden muss. In den meisten Fällen ist eine Veränderung eingetreten und hat zu einer laufbedingten Verletzung geführt, bei der die Belastung die Kapazität des Gewebes überschritten hat. In bestimmten Fällen kann es jedoch unzureichend sein, sich ausschließlich mit den physischen Komponenten von Verletzungen durch Laufen zu befassen, sodass ein ganzheitlicher oder interdisziplinärer Ansatz und die Einbeziehung anderer Gesundheitsfachkräfte erforderlich sind.

Es gibt zahlreiche Querschnittsstudien, die auf das Vorhandensein bestimmter Bewegungsmuster hinweisen, sobald eine Verletzung vorliegt. Es gibt jedoch nur wenige prospektive Studien, die einen Zusammenhang zwischen bestimmten Bewegungsmustern und dem Auftreten von Verletzungen durch Laufen herstellen. So hat sich beispielsweise gezeigt, dass Athleten mit häufigen Verletzungen durch Laufen im Vergleich zu unverletzten Läufern mit einem größeren kontralateralen Beckenabsinken und einer stärkeren Vorneigung des Rumpfes in der Mitte der Standphase sowie einer stärkeren Dorsalflexion im Knie- und Sprunggelenk beim 1. Bodenkontakt laufen (Bramah et al., 2018). Diese Bewegungsmuster sind zwar aufschlussreich, können aber oft eher die Folge als die Ursache von Verletzungen sein. Eine hierarchische Clusteranalyse dreidimensionaler kinematischer Daten von verletzten und gesunden Läufern identifizierte unterschiedliche Untergruppen von Läufern mit ähnlichen Laufmustern; diese unterschiedlichen Laufmuster standen jedoch nicht in Zusammenhang mit dem Lokalisation der Verletzung oder der Verletzungsschwere (Jauhiainen et al., 2020). Diese Ergebnisse stützen die Annahme, dass es möglicherweise kein „ideales" oder „schützendes" Bewegungsmuster beim Laufen gibt. Das heißt aber nicht, dass die Biomechanik bei der Behandlung von Verletzungen durch Laufen keine Rolle spielt. Das Lauftraining selbst wurde bereits erfolgreich zur Prävention (Chan et al., 2018) und Behandlung (Davis et al., 2020) von Verletzungen durch Laufen eingesetzt. In den folgenden Abschnitten werden einige der häufigsten Verletzungen durch Laufen und entsprechende klinische Überlegungen zu deren Management dargestellt.

8.3 Patellofemorale Schmerzen

8.3.1 Klinische Präsentationen

Das patellofemorale Schmerzsyndrom (PFSS) sind die häufigste Laufverletzung und macht etwa 17 % der Verletzungen bei Läufern aus (Francis et al., 2019; Kakouris et al., 2021). Läufer mit PFSS zeigen typischerweise Schmerzen um oder hinter der Kniescheibe, die sich bei gewichtsbelastenden und dynamischen Kniebeugeaktivitäten wie Treppensteigen, Hocken, Laufen und Sprunglandungen verschlimmern (Crossley et al., 2016). Es gibt keinen Goldstandard für die Diagnose eines PFSS, obwohl diese klinische Diagnose bei Vorhandensein von retro- oder peripatellaren Schmerzen und bei Schmerzreproduktion bei Aktivitäten, die das Patellofemoralgelenk in gebeugter Haltung oder bei dynamischen Bewegungen belasten, in Betracht gezogen werden sollte, wenn tibiofemorale Pathologien ausgeschlossen wurden (Willy et al., 2019). Bei Läufern mit PFSS wurde eine Reihe von unterschiedlichen kinematischen, kinetischen, muskulären Aktivitäts- und Muskelkraftmustern berichtet. Läufer mit PFSS weisen in der Regel eines oder mehrere der folgenden Symptome auf:

- Knieschmerzen beim Laufen;
- Schwäche der Muskeln der unteren Extremität, insbesondere der Kniegelenkextensoren, Hüftabduktoren, Außenrotatoren und Hüftgelenkextensoren (Duffey et al., 2000);
- erhöhte Werte für die Adduktion und Innenrotation der Hüfte während der Standphase des Laufens (Wirtz et al., 2012);
- gesteigertes kontralaterales Beckenabsinken während der Standphase (Bramah et al., 2018);
- erhöhte Rückfußeversion bei Fersenläufern (Duffey et al., 2000; Kulmala et al., 2013);
- größere seitliche Maximalkräfte am Patellofemoralgelenk (Chen und Powers, 2014);
- dynamischer Knievalgus während der Standphase (Petersen et al., 2014) (➤ Abb. 8.6).

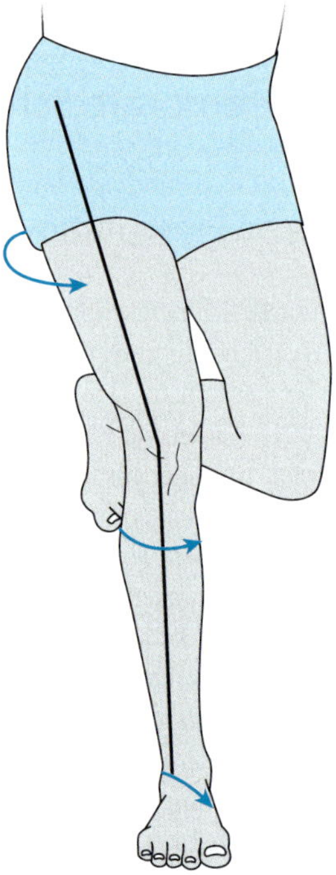

Abb. 8.6 Dynamische Valgushaltung des Kniegelenks.

8.3.2 Wichtige Managementstrategien

Die Patientenschulung in Bezug auf Belastungsmanagement und Aktivitätsmodifikation spielt eine zentrale Rolle bei der Behandlung des patellofemoralen Schmerzsyndroms und ist ein Schlüsselelement der Best-Practice-Leitlinien für die konservative Behandlung des PFSS (Collins et al., 2018; Willy et al., 2019). Es hat sich gezeigt, dass Läufer die Rehabilitation nach PFSS erfolgreich selbst in die Hand nehmen können, indem sie ihre Laufdistanz und -geschwindigkeit reduzieren, ihre Lauffrequenz erhöhen und ihr Training innerhalb akzeptabler klinischer Schwellenwerte steuern, z. B. indem sie die Schmerzwerte auf < 2 von 10 halten, um eine Verschlimmerung der Symptome auszuschließen (Esculier et al., 2017). Daher ist es wichtig, dass Ärzte ihre Patienten über Selbstmanagementstrategien, die Vorteile einer aktiven Rehabilitation und die voraussichtliche Genesungszeit sowie die Zeit bis zur Rückkehr zum Laufen aufklären.

Bei der Behandlung von PFSS wird ein ganzheitlicher Ansatz empfohlen, der biologische, physische, psychologische und soziokulturelle Faktoren berücksichtigen sollte (➤ Abb. 8.5). Abgestufte Übungen und die Rückkehr zur sportlichen Aktivität sind eine Seite, aber auch psychische Belastungen und Lebensstilfaktoren können zu Verletzungen beitragen oder die Rehabilitation verlangsamen. Für Ärzte ist es wichtig, Patienten mit PFSS dabei zu helfen, diese potenziell involvierten Faktoren zu verstehen und die Betroffenen beim Zugang zu angemessenen und geeigneten Interventionsmöglichkeiten zu unterstützen.

Die Trainingsmodifikation bzw. ein Umlernen der Lauftechnik sollte als praktikable Intervention in Betracht gezogen werden, insbesondere wenn eine gestörte Laufmechanik vorliegt. Es gibt mehrere Ansätze zur Laufschulung, die bei der Rehabilitation von Läufern mit PFSS erfolgreich eingesetzt wurden. Zu diesen Ansätzen gehört der Einsatz von visuellem, taktilem und auditivem Feedback, das darauf abzielt, die Schrittfrequenz zu erhöhen, „weicher" zu laufen, die Tibiabeschleunigung oder die vertikalen Aufprallspitzen zu reduzieren, den dynamischen Knievalgus zu verringern oder ein weniger kräftiges Fersenaufsatzmuster zu fördern, um die Belastung des Patellofemoralgelenks zu verringern. Bislang gibt es keine schlüssigen Beweise dafür, welche Art von Feedback und welcher Ansatz für eine bestimmte Person und ihre Beschwerden am besten geeignet ist; daher müssen Ärzte in jedem Einzelfall gemeinsam mit ihrem Patienten den kosteneffizientesten und am besten umsetzbaren Ansatz ermitteln.

Beim patellofemoralen Schmerzsyndrom sollte immer eine körperliche Untersuchung durchgeführt werden, um eine individuelle Verschreibung zu ermöglichen (➤ Tab. 8.3). Auf der Grundlage der klinischen Untersuchung, der klinischen Präsentation und der individuellen Reaktionen können zahlreiche ergänzende Maßnahmen in das Management der Behandlung integriert werden, etwa Hüft- und Kniestärkungsübungen, Taping, Schuheinlagen sowie Mobilitäts-/Flexibilitätsübungen. Auch das Laufen in sog. Barfußschuhen reduziert nachweislich die Belastung des Patellofemoralgelenks und kann bei der Behandlung von Läufern mit PFSS von Vorteil sein.

8.4 Tendinopathie der Achillessehne

8.4.1 Klinische Präsentationen

Die Achillessehnentendinopathie macht 7–10 % der durch Laufen bedingten Verletzungen aus (Francis et al., 2019; Kakouris et al., 2021). Die Achillessehnentendinopathie ist durch lokale Schmerzen und Schwellungen der Achillessehne sowie durch Funktionseinbußen gekennzeichnet. Die Symptome können beim Laufen, beim einbeinigen Hüpfen oder bei funktionellen Aktivitäten auftreten. Die Achillessehnentendinopathie gilt als Überlastungsverletzung, die auf eine übermäßige mechanische Belastung der Sehne mit gestörter Heilung zurückzuführen ist. Läufer, die eine Achillessehnenerkrankung haben, weisen in der Regel eine kürzliche Erhöhung des Trainingsumfangs, der Trainingsintensität oder -häufigkeit oder einen raschen Wechsel zu sog. Barfußschuhwerk auf. Weitere klinische Befunde können eine lokale Gewebeverdickung (Maffulli et al., 2003), eine Einschränkung der Dorsalflexion (ROM) und eine Schwäche der Plantarflexoren (Martin et al., 2018), Steifheit und Schmerzen am Morgen oder nach einer längeren Ruhephase, Schmerzen zu Beginn einer Aktivität, die mit fortschreitender Aktivität abnehmen, und eine verringerte Laufleistung sein (Janssen et al., 2018).

Es gibt nur wenige Unterschiede in der Laufkinematik von Sportlern mit und ohne Achillessehnenerkrankung (Mousavi et al., 2019), mit Ausnahme einer erhöhten Rückfußeversion beim Bodenkontakt. Es wurde über Veränderungen in der neuromuskulären Kontrolle berichtet, wie z. B. eine frühere Verschiebung des Soleus im Verhältnis zum lateralen Gastrocnemius beim Laufen (Wyndow et al., 2013).

Tab. 8.3 Interventionsstrategien bei patellofemoralem Schmerzsyndrom (PFSS) auf der Grundlage der klinischen Bewertung

Präsentation der patellofemoralen Schmerzen (PFSS)	Intervention
Überbeanspruchung/Überlastung ohne andere Beeinträchtigungen	Taping
	Modifikation der Aktivität
PFSS mit Defiziten in der Bewegungskoordination	Technik (um)schulung von Gang und Bewegung
PFSS mit Muskelkraftdefiziten	Stärkung der Hüft-/Gesäßmuskulatur
	Stärkung des M. quadriceps
PFSS mit Mobilitätseinschränkungen	Hypermobilität (Hyperlaxität)
	• Fußorthese
	• Taping
	Hypomobilität (Hyperlaxität)
	• Mobilisierung vom Retinakulum der Patella/Weichgewebe
	• Stretching

Die Präsentation patellofemoraler Schmerzen und Interventionsrichtlinien basiert auf Willy et al. (2019).

8

Weitere Risikofaktoren, die mit einer Achillessehnenerkrankung in Verbindung gebracht werden und für Läufer von Bedeutung sind, sind frühere Tendinopathien oder Frakturen der unteren Extremität, die Einnahme von Ofloxacin-Antibiotika, Training bei kaltem Wetter, die Verwendung von Kompressionsstrümpfen und das Laufen nach einem Trainingsplan (Lagas et al., 2020).

8.4.2 Wichtige Managementstrategien

Das frühzeitige Erkennen und eine rasche Intervention können dazu beitragen, eine Verschlimmerung oder das Fortbestehen der Achillessehnenerkrankung zu verhindern. Eine aktive Behandlungsstrategie ist bei Achillessehnenentzündungen wirksamer als Abwarten (van der Vlist et al., 2021). Verschiedene Faktoren können die Sehnengesundheit beeinflussen (➤ Abb. 8.7), was bei der Planung und Durchführung von Maßnahmen berücksichtigt werden sollte (Silbernagel et al., 2020; Vicenzino et al., 2020). Ein ganzheitlicher Behandlungsansatz kann dazu beitragen, die Funktion wiederherzustellen und ein Wiederauftreten der Beschwerden zu verhindern.

Zunehmend gibt es jedoch Hinweise darauf, dass es Untergruppen von Achillessehnenerkrankungen gibt, die möglicherweise maßgeschneiderte Rehabilitationsansätze erfordern (Hanlon et al., 2021), die nach Aktivität, psychosozialen Aspekten und individuellen Körperstrukturen unterteilt werden können. Die aktivitätsdominante Untergruppe ist die größte und enthält Patienten mit einem höheren Maß an körperlicher Aktivität, funktionellen Fähigkeiten und Lebensqualitätswerten als die anderen Untergruppen. Die betroffenen Patienten weisen im Allgemeinen nur mäßige Symptome und ein jüngeres Alter auf. Die Rehabilitation für diese Untergruppe sollte Belastungsmanagement, progressive Rehabilitation und schrittweise Rückkehr zum Laufen beinhalten, um die Erholung zu optimieren. Die Mehrheit der Läufer mit einer Achillessehnenerkrankung wird unter diese aktivitätsdominante Untergruppe fallen; dennoch ist es wichtig, alle Aspekte als mögliche Ursachen für die Beschwerden in Betracht zu ziehen.

Es gibt überzeugende Belege für die Wirksamkeit der Bewegungstherapie bei der Behandlung der Achillessehnentendinopathie, entweder als Monotherapie oder in Verbindung mit ergänzenden Maßnahmen. Zur Beurteilung und zur Verlaufskontrolle wird bei Achillessehnenerkrankungen der Fragebogen VISA-A

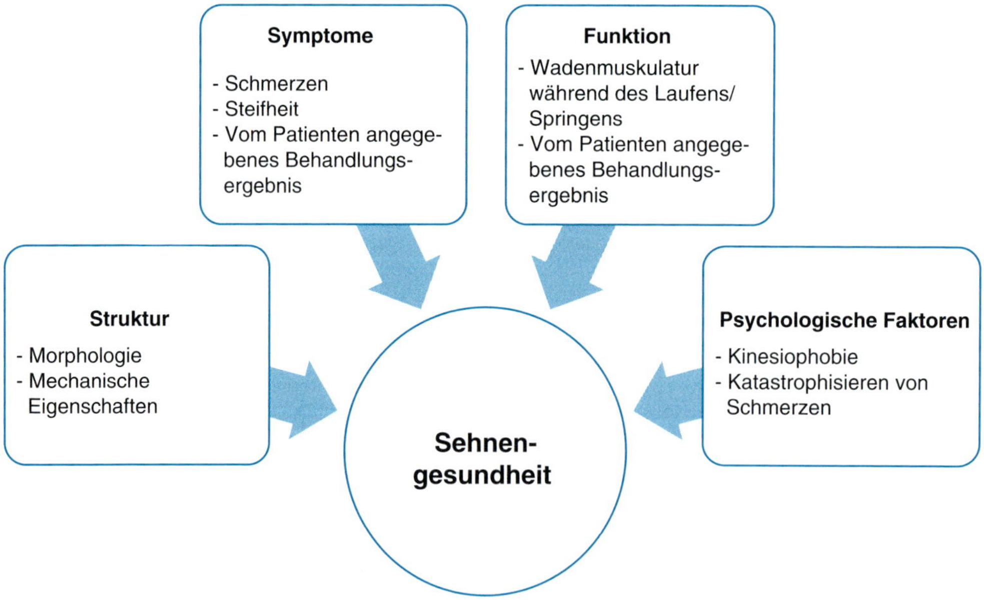

Abb. 8.7 Verschiedene Bereiche, die die Sehnengesundheit beeinflussen. (modifiziert nach [Silbernagel et al., 2020]).

(Victorian Institute of Sport Assessment-Achilles Questionnaire) zusammen mit einer Reihe von Tests empfohlen, darunter der Wadenhebetest zur Ausdauerprüfung. Die Anzahl der Wadenhebungen, die eine Person absolvieren sollte, liegt zwischen 20 und 50 Wiederholungen, je nach Alter, Aktivitätsniveau, Geschlecht und Body-Mass-Index (Hébert-Losier et al., 2017). Die Rehabilitationsphase ist wichtig für die Behandlung der Achillessehnenerkrankung. Es braucht Zeit und ein individuell abgestimmtes Belastungsprogramm, damit sich die Sehne anpassen kann und ein Wiederauftreten der Verletzung verhindert wird (Magnusson und Kjaer, 2019). In der frühen Phase der Rehabilitation von Läufern sollten aufgrund der Belastung der Achillessehne hohe Geschwindigkeiten und Bergaufläufe vermieden werden. Darüber hinaus können die Verwendung von Barfußschuhen und der 1. Bodenkontakt mit dem Vorfuß in der akuten Phase einer Achillessehnenerkrankung die Symptome verschlimmern und sollten erst später im Rehabilitationsprozess oder in chronischen Stadien in Betracht gezogen werden, um die Anpassung und den Umbau zu fördern. Eine Umlernen der Lauftechnik mit dem Ziel, die Schrittfrequenz zu erhöhen, sollte ebenfalls erwogen werden, da eine Erhöhung der Schrittfrequenz die Maximalbelastung und -beanspruchung der Achillessehne senkt (Lyght et al., 2016).

8.5 Mediales Tibiastresssyndrom

8.5.1 Klinische Präsentationen

Das mediale Tibiastresssyndrom (MTSS) ist eine häufige (8–9 %) laufbedingte Verletzung (Francis et al., 2019; Kakouris et al., 2021) und äußert sich typischerweise als lokaler Schmerz im distalen Drittel des posteromedialen Bereichs der Tibia, kann jedoch auch im anterolateralen Bereich auftreten. Das MTSS wird gemeinhin als *Schienbeinschmerz* bezeichnet und als belastungsinduzierter Unterschenkelschmerz kategorisiert (Raissi et al., 2009). Häufig wird das MTSS als Teil eines Kontinuums betrachtet, das von einer Reizung der Knochenhaut bis zu Stressfrakturen reicht. Das MTSS wird auf der Grundlage seiner klinischen Präsentation therapiert, da es keine eindeutigen Beweise für seine Ätiologie gibt (Winters, 2018), obwohl Knochenbelastungen infolge einer Biegung der Tibia als Ursache von MTSS vermutet wurden. Typisch für Läufer mit MTSS sind Schmerzen während oder nach dem Laufen, die sich bei Ruhe bessern. Die Reproduktion von Schmerzen bei der Palpation über einen Bereich von 5 cm oder mehr entlang der posteromedialen Tibia wird für die klinische Diagnose eingesetzt (Winters, 2020).

Identifizierte Risikofaktoren für MTSS bei Läufern sind die frühere Verwendung von Orthesen, nur wenige Jahre Lauferfahrung, MTSS in der Vorgeschichte, ein prominenter Kahnbeinhöcker, ein hoher Body-Mass-Index, erhöhte Werte bei Plantarflexion und Außenrotation der Hüfte sowie das weibliche Geschlecht (Newman et al., 2013). Diese Risikofaktoren können als Grundlage für die Managementstrategien dienen. Becker et al. (2018) berichten, dass Läufer, die ein MTSS entwickeln, beim Laufen eine stärkere Eversion des Rückfußes, ein kontralaterales Beckenabsinken und Druck auf die mediale Seite des Fußes aufweisen. In Fallstudien wurde auch das Auftreten von MTSS beim Wechsel zu Schuhen mit stärkerer Dämpfung und breiterem Halt nachgewiesen (Hannigan und Pollard, 2021), was Überlegungen zum Schuhwerk rechtfertigt.

8.5.2 Wichtige Managementstrategien

Zur Behandlung des MTSS wurden verschiedene Verfahren eingesetzt, darunter Kryotherapie, Stoßwellentherapie, Massage, Orthesen, pneumatische Beinschienen, Gangschulung und die Vermeidung hoch belastender Aktivitäten. Für die Wirksamkeit dieser Maßnahmen gibt es jedoch noch keine eindeutigen Beweise (Winters et al., 2013). Für die Betroffenen ist die Aufklärung über Belastungsmanagement und die stufenweise Wiederaufnahme des Laufens von zentraler Bedeutung für die Bewältigung des MTSS. Es wurde vorgeschlagen, die Laufdistanz von Woche zu Woche um weniger als 30 % zu erhöhen, um laufbedingte Verletzungen zu vermeiden (Damsted et al., 2019). Bei Vorliegen eines MTSS wird eine langsamere Progression empfohlen, die sich an den Symptomen orientieren sollte.

Im Jahr 2012 wurde eine randomisierte Kontrollstudie mit Läufern mit MTSS durchgeführt. Alle Läufer absolvierten ein abgestuftes Programm zur Wiederaufnahme des Laufsports, das das Ausmaß der Beschwerden auf einer 10-Punkte-Analogskala auf einen Maximalwert von 4 Punkten beschränkte. Zusätzliche Dehnungs- und Kräftigungsübungen für die Wadenmuskulatur oder das Tragen von Sportkompressionsstrümpfen während des Laufens beschleunigten die Zeit bis zur Rückkehr zum Laufen nicht, wobei die durchschnittliche Zeit bis zur Rückkehr zu 18 Minuten Laufen in anspruchsvollem Tempo etwa 3,5 Monate betrug (Moen et al., 2012).

Bei MTSS-Patienten kann auch eine Gangschulung in Betracht gezogen werden. Ein 6-wöchiges Programm zur Umschulung des Bewegungsmusters, das darauf abzielt, beim 1. Bodenkontakt den Vorfuß aufzusetzen, wurde erfolgreich zur Behandlung von trainingsbedingten Unterschenkelschmerzen bei Läufern eingesetzt (Helmhout et al., 2015). Die Durchführung von 2–6 Lauftrainingseinheiten, die den 1. Bodenkontakt mit dem Vorfuß und eine höhere Schrittfrequenz fördern, wurde bei Militärbediensteten ebenfalls mit positiven Ergebnissen nach MTSS in Verbindung gebracht (Zimmermann et al., 2019a, 2019b), wobei eine erfolgreiche Rückkehr zum Laufen etwa 5 Monate dauerte.

8.6 Fersenschmerz

8.6.1 Klinische Präsentationen

Plantare Fersenschmerzen machen 7–8 % der laufbedingten Verletzungen aus (Francis et al., 2019; Kakouris et al., 2021). Andere häufig verwendete Begriffe für plantare Fersenschmerzen sind *Plantarfasziitis, Plantarfasziopathie* und *Plantarfasziose* (McNeill und Silvester, 2017). Plantare Fersenschmerzen sind in der aktiven Bevölkerung weit verbreitet und entwickeln sich normalerweise schleichend (Hill et al., 2008). Typischerweise berichten Patienten mit plantarem Fersenschmerz über eine hohe Schmerzintensität bei den ersten Schritten nach dem Schlafen oder einer langen Ruhephase (Buchbinder, 2004) und eine Verschlimmerung der Symptome bei langem Stehen oder Gehen und gegen Ende des Tages (Petraglia et al., 2017). Zu den häufigsten klinischen Symptomen gehören eine oder mehrere der folgenden Erkrankungen:

- lokalisierte Schmerzen an der anteromedialen Seite der Ferse, insbesondere am Ursprung der Plantarfaszie (Buchbinder, 2004);
- erhöhter Bewegungsumfang der Plantarflexion im Sprunggelenk (Hamstra-Wright et al., 2021);
- Schwäche der Fußmuskulatur (Osborne et al., 2019);
- geringe Innenrotation des Oberschenkels (Harutaichun et al., 2019);
- geringe Bewegungsqualität beim lateralen Step-down-Test (Harutaichun et al., 2019); oder
- Body-Mass-Index und Körpermasse erhöht (Hamstra-Wright et al., 2021).

8.6.2 Wichtige Managementstrategien

Es gibt 3 Strategien, die den zentralen Kern der Behandlung von plantaren Fersenschmerzen in den ersten 4–6 Wochen der Behandlung widerspiegeln: individualisierte Patientenschulung, Dehnung der Plantarfaszie und Low-Dye-Taping (Morrissey et al., 2021). Die Patientenschulung sollte individuell gestaltet sein und Themen wie Belastungsmanagement, Schmerzedukation, gesundheitsbezogene Zustände und Überlegungen zum Schuhwerk umfassen. Psychosoziale Variablen wie Depressionen, Ängste und geringe Arbeitszufriedenheit können das Schmerzniveau und den Funktionsverlust bei Patienten mit plantarem Fersenschmerz erhöhen (Drake et al., 2018); daher sollte dieser Aspekt in die Patientenaufklärung integriert werden, und bei Behandlungsbedarf sollte eine Überweisung erfolgen. Sollte sich keine oder nur eine geringe Besserung einstellen, können Stoßwellentherapie und Orthesen ergänzend eingesetzt werden.

Das Körpergewicht ist ein wichtiger Faktor, der bei der Behandlung und Prävention von plantarem Fersenschmerz zu berücksichtigen ist. Diese Überlegung könnte für Läufer von Bedeutung sein, die eine Trainingspause eingelegt haben oder wieder mit dem Training beginnen. Eine allmähliche Steigerung der Laufbelastung, der Trainingsintensität und des -volumens kann die Anpassung des Gewebes fördern und die Belastbarkeit verbessern (Hamstra-Wright et al., 2021).

Die Kombination aus Wadenmuskelstärkung und Schuheinlagen zeigte nach 3 Monaten bessere Ergebnisse in Bezug auf Schmerzen und Fußfunktion als die Kombination aus spezifischem Stretching der Plantarflexion und Schuheinlagen (Rathleff et al., 2015). Da Personen mit plantarem Fersenschmerz nur eine limitierte Muskelkraft und einen geringen Muskelumfang im Fußbereich aufweisen, können auch Übungen zur Stärkung der intrinsischen Fußmuskulatur empfohlen werden (Osborne et al., 2019).

Das Laufen bergauf oder mit hoher Geschwindigkeit kann die Belastung der Plantarfaszie erhöhen und sollte in der frühen Rehabilitationsphase vermieden werden. Es gibt nur wenige Studien über Läufer mit plantarem Fersenschmerz; daher werden in Bezug auf die Umschulung des Laufmusters und das Schuhwerk ähnliche Grundsätze wie im Abschnitt über die Tendinopathie der Achillessehne (s. oben) vorgeschlagen, bis spezifische Nachweise für bestimmte Therapiemodalitäten bei plantarem Fersenschmerz verfügbar sind.

8.7 Tractus-iliotibialis-Syndrom (Iliotibialbandsyndrom)

8.7.1 Klinische Präsentationen

Das Iliotibialbandsyndrom (ITBS) macht 6–8 % der laufbedingten Verletzungen aus (Francis et al., 2019; Kakouris et al., 2021) und ist die zweithäufigste Überlastungsverletzung bei Läufern (Taunton et al., 2002). Es wird vermutet, dass die Kompression des Lig. iliotibiale auf den lateralen Femurepikondylus für das ITBS und die damit verbundenen lateralen Knieschmerzen verantwortlich ist. Seitliche Knieschmerzen verschlimmern sich in der Regel bei einer Kniebeugung von 20–30° (Hamill et al., 2008). Läufer mit ITBS berichten in der Regel über Schmerzen im seitlichen Knie, die nach einigen Kilometern auftreten. In der subjektiven Anamnese der Patienten kommen häufig Trainingsfehler vor, wie z. B. eine plötzliche Steigerung des Laufvolumens und Bergablaufen. Solche Trainingsfehler können zu einer Störung der Gewebehomöostase (Dye, 2005; Gabbett, 2016) und zur Überlastung des Gewebes führen (> Abb. 8.8).

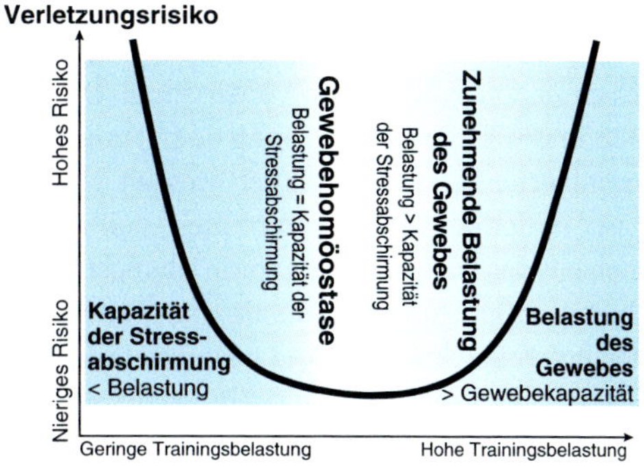

Abb. 8.8 Modell der Gewebehomöostase (Dye, 2005; Gabbett, 2016).

Es gibt nur wenige prospektive Studien zum ITBS(Aderem und Louw, 2015), und es wurden keine eindeutigen biomechanischen Ursachen für das ITBS bei Läufern ermittelt (Louw und Deary, 2014). Läufer mit ITBS können klinisch eine verminderte Kraft der Hüftabduktoren und die folgende Laufkinematik aufweisen (Aderem und Louw, 2015; Foch et al., 2015), insbesondere bei Ermüdung:

- Hüftadduktion in der Standphase stärker ausgeprägt;
- verringerte Schrittweite;
- maximale Innenrotation des Knies erhöht;
- maximale ipsilaterale seitliche Rumpfbeugung erhöht.

Das Laufen mit übermäßiger Hüftadduktion und Innenrotation im Knie in der Standphase kann die Zug- und Torsionsbelastungen im Lig. iliotibiale erhöhen. Dieses Laufmuster kann die Kompression des Lig. iliotibiale auf den lateralen Femurepikondylus aufrechterhalten (Fairclough et al., 2006) und eine starke Belastung dieses Ligaments hervorrufen (Hamill et al., 2008). Eine Modifizierung der Lauftechnik, die ein solches Bewegungsmuster verändert, beispielsweise durch Erhöhung der Schrittfrequenz, kann bei der Behandlung des ITBS von Vorteil sein.

8.7.2 Wichtige Managementstrategien

Symptome des Tractus-iliotibialis-Syndroms bei Sportlern können mit konservativen Behandlungsstrategien wirksam reduziert werden (Bolia et al., 2020), auch wenn die Qualität der verfügbaren Nachweise relativ gering ist. In der Regel steht in der Akutphase die Schmerzbehandlung im Vordergrund. Dennoch sollte in dieser Phase Bewegung oder Training bei kontrollierter Belastung gefördert werden. Nach der Phase, in der der Schmerz dominiert, sollten ärztlicherseits das Laufprogramm sowie Übungen zur Erhöhung der Belastungstoleranz angepasst werden. Die seitlichen Knieschmerzen oder -reizungen sollten am Folgetag einer Beanspruchung während der schmerzdominanten Phase nicht mehr als 2 Punkte auf einer 10-Punkte-Analogskala betragen.

Eine Strategie zur Verbesserung der Hüft- und Kniekoordination und des Laufmuster ist das Lauftraining selbst (van der Worp et al., 2012), das die Kniebelastung beim Laufen verringern kann. Die in der vorangegangenen Diskussion über patellofemorale Schmerzen hervorgehobenen Ansätze zur Gehschulung (s. oben) können auch für das ITBS in Betracht gezogen werden. Die Integration eines Lauftrainings mit verbalem und visuellem Feedback in ein 8-wöchiges Konditionierungsprogramm erwies sich als effektiver als ein Übungsprogramm ohne Feedback, wenn es darum ging, einige der vorgeschlagenen Risikofaktoren für Verletzungen durch Laufen zu beeinflussen, einschließlich der durchschnittlichen und momentanen vertikalen Belastungsraten, des maximalen Hüftadduktionswinkels, der maximalen Innenrotation des Knies und der maximalen Inversionsmomente des Rückfußes (Letafatkar et al., 2020). In dieser Studie wurde u. a. das Feedback gegeben, weicher zu laufen, einen 1. Bodenkontakt mit dem Rückfuß zu vermeiden und mit größerem Abstand der Knie und nach vorn gerichteten Kniescheiben zu laufen. Bei der 1-Jahres-Follow-up-Untersuchung wies die Gruppe, die das Lauftraining mit Feedback durchführte, eine geringere Verletzungshäufigkeit von 66,7 % (ITBS), 57 % (patellofemorale Schmerzen) und 66,7 % (Plantarfasziitis) auf (Letafatkar et al., 2020).

Bei Personen mit ITBS sollte auch Krafttraining in Betracht gezogen werden. Progressives Krafttraining für die Hüfte, das über einen Zeitraum von 8 Wochen durchgeführt wurden, hat nachweislich zu besseren Ergebnissen in Bezug auf Schmerzen, Funktion und Kraftniveau geführt als Dehnübungen und herkömmliche Übungen (McKay et al., 2020). Ergänzend können eine Verbesserung der Beweglichkeit sowie die Patientenschulung über Laufuntergründe (z. B. Vermeidung von Betonoberflächen und Bergablaufen sowie Einbeziehung unterschiedlicher Laufuntergründe) ebenfalls zu positiven Behandlungsergebnissen beitragen (van der Worp et al., 2012). Kliniker sollten individuelle Interventionsprogramme verschreiben und dabei eine Kräftigung, insbesondere der Hüftabduktoren, Gelenkmobilisierung, Orthesen und die Behandlung der Weichteile in Betracht ziehen (van der Worp et al., 2012; McKay et al., 2020).

KERNAUSSAGEN

- Etwa die Hälfte aller Läufer erleidet jedes Jahr eine laufbedingte Verletzung, wobei 75 % der Verletzungen am oder unterhalb des Knies lokalisiert sind.
- Laufbedingte Verletzungen sind multifaktoriell bedingt. Zu den am häufigsten genannten Risikofaktoren gehören frühere Verletzungen und kürzliche Veränderungen des Lauftrainings.
- Zahlreiche Querschnittsstudien weisen auf das Vorhandensein bestimmter Bewegungsmuster hin, sobald eine Verletzung vorliegt, aber nur wenige prospektive Studien stellen einen Zusammenhang zwischen bestimmten Bewegungsmustern und der Häufigkeit von Verletzungen her. Veränderungen im Bewegungsmuster ist oft eher die Folge als die Ursache von Verletzungen.
- Zu den wichtigsten Behandlungsstrategien für die häufigsten Verletzungen durch Laufen gehören die Patientenschulung zum Belastungsmanagement, die Anpassung von Aktivität und Schuhwerk, Gang-/Laufschulung sowie abgestufte Übungs- und Wiedereinstiegsprogramme für Sportler.
- In bestimmten Fällen kann es unzureichend sein, sich ausschließlich mit den körperlichen Komponenten von Verletzungen durch Laufen zu befassen, sodass eher ein ganzheitlicher oder multiprofessioneller Ansatz und gegebenenfalls die Überweisung an andere Fachdisziplinen erforderlich sind.

LITERATUR

Aderem, J., Louw, Q.A., 2015. Biomechanical risk factors associated with iliotibial band syndrome in runners: a systematic review. BMC Musculoskelet. Disord. 16, 356.

Altman, A.R., Davis, I.S., 2012. A kinematic method for footstrike pattern detection in barefoot and shod runners. Gait & Posture 35 (2), 298–300.

Anderson, L.M., et al., 2020. What are the benefits and risks associated with changing foot strike pattern during running? A systematic review and meta-analysis of injury, running economy, and biomechanics. Sports Medicine 50 (5), 885–917.

Becker, J., Nakajima, M., Wu, W.F.W., 2018. Factors contributing to medial tibial stress syndrome in runners: a prospective study. Med. Sci. Sports Exerc. 50 (10), 2092–2100.

Bertelsen, M.L., et al., 2017. A framework for the etiology of running-related injuries. Scand. J. Med. Sci. Sports 27 (11), 1170–1180.

Blazey, P., Michie, T.V., Napier, C., 2021. A narrative review of running wearable measurement system accuracy and reliability: can we make running shoe prescription objective? Footwear Science 13 (2), 117–131.

Bolia, I.K., et al., 2020. Operative versus nonoperative management of distal iliotibial band syndrome—where do we stand? A systematic review. Arthrosc. Sports Med. Rehabil. 2 (4), e399–e415.

Bonnaerens, S., et al., 2021. Relationship between duty factor and external forces in slow recreational runners. BMJ Open Sport Exerc. Med. 7 (1), e000996.

Bramah, C., et al., 2018. Is there a pathological gait associated with common soft tissue running injuries? Am. J. Sports Med. 46 (12), 3023–3031.

Bramble, D.M., Lieberman, D.E., 2004. Endurance running and the evolution of Homo. Nature 432 (7015), 345–352.

Buchbinder, R., 2004. Clinical practice. Plantar fasciitis. N. Engl. J. Med. 350 (21), 2159–2166.

Cavagna, G.A., Heglund, N.C., Taylor, C.R., 1977. Mechanical work in terrestrial locomotion: two basic mechanisms for minimizing energy expenditure. Am. J. Physiol. 233 (5), 243–261.

Chan, Z.Y.S., et al., 2018. Gait retraining for the reduction of injury occurrence in novice distance runners: 1-year followup of a randomized controlled trial. Am. J. Sports Med. 46 (2), 388–395.

Chen, Y.-J., Powers, C.M., 2014. Comparison of three-dimensional patellofemoral joint reaction forces in persons with and without patellofemoral pain. J. Appl. Biomech 30 (4), 493–500.

Cochrum, R.G., et al., 2020. Visual classification of running economy by distance running coaches. Eur. J. Sport Sci. 2020/09/16 edn, 1–24

Čoh, M., et al., 2018. Kinematics of Usain Bolt's maximal sprint velocity. Kinesiology 50 (2), 100–101.

Colino, E., et al., 2020. Mechanical properties of treadmill surfaces and their effects on endurance running. Int. J. Sports Physiol. Perform. 15 (5), 685–689.

Collins, N.J., et al., 2018. 2018 consensus statement on exercise therapy and physical interventions (orthoses, taping and manual therapy) to treat patellofemoral pain: recommendations from the 5th International Patellofemoral Pain Research Retreat, Gold Coast, Australia, 2017. Br. J. Sports Med. 52 (18), 1170–1178.

Crossley, K.M., et al., 2016. 2016 patellofemoral pain consensus statement from the 4th International Patellofemoral Pain Research Retreat, Manchester. Part 1: Terminology, definitions, clinical examination, natural history, patellofemoral osteoarthritis and patient-reported outcome measures. Br. J. Sports Med. 50 (14), 839–843.

Damsted, C., et al., 2019. The association between changes in weekly running distance and running-related injury: preparing for a half marathon. J. Orthop. Sports Phys. Ther. 49 (4), 230–238.

Davis, I.S., et al., 2020. Gait retraining as an intervention for patellofemoral pain. Curr. Rev. Musculoskelet. Med. 13 (1), 103–114.

Davis, I.S., Bowser, B.J., Mullineaux, D.R., 2016. Greater vertical impact loading in female runners with medically diagnosed injuries: a prospective investigation. Br. J. Sports Med. 50 (14), 887–892.

Dillon, S., et al., 2021. Do injury-resistant runners have distinct differences in clinical measures compared to recently injured runners? Med. Sci. Sport Exerc. [Preprint]. 2021/04/27 edn

Drake, C., Mallows, A., Littlewood, C., 2018. Psychosocial variables and presence, severity and prognosis of plantar heel pain: a systematic review of cross-sectional and prognostic associations. Musculoskeletal Care 16 (3), 329–338.

Duffey, M.J., et al., 2000. Etiologic factors associated with anterior knee pain in distance runners. Medicine & Science in Sports & Exercise 32 (11), 1825–1832.

Dye, S.F., 2005. The pathophysiology of patellofemoral pain: a tissue homeostasis perspective. Clin. Orthop. Relat. Res. (436), 100–110.

Esculier, J.F., et al., 2017. Is combining gait retraining or an exercise programme with education better than education alone in treating runners with patellofemoral pain? A randomised clinical trial. Br. J. Sports Med. [Preprint]. 2017/05/10 edn

Esculier, J.-F., et al., 2020. A contemporary approach to patellofemoral pain in runners. J. Athl. Train 55 (12), 1206–1214.

Fairclough, J., et al., 2006. The functional anatomy of the iliotibial band during flexion and extension of the knee: implications for understanding iliotibial band syndrome. Journal of Anatomy 208 (3), 309–316.

Finch, C., 2006. A new framework for research leading to sports injury prevention. J. Sci. Med. Sport 9 (1–2), 3–9.

Foch, E., et al., 2015. Associations between iliotibial band injury status and running biomechanics in women. Gait & Posture 41 (2), 706–710.

Francis, P., et al., 2019. The proportion of lower limb running injuries by gender, anatomical location and specific pathology: a systematic review. J. Sports Sci. Med. 18 (1), 21–31.

Gabbett, T.J., 2016. The training—injury prevention paradox: should athletes be training smarter and harder? Br. J. Sports Med. 50 (5), 273–280.
Hamill, J., et al., 2008. A prospective study of iliotibial band strain in runners. Clin. Biomech. (Bristol, Avon) 23 (8), 1018–1025.
Hamstra-Wright, K.L., et al., 2021. Risk factors for plantar fasciitis in physically active individuals: a systematic review and meta-analysis. Sports Health 13 (3), 296–303.
Hanlon, S.L., Pohlig, R.T., Silbernagel, K.G., 2021. Beyond the diagnosis: using patient characteristics and domains of tendon health to identify latent subgroups of Achilles tendinopathy. J. Orthop. Sports Phys. Ther. (0), 1–28.
Hannigan, J.J., Pollard, C.D., 2021. Biomechanical analysis of two runners who developed leg injuries during a six-week transition to maximal running shoes: a case series. J. Sports Sci. 2021/06/03 edn, 1–7
Harrast, M.A., 2019. Clinical Care of the Runner E-Book: Assessment, Biomechanical Principles, and Injury Management. Elsevier Health Sciences., Available at: https://books.google.co.nz/books?id=dnXADwAAQBAJ
Harutaichun, P., Boonyong, S., Pensri, P., 2019. Predictors of plantar fasciitis in Thai novice conscripts after 10-week military training: s prospective study. Phys. Ther. Sport 35, 29–35.
Hébert-Losier, K., et al., 2017. Updated reliability and normative values for the standing heel-rise test in healthy adults. Physiotherapy 103 (4), 446–452.
Helmhout, P.H., et al., 2015. The effectiveness of a 6-week intervention program aimed at modifying running style in patients with chronic exertional compartment syndrome: results from a series of case studies. Orthop. J. Sports Med. 3 (3) 2325967115575691
Hill, C.L., et al., 2008. Prevalence and correlates of foot pain in a population-based study: the North West Adelaide health study. J. Foot Ankle Res 1 (1), 2.
Horsley, B.J., et al., 2021. Does site matter? Impact of inertial measurement unit placement on the validity and reliability of stride variables during running: a systematic review and meta-analysis. Sports Med. [Preprint]. 2021/03/25 edn
Hughes, G.T.G., et al., 2021. Novel technology in sports biomechanics: some words of caution. Sports Biomech, 1–9.
Janssen, I., et al., 2018. Investigating Achilles and patellar tendinopathy prevalence in elite athletics. Res. Sports Med. (Print) 26 (1), 1–12.
Jauhiainen, S., et al., 2020. A hierarchical cluster analysis to determine whether injured runners exhibit similar kinematic gait patterns. Scand. J. Med. Sci. Sports n/a (n/a)
Kakouris, N., Yener, N., Fong, D.T.P., 2021. A systematic review of running-related musculoskeletal injuries in runners. J. Sport Health Sci [Preprint]
Kulmala, J.-P., et al., 2013. Forefoot strikers exhibit lower runninginduced knee loading than rearfoot strikers. Med. Sci. Sports Exer 45 (12), 2306–2313.
Kung, S.M., et al., 2018. What factors determine the preferred gait transition speed in humans? A review of the triggering mechanisms. Hum. Mov. Sci. 57, 1–12. 2017/11/10 edn
Lagas, I.F., et al., 2020. Incidence of Achilles tendinopathy and associated risk factors in recreational runners: s large prospective cohort study. J. Sci. Med. Sport. 23 (5), 448–452.
Letafatkar, A., et al., 2020. Long-term efficacy of conditioning training program combined with feedback on kinetics and kinematics in male runners. Scand. J. Med. Sci. Sports 30 (3), 429–441.
Lieberman, D.E., et al., 2010. Foot strike patterns and collision forces in habitually barefoot versus shod runners. Nature 463 (7280), 531–535.
Louw, M., Deary, C., 2014. The biomechanical variables involved in the aetiology of iliotibial band syndrome in distance runners – a systematic review of the literature. Phys. Ther. Sport 15 (1), 64–75.
Lussiana, T., et al., 2017. Do subjective assessments of running patterns reflect objective parameters? Eur. J. Sport Sci., 1–11.
Lyght, M., et al., 2016. Effects of foot strike and step frequency on Achilles tendon stress during running. J. Appl. Biomech 32 (4), 365–372.
Maffulli, N., et al., 2003. Clinical diagnosis of Achilles tendinopathy with tendinosis. Clin. J. Sport Med. 13 (1), 11–15.
Magnusson, S.P., Kjaer, M., 2019. The impact of loading, unloading, ageing and injury on the human tendon. J. Phys 597 (5), 1283–1298.
Martin, R.L., et al., 2018. Achilles p, stiffness, and muscle power deficits: midportion Achilles tendinopathy revision 2018. J. Orthop. Sports Phys. Ther. 48 (5), A1–A38..
McIntosh, A.S., 2005. Risk compensation, motivation, injuries, and biomechanics in competitive sport. Br. J. Sports Med. 39 (1), 2–3.
McKay, J., et al., 2020. Iliotibial band syndrome rehabilitation in female runners: a pilot randomized study. J. Orthop. Surg. Res. 15 (1), 188.
McMahon, T.A., Valiant, G., Frederick, E.C., 1987. Groucho running. J. Appl. Physiol. 62 (6), 2326–2337.
McNeill, W., Silvester, M., 2017. Plantar heel pain. J. Bodyw. Mov. Ther. 21 (1), 205–211.
Miller, J.R., et al., 2019. A systematic review and meta-analysis of crossover studies comparing physiological, perceptual and performance measures between treadmill and overground running. Sports Med. [Preprint]. 2019/03/09 edn
Moen, M.H., et al., 2012. The treatment of medial tibial stress syndrome in athletes; a randomized clinical trial. Sports Medicine, Arthroscopy, Rehabilitation, Therapy & Technology: SMARTT 4, 12.
Morrissey, D., et al., 2021. Management of plantar heel pain: a best practice guide informed by a systematic review, expert clinical reasoning and patient values. Br. J. Sports Med. [Preprint]
Mousavi, S.H., et al., 2019. Kinematic risk factors for lower limb tendinopathy in distance runners: a systematic review and meta-analysis. Gait Posture 69, 13–24.

Napier, C., et al., 2018. Kinetic risk factors of running-related injuries in female recreational runners. Scand. J. Med. Sci. Sports 28 (10), 2164–2172.

Newman, P., et al., 2013. Risk factors associated with medial tibial stress syndrome in runners: a systematic review and metaanalysis. Open Access. J. Sports Med. 4, 229–241.

Osborne, J.W.A., et al., 2019. Muscle function and muscle size differences in people with and without plantar heel pain: a systematic review. J. Orthop. Sports Phys. Ther. 49 (12), 925–933.

Paquette, M.R., et al., 2020. Moving beyond weekly "distance": optimizing quantification of training load in runners. J. Orthop. Sports Phys. Ther. 50 (10), 564–569.

Pedisic, Z., et al., 2019. Is running associated with a lower risk of all-cause, cardiovascular and cancer mortality, and is the more the better? A systematic review and meta-analysis. Br. J. Sports Med. bjsports-2018–100493

Petersen, W., et al., 2014. Patellofemoral pain syndrome. Knee Surg. Sports Traumatol. Arthrosc. 22 (10), 2264–2274.

Petraglia, F., Ramazzina, I., Costantino, C., 2017. Plantar fasciitis in athletes: diagnostic and treatment strategies. A systematic review. Muscles Ligaments Tendons J. 7 (1), 107–118.

Raissi, G.R.D., et al., 2009. The relationship between lower extremity alignment and medial tibial stress syndrome among non-professional athletes. Sports Medicine, Arthroscopy, Rehabilitation, Therapy & Technology: SMARTT 1 (1), 11.

Rathleff, M.S., et al., 2015. High-load strength training improves outcome in patients with plantar fasciitis: a randomized controlled trial with 12-month follow-up. Scand. J. Med. Sci. Sports 25 (3), e292–e300.

Salo, A.I., et al., 2011. Elite sprinting: are athletes individually step-frequency or step-length reliant? Med. Sci. Sports Exerc. 43 (6), 1055–1062.

Silbernagel, K.G., Hanlon, S., Sprague, A., 2020. Current clinical concepts: conservative management of Achilles tendinopathy. J. Athl. Train 55 (5), 438–447.

Soligard, T., et al., 2016. How much is too much? (Part 1) International Olympic Committee consensus statement on load in sport and risk of injury. Br. J. Sports Med. 50 (17), 1030–1041.

Souza, R.B., 2016. An evidence-based videotaped running biomechanics analysis. Phys. Med. Rehabil. Clin. N. Am. 27 (1), 217–236.

Taunton, J.E., et al., 2002. A retrospective case-control analysis of 2002 running injuries. Br. J. Sports Med 36 (2), 95–101.

Van Gheluwe, B., Madsen, C., 1997. Frontal rearfoot kinematics in running prior to volitional exhaustion. J. Appl. Biomech. 13 (1), 66.

Van Hooren, B., et al., 2019. Is motorized treadmill running biomechanically comparable to overground running? A systematic review and meta-analysis of cross-over studies. Sports Medicine [Preprint]

Vicenzino, B., et al., 2020. ICON 2019-International Scientific Tendinopathy Symposium Consensus: There are nine core health-related domains for tendinopathy (CORE DOMAINS): Delphi study of healthcare professionals and patients. Br. J. Sports Med. 54 (8), 444–451.

Videbæk, S., et al., 2015. Incidence of running-related injuries per 1000 h of running in different types of runners: a systematic review and meta-analysis. Sports Medicine 45 (7), 1017–1026.

van der Vlist, A.C., et al., 2021. Which treatment is most effective for patients with Achilles tendinopathy? A living systematic review with network meta-analysis of 29 randomised controlled trials. Br. J. Sports Med. 55 (5), 249–256.

Wiese-Bjornstal, D.M., 2010. Psychology and socioculture affect injury risk, response, and recovery in high-intensity athletes: a consensus statement. Scand. J. Med. Sci. Sports 20 (Suppl 2), 103–111.

Willy, R.W., et al., 2019. Patellofemoral pain. J. Orthop. Sports Phys. Ther. 49 (9) CPG1–CPG95.

Winters, M., et al., 2013. Treatment of medial tibial stress syndrome: a systematic review. Sports Med. (Auckland, N.Z.) 43 (12), 1315–1333.

Winters, M., 2018. Medial tibial stress syndrome: diagnosis, treatment and outcome assessment (PhD Academy Award). Br. J. Sports Med 52 (18), 1213–1214.

Winters, M., 2020. The diagnosis and management of medial tibial stress syndrome: an evidence update. Unfallchirurg 123 (Suppl 1), 15–19.

Wirtz, A.D., et al., 2012. Patellofemoral joint stress during running in females with and without patellofemoral pain. Knee 19 (5), 703–708.

van der Worp, M.P., et al., 2012. Iliotibial band syndrome in runners. Sports Med. 42 (11), 969–992.

van der Worp, M.P., et al., 2015. Injuries in runners: a systematic review on risk factors and sex differences. PloS One 10 (2) e0114937–e0114937

Wyndow, N., et al., 2013. Triceps surae activation is altered in male runners with Achilles tendinopathy. J. Electromyog. Kinesiol. 23 (1), 166–172.

Zimmermann, W.O., et al., 2019a. Conservative treatment of anterior chronic exertional compartment syndrome in the military, with a mid-term follow-up. BMJ Open Sport Exerc. Med 5 (1), e000532.

Zimmermann, W.O., et al., 2019b. Gait retraining reduces vertical ground reaction forces in running shoes and military boots. Transl. Sports Med. 2 (2), 90–97.

Anhang

Michael Whittle

Ergänzende Informationen zu Kapitel 1: Grundlagenwissen

Biomechanik

Zeit

Die Sekunde (s) und die Millisekunde (ms) sind die wichtigsten Einheiten für die Zeitmessung in der Biomechanik, obwohl es immer noch üblich ist, die Gehgeschwindigkeit in Metern pro Minute oder sogar Meilen pro Stunde anzugeben. Wenn sich Ereignisse in kurzen Zeitabständen wiederholen, ist es üblich, die Frequenz in Hertz (abgekürzt Hz) anzugeben, wobei 1 Hz ein Zyklus pro Sekunde ist. Ein typisches Ganganalysesystem könnte beispielsweise die Positionen von Markern an den Gliedmaßen eines Patienten mit 100 Hz (entsprechend einem Intervall von 10 ms zwischen den Durchgängen), die Bodenreaktionskraft mit 500 Hz (2 ms Intervall zwischen den Durchgängen) und das EMG mit 2000 Hz (0,5 ms Intervall zwischen den Durchgängen) messen. Die Beziehung zwischen Stichprobenintervall und Häufigkeit ist gegeben durch:

$$\text{Intervall (ms)} = 1000/\text{Frequenz (Hz)}$$

Masse

Da wir alle im Gravitationsfeld der Erde leben, verwenden wir die Begriffe *Masse* und *Gewicht* normalerweise synonym. Es gibt jedoch einen klaren Unterschied. Die Masse eines Gegenstands ist die Menge der in ihm enthaltenen Materie, die nicht von der Schwerkraft abhängt, während das Gewicht die Kraft ist, die die Schwerkraft auf den Gegenstand ausübt. In einem Raumschiff, das sich in einer Umlaufbahn befindet, gibt es beispielsweise keine Schwerkraft, und alle Objekte sind schwerelos, obwohl sie dennoch eine

Masse besitzen. Das bedeutet, dass man sich immer noch eine Verletzung davonträgt, wenn man in einem Raumschiff mit einem Mondstein beworfen wird, auch wenn dieser nichts wiegt! Wir sprechen gelegentlich davon, unser *Körpergewicht* in Kilogramm (kg) zu messen. Dies ist wissenschaftlich nicht korrekt, da es sich dabei um eine Einheit der Masse und nicht der Kraft handelt. Beispielsweise hat ein Mann mit einer Masse von 90 kg (198 Pfund oder lb) ein Gewicht von 882,9 N (90 kg × 9,81 m/s^2).

Kraft

Wir alle sind mit dem Begriff der Kraft im Allgemeinen vertraut, aber die Wissenschaft verwendet den Begriff auf eine besondere Weise. Die Kraft ist eine *Vektorgröße,* d. h. sie hat sowohl einen Betrag als auch eine Richtung, im Gegensatz zu *skalaren* Größen wie der Temperatur, die nur den Betrag haben. Das international vereinbarte System für wissenschaftliche Messungen ist das Système International (SI). Die Einheit der Kraft in diesem System ist *Newton* (N). Die Kraft, die die normale Erdanziehung auf eine Masse von 1 kg ausübt, beträgt 9,81 N. 1 N ist die Kraft, die die Schwerkraft auf eine Masse von etwa 102 g ausübt. Das entspricht etwa dem Gewicht eines durchschnittlich großen Apfels. Die früheren imperialen und metrischen Krafteinheiten waren verwirrend und werden am besten vermieden (Umrechnungen s. hintere Umschlaginnenseite). Die Richtung eines Kraftvektors kann auf beliebige Weise angegeben werden, z. B. 20 N nach unten oder 140 N unter 30° zur x-Achse. Auf die Richtungsangabe sollte jedoch niemals verzichtet werden, es sei denn, sie ist offensichtlich.

Die gesamte Wissenschaft des Maschinenbaus basiert auf den 3 von Sir Isaac Newton aufgestellten Kraftgesetzen, die wie folgt umschrieben werden können:

1. Newton'sches Gesetz

Ein Körper verharrt in einem Zustand der Ruhe oder der gleichförmigen Bewegung in einer geraden Linie, solange keine äußere Kraft auf ihn einwirkt.

2. Newton'sches Gesetz

Eine äußere Kraft bewirkt, dass ein Körper in Richtung der Kraft beschleunigt wird. Die Beschleunigung (a) ist gleich der Größe der Kraft (F) geteilt durch die Masse (m) des Objekts, wie in der Gleichung angegeben:

$$F = m \times a$$

3. Newton'sches Gesetz

Actio=Reactio: Auf jede Aktion hin gibt es eine Reaktion, die gleich groß und gegenläufig ist.

Vernachlässigt man das anders geartete Verhalten atomarer und subatomarer Teilchen, so gehorchen alle physikalischen Systeme gleichzeitig allen 3 Newton'schen Gesetzen.

Man kann sich die 3 Newton'schen Gesetze leicht merken, wenn man sich zunächst einen im Raum schwebenden Ziegelstein vorstellt (1. Newton'sches Gesetz). Dann stößt ihn jemand an, und er beschleunigt (2. Newton'sches Gesetz). Während er beschleunigt, übt der Ziegelstein auf diejenige Person Druck aus, die ihn anschiebt (3. Newton'sches Gesetz).

Es ist sofort einzusehen, dass eine einzelne Kraft, die in eine Richtung wirkt, durch eine gleiche Kraft, die in die entgegengesetzte Richtung wirkt, ausgeglichen werden kann. Viel häufiger ist jedoch die Situation, dass mehrere Kräfte in unterschiedliche Richtungen wirken, die sich in Summe gegenseitig ausgleichen. Unter der Voraussetzung, dass die Richtung berücksichtigt wird, ist es möglich, Kraftvektoren zu addieren und zu subtrahieren, wie dies auch bei anderen Vektoren wie Geschwindigkeit oder Beschleunigung möglich ist. Um dies zu verstehen, muss man sich die Tatsache vergegenwärtigen, dass eine einzige Kraft, die in eine einzige Richtung wirkt, genau gleichwertig sein kann wie eine Reihe verschiedener Kräfte, die in andere Richtungen wirken. Umgekehrt kann eine beliebige Anzahl von Einzelkräften durch eine adäquate Einzelkraft repräsentiert werden.

Die Technik, die verwendet wird, um eine einzelne Kraft in 2 Kräfte zu teilen, die in unterschiedliche Richtungen wirken, wird als *Zerlegung in Kraftkomponenten* bezeichnet. ➤ Abb. A.1 zeigt, wie die resultierende Kraft F durch 2 kleinere Kräfte, F_x und

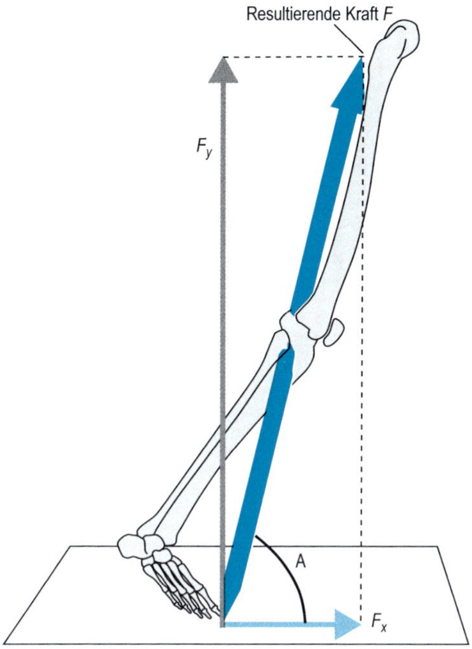

Abb. A.1 Zerlegung der Kraft F in 2 rechtwinklige Komponenten: F_x und F_y.

F_y, dargestellt werden kann, die im rechten Winkel zueinander wirken. Die Größe dieser Kräfte ergibt sich aus den folgenden Formeln:

$$F_x = F \times \cos A$$
$$F_y = F \times \sin A$$

wobei A der Winkel zwischen der resultierenden Kraft F und F_x ist.

Der umgekehrte Prozess (d. h. die Kombination von F_x und F_y, um die Resultierende F zu erhalten) kann mit den folgenden Formeln berechnet werden:

$$\text{Magnitude}: F = \sqrt{(F_x^2 + F_y^2)}$$
$$\text{Winkel A} = \tan^{-1}(F_y / F_x)$$

Um Kräfte zu kombinieren, werden sie zunächst in Komponenten zerlegt, wobei ein gemeinsames Richtungssystem verwendet wird. Anschließend werden alle *x-Komponenten* und alle *y-Komponenten* addiert. Die sich daraus ergebenden Summen werden dann zur Ermittlung der einzelnen äquivalenten Kraft verwendet. Dies wird in ➤ Abb. A.2 veranschaulicht, wo 2 Kräfte, F_a und F_b, die resultierenden Muskelkräfte darstellen, die auf das Hüftgelenk einwirken. Zunächst werden F_a und F_b in Komponenten zerlegt ($F_{a\,x}$, $F_{a\,y}$, $F_{b\,x}$ und $F_{b\,y}$). Die algebraische Summe der *x-Komponenten* ergibt die *x-Komponente* der resultierenden Kraft, die auf das Hüftgelenk einwirkt, und ähnlich verhält es sich mit den *y-Komponenten*. Da $F_{a\,x}$ und $F_{b\,x}$ in entgegengesetzter Richtung verlaufen,

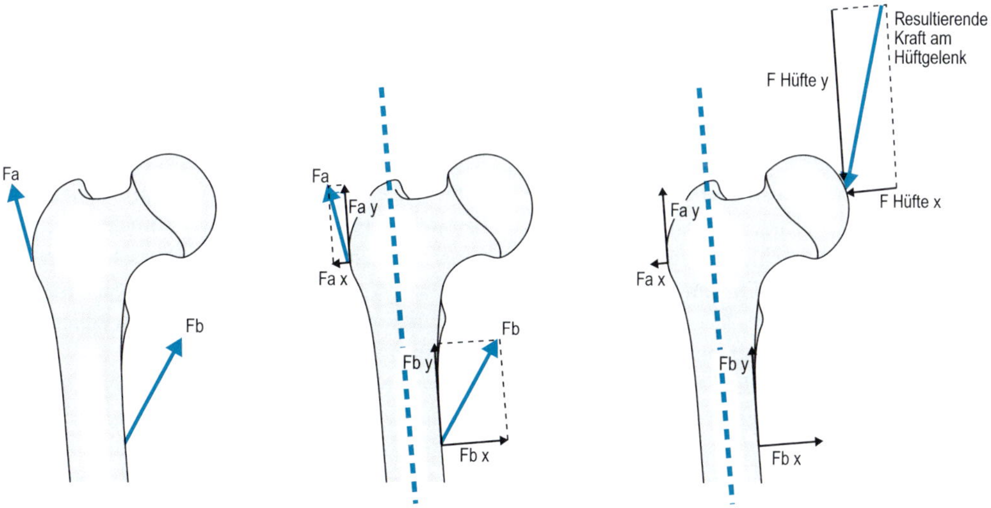

Abb. A.2 Resultierende Kräfte am Hüftgelenk.

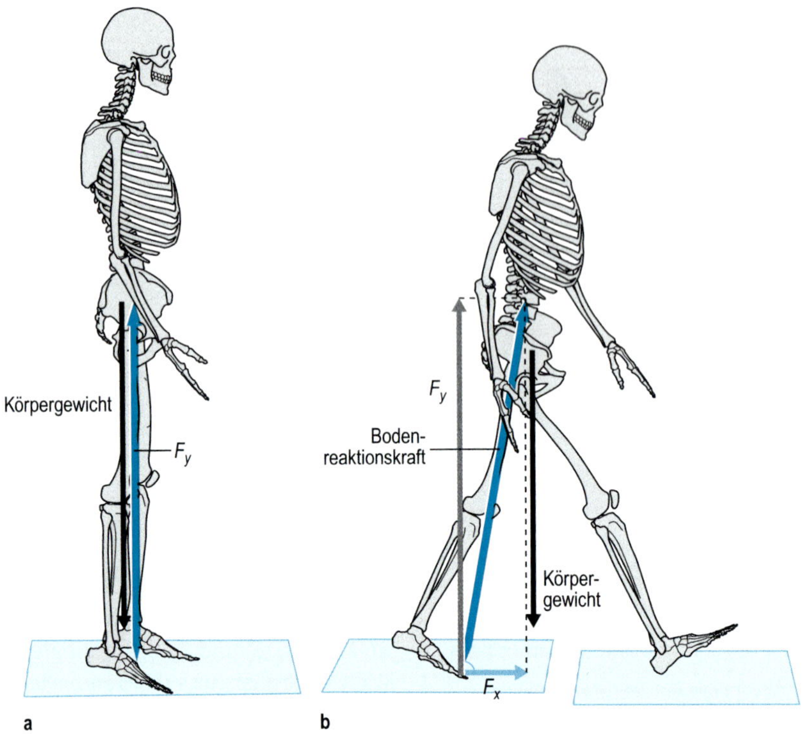

Abb. A.3 a) zeigt eine Person, die vollkommen still steht. In diesem Fall ist die Bodenreaktionskraft gleich groß und wirkt entgegengesetzt zum Gewicht der Person; sie wirkt nur in vertikaler Richtung ohne horizontale Komponente. Betrachtet man jedoch die Kräfte während des Gehens, so gibt es in der späten Standphase eine horizontale Kraft F_x, der nichts entgegenwirkt und die eine Beschleunigung oder einen Vorwärtsschub des Körpers bewirkt (b).

ist ihre algebraische Summe eigentlich ihre Differenz. Die Resultierende R erhält man dann durch Rekombination der x- und y-*Komponenten.*

Aus dem 2. Newton'schen Gesetz folgt, dass auf ein Objekt, das nicht beschleunigt wird, keine Nettokraft wirken kann. Alle Kräfte, die auf das Objekt einwirken, müssen durch andere, gleich große und entgegengesetzt wirkende Kräfte ausgeglichen werden. Wenn die Kräfte nicht im Gleichgewicht zu sein scheinen, das Objekt aber weder beschleunigt noch abgebremst wird, muss mindestens eine Kraft nicht berücksichtigt worden sein.

➤ Abb. A.3a zeigt eine Person, die vollkommen still steht. In diesem Fall ist die Bodenreaktionskraft gleich groß und wirkt entgegengesetzt zum Gewicht der Person; sie wirkt nur in vertikaler Richtung ohne horizontale Komponente. Betrachtet man jedoch die Kräfte während des Gehens, so gibt es in der späten Standphase eine horizontale Kraft F_x, der nichts entgegenwirkt und die eine Beschleunigung oder einen Vorwärtsschub des Körpers bewirkt (➤ Abb. A.3b). Wir sehen auch, dass die vertikale Kraft F_y größer ist als das Gewicht der Person, was zu einer Beschleunigung des Körpers nach oben führt.

Ein *Paar* ist ein Moment, das durch 2 gleiche große Kräfte erzeugt wird, die parallel zueinander, aber in entgegengesetzter Richtung wirken. Die Kräfte heben sich gegenseitig auf, wenn es um die Erzeugung einer linearen Bewegung geht (Verschiebung oder Beschleunigung), sie wirken jedoch zusammen, um eine Drehung um einen Punkt, der zwischen ihnen liegt, zu erzeugen.

So wie Newtons 3. Gesetz besagt, dass jeder Kraft eine gleich große und entgegengesetzt wirkende Kraft gegenübersteht, steht jedem Kraftmoment ein gleich großes und entgegengesetztes Moment gegenüber. Es ist unmöglich, ein Moment zu erzeugen, wenn es nicht etwas gibt, das mit einem entgegengesetzten Moment entgegenwirkt. Für die Ganganalyse hat dies zur Folge, dass, wenn eine äußere Kraft an einem bestimmten Gelenk ein Moment erzeugt (z. B. beim Versuch, das Knie zu beugen), ein entsprechendes internes Moment vorhanden sein *muss,* das innerhalb des Gelenks erzeugt wird, um dieser Kraft entgegenzuwirken. Im Falle des Kniegelenks können nur die Quadrizepsmuskeln ein internes Streckmoment erzeugen, obwohl bei den meisten Gelenken sowohl Muskeln als auch gedehnte Bänder interne Momente entstehen lassen können.

Jeder Körper, der vom Boden gestützt wird, bleibt so lange stabil, wie die *Schwerpunktresultierende* (die vom Schwerpunkt aus senkrecht nach unten verlaufende Kraftlinie) innerhalb der Fläche des Bodens bleibt, die diesen Körper stützt. Sollte die Schwerkraftlinie außerhalb dieses Bereichs liegen, kann zweierlei passieren: Sie kann sich automatisch korrigieren, wie bei einem sich selbst aufrichtenden Rettungsboot, oder sie kann umfallen, z. B. bei einem auf der Spitze stehenden Bleistift. Ersteres ist ein *stabiles Gleichgewicht,* bei dem ein gewisses Ungleichgewicht Rückstellmomente erzeugt, die das Objekt in die Gleichgewichtslage zurückbefördern. Letzteres ist ein *instabiles Gleichgewicht,* bei dem die Momente das Ungleichgewicht verstärken. Beim Gehen mit mäßiger Geschwindigkeit gibt es eine weitere Bedingung: Durch ein *dynamisches Gleichgewicht,* bei dem das Gleichgewicht von einem Moment zum anderen instabil ist, bevor es nun jedoch zu einem Sturz kommt, wird die Stützfläche bewegt und das Gleichgewicht wiederhergestellt.

Lineare Bewegung

Die *Geschwindigkeit* eines sich bewegenden Objekts ist die Geschwindigkeit, mit der sich seine Position ändert, d. h. in der Regel die Entfernung, die es in einer bestimmten Zeit zurücklegt. Dies ähnelt natürlich dem landläufigen Konzept der Geschwindigkeit, mit dem Unterschied, dass die Geschwindigkeit ein Vektor ist und somit sowohl eine Richtung als auch eine Größe hat. Bei der Vermessung des Gangs ist die übliche Einheit für die Geschwindigkeit Meter pro Sekunde, die entweder mit m/s oder $m \times s^{-1}$ abgekürzt werden kann. Manchmal werden auch andere Einheiten wie Meter pro Minute (m/min) oder Kilometer pro Stunde (km/h) verwendet, aber die SI-Einheiten sind vorzuziehen.

Die *Beschleunigung* ist die Rate, mit der sich die Geschwindigkeit ändert. Die Änderung kann sowohl den Betrag als auch die Richtung betreffen. Eine gleichbleibende Geschwindigkeit hat eine Beschleunigung von Null; eine Abnahme der Geschwindigkeit kann als negative Beschleunigung, Verzögerung oder Retardation bezeichnet werden. Wenn die Geschwindigkeit in Metern pro Sekunde gemessen wird, wird die Beschleunigung in Metern pro Sekunde im Quadrat angegeben, abgekürzt als m/s^2 oder $m \times s^{-2}$. Die Erdbeschleunigung wurde bereits erwähnt; sie hat einen Wert von 9,81 m/s^2.

Die Beziehungen zwischen Geschwindigkeit, Beschleunigung und zurückgelegter Strecke sind durch 4 Gleichungen gegeben:

$$v = u + at$$
$$s = \tfrac{1}{2}(ut + vt)$$
$$s = ut + \tfrac{1}{2}at^2$$
$$v^2 - u^2 = 2as$$

wobei *u* die Anfangsgeschwindigkeit (in Metern pro Sekunde, m/s) ist,
v ist die Endgeschwindigkeit (in Metern pro Sekunde, m/s),
a ist die Beschleunigung (in Metern pro Sekunde im Quadrat, m/s^2),
t ist die Zeit (in Sekunden, s), und
s ist die zurückgelegte Strecke (in Metern, m).
Durch diese Gleichungen können wir unbekannte Entfernungen, Geschwindigkeiten und Beschleunigungen ermitteln. Bei all diesen Gleichungen wird jedoch von einer konstanten Beschleunigung ausgegangen. Daher ist bei der Anwendung dieser Gleichungen auf menschliche Bewegungen und insbesondere bei der Ganganalyse, wo dies nur selten der Fall ist, Vorsicht geboten.

Zirkuläre Bewegung

Ein Objekt, das sich dreht, hat eine *Winkelgeschwindigkeit,* und wenn sich die Winkelgeschwindigkeit ändert, kommt es zu einer *Winkelbeschleunigung,* z. B. wenn ein Rad, das sich um seine Achse dreht, entweder beschleunigt oder verlangsamt wird. Beim Gehen hat das Bein eine Winkelgeschwindigkeit und erfährt eine Winkelbeschleunigung und -verzögerung. Jedes rotierende Objekt hat eine Winkelgeschwindigkeit, auch wenn es nicht an einer Achse oder einem Drehpunkt befestigt ist, und eine Änderung dieser Winkelgeschwindigkeit ist die Winkelbeschleunigung. Genauso wie die lineare Beschleunigung vom Vorhandensein einer Kraft abhängt, tritt die Winkelbeschleunigung nur dann auf, wenn ein Kraftmoment vorhanden ist.

Die detaillierte Mathematik von Winkelgeschwindigkeit und Winkelbeschleunigung würde den Rahmen dieses Buches sprengen, aber es lohnt sich, ein paar Worte über das grundsätzliche Konzept zu verlieren. Die Winkelgeschwindigkeit wird durch den pro Zeiteinheit gedrehten Winkel gemessen, normalerweise in Grad pro Sekunde (°/s) oder Bogenmaß pro Sekunde (rad/s). Die Winkelbeschleunigung wird ebenfalls in Grad (oder Bogenmaß) pro Sekunde im Quadrat angegeben. Das Bogenmaß ist eine für Nicht-Mathematiker undurchschaubare Einheit; es ist das Verhältnis der Länge eines Kreisbogens zum Radius des Kreises innerhalb des Bogens. Ein vollständiger Kreis hat 2 π Bogenmaß, woraus sich das Verhältnis ergibt:

$$1 \text{ rad} = 180°/\pi = 57{,}296°$$

Wenn eine auf ein Objekt ausgeübte Kraft eine Winkelbeschleunigung erzeugt, hängt die Beschleunigung nicht nur von der Größe der Kraft und der Masse des Objekts ab, wie es bei einer linearen Bewegung der Fall ist. Sie hängt auch davon ab, wie die Masse um den Schwerpunkt verteilt ist, eine Eigenschaft, die als *Trägheitsmoment* bezeichnet wird. Ein Objekt, bei dem die Masse außen konzentriert ist, wie z. B. ein Schwungrad, hat ein viel größeres Trägheitsmoment als ein Objekt, bei dem die Masse in der Mitte konzentriert ist, wie z. B. eine Kanonenkugel. Wenn ein Schwungrad und eine Kanonenkugel die gleiche Masse haben und sich mit der gleichen Winkelgeschwindigkeit drehen, ist das Schwungrad aufgrund seines höheren Trägheitsmoments viel schwerer zu stoppen als die Kanonenkugel.

Trägheit und Impuls

Der Begriff *Trägheit* beschreibt den Widerstand, den ein Körper jedem Versuch entgegensetzt, ihn in Bewegung zu setzen resp. ihn anzuhalten, wenn er sich bewegt. Es handelt sich um einen beschreibenden Begriff und nicht um eine messbare physikalische Größe. Bei einer linearen Bewegung ergibt die Trägheit sich aus der Masse des Objekts, bei einer Drehbewegung aus dem Trägheitsmoment.

Impuls existiert in 2 Formen: linear und angular. Der *lineare Impuls* (im Allgemeinen einfach Impuls genannt) eines sich bewegenden Objekts wird durch Multiplikation seiner Geschwindigkeit mit seiner Masse berechnet. Eine Kraft, die auf ein Objekt einwirkt, führt zu einer Änderung seiner Geschwindigkeit und damit seines Impulses. Das 2. Newton'sche Gesetz kann auch so ausgedrückt werden, dass die Kraft gleich der Änderungsrate des Impulses ist. Der *Drehimpuls* eines rotierenden Objekts wird durch Multiplikation seiner Winkelgeschwindigkeit mit seinem Trägheitsmoment berechnet. Es gibt einen Impulserhaltungssatz, der besagt, dass Impulse (sowohl lineare als auch Drehimpulse) weder erzeugt noch zerstört, sondern lediglich von einem Objekt auf ein anderes übertragen werden können.

Der Impuls wurde in der Vergangenheit in der Ganganalyse nur wenig beachtet, doch sind Impulsübertragungen an einer Reihe von Schlüsselereignissen des Gangzyklus beteiligt, darunter dem 1. Bodenkontakt (Fersenauftritt) und dem Ende der Schwungphase, die beide in Kapitel 2 ausführlicher beschrieben werden.

Anatomie

Rückenmark und Spinalnerven

Das Rückenmark ist eine Verlängerung des Gehirns und spielt eine aktive Rolle bei der Verarbeitung von Nervensignalen. Wie das Gehirn selbst besteht es aus weißer Substanz, die aus Nervenfaserbündeln besteht, und grauer Substanz, die viele Zellkörper und Nervenendigungen enthält sowie die Synapsen (die Kontaktstellen zwischen 2 Nervenzellen bzw. zwischen der Nervenzelle und einer anderen Zelle). Das Rückenmark liegt innerhalb des Wirbelkanals, der vorn von den Wirbelkörpern und hinten von den Neuralbögen der Wirbel gebildet wird (➤ Abb. A.4). Die Wirbel sind in 4 Gruppen unterteilt: 7 Halswirbel

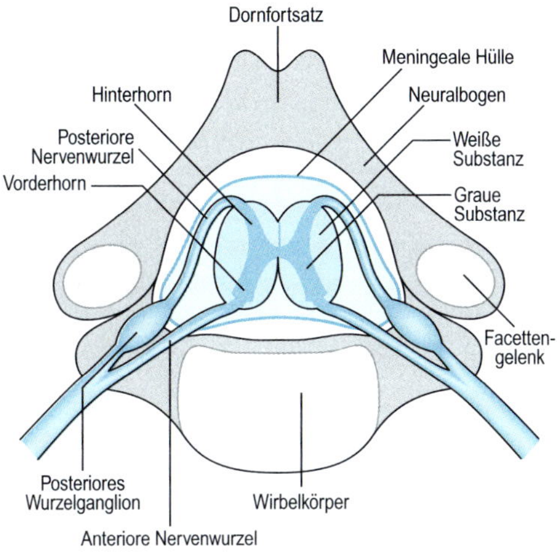

Abb. A.4 Querschnitt durch einen Wirbel, das Rückenmark und die Nervenwurzeln.

(Zervikalwirbel; C), 12 Brustwirbel (Thorakalwirbel; Th), 5 Lendenwirbel (Lumbalwirbel; L) und 5 Sakralwirbel (S). Es ist üblich, die abgekürzten Namen zu verwenden; so wird beispielsweise der 4 Brustwirbel als Th4 bezeichnet.

Das Rückenmark ist kürzer als der Wirbelkanal und endet bei Erwachsenen etwa auf der Höhe des 1. Lendenwirbels (L1), bei Kindern etwas tiefer. Hinter dem Ende des Rückenmarks befindet sich ein als *Cauda equina* bezeichnetes Nervenbündel, das aus den Nervenwurzeln besteht, die in den unteren Ebenen des Wirbelkanals ein- und austreten (➤ Abb. A.5). Es gibt 8 Halsnervenwurzeln, aber nur 7 Halswirbel; jede Nervenwurzel, außer der 8., tritt oberhalb des entsprechend nummerierten Wirbels aus. Im übrigen Teil der Wirbelsäule treten die Nervenwurzeln unterhalb der entsprechend nummerierten Wirbel aus.

Das Zusammenspiel der *Neuronen* (Nervenzellen) des Rückenmarks und der peripheren Nerven ist äußerst kompliziert. An dieser Stelle kann nur ein kurzer Überblick gegeben werden; weitere Einzelheiten werden im Abschnitt Physiologie weiter unten in diesem Anhang beschrieben. Die wichtigsten Neuronen, die für die Muskelkontraktion verantwortlich sind, verlaufen vom Gehirn als *obere Motorneuronen* in den absteigenden Bahnen des Rückenmarks. Auf der entsprechenden Ebene der Wirbelsäule dringen sie in die graue Substanz ein und verbinden sich mit den *unteren motorischen Neuronen,* auch *efferente* Neuronen ge-

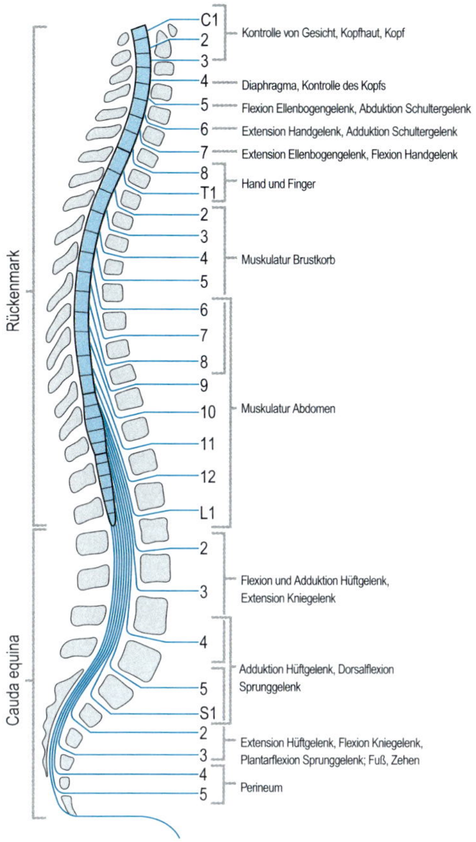

Abb. A.5 Rückenmark und Spinalnerven mit ihren Hauptfunktionen.

nannt. Die Axone (Nervenfasern) dieser Zellen treten durch die *vordere Nervenwurzel* aus dem Rückenmark aus, verbinden sich mit anderen Spinalwurzeln und verzweigen sich dann in immer kleinere Nerven, bis sie schließlich den Muskel selbst erreichen.

Nervenfasern verlaufen auch in umgekehrter Richtung: von den Muskeln, der Haut und anderen Strukturen zum Rückenmark hin. Sie treten an der *hinteren Nervenwurzel* in das Rückenmark ein, nachdem sie das *Ganglion der hinteren Nervenwurzel* passiert haben, eine Schwellung, die die Zellkörper der Neuronen enthält. Diese *afferenten* Neuronen übertragen viele verschiedene Arten von sensorischen Informationen. Einige verbinden sich mit den Nervenfasern, die in den aufsteigenden Bahnen das Rückenmark hinauf zum Gehirn ziehen, während andere eine synaptische Verbindung mit anderen Nervenzellen auf der gleichen oder einer nahe gelegenen Ebene der Wirbelsäule bilden. Die Verbindungen innerhalb des Rückenmarks sind für die spinalen Reflexe verantwortlich, auf die wir später noch eingehen werden.

Wenn das Rückenmark durch einen Unfall oder eine Krankheit geschädigt wird, hängen die Ergebnisse sowohl davon ab, auf welcher Ebene der Wirbelsäule die Schädigung auftrat, als auch davon, ob das Rückenmark ganz oder teilweise durchtrennt wurde. Die teilweise Zerstörung des Rückenmarks kann zu einer Vielzahl von Einschränkungen führen. Wenn das Rückenmark vollständig durchtrennt ist, können die oberen Motoneuronen die Muskelgruppen auf oder unterhalb dieser Ebene nicht mehr steuern, sodass die willkürliche Kontrolle über diese Muskeln verloren geht. Es besteht dann auch ein vollständiger Empfindungsverlust unterhalb des Schädigungsniveaus. In den Ebenen unterhalb des geschädigten Bereichs bleiben jedoch in der Regel die unteren Motoneuronen, die sensorischen Nerven und die spinalen Reflexe erhalten. Bei einer Verletzung der Wirbelsäule unterhalb von L1 wird eher die Cauda equina als das Rückenmark geschädigt. Die Cauda equina besteht aus unteren Motoneuronen und sensorischen Fasern. Ihre Schädigung führt zu einem völlig anderen klinischen Bild als eine Schädigung des Rückenmarks selbst.

Bei Paralyse in Höhe der Halswirbelsäule besteht *Tetraplegie* (auch als *Quadriplegie* bezeichnet) mit Lähmung von Armen und Beinen. Bei einer zervikalen Läsion oberhalb von C4 ist auch das Zwerchfell gelähmt, was die Atmung erschwert oder unmöglich macht, und die Überlebenschancen sind schlecht. Bei Läsionen auf den unteren Ebenen der Halswirbelsäule bleiben eine gewisse Arm- oder Handfunktionen erhalten. Wenn das Rückenmark im Brust- oder Lendenbereich geschädigt ist, sind nur die Beine gelähmt, und der Patient ist *Paraplegiker.* Wenn nur die Cauda equina geschädigt ist, hat der Patient eine inkomplette Querschnittslähmung und kann möglicherweise *mit* einer Art *Orthese* (einer externen Stütze, auch als Korsett oder Schiene bezeichnet) gehen. Wenn die Lähmung auf eine Körperseite beschränkt ist, besteht *Hemiplegie* (halbseitige Lähmung). Manchmal wird das Suffix *-paretisch* anstelle von *-plegisch* verwendet; es impliziert eine unvollständige Lähmung.

Der Bereich der Haut, der von den sensorischen Nerven einer bestimmten Rückenmarkwurzel versorgt wird, wird als *Dermatom* bezeichnet. Die Verteilung der Dermatome für alle Spinalnerven ist in ➤ Abb. A.6 dargestellt. In den Beinen wird die vordere Fläche von den oberen und die hintere Fläche von den unteren Wirbelsäulensegmenten innerviert; ein Gefühlsverlust im Gesäß und Dammbereich ist nach einer Wirbelsäulenverletzung auf fast jeder Ebene wahrscheinlich.

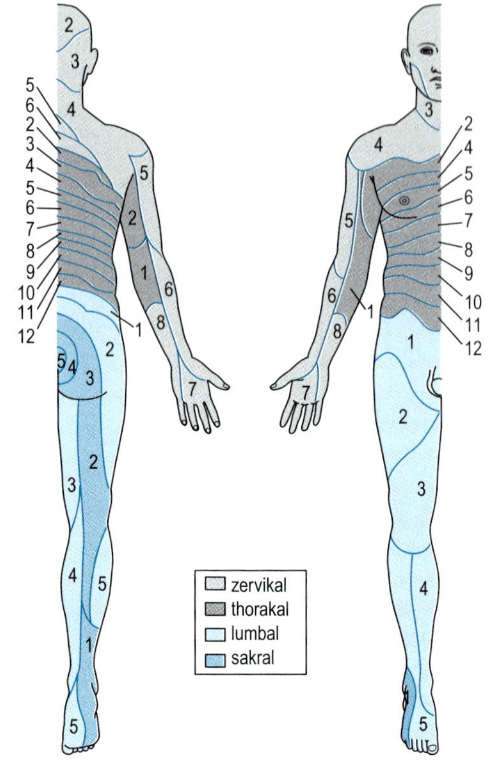

Abb. A.6 Sensorische Verteilung (Dermatome) der Spinalnervenwurzeln.

Periphere Nerven

Beim Austritt aus dem Rückenmark bilden die Spinalnervenwurzeln der benachbarten Ebenen ein Netzwerk, das als *Plexus* bezeichnet wird. Die peripheren Nerven, die aus einem solchen Plexus austreten, enthalten in der Regel Nervenfasern aus mehreren benachbarten Spinalwurzeln. Die peripheren Nerven, die die Muskeln versorgen, die zum Gehen benötigt werden, entspringen alle entweder aus dem *Plexus lumbalis* oder dem *Plexus sacralis.* ➤ Tab. A.1 enthält

Angaben zur motorischen und sensorischen Verteilung der Nerven, die aus dem Plexus lumbalis entspringen, und in ➢ Tab. A.2 sind die entsprechenden Informationen dargestellt für die Nerven, die aus dem Plexus sacralis (manchmal auch Plexus lumbosacralis genannt) entspringen.

Tab. A.1 Verteilung der aus dem Plexus lumbalis entspringenden Nerven.

Nerv	Ursprung	Motorik	Sensorik
Vordere Lumbalnerven	L2–L3	M. psoas major	
N. iliohypogastricus	T12–L1	Bauchwand	Bauchwand Laterale Gesäßregion
N. ilioinguinalis	T12–L1	Bauchwand	Bauchwand Oberschenkel Genitalien
N. genitofemoralis	L1–L2	Genitalien	Oberschenkel (anteriore Region) Genitalien
N. cutaneus femoris lateralis	L2–L3	–	Oberschenkel (lateraler Bereich)
N. femoralis	L2–L4	M. iliacus M. pectineus M. sartorius M. rectus femoris M. vastus lateralis M. vastus intermedius M. vastus medialis	Oberschenkel (vorderer Bereich) Oberschenkel (medialer Bereich) Bein (medialer Bereich) Mittelfuß Hüftgelenk Kniegelenk
N. saphenus (Ast des N. femoralis)	L2–L4	–	Bein (medialer Bereich) Mittelfuß Kniegelenk
N. obturatorius	L2–L4	M. obturator externus M. pectineus M. adductor longus M. adductor brevis M. adductor magnus M. gracilis	Oberschenkel (medialer Bereich) Hüftgelenk Kniegelenk

Tab. A.2 Verteilung der aus dem Plexus sacralis entspringenden Nerven.

Nerv	Ursprung	Motorik	Sensorik
N. gluteus superior	L4–S1	M. gluteus medius M. tensor fasciae latae	–
N. gluteus inferior	L5–S2	M. gluteus maximus	–
N. musculi piriformis	S1–S2	M. piriformis	–
N. musculi quadrati femoris	L4–S1	M. quadratus femoris M. inferior gemellus	Hüftgelenk
N. musculi obturatorii interni	L5–S2	M. obturator internus M. superior gemellus	–
N. cutaneus femoris	S2–S3	–	Laterale Gesäßregion
N. cutaneus femoris posterior	S1–S3	–	Untere Gesäßhälfte Oberschenkel (Hinterer Bereich) Wade (oberer Bereich)

Tab. A.2 Verteilung der aus dem Plexus sacralis entspringenden Nerven. *(Forts.)*

Nerv	Ursprung	Motorik	Sensorik
N. ischiadicus	L4–S3	M. biceps femoris M. semimembranosus M. semitendinosus M. adductor magnus	Kniegelenk
N. tibialis (Ast des N. ischiadicus)	L4–S3	M. gastrocnemius M. plantaris M. soleus M. popliteus M. tibialis posterior M. flexor digitorum longus M. flexor hallucis longus	Unterschenkel (posteriorer Bereich) Rückfuß Fuß (lateraler Bereich) Kniegelenk Sprunggelenk
N. plantaris medialis (Ast des N. tibialis)		M. abductor hallucis M. flexor digitorum brevis M. flexor hallucis brevis	Mittelfuß Distale Zehen Tarsalgelenke
N. plantaris lateralis (Ast des N. tibialis)		Verbleibende Fußmuskeln	Fuß (lateraler Bereich) Tarsalgelenke
N. fibularis communis (Ast des N. ischiadicus)	L4–S2	–	Kniegelenk
N. fibularis superficialis (Ast des N. fibularis communis)		M. peroneus longus M. peroneus brevis	Bein (vorderer Bereich) Fußrücken
N. fibularis profundus (Ast des N. fibularis communis)		M. tibialis anterior M. extensor hallucis longus M. extensor digitorum brevis M. extensor digitorum longus M. fibularis tertius	Großzehe 2. Zehe Sprunggelenk Tarsalgelenke
N. pudendus	S2–S4	Perineum	Genitalien

Physiologie

Auch hier soll der folgende Text nur einen Überblick über die wichtigsten Aspekte der Physiologie geben, die den Gang betreffen. Es gibt viele gute Lehrbücher zu diesem Thema; die Autoren verwenden Guyton (2005).

Nerven

Die Nervenzelle oder das *Neuron,* das Grundelement des Nervensystems, ist bereits erwähnt worden. Obwohl die Neuronen in den verschiedenen Teilen des Nervensystems sehr unterschiedlich aufgebaut sind, bestehen sie alle aus 4 Grundelementen (➤ Abb. A.7): *Dendriten, Zellkörper, Axon* und *präsynaptische Endigungen.* Nervenimpulse werden von den Dendriten zum Zellkörper und von dort das Axon hinunter zu den präsynaptischen Endigungen geleitet. Diese enthalten sehr kleine Ansammlungen eines chemischen Stoffes, eines sogenannten *Neurotransmitters,* der freigesetzt wird und via *Synapse* den Dendriten eines benachbarten Neurons stimuliert. Im Gehirn und im Rückenmark werden die Dendriten durch die Axone anderer Zellen zur Erzeugung von Nervenimpulsen angeregt, und der entlang des Axons gesendete Nervenimpuls stimuliert wiederum die Dendriten weiterer Neuronen. Die peripheren Nerven enthalten *Motoneuronen,* deren Axone die Muskelfasern stimulieren, und *sensorische Neuronen,* deren Dendriten von den Sinnesorganen stimuliert werden.

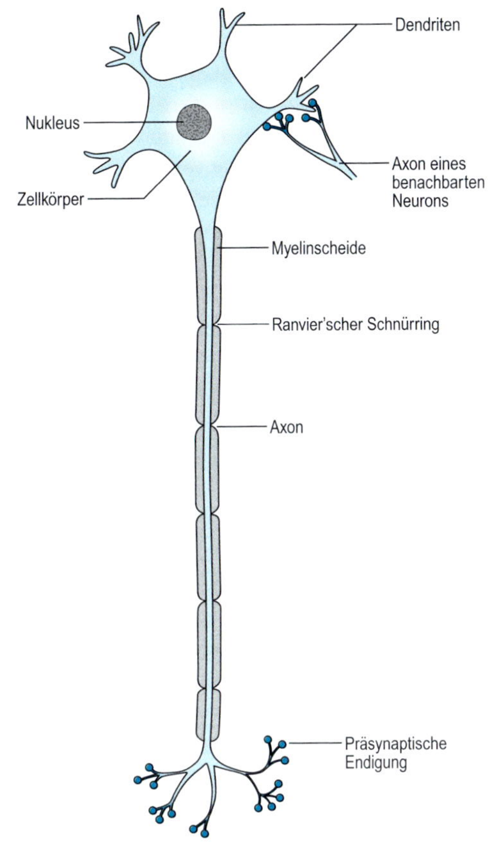

Abb. A.7 Aufbau eines Neurons.

Das Gehirn und das Rückenmark bestehen aus Millionen von Neuronen, die in einem riesigen und komplexen Netzwerk miteinander verbunden sind. Ein einziger peripherer Nerv besteht aus den Axonen und Dendriten von Hunderten oder sogar Tausenden von einzelnen Neuronen. Die Gewebe des Gehirns, des Rückenmarks und der peripheren Nerven enthält auch eine Reihe anderer Zelltypen, die als *Neuroglia* bezeichnet werden und deren Aufgabe entweder darin besteht, die Neuronen physisch zu unterstützen oder eine Reihe von Erhaltungsfunktionen zu erfüllen.

Die *oberen Motoneuronen* entspringen in verschiedenen Bereichen des Gehirns, vor allem aber im sogenannten motorischen Kortex, und verlaufen durch das Rückenmark bis zur entsprechenden Höhe und kreuzen dabei an einem bestimmten Punkt auf die gegenüberliegende Seite. Im Vorderhorn der grauen Substanz bilden die oberen Motoneuronen Synapsen mit den *unteren Motoneuronen* sowie mit einer Vielzahl anderer Neuronen, die an dem komplexen System der motorischen Kontrolle beteiligt sind.

Die motorischen oder efferenten Neuronen entspringen in den Vorderhörnern des Rückenmarks, treten aus den vorderen Spinalwurzeln aus und ziehen über die peripheren Nerven zu den Muskeln. Das Axon verzweigt sich normalerweise an seinem distalen Ende, wo es an einer Reihe von *motorischen Endplatten* mit den Muskelzellen Synapsen bildet. Der Nervenimpuls bewirkt die Kontraktion des Muskels durch einen Prozess, der später beschrieben wird.

Die *sensorischen Nerven* enden in den Sinnesorganen der Haut, der Gelenke, der Muskeln und anderer Strukturen. Das Sinnesorgan selbst stimuliert die Endigung des Dendriten des afferenten Neurons. Der Dendrit beginnt in der Regel als eine Reihe von Verzweigungen. Diese vereinen sich und verlaufen durch den peripheren Nerv, um in die hintere Wurzel des Rückenmarks einzutreten. Der Zellkörper befindet sich im *Spinalganglion* (➤ Abb. A.4), und das Axon verläuft von diesem Ganglion in das Rückenmark selbst und endet gewöhnlich im Hinterhorn der grauen Substanz, wo es mit anderen Neuronen Synapsen bildet. Neben den bekannten Empfindungen von Berührung, Temperatur, Schmerz und Vibration leiten die sensorischen Nerven auch *Propriozeptionssignale* weiter, die zur Rückmeldung bei der Steuerung der Gliedmaßen benötigt werden. Zu diesen Signalen gehören die Gelenkstellung und die Spannung von Muskeln und Bändern.

Der Begriff „*Nervenimpuls*" wurde früher ohne Erklärung verwendet, und es ist nun an der Zeit, diesen Mangel zu beheben. Die Natur des Nervenimpulses ist etwas schwierig zu begreifen, da es sich um einen komplizierten elektrochemischen Prozess handelt.

Im Inneren der Zellen (aller Arten) und in der umgebenden extrazellulären Flüssigkeit gibt es unterschiedliche Konzentrationen von Ionen. *(Ionen* sind Atome oder Moleküle, die ein oder mehrere Elektronen gewonnen oder verloren haben, wodurch sie elektrisch geladen sind.) Die äußere Schicht einer Zelle wird als *Zellmembran* bezeichnet; sie ist weitgehend undurchlässig für Natriumionen. Alle Ionen, die eindringen, werden wieder herausgepumpt. Das Innere der Zelle enthält große, negativ geladene Ionen, wie z. B. Proteine, die die Zellmembran nicht durchdringen können. Die hohe Konzentration von positiv geladenen Natriumionen außerhalb der Zelle und von negativen Ionen innerhalb der Zelle bewirkt einen automatischen Ausgleich, der zu einer hohen Konzentration von Kaliumionen im Inneren der Zelle und von Chloridionen außerhalb der Zelle führt. Das Innere der Zelle weist daher höhere Konzentrationen an Kalium und großen negativen Ionen auf, während das Äußere mehr Natrium und Chlorid enthält. Das Ergebnis dieser Ungleichgewichte in der Ionenkonzentration ist eine Spannungsdifferenz zwischen dem Inneren und dem Äußeren der Zelle über die Dicke der Zellmembran. Dieses Membranpotenzial kann gemessen werden, wenn eine entsprechend kleine Elektrode eingeführt wird. Das normale *Ruhemembranpotenzial* eines Neurons liegt bei etwa –70 mV, wobei das negative Vorzeichen anzeigt, dass das Innere der Zelle im Vergleich zum Äußeren negativ geladen ist.

Alle Körperzellen weisen ein Membranpotenzial auf, aber Nerven- und Muskelzellen unterscheiden sich von anderen Zellen dadurch, dass sie dieses Potenzial beeinflussen können, indem sie die Durchlässigkeit der Zellmembran für Natrium- und Kaliumionen verändern. Dies ist der Mechanismus, über den sowohl die Nervenimpulse als auch die Muskelkontraktion weitergeleitet werden. Wird das Membranpotenzial um etwa 20 mV gesenkt, wird die Membran plötzlich extrem durchlässig für Natriumionen, die schnell aus der extrazellulären Flüssigkeit eindringen. Während diese Ionen in die Zelle eindringen, kehrt sich das Membranpotenzial auf etwa +40 mV um, und man spricht von einer *Depolarisation.* Die Erhöhung der Permeabilität für Natriumionen ist nur von kurzer Dauer und wird von einer erhöhten Permeabilität für Kaliumionen gefolgt, die die Zelle verlassen, wodurch das Ionengleichgewicht wiederhergestellt und das Membranpotenzial auf –70 mV zurückgeführt wird. Die tatsächliche Zahl der Ionen, die die Zellmembran durchqueren, ist gering, und die Gesamtzusammensetzung der Zelle wird dadurch nicht nennenswert beeinflusst. Erst wenn die Natriumionen eingetreten sind, aber bevor die Kaliumionen die Zelle verlassen haben, kehrt sich das Membranpotenzial um. Diese Änderung des Membranpotenzials um etwa 110 mV, von –70 mV auf +40 mV, wird als *Aktionspotenzial* bezeichnet.

Unter normalen Umständen beginnt ein Aktionspotenzial in einem Neuron in den Synapsen, als Reaktion auf die Neurotransmitter, die von den präsynaptischen Enden der Axone anderer Neuronen freigesetzt werden. Einige von ihnen wirken erregend, d. h. sie verringern das Membranpotenzial, andere wirken hemmend, d. h. sie erhöhen es. Diese Kombination aus erregenden und hemmenden Einflüssen ermöglicht die Addition und Subtraktion von Nervenimpulsen. Wenn der Nettoeffekt der verschiedenen erregenden und hemmenden Einflüsse zu einem Absinken des Membranpotenzials um etwa 20 mV führt, entsteht in diesem Bereich des Neurons ein Aktionspotenzial. Dieses Aktionspotenzial breitet sich von seinem Ursprung aus, durchquert den Zellkörper und läuft das Axon hinunter bis zu seinem Ende.

Das Aktionspotenzial ist ein Alles-oder-Nichts-Phänomen, dessen Größe und Form unabhängig von der Intensität des Reizes ist, sofern diese über der Schwelle liegt: Es gibt keine größeren oder kleineren Aktionspotenziale. Die Abstände zwischen den Aktionspotenzialen können jedoch variieren. Ein Nerv kann Aktionspotenziale nacheinander, in schneller Folge oder nur gelegentlich und in großen Abständen passieren, Und so ist es die Frequenz der Nervenimpulse, nicht ihre Größe, die die Informationen transportiert, z. B. über die Temperatur der Haut oder darüber, wie stark der Muskel angespannt werden soll.

➤ Abb. A.8 zeigt ein Aktionspotenzial, das entlang eines Axons von links nach rechts verläuft. An seiner Vorderkante treten Natriumionen in das Axon

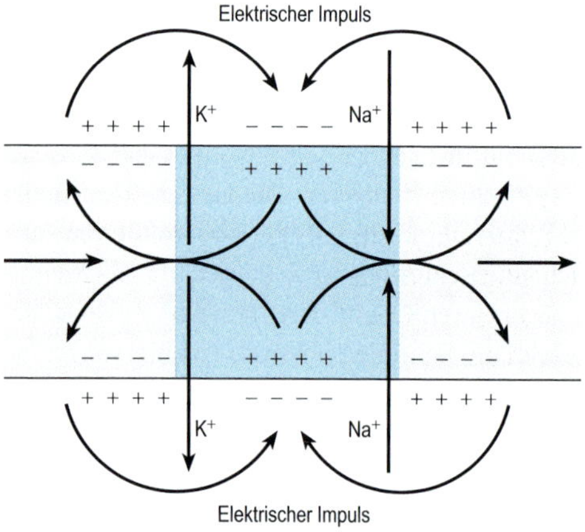

Abb. A.8 Ausbreitung eines Aktionspotenzials entlang eines Axons. Elektrischer Strom fließt von positiven Bereichen (+) zu negativen Bereichen (–). Der depolarisierte Bereich ist blau gefärbt.

ein, wodurch ein Bereich mit umgekehrter Polarität entsteht. Am Ende des Aktionspotenzials verlassen die Kaliumionen das Axon, und das Membranpotenzial wird wiederhergestellt. Die depolarisierte Region hat ein Membranpotenzial von +40 mV, während die umliegenden Regionen ein Membranpotenzial von etwa −70 mV aufweisen. Dies entspricht einer winzigen Batterie, die 110 mV erzeugt, wobei zwischen dem depolarisierten Bereich und den umgebenden normalen Bereichen der Zellmembran elektrischer Strom fließt. Die Passage dieses elektrischen Stroms verursacht einen Abfall des Membranpotenzials, der ausreicht, um ein Aktionspotenzial in der normalerweise gepolten Region davor zu erzeugen, wodurch sich das Aktionspotenzial entlang des Nervs ausbreiten kann. Der Bereich unmittelbar hinter einem Aktionspotenzial wird *refraktär,* d. h. er kann einige Millisekunden lang nicht erneut stimuliert werden, sodass sich das Aktionspotenzial nur in eine Richtung bewegt.

Bei der bisherigen Beschreibung wurde die Tatsache ignoriert, dass viele Nervenfasern, insbesondere diejenigen, die Impulse schnell über große Entfernungen senden müssen, von einer *Myelinscheide* umgeben sind, wie in ➤ Abb. A.7 dargestellt. Myelin ist eine fetthaltige Substanz, die die Nervenfasern, sowohl die Axone als auch die Dendriten, in Form einer Reihe von Hüllen umgibt, mit Lücken zwischen ihnen, die als *Ranvier'sche Schnürringe* bezeichnet werden. Da Myelin isolierend wirkt, verhindert es, dass der elektrische Strom durch die Zellmembran in der Nähe eines Depolarisationsbereichs fließt, und zwingt ihn stattdessen, durch den nächsten Ranvier'schen Schnürring in einiger Entfernung entlang der Nervenfaser zu fließen. Dies hat zur Folge, dass sich das Aktionspotenzial in einer Reihe von Sprüngen die Faser hinunter bewegt, was als *saltatorische Leitung* bezeichnet wird und viel schneller vonstatten geht als die kontinuierliche Ausbreitung, die man bei nichtmyelinisierten Fasern beobachten kann. Bei einer Reihe von neurologischen Erkrankungen, insbesondere bei Multipler Sklerose, kommt es zum Verlust des Myelins der Nervenfasern, was schwerwiegende Folgen für die Funktion des Nervensystems hat.

Die Geschwindigkeit, mit der sich Nervenimpulse fortbewegen, hängt von 2 Faktoren ab: vom Durchmesser der Nervenfaser und davon, ob sie myelinisiert ist oder nicht. Im Nervensystem gibt es verschiedene Arten von Fasern, die als Typ A, B und C bezeichnet werden. Die Fasern des Typs A sind alle myelinisiert und werden anhand ihrer Leitungsgeschwindigkeiten in 4 Gruppen unterteilt:

- A-alpha (α), 80–120 m/s
- A-beta (β), 35–75 m/s
- A-Gamma (γ), 15–40 m/s
- A-Delta (δ), 5–35 m/s

Die Fasern vom Typ B und C sind nicht myelinisiert und haben eine Leitungsgeschwindigkeit von 10 m/s bzw. 2 m/s. Die Fasern vom Typ A sind für die Ganganalyse am wichtigsten, insbesondere die A-Alpha-Fasern, die die motorischen Nerven der Muskeln versorgen, und die A-Beta- und A-Delta-Fasern, die afferente Impulse wie Berührung und/oder Schmerz leiten. Die Gamma-Faser ist in der Muskelphysiologie von besonderer Bedeutung und wird später noch einmal erwähnt.

Wenn eine nicht myelinisierte Nervenfaser geschädigt wird, ist eine Wiederherstellung der Funktion aufgrund der Bildung von Narbengewebe in der Regel unmöglich. Aus diesem Grund erholen sich die neuronalen Funktionen nach einer Schädigung des Gehirns oder des Rückenmarks nur in sehr geringem Maße, obwohl die Funktionen durch die Nutzung alternativer neurologischer Pfade teilweise wiederhergestellt werden können. Myelinisierte Fasern können sich erholen, vorausgesetzt, der Zellkörper hat überlebt und die Myelinscheiden bleiben erhalten. Die Nervenfaser wächst in der Hülle nach, und zwar um einige Millimeter pro Woche. Wird in der Praxis ein kompletter Nerv durchtrennt und wieder verbunden, dringen die meisten Nervenfasern in die falschen Myelinscheiden ein, obwohl eine ausreichende Anzahl von Nervenasern korrekt verbunden werden kann, um eine nutzbare sensorische und motorische Funktion zu gewährleisten.

Physiologie der Muskeln

Der menschliche Körper enthält 3 Arten von Muskeln: die glatte Muskulatur, die Herzmuskulatur und die Skelettmuskulatur. Die folgende Beschreibung bezieht sich auf die *Skelettmuskulatur,* die auch als willkürliche oder quergestreifte Muskulatur bezeichnet wird und für die Bewegung der Gliedmaßen verantwortlich ist.

Ein Muskel besteht aus Hunderten von *Faszikeln* (➤ Abb. A.9), die ihrerseits aus Hunderten von

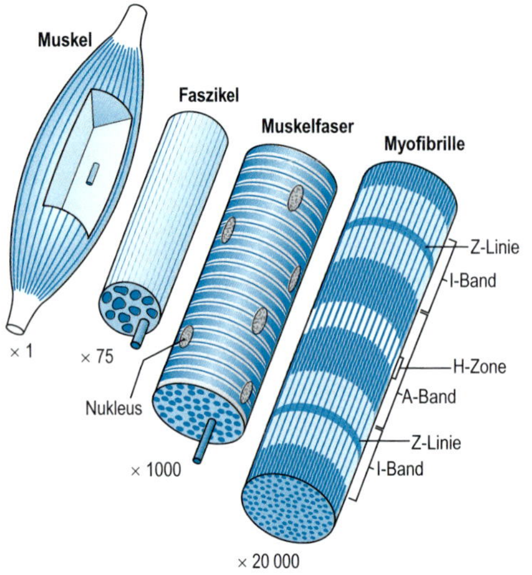

Abb. A.9 Makroskopische und mikroskopische Struktur des Muskels.

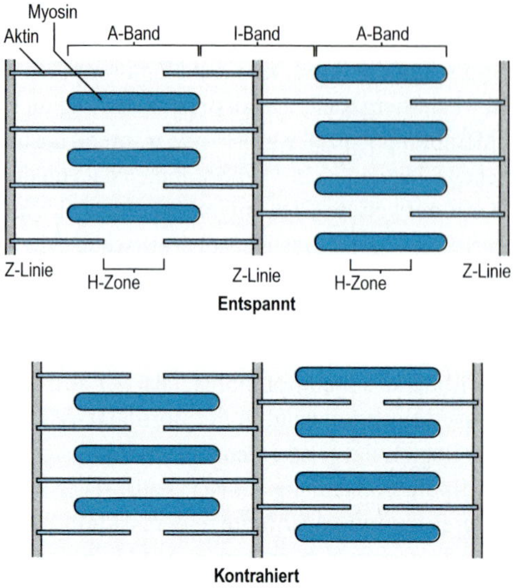

Abb. A.10 Gleiten von Aktin- und Myosinfilamenten bei der Muskelkontraktion.

Muskelfasern bestehen. Diese großen vielkernigen Zellen sind die Grundeinheiten des Muskelgewebes. Die Muskelfaser selbst besteht aus Hunderten von *Myofibrillen,* die ein charakteristisches, gestreiftes Aussehen haben. Die Striae sind auf eine regelmäßige Anordnung von *Filamenten* zurückzuführen, die aus 2 Arten von Proteinen bestehen: *Aktin* und *Myosin.* Das Gleiten dieser Filamente aneinander durch Bildung und Zerstörung von Querbrücken ist für die Muskelkontraktion verantwortlich.

Die verschiedenen hellen und dunklen Bänder in der Myofibrille sind mit Buchstaben gekennzeichnet. Die dünne, dunkle Z-Linie ist der Ursprung der schlanken Aktinfilamente (➤ Abb. A.10). Diese sind zwischen den dickeren Myosinfilamenten, die das A-Band bilden, geschichtet. Das I-Band und die H-Zone ändern ihre Breite während der Muskelkontraktion, da sie die Bereiche darstellen, in denen sich Aktin und Myosin *nicht* überlappen (Die Benennung erfolgte, bevor der Prozess der Muskelkontraktion verstanden wurde!)

Die Myofibrillen innerhalb der Muskelfaser sind von einer sehr komplizierten Anordnung von Membranen umgeben. Diese Struktur ist für den Transport von Nähr- und Abfallstoffen und die Übertragung des Muskelaktionspotenzials verantwortlich. Außerhalb der Muskelfasern befinden sich die Blutkapillaren und die Endäste der motorischen Nerven, die sich an den *motorischen Endplatten* mit den Muskelfasern verbinden; dies wird auch als neuromuskuläre Synapse oder neuromuskuläre Verbindung bezeichnet. Im Durchschnitt ist ein einzelner motorischer Nerv mit etwa 150 Muskelfasern verbunden, wobei der Zusammenschluss aus dem Neuron und den von ihm versorgten Muskelfasern als *motorische Einheit* bezeichnet wird.

Wenn ein Aktionspotential durch einen Nerv zur motorischen Endplatte geleitet wird, führt dies zur Freisetzung des Transmitters *Acetylcholin* (ACH). ACH diffundiert durch den synaptischen Spalt und bindet an Rezeptoren auf der Muskelzellmembran, was zu einer Depolarisation der Membran führt, die eine sich ausbreitende Depolarisationswelle verursacht. Wenn sich dieses *Muskelaktionspotenzial* in der Muskelfaser ausbreitet, bewirkt es die Freisetzung von Kalziumionen, die eine Muskelkontraktion auslösen. Zwischen den Aktin- und Myosinmolekülen bilden sich Querbrücken, die die Filamente zusammenziehen. Die Spannung wird für eine kurze Zeit aufrechterhalten und dann aufgehoben, wenn kein weiteres Aktionspotenzial auftritt, wobei die Kalziumionen durch die *Kalziumpumpe* entfernt werden. Die elektrische Aktivität der Muskelaktionspotenziale kann durch ein *Elektromyogramm* (EMG) nachgewiesen werden.

Die Energie für die Muskelkontraktion stammt aus der Freisetzung einer energiereichen Phosphatgruppe aus einer Substanz, die als *Adenosintriphosphat* (ATP) bezeichnet wird. Die Regeneration von ATP erfordert den Einsatz von Stoffwechselenergie, und wenn dieser Bedarf nicht gedeckt werden kann, kommt es zur Muskelermüdung. Es gibt 2 Stoffwechselwege, die an der Regeneration von ATP beteiligt sind. Die eine Methode verbraucht die in der Zelle gespeicherten Substanzen (Phosphokreatin und Glukose), ohne dass Sauerstoff benötigt wird, und wird als *anaerob* bezeichnet. Die andere Methode erfordert, dass Sauerstoff und Nährstoffe aus dem Blutkreislauf in die Muskelfaser gelangen, und wird als *aerob* bezeichnet. Anaerobe Prozesse sind schnell erschöpft, auch wenn sie für kurze Zeit eine starke Kontraktion bewirken können. Für eine länger anhaltende Muskelarbeit ist der aerobe Stoffwechsel erforderlich. Nach der anaeroben Zellatmung geht der Muskel eine *Sauerstoffschuld* ein, die durch aerobe Zellatmung beglichen werden muss, um die im Muskel angesammelte Milchsäure zu entfernen.

Wenn ein einzelner Nervenimpuls einen Muskel stimuliert, reagiert dieser nach einer kurzen Pause, der sogenannten *Latenzzeit,* mit einer kurzen Kontraktion, der sogenannten *Zuckung* (➤ Abb. A.11). Wenn der motorische Nerv während der Latenzzeit einen 2. Nervenimpuls abgibt, bleibt dieser wirkungslos. Die Kraft, die ein Muskel bei einer Kontraktion erzeugen kann, hängt von einer Reihe von Faktoren ab, insbesondere von der Stärke der Stimulation, der Querschnittsfläche des Muskels, der Geschwindigkeit der Kontraktion und der Richtung der Kontraktion. Der größte Kraftbetrag wird in der Regel im mittleren Längenbereich des Muskels erzeugt. Wenn sich ein Muskel bis zu seiner Mindestlänge verkürzt, nimmt seine Kontraktionskraft stark ab (*aktive Insuffizienz*).

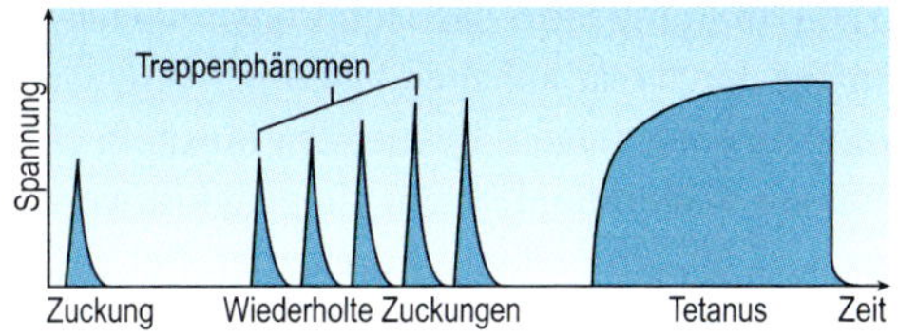

Abb. A.11 Reaktion einer einzelnen Muskelfaser auf einmalige Stimulation und auf wiederholte Stimulation bei niedrigen und hohen Frequenzen.

Wenn der Muskel über 2 oder mehr Gelenke reicht, ist er möglicherweise nicht in der Lage, sich so weit zu dehnen, dass er in beiden Gelenken gleichzeitig den vollen Bewegungsumfang ausschöpfen kann. Dies wird als *passive Insuffizienz* bezeichnet. Wenn beispielsweise das Handgelenk bei gestreckten Fingern vollständig gebeugt ist, ist es nicht mehr möglich, die Finger vollständig zu beugen, da die Sehnen der Fingerstrecker über mehrere Gelenke hinweg gedehnt wurden und sich nicht weiter verlängern können.

Es gibt eine Reihe verschiedener Muskelfasertypen mit der Hauptunterteilung in die Typen I und II. Die Art der Muskelfaser hängt von dem Nerv ab, der sie innerviert. Aus diesem Grund sind alle Fasern einer motorischen Einheit vom gleichen Typ. Die Fasern vom Typ I (langsame Zuckung) haben eine dunkle Farbe, kontrahieren und entspannen sich langsam und sind ermüdungsresistent. Sie werden vor allem für die langanhaltenden Kontraktionen verwendet, die zur Haltungskontrolle notwendig sind. Typ-II-Fasern (schnell zuckende Fasern) haben eine blasse Farbe, ziehen sich schnell zusammen und entspannen sich schnell wieder, und sie ermüden leicht. Sie werden hauptsächlich für kurze, kräftige Kontraktionen eingesetzt. Je nach ihrer Funktion im Körper haben die verschiedenen Muskeln unterschiedliche Anteile an schnellen und langsamen Fasern. Dies ist auch bei Geflügel zu beobachten, wo das „rote Fleisch" in den Beinmuskeln für eine anhaltende Kontraktion und das „weiße Fleisch" in den Flügelmuskeln für kräftige Kontraktionsspitzen dient. Eine Änderung des Stimulationsmusters führt im Laufe einiger Wochen zu einer Änderung des Fasertyps, obwohl sich die Fasertypen in der tatsächlichen Struktur des Myosins unterscheiden. Diese Fähigkeit, den Fasertyp zu verändern, ist sehr wichtig, wenn elektrische Stimulation bei gelähmten Muskeln eingesetzt wird.

Wenn sich ein Muskel kontrahiert, sind nicht alle motorischen Einheiten gleichzeitig aktiv. Wenn eine stärkere Kontraktion erforderlich ist, werden weitere motorische Einheiten aktiviert, ein Vorgang, der als *Rekrutierung* bezeichnet wird.

Wenn ein Muskel Spannung erzeugt, ohne seine Länge zu verändern, wird die Kontraktion als *isometrisch* bezeichnet. Wenn sich die Länge des Muskels ändert, die Kraft der Kontraktion aber gleich bleibt, ist die Kontraktion *isotonisch.* Normalerweise denkt man, dass sich ein Muskel verkürzt, wenn er sich zusammenzieht: eine *konzentrische Kontraktion.* Es ist jedoch durchaus üblich, insbesondere beim Gehen, dass ein Muskel Spannung erzeugt, während er sich dehnt: dies ist die *exzentrische Kontraktion.* Beispielsweise wird der Quadrizeps beim Hinsetzen exzentrisch kontrahiert. Der Muskel, der für eine bestimmte Aktion verantwortlich ist, wird als *Agonist* bezeichnet. Wirken 2 oder mehr Muskeln zusammen, werden sie als *Synergisten* bezeichnet; Muskeln, die den Agonisten entgegenwirken, werden *Antagonisten* genannt. In der Regel führt die Kontraktion einer Muskelschlinge zu einer *reziproken Hemmung* der entgegengesetzten Muskeln.

Muskelatrophie (Muskelschwund) bezeichnet den Verlust von Masse und Kraft eines Muskels, wenn er nicht benutzt wird. Wenn der motorische Nerv intakt ist, werden die Muskelfasern kleiner, aber ihre Anzahl bleibt gleich, und eine Muskelstimulation führt zu einer vollständigen Wiederherstellung der Funktion. Dies ist z. B. der Fall, wenn Gliedmaßen nach einem Bruch in Gips fixiert wird. Diese Art von Muskelatrophie tritt auch bei Rückenmarkverletzungen auf, bei denen die oberen Motoneuronen zerstört sind, die unteren aber intakt bleiben. Werden dagegen die unteren Motoneuronen zerstört, degenerieren die Muskelfasern und werden durch faseriges Gewebe ersetzt. Dies führt zu einer irreversiblen Form der Muskelatrophie, wie sie nach Poliomyelitis und nach Schädigung der Cauda equina oder der peripheren Nerven auftritt.

Spinale Reflexe

Die unteren Motoneuronen empfangen Nervenimpulse sowohl vom Gehirn als auch von anderen Neuronen im Rückenmark. Die beiden Bereiche des Gehirns, die sich hauptsächlich mit Haltung und Bewegung befassen, sind der *motorische Kortex,* der für willkürliche Bewegungen verantwortlich ist, und das *Kleinhirn,* das für die Erzeugung von Mustern der Muskeltätigkeit zuständig ist. Der motorische Kortex und die zugehörigen Nerven werden als *pyramidales System*bezeichnet; das Kleinhirn und einige Hirnzentren mit ihren zugehörigen Nervenbahnen als *extrapyramidales System.* Im Rückenmark selbst entstehen durch den Einfluss anderer Neuronen die *spinalen Reflexe.* Außerdem gibt es im Rückenmark Mustergeneratoren für jede Gliedmaße, die in der Lage sind, abwechselnd Beugung und Streckung zu erzeugen.

Das Gehirn und die höheren Zentren üben einen hemmenden Einfluss auf die Reflexe der Wirbelsäule aus, die daher bei gesunden Menschen oft sehr schwach ausgeprägt sind. Bei Patienten, die eine Schädigung des Gehirns oder des Rückenmarks erlitten haben, können die Reflexe jedoch aufgrund des Verlusts dieser Hemmung sehr stark wirksam sein.

Einer der wichtigsten spinalen Reflexe (für den Spinalnerv L4) ist der *Streckreflex,* der für den Patellasehnenreflex (auch Kniereflex genannt) verantwortlich ist, wenn die Patellasehne mit einem kleinen Hammer angeschlagen wird. Wenn ein Muskel gedehnt wird, werden die *Dehnungsrezeptoren* in ihm stimuliert, die über schnelle sensorische Neuronen Nervenimpulse an das Rückenmark senden. Im Rückenmark verbinden sich diese Neuronen mit den unteren Motoneuronen desselben Muskels und stimulieren diese, sodass sich der Muskel kontrahiert. Die Dehnungsrezeptoren befinden sich in den *Muskelspindeln* und sind an sehr kleinen *intrafusalen Muskelfasern* fixiert, die von dünnen, relativ langsamen *Gamma-Motorneuronen* innerviert werden. Diese passen die Länge der Muskelspindel an, wenn sich der Hauptmuskel zusammenzieht und entspannt, sodass der Muskel über den gesamten Bereich der Muskellänge arbeitet. Die intrafusalen Fasern sind auch in der Lage, die Empfindlichkeit des Dehnungsrezeptors zu verändern. Der Dehnungsreflex ist ein Rückmeldesystem, das die Position eines Muskels trotz veränderter Krafteinwirkung aufrechterhält. Der Dehnungsreflex ist insofern ungewöhnlich, als er nur eine einzige Synapse zwischen den sensorischen und den motorischen Neuronen betrifft und somit ein *monosynaptischer Reflex* ist. Die meisten Reflexe sind *polysynaptisch,* d. h. es sind viele Zwischenneuronen beteiligt, und oft sind Neuronen auf beiden Seiten des Rückenmarks und auf mehr als einer Rückenmarkebene involviert.

Zum Teil aufgrund des Dehnungsreflexes und zum Teil durch eine anhaltend niedrige Aktivität der Motoneuronen zeigen die meisten Muskeln einen gewissen Widerstand, wenn sie gedehnt werden. Dies wird als *Muskeltonus* bezeichnet. Bei einigen Personen ist dieser Muskeltonus übermäßig hoch, was zu dem klinischen Zustand der *Spastizität* führt, bei der kleinräumige Bewegungen der Gliedmaßen durch starke Muskelkontraktionen unterdrückt werden. Spastizität ist eine wichtige Ursache für Abweichungen vom normalen Gangbild. Sie resultiert in der Regel aus dem teilweisen oder vollständigen Verlust des hemmenden Einflusses der höheren Zentren auf die spinalen Reflexe und ist häufig bei Patienten mit Hirnschäden (wie bei Zerebralparese) oder nach einer Schädigung des Rückenmarks anzutreffen. Ein verwandtes Phänomen, das auch beim Gehen auftritt, ist der *Klonus,* bei dem ein Muskel als Reaktion auf eine Dehnung nacheinander eine ganze Reihe von Kontraktionen ausführt.

Viele verschiedene Arten von sensorischen Organen in den Geweben sind für die spinalen Reflexe verantwortlich. Von besonderer Bedeutung für die Ganganalyse sind die bereits erwähnte Muskelspindel und das *Golgi-Organ.* Letzteres ist ein Dehnungsrezeptor in Sehnen, der die Muskelkontraktion hemmt, wenn die aktiv oder passiv auf die Sehne einwirkende Kraft gefährlich groß wird. Schmerzrezeptoren in einer Gliedmaße können den *Beugerückzugsreflex* auslösen, bei dem sich die Flexoren zusammenziehen und die Extensoren entspannen, um einen Körperteil von einer Schmerzursache zu entfernen, z. B. durch Zurückziehen einer Hand nach versehentlicher Berührung einer Hitzequelle. Es gibt auch einen *gekreuzten Streckreflex,* bei dem die Kontraktion der Flexoren auf einer Seite von der Kontraktion der Extensoren auf der anderen Seite begleitet wird. Ein Beispiel hierfür ist eine Person, die mit dem rechten Fuß auf einen Nagel getreten ist. Das rechte Bein wird gebeugt, um sich dem Schmerz zu entziehen, und das linke Bein streckt sich, um das gesamte Körpergewicht aufzunehmen.

Register